JN063129

看護学入門 7

基礎看護 Ⅲ

臨床看護概論

特論：治療法概説

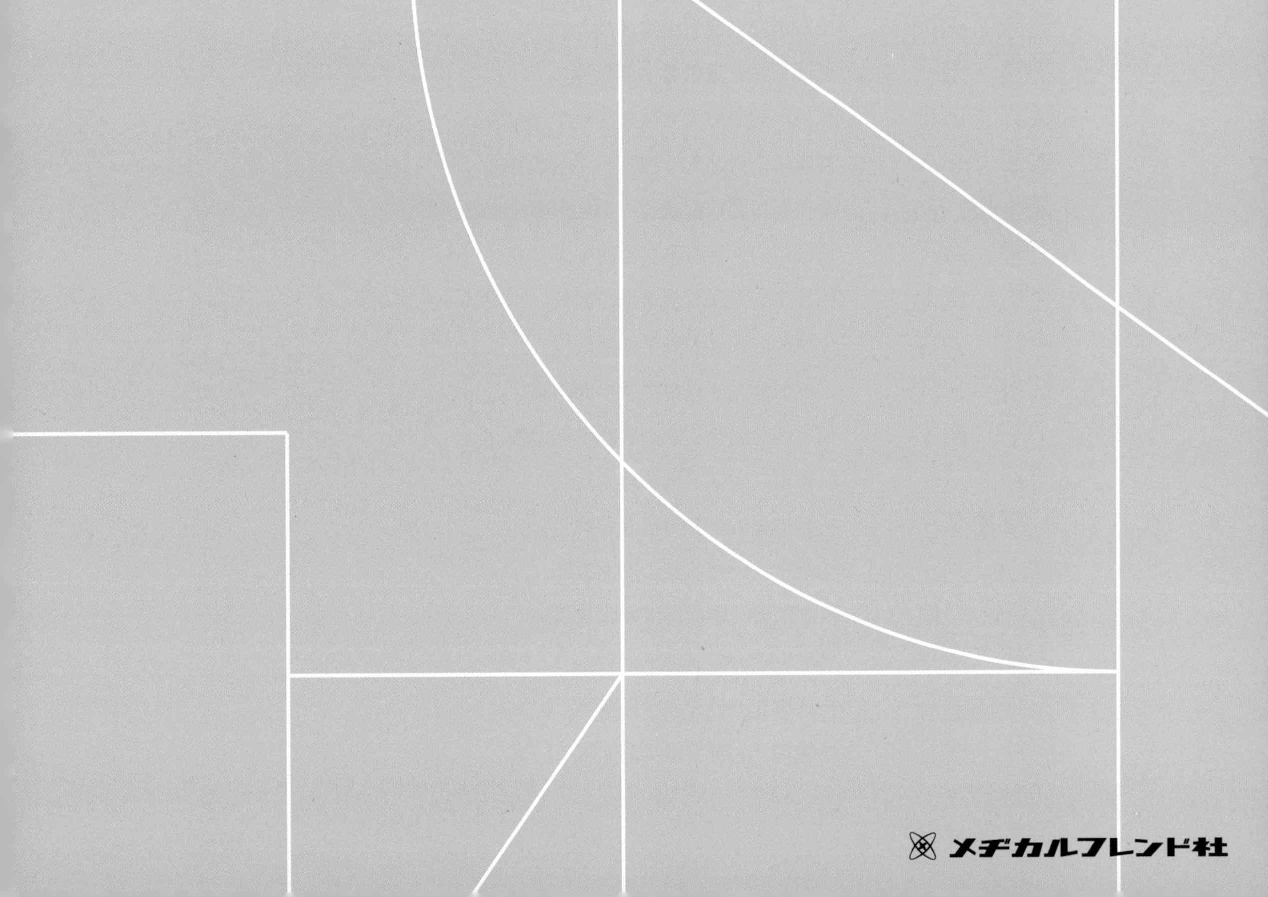

メヂカルフレンド社

■臨床看護概論

編者

中村　恵子　　札幌市立大学名誉教授

執筆

中村　恵子　　札幌市立大学名誉教授
小山　敦代　　元聖泉大学学長
菅原　美樹　　札幌市立大学看護学部准教授
神島　滋子　　天使大学看護栄養学部教授
藤井　瑞恵　　札幌保健医療大学保健医療学部教授
本間ともみ　　青森県立保健大学健康科学部准教授
佐土根　岳　　手稲渓仁会病院急性・重症患者看護専門看護師
工藤　京子　　札幌市立大学看護学部講師
村松　真澄　　札幌市立大学看護学部准教授
原井　美佳　　札幌市立大学看護学部准教授
柏倉　大作　　日本医療大学保健医療学部講師
山田　修平　　東京保健大学和歌山看護学部助教
渋谷　友紀　　札幌市立大学看護学部助教
武冨貴久子　　札幌市立大学看護学部講師
檜山　明子　　札幌市立大学看護学部准教授
福田　早織　　日本医療大学保健医療学部講師
古都　昌子　　鳥取看護大学看護学部教授
矢野祐美子　　札幌市立大学看護学部講師
田仲　里江　　札幌市立大学看護学部助教

■特論：治療法概説

監修

大江　隆史　NTT 東日本関東病院院長

執筆

折井　孝男　NTT 東日本関東病院臨床教授
野家　　環　おおたかの森病院外科部長
佐藤　彰一　NTT 東日本関東病院外科部長
小松　孝美　NTT 東日本関東病院副院長
中嶋健太郎　NTT 東日本関東病院外科医長
中野　清治　原宿リハビリテーション病院副院長
松本　　順　NTT 東日本関東病院呼吸器外科部長
落合　慈之　東京医療保健大学学事顧問
大江　隆史　NTT 東日本関東病院院長
杉田　匡聡　新松戸中央総合病院婦人科部長
志賀　淑之　NTT 東日本関東病院ロボット手術センター長
中尾　一成　NTT 東日本関東病院耳鼻咽喉科・頭頸部外科部長
小田　　仁　NTT 東日本関東病院眼科部長
山城　正司　NTT 東日本関東病院歯科口腔外科部長
上島　順子　NTT 東日本関東病院栄養部管理栄養士
福田　　明　NTT 東日本関東病院リハビリテーション科部長
竹内　新治　NTT 東日本関東病院理学療法士
森田　将健　NTT 東日本関東病院作業療法士
穐村美津子　NTT 東日本関東病院言語聴覚士
金場　理恵　NTT 東日本関東病院言語聴覚士
竹内奈緒子　NTT 東日本関東病院言語聴覚士
宮入麻奈未　NTT 東日本関東病院言語聴覚士
渋谷　祐子　NTT 東日本関東病院副院長
吉川　隆広　東京新宿メディカルセンター腎臓内科
山下　純平　NTT 東日本関東病院高血圧・腎臓内科
山田　晴耕　NTT 東日本関東病院放射線科部長
町田　　徹　NTT 東日本関東病院放射線科
古殿　孝高　NTT 東日本関東病院高血圧・腎臓内科主任医長
髙橋　紘子　NTT 東日本関東病院高血圧・腎臓内科
阿部　哲夫　新百合ヶ丘総合病院消化器外科

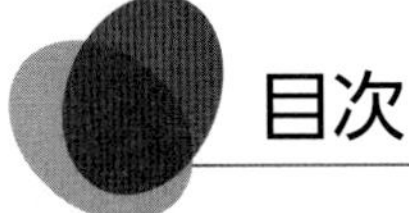

目次

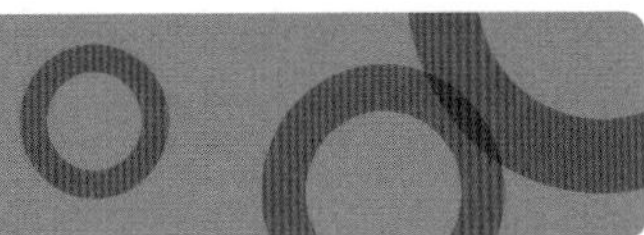

臨床看護概論

第4章 主な症状に対する看護 54

第5章 治療・処置に伴う看護 113

第6章　継続看護と多様な場における看護　196

特論：治療法概説

第1章　薬物療法

第2章　手術療法

第3章 食事療法 **上島順子** 332

第4章 リハビリテーション 339

第5章 輸液療法 371

第6章 放射線療法 山田晴耕・町田徹 379

第7章 透析療法 392

第8章 救急時の対応 阿部哲夫 410

＊各章末の「ふりかえりチェック」には解答がついておりません。本文中にヒントがありますので，チャレンジしてください。

基礎看護Ⅲ

臨床看護概論

第1章 臨床看護の特徴

▶学習の目標

- ●臨床看護活動の意味を学ぶ。
- ●多くの看護師が勤務する医療施設での活動を学ぶ。
- ●保健施設や訪問看護ステーションなど医療施設以外での活動を理解する。
- ●看護にはどのような機能があるのか，またどのような役割があるのかを学ぶ。

I 臨床看護とは

臨床看護とは，健康を障害（病気やけが）された人，または健康障害や健康破綻が疑われる人に対し，看護職（看護師，准看護師等，以下看護師）が実際にそれらの人々に接して看護活動を行うことを指す。臨床看護の概念は，最近の訪問看護ステーション活動にもみられるように，従来の医療施設内看護だけでなく，在宅や福祉施設などの地域へとその活動の場が広がっている。しかし，看護師の活動の多くは病院や診療所（クリニック）などの医療施設であり，それらの医療施設では看護師，准看護師，医師の他に様々な医療技術者による組織的な活動が展開されている。その活動は患者と家族を中心にした医療活動で，その中核を形成するのが臨床看護である。

II 臨床看護の場

看護は健康・不健康を問わず，個人・家族，または集団（看護の対象）に対し，健康の増進，健康の回復，疾病の予防あるいは苦痛の緩和に向けて援助することを目的にした活動である。その具体的活動内容は，人々の生命を守り，体力を増進させ，生活環境を整え，日常生活への適応に向けて援助し，健康を回復し社会復帰できるよう支援することである。またときに，対象者が死に臨む場合には心安らかな死への援助も重要な看護活動である。

看護活動は，この目的を達成するために個人・家族，または集団ごとに立てた看護理念（ミッション），看護目標（ゴール）の実現に向けた活動である。いうまでもなく，この看護目標を達成するための活動は，看護過程（情報収集，アセスメント，看護診断，計画，実施，評価）の展開そのものである。

看護活動の場は看護師が働く場であるが，それは必ずしも看護師だけが関与するものではない。なぜなら看護活動は，一般にはチーム（看護チーム，保健医療チームなど）を形成し，協力体制のもとに実施されるからである。ところでこの看護の場は，看護の役割・機能の拡大によって，年々広がりをみせている。

以下に示すような場で絶え間なく看護活動が行われる。

①医療施設：病院，診療所，助産所
②保健施設：保健所，市町村保健センター，健康増進センター，精神保健センター
③訪問看護ステーション
④介護関連施設（介護保険３施設）：介護老人保健施設，特別養護老人ホーム，介護療養型医療施設
⑤地域包括支援センター，在宅介護支援センター
⑥社会福祉施設・機関：乳児院，児童養護施設，身体障害者施設，知的障害者施設，介護老人福祉施設，老人ホームなど
⑦看護職等養成施設（教育施設）：大学，短期大学，専門学校，専修学校，専攻科など
⑧事業所や看護行政

次に主な活動の場について述べる。

1．医療施設

医療法上の医療施設は，大きく病院，診療所，助産所の３種に分けられる。

医療施設における看護部門は，保健師，助産師，看護師，准看護師および看護助手など（看護要員）により構成される。2020（令和２）年末現在，看護職員就業者数は173万4025人で，病院で働く看護師は87万4754人，准看護師は10万5611人で両者を合計すると就業者の56.5％を占めている（厚生労働省医政局看護課調べ）。

病院とは，医師または歯科医師が，公衆または特定多数人のため医業または歯科医業を行う場所であって，20人以上の患者が入院できる施設を有するもの（医療法第１条）である。診療所とは19人以下の患者が入院できる施設（有床診療所）もしくは患者が入院できる施設を有しないもの（無床診療所）をいう。助産所とは開業権をもつ助産師が開業している施設で，正常分娩（ぶんべん）のみを扱い，９床以下の入所施設をもつことができる。

一般に病院と診療所のほかに，病状に応じて適切な医療施設が選択できるように，以下の機能を有する施設への専門分化が進んでいる。

① 高度な医療が提供できる特定機能病院等の高度急性期医療施設
② 急性期の病態へ対応する急性期医療施設
③ 回復期やリハビリテーション期の病態へ対応する回復期施設
④ 慢性に経過する病態へ対応する慢性期施設
⑤ 感染症に特化した医療を提供する施設（結核，新型コロナ感染症など）
⑥ 精神に特化した医療を提供する施設

特定機能病院は，大学病院などのように高度な医療を行うための人員，設備，技術水準を備え，16 以上の診療科を含み 400 人以上の患者が入院できる施設を有している。

地域医療支援病院は，主にほかの病院･診療所から紹介された患者の診療を行い，24 時間の救急医療の提供と 200 人以上の患者が入院できる施設を有するものをいう。

医療施設では，看護の役割機能および責任の所在を明らかにし，継続した看護を提供する単位として看護単位（病棟等）が組織され，看護師長などの中間看護管理者と看護要員が従事する。

看護単位は，病棟，外来，手術部，ICU，CCU，救命救急センター，保健指導部，看護相談部，訪問看護部など，各々の施設の理念や役割・ニーズにより看護を中心とした活動部門が設けられている。

2. 保健施設

保健施設の代表は保健所である。保健所は，主に保健指導と行政指導によって住民の保健・衛生活動を行う地域の総合的で中心的な機関である。市町村保健センターは，主に市町村レベルで地域に密着した保健活動を行う場である。保健所と市町村保健センターは，互いに情報を交換し連携しながら，具体的な活動を実践する。その活動内容は，地域や地区，生活環境を単位として，健康増進，疾病の予防と早期発見，母子保健，栄養改善，衛生教育，治療，リハビリテーションをとおして，総合的な健康づくりを推進するということである。この活動は，地域の特性や住民の価値観，生活状況，家族との関係など，生活に密着した指導や助言を行うことに特徴がある。

なお，従来保健所が行っていた事業を健康増進センター，精神保健センターといった分化した組織が担い，市町村保健センターでは在宅療養期にある人々へのケア支援も実施している。

3. 訪問看護ステーション

訪問看護制度の中心を担う訪問看護ステーションは，都道府県知事の指定を受けて設立され，看護師，保健師が常時勤務し，在宅で療養が必要な人に対して，主にかかりつけ医の指示を受けて，直接看護を行う施設である。

歴史的には 1991（平成 3）年に老人保健法の改正により老人訪問看護制度が創設され，在宅の寝たきりの老人等に対して，老人訪問看護ステーションからの訪問看護が実施されるようになった。さらに 1994（平成 6）年の健康保険法の改正により，老人医療の対象外の難病や障害をもった人であっても，病院などの施設を離れ，在宅において訪問看護を受けることが可能になった。2000（平成 12）年からは訪問看護が介護保険の対象にもなり，2008（平成 20）年からは老人保健法による老人医療制度が後期高齢者医療制度へと引き継がれている。このように訪問看護には様々な制度がかかわっている。

4．介護関連施設

介護保険 3 施設は介護老人保健施設，特別養護老人ホーム，介護療養型医療施設である。2000（平成 12）年に施行された介護保険法は 3 年ごとに改正を重ねながら充実が図られ，介護保険施設は高齢社会において特に重要な役割を担っている。

介護保険によるサービスは，訪問系サービス，通所系サービス，短期滞在系サービス，居住系サービス，入所系サービスに分けられる。

代表的な通所系サービスのデイサービスは，日帰りのサービスである。要介護者（寝たきり者も含む）をバスなどでデイサービスセンターなどに送迎し，入浴，食事，日常動作訓練，生活指導などを行う。また，訪問系サービスでは，在宅訪問により入浴，給食，健康チェックなどを行い，介護負担を軽減するという活動もある。短期滞在系サービスはショートステイで，家族の介護負担を軽減するため，寝たきり高齢者などを特別養護老人ホームや養護老人ホームなどで一時介護するシステムである（介護保険全体については別項を参照）。

5．地域包括支援センター・在宅介護支援センター

地域包括支援センターは 2005（平成 17）年の介護保険法改正により設置され，保健師などの配置が義務づけられた。地域包括支援センターは，地域の高齢者が健康で安心して暮らせるように，保健・医療・福祉の面から総合的に支援するための機関である。市町村や，市町村が委託する組織により公的に運営されており，市町村に 1 か所以上設置されている。介護についての不安や悩み等について，安心して相談することができる。

在宅介護支援センターは，在宅で療養している要介護者や介護者のニーズに対応し，円滑かつ適切に関係機関と連絡調整を行う施設で，在宅サービスの紹介，情報提供，介護相談，介護機器の展示などを 24 時間無料で行っている。

住み慣れた地域で継続的に医療と介護が受けられるようにとのコンセプトから，地域包括支援センターの設置により，病院には地域包括ケア病棟が開設され，機能を発揮するようになった。

6．地域・在宅看護

地域看護は，保健所や保健センターの保健師が長い間役割を担っていた。地域看護の概念は時代とともに変化してきたが，地域住民の疾病予防，健康の維持増進を目的とした活動に代表される看護学の一分野である。保健師は主に地域行政のなかで，高齢者，障害者，難病患者，妊産婦，新生児や乳幼児とその家族などを対象に活動している。保健師の活動は，公衆衛生看護として地域全体の活動を行うことと，地域で生活することに目を向けた地域看護の双方を包含していることが多い。

在宅看護は，在宅医療の一端を担う重要な役割で，その代表は訪問看護ステーションである。在宅とは，自宅もしくは長期入居施設が生活の場であることを指している。訪問看護ステーションは，一定の要件を満たせば看護職が開設し，訪問看護活動が行える。訪問看護の対象者は，在宅での医療の提供を希望する高齢者，障害者，乳幼児，精神疾患患者などで，診断した医師の指示により実施される。在宅看護は住み慣れた環境で日常生活を過ごしながら，必要な医療や看護を受けることが可能である。

Ⅲ　看護師の役割と機能

看護がどのような機能を担っているか，そしてどのような役割を果たすことが求められ，期待されているかを，看護師一人ひとりが常に考えながら任務を遂行していくことが大切である。

A　看護師の役割

看護師の役割には，看護師が独自に果たす役割と他職種の人と協働して果たす役割がある。看護師が担う役割は，健康の保持・増進，健康障害から自立し社会復帰へと至る一連の生活プロセスを支えることであり，死の看取(みと)りまでが看護への重要なニーズである。

看護師の担う役割をもう少し細かくあげると，地域の保健医療活動や高度医療あるいは療養病床のある病院・診療所など，その活動の場がいかなるところであれ，

①日常生活の援助－自立支援－
②環境の保持調整
③教育・指導
④社会資源の活用などについての情報提供
⑤診療に伴う援助－患者に対する援助－，医師の診療の介助
⑥患者のモニタリング機能

⑦リハビリテーションケア
⑧看護管理
⑨看護についての研究・開発

を果たすことにあり，全体がバランスよく遂行されることが望まれる。

医学や薬学の進歩，ＡＩ・ロボットの活用等，医療の場には目覚ましい変化がある。それらを駆使した医療技術が年々高度になるとともに，看護職に求められる役割や期待が増している。そのため看護師には，従来にも増して高度で複雑な判断が求められ，より専門的な知識と技術をもつことが期待されている。

B 看護の定義

1. 法律や職能団体などによる定義

看護師が専門職として自立し，社会の要請に応えられる責任を果たすことも重要な課題といえる。2010（平成22）年4月に保健師助産師看護師法の一部改正に伴い，看護職員は免許取得後も臨床研修等を受け，資質の向上に努めなければならないことが明記された。「看護師等の人材確保の促進に関する法律」でも，病院等の開設者が新人看護職員研修の実施や看護職員が研修等を受けられる機会を確保する努力を行わなければならないこと，看護職員本人の責務として資格取得後も研修等を受けて資質・能力の開発・向上を図ることが明記され，看護職員に求められる知識・技術・責務は日々大きくなってきている。

日本看護協会は1973（昭和48）年,「看護の本来的な機能と役割」として,「看護とは，健康のあらゆるレベルにおいて個人が健康的で正常な日常生活ができるよう援助することである」と示している。

また，WHO（世界保健機関）では，1950年に看護教育専門委員会において，看護の機能として以下のことをあげている。

①患者のために医師が指示する治療の計画を果たし，同時に各個人が衛生と安楽の点でそれぞれ満足できるよう努める。
②疾病の回復に必要な身体的・心理的環境を保持する。
③患者とその家族に対し，患者の回復と更生に取り組ませる。
④患者と健康者に対し，心身の健康法を積極的に指導する。
⑤疾病の予防に携わる。
⑥他の保健医療チームと看護事業が同調するよう努力する。

2. 看護理論家による定義

次にV. ヘンダーソンが述べている看護の役割について紹介する。

V. ヘンダーソンは，看護の役割について以下のとおり述べている[1)]。

「看護の役割を果たすには，看護婦は患者を知り，患者の皮膚の内側まで見通し，患者の肉体的・情緒的ニーズを見極めねばなりません。患者が寝たきりであれば彼に代わって歩き，患者が口をきけなかったり意識がなかったりすれば彼に代わって話し，自殺のおそれのある患者であれば，生命への愛着が湧いてくるまで彼を死から守るのです。

自分の肉体的・精神的な平衡を保持することの難しさを思えば，私たちは他者のそれを助けることがいかにたいへんな難しい仕事であるかがわかるはずです。看護婦は患者が体力あるいは意志力あるいは知識をどれほど必要としているかを絶えず見極めねばなりませんし，患者がなるべく自立を獲得ないし再獲得できるように，どこからどのように介助の手を引っ込めていくかを知らねばなりません。また，患者の年代や知能の程度，生活経験や生活環境，価値観，気質，そして障害や疾患に由来する限界のそれぞれに合わせたサービスができなければなりません」

これらのことは看護の機能，看護師の役割をよく表している。

C 臨床における看護師の役割

以下に看護師の役割について記述する。

1. 日常生活の援助

人々が健康な生活を送るためには，身体的・精神的・社会的なニーズを満たしていることが条件となる。看護職が担う生活の援助は，患者と家族の条件が不足している，あるいはニーズが満たされていない事柄に対して援助することである。

身体的援助は，人体の機能・生理学的なアセスメントを必要とする。一般的には食事，排泄，睡眠や休息，清潔，体位と移動，衣服の着脱のほか，呼吸・循環・体温などが正常に保たれるよう援助することも身体的援助である。

精神的援助は，直接的な看護活動の重要な内容である。個人の特性と一般化されている理論やモデルを用いて適切な援助方法を選択する。病気や外傷（けが）は不安と緊張を引き起こし，精神的に安定せず自立を阻（はば）むことがある。精神状態を観察・判断し，その人を支持し見守る，勇気づける，あるいは励ますなどである。心の動揺や心配事，理解の状況を把握し，その時々に応じた援助方法を工夫し推進する。

社会的援助は，社会的な環境や家族環境，経済状況，友人関係，趣味の仲間など社会との関係を援助のなかに組み込むことである。

2. 環境の保持調整

われわれは環境のなかで生活し，環境との相互作用に影響を受けながら生活を営んでいる。環境はその性質や要素から大別すると，

①習慣，宗教，教育，風土，知識の水準，生活スタイルなどの文化的環境要素

②組織や役割，家族，親族，学校，地域，職業，経済などの社会的環境要素
③空気，水，土壌，放射線，音，光，色彩，空間などの物理的環境要素
④化学薬品，化学物質，溶剤などの化学的環境要素

などがある。

看護師は環境をよりよく整え，健康を阻害する原因や要因を除き，より健康な生活が送れるよう援助する。特に療養中の患者の活動は，療養環境がベッドとその周囲や施設内に限定されるので，患者の適応を助長するものであるよう工夫することが大切である。環境整備は単にベッドの周囲をきれいにすることではなく，危険がなく心地よく安寧（あんねい）に療養できるように生活全般の環境を整えることである。ベッド柵の位置，床の水滴，履物の置き方など，その人に合った環境調整が一人ひとりの事故防止につながるのである。

さらに，病院内は様々な病原微生物が存在している環境であるため，院内感染を防ぐための感染管理ガイドラインに基づく環境調整が常に求められている。看護師はハウスキーピングについても関心をもち，ハウスキーパーの業務内容にも精通することが求められる。

3. 教育・指導

健康は与えられるものではなく，自分で獲得していくものであるという考え方のもとでは，看護の専門家が症状の緩和，在宅における世話の仕方，食生活や日常生活での注意項目などを患者や家族の情報からアセスメントし，個別もしくは集団に対し教育・指導を行う。現在よりさらに健康な状態へと導くために行われる教育・指導もあり，いずれも看護にとって重要な役割である。教育・指導は知識の理解を促すことや知識を伝達することによって，患者や家族の行動変容を生み，初めて評価される。栄養相談，退院指導，健康教育，健康相談とよばれているものは教育・指導の主な事柄である。

4. 社会資源の活用，情報提供

社会資源とは，健康回復，健康増進のために活用できる社会保障制度，社会福祉施設，保健医療施設，公共施設や公共団体などと，そこで働く医師や看護師を含めた医療・福祉専門職の人々，家族，友人，近所の人々，ボランティアなどの知識・技術をも含めた制度・システム，人的・物的諸資源を総称していう。社会資源の内容や質・量は時代や地域によって異なるので，看護師は常に最新の情報を得て，患者のライフサイクルに沿って活用できる社会資源の情報と活用法を提供することが求められる（図 1-1）。

5. 診療に伴う援助

外来，入院，在宅いずれの場でも，医療を受ける人が第一に望むことは，的確な

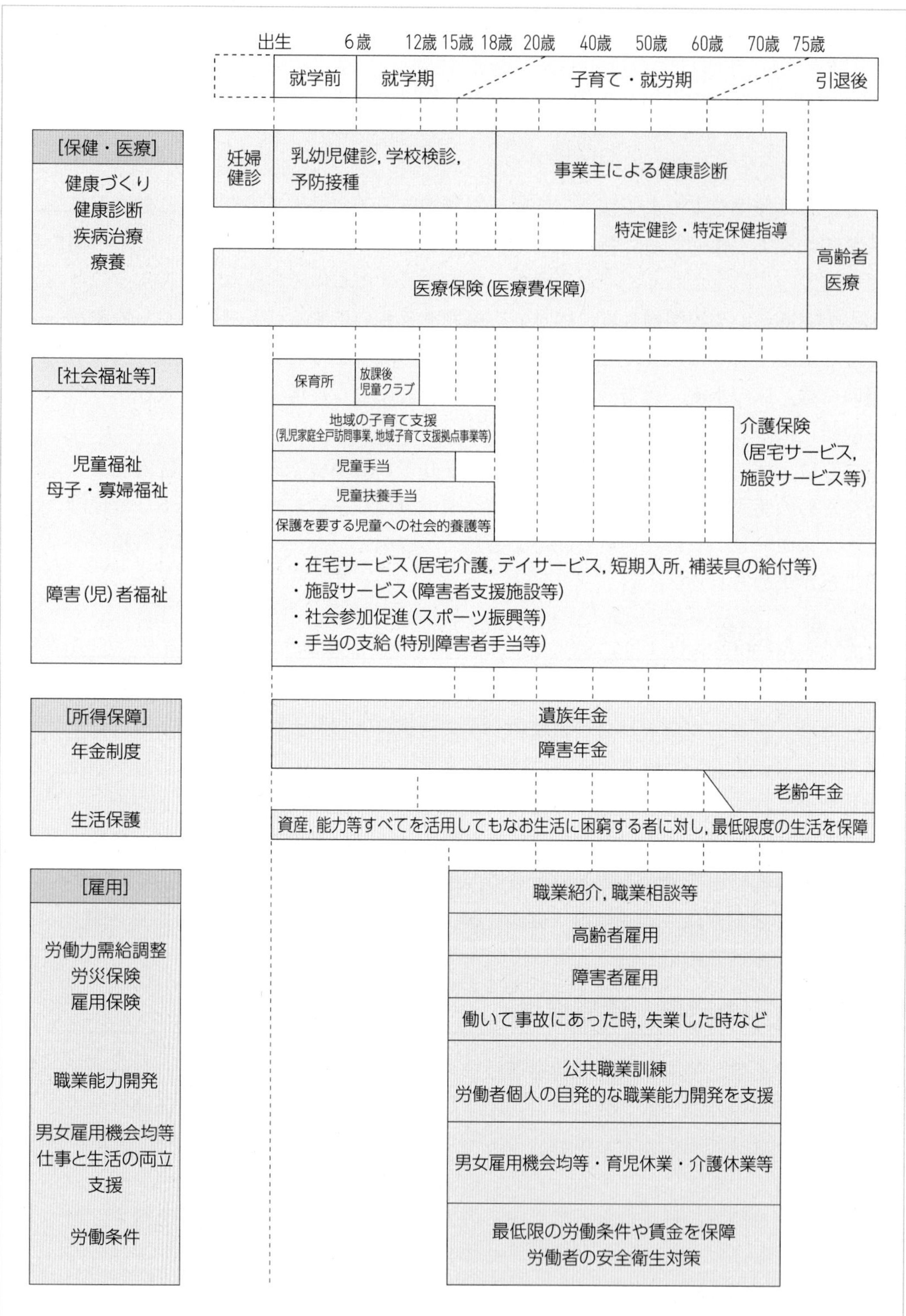

出典／社会保障入門編集委員会編：社会保障入門2014，中央法規出版，2014．一部改変．

図 1-1 ● ライフサイクルと社会保障

診断，治療により，早く安全に社会復帰が果たせることである。1 日も早く病気や外傷（けが）が治り，社会に復帰することは患者の経済的負担の軽減という意味からも重要である。また，医師により行われる診察，検査，治療，処置を，患者の安全に留意し苦痛が少なく受けられるように援助することは，看護師としての重要な任務である。その際は，単に医師の手助けをすればよいと考えるのではなく，あくまでも中心は患者とその家族であることを前提として援助する必要がある。

患者は不安や恐怖を抱いていることが多いため，看護師はいち早くその要因が何であるかを把握し，必要に応じて治療の前や治療中に説明を行う，そばに付き添う，環境を整えるなど，患者が安心して診療を受けられるよう援助し，気持ちに沿うことが大切である。

6. モニタリング機能

モニタリングとは，患者の状態を逐次観察，評価・判断することにより，必要に応じて警告を発するということである（単に機器を用いて監視することのみを指しているのではない）。モニタリング中は，患者の状態や変化を見逃さないよう注意深い観察が必要であり，異常が発見された場合には直ちに看護師あるいは医師に報告し，対応方法の指示を受ける。

さらには，リスクや合併症を最小限にするため，患者を取り巻く環境すべてを継続的に監視することによって，治療と看護の質を保証することができる。

7. 看護管理

どのような仕事にも目的･目標があり，達成するための方法，プロセス，結果（成果）が問われる。仕事の目的・目標をより効率的に，確実に実現させるのが管理である。管理という言葉に対しては，一般的には「締め付けられる」「抑えつけられる」という印象をもつことがあるが，管理の概念は，方法やプロセスが能率的・効果的で期待する結果が得られるよう働きかけ，よりよい結果を出すことである。したがって，看護師だれもが管理の概念や方法を知っていることにより，その仕事の効率や安全性は高くなる。

看護管理という言葉に対しても，だれか（看護部長，総看護師長，看護師長など）が行うもので自分には関係がないと受け止めがちであるが，看護管理の機能を考えると看護管理者のみの役割ではなく，個々の看護師が自らの課題とすべき事柄である。というのは，今日より明日へとよりよい看護を行うために看護活動を展開する際に，人，物，金，時間，情報，環境をどのように整えるか，どの看護師でも日常的に取り組んでいることであり，看護管理はまさに，ここから始まるからである。看護管理の概念を全員がもつことによって，毎日の看護過程がより患者に即したものになり，不測の事態にも対応できる準備が可能になる。

8. 研究・開発

看護研究とは，科学的な方法を用いて看護にかかわる様々な事柄を探究することである。看護のなかの現象や反応を観察，分析，考察し，ケアの向上に役立てる。臨床における研究は日頃の看護実践のなかにある疑問や問題を研究，検証し，看護や健康に対する共通性，法則性，普遍性などを導き出す。そして，研究から得られた結果が実践に結びつくことによって看護の質を保証し，看護の質向上につながるのである。

文献
1）ヴァージニア・ヘンダーソン著，小玉香津子編訳：ヘルスケアは誰もの務め，ヴァージニア・ヘンダーソン論文集，増補版，日本看護協会出版会，1989，p.95.

学習の手引き

1. 看護活動の行われる場にはどのようなところがあるかあげてみよう。
2. 看護師が臨床の場で担うべき役割について話し合ってみよう。併せてそれぞれの場の特徴を理解しておこう。
3. 看護の機能とは何かを，グループで討議してみよう。

第1章のふりかえりチェック

次の文章の空欄を埋めてみよう。

1 臨床看護の場

看護活動は主に以下の場で行われている。

①医療施設：病院，［ 1 ］，助産所
②保健施設：保健所，［ 2 ］，健康増進センター，精神保健センター
③訪問看護ステーション
④介護関連施設（介護保険3施設）：［ 3 ］，特別養護老人ホーム，介護療養型医療施設
⑤［ 4 ］
⑥社会福祉施設・機関：乳児院，［ 5 ］，身体障害者施設，知的障害者施設，介護老人福祉施設，老人ホームなど
⑦看護職等養成施設（教育施設）：大学，短期大学，専門学校，［ 6 ］，専攻科など
⑧事業所や［ 7 ］

臨床看護概論

第2章 臨床看護活動と患者・家族の理解

学習の目標

- 人間（患者）に変化を与えることのできる看護とは何かを学ぶ。
- 患者を身体的側面から理解するための方法を学ぶ。
- 患者を精神的側面から理解するための方法を学ぶ。
- 家族のもつ機能を知り，その機能が破綻したときの援助について学ぶ。

人間は時間，年齢，対人関係，環境などによって変化し続け，成長・発達している存在である。また，人間は家族の一員，社会の一員としての役割を担（にな）う一方で，個人としてのクオリティを求めながら生きている。このような人間の変化は，心と身体を切り離して考えてはならず，常に両側面から観察と判断を行うことが求められ，期待されている。

F. ナイチンゲール（Nightingale,F.）は，変化について「病人というものは，ちょうど骨折のときに脚を動かせないのと同じように，外から変化が与えられない限り，自分で自分の気持ちを変えることが出来ないのである」（『看護覚え書』より）と語っている。つまりこのことは，病人が変化する場合（変化している状況からよい意味での変化を生じるため）には，だれかの援助を必要としているということである。したがって看護師は，変化の現象を，①変化に気がつく，②変化を見逃さない，③変化を追う，④変化をとらえる，⑤変化をつける，⑥変化をもたせる，などの視点から考え援助活動に活かすことができるし，また，活かすことが大切である。

先に記した看護活動の場では，患者は身体的・精神的・社会的に通常とは異なる状態・状況に変化していることを述べた。人間は一人ひとりに特徴があり，それぞれの価値観をもつ存在である。このように，一人ひとり異なる人間という存在は，健康が障害されたときはさらに特徴的な対処の方法をとる場合がある。看護師の行動や態度は患者の心理に影響を与えることがあるので，誠意ある態度で接し，不快感を助長するような行為は慎み，人間としての愛情と良心を基本にし，患者が不利益を被（こうむ）ることがないよう注意を払う。

本章では，健康破綻（はたん）をきたした際の患者と家族を理解し，援助に役立てることについて学ぶ。

Ⅰ 患者の理解

1．身体的側面

健康なのか不健康（病気）なのかの判断は非常に難しい。患者が環境に適応し，体内の諸器官が働き，自覚的な痛みや苦痛，機能の異常を感じないで生活している場合には，通常，自分は健康であると判断している（この時期には健康・不健康を意識していない）ことが多い。しかし，すでに身体の健康破綻（はたん）（健康が崩れていく）への変化が起こり始めている場合もある。

病気とは，解剖学的・生理学的変化，生体機能・諸臓器の変化，機能障害，外部からの損傷を受けたときに起こる状態であり，その経過や転帰は一様ではない。発症直後に死の転帰をとるもの，長い経過をたどるもの，早期に治癒（ちゆ）するもの，長期間の経過観察を要するもの，積極的で高度な治療が必要なもの，生活指導を要するものなど多様である。

患者の理解に必要な身体のアセスメントは精神のアセスメントに先立って，あるいは同時に行われるのが一般的である。それはわれわれが経験しているように，「ささくれ」一つでも，また「歯痛」でも，気が晴れず憂うつな気分になるというように，身体の不調が心のあり方に大きく影響するからである（もちろん，この逆の場合もある）。たとえば，憂うつな気分を晴らそうとしてその人とゆっくり話しても，楽しい話をして気分転換に努めても，その人の憂うつは解消しない。この例からもわかるように，患者の理解という場合にはしばしば精神・心理面が強調される傾向があるが，純粋な心の病を除いては身体面の理解，つまり身体のアセスメントおよびケアが十分に実施されることにより，不安が緩和されることも多い。

2．精神的側面

一般に病気にかかると健康のときとは違う心理状態になる。このような心理状態は個人によって異なるが，前にも触れたように病気の発症や進行によっても異なる。

H. D. レーデラー（Henry D. Lederer）は，3 つの過程を経る時期として次のように説明している（図 2-1）。

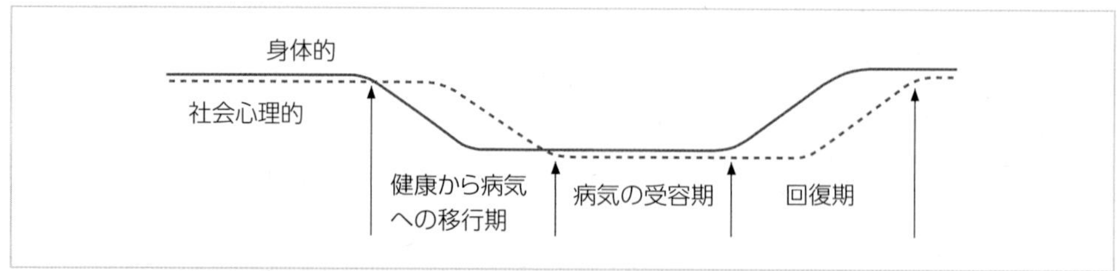

図 2-1 ● 病気の各段階と経過（H. D. レーデラー）

1 健康から病気への移行期

身体の健康破綻による不安が起こるが，このような場合でも，その事実を否定し他人にも話さず秘密にし，無理な日常生活を送る人もあれば，軽い病気と自己判断したり，不平を言ったり，誇張した表現をする人，病気に逃避する人，病人役割を受け入れ過ぎる人など様々である。いずれもその表現のしかたは異なるが，病気への移行期であり，病気に対する不安を抑えようとしている時期の対処行動である。

この時期には外来でかかわることが多いが，看護師は，病院における日常生活の過ごし方や病気のこと，検査のこと，治療のこと，看護や生活のことを理解しやすく説明する役割を担う。

2 病気の受容期（病気であることを認識する時期）

健康の回復に専念するため社会における役割や活動を中止し，医師，看護師などの援助を受ける。この時期の患者は，自己中心的・依存的になっていることが考えられ，興味が限定され身体機能に強い関心を示すが，これも一つの適応の過程といえる。治療が進む時期であるから，治療への不安がなく協力できるよう援助する。特に，この時期は安全に配慮しつつ早期離床に向けて援助する。

3 病気からの回復期

健康な社会生活へと復帰する過程である。長期の療養生活を送った場合はこの時期へ移行するのが遅れる。

この時期は自信を回復し自立へと促す援助が大切である。

＊　＊　＊

以上の如くレーデラーが説いているように，医療施設を訪れる患者の心理には，自己中心的，抑うつ，心気傾向，依存性，被暗示性，猜疑心，攻撃性あるいは忠実性（特に医師に対し）などの特徴があげられる。

これらは病者役割行動ともいわれ，自分が病者であることを信じている人たちが織りなす行動であり，妥当な行動プロセスである。しかし，ときに逸脱した行動がみられる場合もある。

対処（コーピング）とは，考えたり，決意したり，選択したり，ときには放棄するなどの精神的な活動である。われわれは多くのストレスに遭遇し，そのつど自分の選んだ方法で対処している。同じことを経験しても，絶望的になる人，挑戦的になる人，防衛的になる人，悲観的になる人，強迫的になる人，または喜ぶ人，感謝する人など，出来事をプラスにとらえる人とマイナスにとらえる人がいるなど，個人によって受け止め方，コーピング行動が大きく異なる。

人は様々な出来事に遭遇したとき，その人の性格，受けた教育，生活，体験，身近な人の体験談，生き方，信条・信念，考え方，あるいは価値観に影響を受けながらどのように対処するかを決定している。

3. 社会的側面

われわれは，生涯をとおしてだれかに支えられ，だれかを支えながら相補的な関係を形成し生きている。社会生活においては，家族，会社（職場），趣味の会，コミュニティ活動，ボランティアなど何らかの組織やグループに属している。そのなかで共に喜び，共に悲しみ，共に楽しみながら相互の関係を育(はぐく)みながら生活している。人間は孤立無援では生きていけず，常に何らかのかたちで社会とのつながりを必要としている。

入院は，それまでの社会と離れた環境になり，患者に孤立感や孤独感を抱かせることが多く，活動意欲を低下させ，回復を遅延させることも考えられる。人と人との関係を大切にするソーシャルサポートは，ストレスの対処にも重要であるといわれている。ソーシャルサポートを得られる人は得られない人に比べ，ストレスに直面したとき,ストレスに立ち向かう力（適切な対処行動）が大きいといわれている。

Ⅱ　家族の理解

人間はだれもが，家族なくしてはこの世に生を授かることはなかったし，生活スタイル，好み，食生活など意識下のことも含め，幼いときから様々な影響を家族から受けている。

家族は個人と社会を結ぶ最も身近な単位である。その家族の機能をあげれば次のようになる。

①人間関係形成の最小単位
②情緒の育成とコントロールを学ぶ
③最小単位としての社会
④経済の単位
⑤健康を保持増進させる最小単位
⑥家族の連続性に関する生殖の機能

このような家族と患者の関係は，家族が患者に対して望ましい支援ができる場合と，病気の家族を抱えることによってほかの家族に負担が生じ，そのことが患者の健康状態や家族関係にも悪い影響を及ぼす場合とがある。

1．精神的側面

健康破綻(はたん)は患者の心理ばかりでなく，家族にも心理的に大きな変化をもたらす。家族のだれかが病気になることは，その家族にとっては緊急事態であり，なかにはパニックに陥(おちい)る家族もある。家族に病人が出ると患者と家族の役割が変化し，家族ダイナミズムにも影響を与える。特に日本におけるその典型的な例が母親（妻）の入院であろう。父親（夫）が家事や育児を行い，仕事のうえにも変化が及ぶ。長期になると疲労や心労，家族の不安，家族間における潤いの欠如，経済面の問題などが出てくる。近年，家族看護が重要視されてきているが，患者の看護にあたっては，

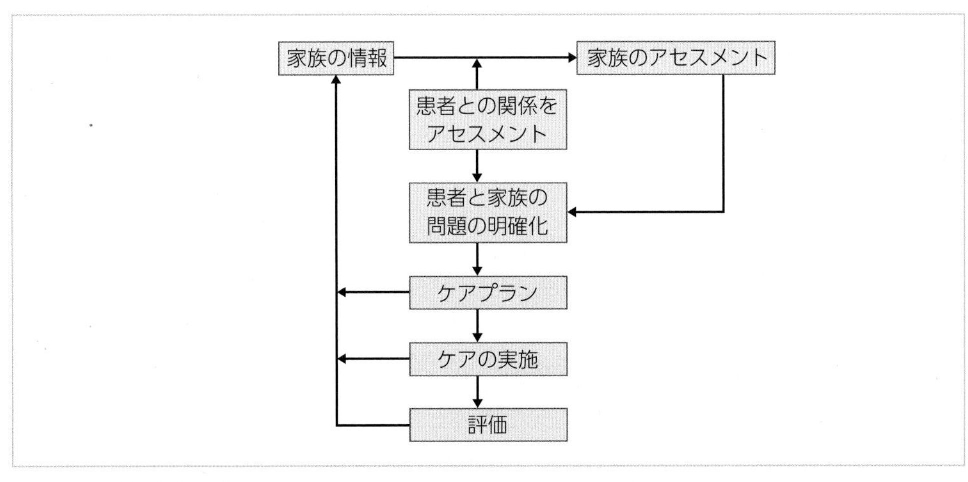

図 2-2 ● **家族看護のプロセス**

患者だけでなく最も大切な家族がバックにいることを念頭においてケアする必要がある（図 2-2）。

一方，多くの場合，父親の入院は，その家族の経済的基盤を揺るがせることにつながり，家族に心理的にも多大な影響を与える。

一般に，家族は患者についての生活情報を最も詳しくもっている。看護師は家族との接点を大切にし，家族の悩みが患者に波及するのを防ぐことも大切な役割といえよう。

2．社会的側面

患者にとっての家族は切っても切り離すことができない存在であり，その間柄において社会との繋がりも強い，社会的側面をもっている。

家族は最も基本的な社会集団であるといわれる。しかし，現在は家族の概念が多様化しているので，従来のように同居していることや婚姻関係の有無のように一概には決めることが出来ない。社会の動きや文化的な背景の変化も学んでおくことは看護師として重要である。

学習の手引き

1. 患者の特徴を身体面，精神面，社会面からとらえてみよう。
2. 患者をサポートする人々にはどのような人がいるか話し合ってみよう。
3. 家族の役割と機能を理解したうえで，その一員が病気になったときに起こる問題をあげてみよう。

第２章のふりかえりチェック

次の文章の空欄を埋めてみよう。

1 病気とは

病気とは，解剖学的・生理学的変化，［ 1 ］・諸臓器の変化，［ 2 ］，外部からの損傷を受けたときに起こる状態である。

2 レーデラーの病気の各段階と経過

H. D. レーデラー（Henry D. Lederer）は，病気の各段階と経過を「健康から病気への移行期」「［ 3 ］」「回復期」の３つの時期とした。

3 家族の機能

家族の機能は，①［ 4 ］，②情緒の育成とコントロールを学ぶ，③最小単位としての社会，④［ 5 ］，⑤健康を保持増進させる最小単位，⑥家族の連続性に関する生殖の機能である。

■ 臨床看護概論

第3章 健康状態（レベル）の経過に伴う看護

▶学習の目標

- ●健康状態（レベル）の経過と看護の基本的な役割を学ぶ。
- ●生涯各期における健康の保持増進や疾病予防における看護について学ぶ。
- ●急性期にある患者の特徴を理解し，患者・家族への援助方法を学ぶ。
- ●回復期・リハビリテーション期にある患者の特徴を理解し，患者・家族の援助方法を学ぶ。
- ●慢性期にある患者の特徴を理解し，患者・家族の援助方法を学ぶ。
- ●終末期（人生の最終段階）にある患者の特徴と援助方法を学ぶ。
- ●危篤時から臨終・死亡時の患者の特徴を理解し，患者・家族の援助方法を学ぶ。

I 健康状態（レベル）の経過と看護

1. 健康について

2020（令和2）年は，新型コロナウイルス感染症（COVID-19）が地球規模で猛威を奮い世界中を不安に陥（おとし）れた。折しもF. ナイチンゲール（Nightingale, F., 1820～1910）生誕200年という節目の年でもある。ナイチンゲールはクリミア戦争時に，兵士の死因が環境の不衛生によるものであり，死亡率の高い要因が院内感染であったことを突きとめ，オリジナルな統計図で示している。私たちは，改めて「環境」と「自然治癒力」を柱にした『看護覚え書』に戻るとともに，看護に必要な4つの概念，看護・人間・環境・健康の関連について再認識しながら学んでいこう。

「健康とは何か」と聞かれたら，皆さんは何と答えるであろうか。

ナイチンゲールは，「健康とは何か？　健康とは良い状態をさすだけではなく，われわれが持てる力を充分に活用できている状態をさす」と述べている[1)]が，まさに時代を超えて通じる本質を表しているといえよう。

1 WHOの健康の定義

●1948年の定義　1948年，世界保健機関（World Health Organization；

1 臨床看護の特徴
2 臨床看護活動と患者・家族の理解
3 健康状態（レベル）の経過に伴う看護
4 主な症状に対する看護
5 治療・処置に伴う看護
6 継続看護と多様な場における看護

WHO）は，憲章前文のなかで，「健康」を「完全な肉体的，精神的及び社会的福祉の状態であり，単に疾病（しっぺい）又は病弱の存在しないことではない」“Health is a state of complete physical, mental and social well-being and not merely the absence of disease or infirmity.”（昭和26年官報掲載の訳）と定義している[2)]。このWHOの定義は，健康を病気や弱っていないということではなく，全人的健康観を示したものとして画期的であったが，現実的には，肉体的，精神的，社会的にすべてが満たされた状態の実現は難しく，目指す理想像を描いた概念と考えられている。

● **1998年の定義**　1998年，WHO執行理事会において，健康の定義を「完全な肉体的（physical），精神的（mental）<u>Spiritual</u>及び社会的（social）福祉の<u>Dynamic</u>な状態であり，単に疾病又は病弱の存在しないことではない。」“Health is a <u>dynamic</u> state of complete physical, mental, <u>spiritual</u> and social well-being and not merely the absence of disease or infirmity.”と改める（下線部追加）ことが議論された[3)]。執行理事会では，① Spiritualityは，人間の尊厳の確保や生活の質（Quality of Life；QOL）を考えるために必要な，本質的なものであるという意見，② 健康の定義の変更は基本的な問題であるので，もっと議論が必要ではないかとの意見，の両方が出された。翌年のWHOの総会で議題にあがったが，早急に審議する必要がほかの案件に比べ低いなどの理由で持ち越しとなり，今日に至っている。

2 健康の概念

● **健康概念の変遷**　健康の概念は，多義的にとらえられ，社会の変化や時代の要請，人々の価値観によって変化してきた。健康概念の変遷は，大きく4つの節目でとらえられる。第1は古代から第2次世界大戦が終了するまでの疾病中心の健康概念，第2は1950～70年代までのWHOの健康概念が絶対的なものとして受け入れられてきた時期，第3は1980年代の多様な健康観が生まれてきた時期，そして第4は1990年代後半からの，健康を阻害（そがい）する要因ではなく健康を生成する要因に着目するようになってきた時期である。

● **wellness，well-being**　このように，今日の健康観は，個人が健康という事象をどうとらえるかという，健康に関する主観的な基準であり，人は各々の健康観に基づいて自分の健康状態を判断し，健康にかかわる行動を決定している。また，健康観は各人の家族，会社，学校，地域，国，文化などの社会的属性や，性別，年齢，身体状態などの人的属性により異なり，絶えず変化するものである。そして，健康を単に病気の有無や寿命の長さという「量」の尺度ではかるのではなく，QOLという「質」で測定しようという考えもある。このような社会心理学的モデルによって概念化された健康は，wellness，well-beingと表現される。

2．健康の概念と看護の関連

看護専門職能団体である日本看護協会と国際看護師協会は，健康と看護の関連について，次のように説明している。

●**日本看護協会**　日本看護協会は，「看護は，あらゆる年代の個人，家族，集団，地域社会を対象としている。さらに，健康の保持増進，疾病の予防，健康の回復，苦痛の緩和（かんわ）を行い，生涯を通して，最期まで，その人らしく人生を全うできるようその人のもつ力に働きかけながら支援することを目的としている」[4)] と看護の目的について示している（下線は筆者）。

●**国際看護師協会**　国際看護師協会は，「看護とは，あらゆる場であらゆる年代の個人および家族，集団，コミュニティを対象に，対象がどのような健康状態であっても，独自にまたは他と協働して行われるケアの総体である。看護には，健康増進及び疾病予防，病気や障害を有する人々あるいは死に臨む人々のケアが含まれる」[5)]（下線は筆者）。

3．健康状態（レベル）の経過と看護

健康状態（レベル）は，単に特定の疾患が診断されているということのみならず，様々な症状や体調のすべてを含めたからだの状態のことを指す。人は一生の間に何度も「健康－発病－回復」というプロセスを繰り返しているが，看護は，こうした変動している様々な健康状態（レベル）にある人々を対象としている。すなわち，問題なく健康の保持・増進（ヘルスプロモーション）の状態にある人から，疾病予防（ヘルスプロテクション）と早期発見を必要とする人，治療を必要とする状態（急性期から回復期）にある人，疾病から回復後の健康状態の再構築（リハビリテーション期・慢性期）が必要な人，そして終末期（人生の最終段階）にある人々であり，個人，家族，集団，地域社会も含んでいる。

●**経過**　経過とは，“物事の移りゆく状態”をいうので，経過に伴う看護とは，“その変化の特徴　に適した看護を展開すること”をいう[6)]。すなわち，対象者の健康状態（レベル）の特性を，疾病の経過という視点だけではなく，生活という視点からもとらえて援助することである。健康状態（レベル）の経過は単純に区分できないが，「健康」，「急性期」，「回復期・リハビリテーション期」，「慢性期」，「終末期（人生の最終段階）」と大別することができる（表 3-1）。

表 3-1 ● 健康状態（レベル）の経過

急性期	病状の経過が急速かつ短期で，症状が顕著に現れている時期をいう。
回復期	急性期から脱し，医療依存度が高い状態からセルフケアへ，病者から生活者への移行の時期で「移行期」ともいわれるが，リハビリテーションとの関係が大きいことから本章では，「回復期・リハビリテーション期」としている。
慢性期	6 か月以上にわたり一定の治療・ケアを必要とする病状の安定している時期をいう。
終末期	死に至る経過をたどっている人生最終の段階を指している。ただし，その経過は，①急性期を抜けて回復して治癒する場合，②病状が改善せず慢性化する場合，③症状や徴候が軽快または消失する完全寛解あるいは部分寛解する場合，④急速に増悪化して終末期から危篤，死へと移行する場合，また，逆戻りする場合など実際には様々である。

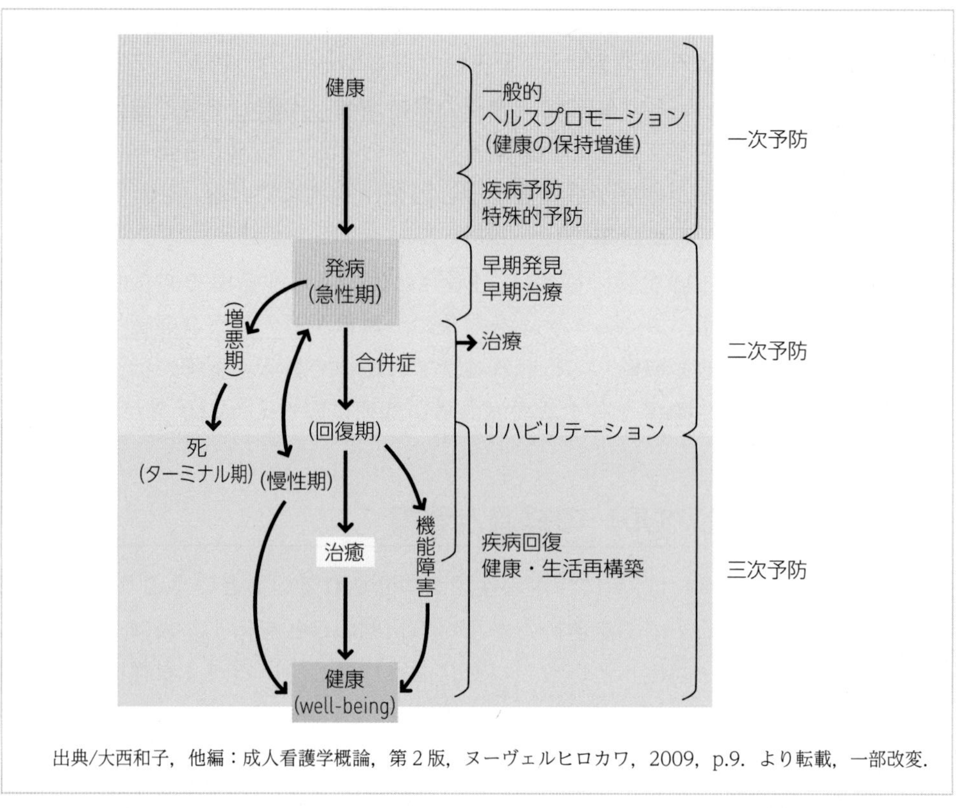

出典/大西和子，他編：成人看護学概論，第２版，ヌーヴェルヒロカワ，2009，p.9．より転載，一部改変.

図 3-1 ●健康状態（レベル）の経過と対応

●**健康状態の経過と予防医学**　このように健康状態（レベル）の経過は，①流動的に変化しやすい，②順調な経過をたどるとは限らない，③経過には個人差がある，④時期の境界が明確でない，などという特徴がある。健康状態（レベル）の経過と対応を予防医学の視点を含めて図 3-1 に表した。

Ⅱ 健康の保持・増進・予防の看護

1. 健康の保持・増進・予防とは

健康は，個人だけでなく，家族や地域，国家，世界といった集団のなかで具現化するものであり，健康の保持・増進・予防については，各国の保健・医療従事者が，人々の健康を守り高めようと努力を重ねてきた。このなかで生まれたのがプライマリ・ヘルス・ケア，ヘルスプロモーションという概念である。わが国においても，その概念を受け，健康づくり対策が行われてきた。

1 プライマリ・ヘルス・ケア（アルマ・アタ宣言）

1978年，WHOは「**すべての人々に健康を**（Health For All by the Year 2000)」として「プライマリ・ヘルス・ケアに関するアルマ・アタ宣言」を提唱した。プライマリ・ヘルス・ケアは，すべての人にとって健康を基本的な人権として認め，その達成の過程において住民の主体的な参加や**自己決定権を保証する理念である。地域住民を主体とし，人々の最も重要なニーズに応え，問題を住民自らの力で総合的にかつ平等に解決していく方法論である。**①住民のニーズに基づく方策，②地域資源の有効活用，③住民参加，④他のセクター（農業，教育，通信，建設，水など）との協調，統合，⑤適正技術の使用（②に含めることもある）を5原則としている。

2 ヘルスプロモーション（オタワ憲章）

1986年，WHOは「ヘルスプロモーションに関するオタワ憲章」を提唱した。その後，2005年のバンコク憲章で再提唱した新しい健康観に基づく21世紀の健康戦略で，ヘルスプロモーション（health promotion）とは，「**人々が自らの健康とその決定要因をコントロールし，改善することができるようにするプロセス**」と定義された[7)]。生活習慣やヘルスサービス，環境などを意味する「決定要因」が追加されたのである。

ヘルスプロモーションは，重大な人権に基づいており，QOL（生活や人生の質）の決定要因や精神的・霊的（spiritual）状態を包含するポジティブ（積極的）包括的な健康概念を提案している。ヘルスプロモーションの活動方法としては，①健康的な公共政策づくり，②健康を支援する環境づくり，③地域活動の強化，④個人技術の開発，⑤ヘルスサービスの方向転換，の5つを掲げており，これらの有機的な連携が具体的な“健康づくり”に発展していくとしている。

3 わが国の健康づくり対策

わが国において，健康増進のために積極的な施策が講じられたのは，1964（昭和39）年ごろであり，1970（昭和45）年からは保健所において保健栄養学級が開催され，日常生活のなかで栄養・運動・休養の取り方について指導が行われた。健康づくり対策としては，1978（昭和53）年からの第1次国民健康づくり対策，1988（昭和63）年からの第2次国民健康づくり対策があり，基盤整備を進めてきた。これらの成果を踏まえて，21世紀の健康寿命の延伸のため，新たに第3次国民健康づくり対策として，2000（平成12）年より「21世紀における国民の健康づくり運動（健康日本21)」が開始され，2013（平成25）年からは第4次国民健康づくり対策として，**健康日本21（第2次）**が推進されている。

「健康日本21」(第2次）が目指すものは，「すべての国民が支えあい，健やかで心豊かに生活できる活力ある社会の実現」であり，基本的な方向として，①健康寿命の延伸と健康格差の縮小，②生活習慣病の発症予防と重症化予防の徹底，③社会生活を営むために必要な機能の維持および向上，④健康を支え，守るための社会環境の整備，⑤栄養・食生活，身体活動・運動，休養，飲酒，喫煙および歯，口腔(こうくう)

の健康に関する生活習慣および社会環境の改善，の５項目が示された。

2. 健康の保持・増進・予防の対象

人間の出生（受精後）から死ぬまでの一生涯を連続的な周期としてとらえるライフサイクルにおいて，各期における特徴的な身体的・精神・社会的な発達変化，発達課題があり，それらは各期に応じた健康上のニーズをもたらす。健康の保持・増進（ヘルスプロモーション）の対象は，あらゆるライフステージ（乳幼児期，青壮年期，高齢期等の人の生涯における各段階）にある人々である。予防医学では，重要な時期を乳幼児期からの食生活，生活環境，運動・喫煙・飲酒などに対する適切な対応（一次予防）とされる。一次予防の対象になるのは，①健康の保持・増進（ヘルスプロモーション）の状態にある人々，②疾病（しっぺい）予防（ヘルスプロテクション）と早期発見を必要とする人々である。

1 健康の保持・増進（ヘルスプロモーション）の状態にある対象

健康状態にある人を対象にしているヘルスプロモーションは，自らの力で，自身の健康をコントロールし，改善できるようにするプロセスである。たとえば，１人の人が健康という大きなボールを真の自由と幸福を目指して坂道で押しているが，楽に押し上げるためには個人のパワーを高めるとともに坂道をゆるやかにすること，つまり健康的な公共施策などの環境づくりが重要ということである。具体的には，毎年９月１日～30日までの１か月間を『健康増進普及月間』と定め，全国的に実施する啓発普及活動や禁煙のためのポスターキャンペーンなどがその例である。

2 疾病予防（ヘルスプロテクション）と早期発見を必要とする対象

疾病予防（ヘルスプロテクション）と疾病の早期発見を必要とする対象は，成人期なら疾患への危険因子（体重過多，喫煙，高血圧，高血糖，脈拍異常など）をもっている人々である。普段の状態と違った異常に気がついたときには，しばらく注意・観察し，症状が軽減しない場合は，受診するといった意識と行動が必要である。普段から適正体重の維持，禁煙，血圧や血糖のコントロールなどに注意を払い，定期的に健康診断を受けることである。具体的には，喫煙（きつえん）者に対する禁煙指導，軽度の肥満者や境界域の高血圧者に対して行われる保健指導などがある。

3. 健康の保持・増進・予防のための看護

健康の保持・増進・予防のための看護（主に保健師による）には，誰もが健康増進に努めるための健康教育，保健指導，心身の健康に関する健康相談などがある。看護の場は，家庭・学校・病院・施設・地域など多様である。ゆえに働きかけにも個別相談・指導，集団を対象とした健康教育，セルフヘルプグループなど，対象と場に応じた方法の選択が必要である。

●**健康教育**　健康教育とは，健康に関する知識・技術・経験の交流を通じ，人々の健康に対する自己管理能力の向上を援助するものであり，ひいては人々の行動やライフスタイルの改善，健康な社会環境の醸成を目指すものである。そのなかでも，だれに対しても必要とされるのが，ヘルスリテラシーの向上とセルフケアに対する支援である。

1 ヘルスリテラシーの向上に向けての支援

健康教育の究極的な目的は，健康の保持・増進である。その目的に到達するためには，健康問題について知識の習得，態度の変容，行動の変容，の３点が必要であり，近年健康政策の一環で重要視されているのがヘルスリテラシーである。ヘルスリテラシーの定義は，「健康情報を入手し，理解し，評価し，活用するための知識，意欲，能力であり，それによって，日常生活におけるヘルスケア，疾病予防，ヘルスプロモーションについて判断したり意思決定をしたりして，生涯を通じて生活の質を維持・向上させることができるもの」とされている[8)]。

また，ヘルスリテラシーは，「ヘルスケア」の場面だけでなく，「ヘルスプロモーション」でも中心的な役割を果たす概念である。環境を変えられる力，変えるための活動に参加できる力を指しており，情報に基づいた意思決定により「健康を決める力」といえる。

情報社会における看護者には，自身が中心となって多職種と共に，ヘルスリテラシーの向上に向けての支援をすることが求められる。

2 セルフケアへの支援

セルフケアの基本は，その人のもつ力に着目しそれを高めることである。一人ひとりのセルフケア能力を高めるために，かつては集団へのかかわり，たとえば妊娠から出産までの母子保健，学校や企業での健康診断，保健指導，啓発運動などの公衆衛生学的なアプローチが行われ，成功を収めてきた。しかし，今日のように個人の生活スタイルや価値観が多様化し，老いや慢性疾患が生活上の主な問題となった時代には，一人ひとりの価値や習慣に配慮したセルフケア支援のアプローチが必要である。

看護は，人間の生涯において，最も関心の高い“いのち”と“健康”“生活”にかかわる職種である。それゆえ，人間の尊厳と権利擁護（ようご）を基盤にしたヒューマンケアの理念に基づき，人間としての尊厳を維持することを支え，その人らしい健康生活を送れるよう支援する役割を担う。セルフケアの支援にあたっては，人間が本来もっている，自然治癒力（ちゆりょく），セルフケア能力を引き出し，健康の維持・増進・予防を志向する生活を構築するようにかかわる。ここで求められるのが，セルフケアを行う必要性を自覚し，日頃から自分の健康に配慮したり，生活習慣を整えるといった行動（行動変容）がとれるようになることであるが，セルフケアの支援でこれらを達成することはそうたやすくない。

Ⅲ 急性期にある患者の看護

1. 急性期とは

急性期とは，健康状態に急激な変化を生じ，その変化に適応するために生体が様々な反応を起こしている時期をいう。それは，急性疾患の発症や慢性疾患の急性増悪，手術，外傷などによる症状が顕著に現れている時期である。症状や病状の進行あるいは変化が急速で，短期間に回復から治癒（ちゆ）に向かう場合もあれば，生命の危機状態から不幸にして死の転帰をとる場合もある。

2. 急性期の看護の対象と看護を受ける「場」

急性期の看護の対象は，急性疼痛（とうつう），高熱，出血，呼吸困難，ショック状態，交通事故，災害事故などによって搬送されてきた救急患者や入院治療中に病状が急変した患者，手術療法を受ける患者など表 3-2 のように様々である。

このような急性期にある患者が治療・看護を受ける「場」は，一般外来，救急外来，手術室，回復室，入院病棟，高度で専門的な治療・看護を受ける救命救急センター，ICU（集中治療管理室），CCU（冠動脈疾患集中治療管理室），SCU（脳卒中集中治療室），HCU（ハイケアユニット）など多岐に及ぶ。

表 3-2 ● 急性期の看護の対象

(1) 救急患者
- 交通事故・災害などの事故による外傷，熱傷，心臓発作，脳出血，薬物中毒，感染症などで搬入されてきた救急看護が必要な患者

(2) 病状が急変した患者
- 意識障害，呼吸困難，その他一般状態が悪化した患者
- 回復期・慢性期にありながら病状が急変した患者

(3) 一過性の苦痛を伴う症状が出現した患者
- 応急的な治療・看護が必要な患者

(4) 手術を受けた患者
- 手術療法を受け，病状が安定するまでの患者

(5) 特殊治療・検査を受けた患者
- 胸腔内持続吸引，腹膜灌流などの治療や常時付き添いの必要な検査などを受けた患者

(6) 緊急状態の患者
- 急性心不全，呼吸不全，ショック状態，多発性外傷，全身熱傷，などの緊急状態を脱却するまでの患者

(7) 意識障害，精神障害の高度な患者
- 昏睡，失神，てんかん発作，精神不穏状態などのみられる患者

3. 急性期にある患者と家族の特徴

急性期にある患者と家族の一般的な特徴を表 3-3 に示す。急性期にある患者は，健康障害の程度によって，その症状や病状は軽度のものから重度のものまで様々である。特に，突然生じる身体的苦痛や不安，生命の危機にさらされることで生じる恐怖や精神的苦痛は，本人のみならず家族にも影響し，混乱状態となることもある。たとえば，緊急手術が必要であることを突然告げられた場合には，患者や家族は不安というよりショックを受けることもある。急性期にある患者の看護上の問題は，状態変化の程度や経過，生活背景，社会背景などにより一人ひとり異なるため，患者の個別性を迅速かつ的確にとらえる必要がある。

4. 急性期にある患者・家族への援助

急性期における看護の質は，その後の患者の経過を大きく左右する。それだけに急性期の看護は，生命の維持・生理機能の安定を最優先に考えながら，合併症の予防，患者・家族の苦痛の緩和（かんわ），基本的な日常生活の援助についても十分に対応することが必要となる。

1 生命を維持し，全身状態の改善に努める

急性期は，検査，診断，治療・看護が同時にあるいは並行して進められる。たとえば，患者が救急車で病院に搬入されたり，入院患者が急変することもある。そのようなとき，患者に最初に接するのは看護師であることが多い。したがって，看護師には，刻一刻と変化する病状に対する客観的で的確な観察と判断，あわてずに対応することが求められる。

●**救急の場合**　看護師は，少ない情報をもとに，今後行われる検査や治療を予測しながら，看護を実践しなければならない。そのため，患者の訴えや症状の観察を迅速に行うとともに，付き添ってきた人から患者の背景や発症の状況を要領よく聴き取ることが必要である。

●**求められる能力**　看護師には，患者の観察などをとおして，重症度・緊急度を判断できる能力が要求される。その過程において，①意識障害，②呼吸困難，③ショック状態，④大量出血，⑤バイタルサインの不安定，⑥痙攣（けいれん），⑦激しい頭痛などの症

表 3-3 ● 急性期にある患者と家族の特徴

(1) 症状の経過が急速かつ短期である。
(2) 状態の変化が著しい。
(3) 症状が顕著に現れている（激しい痛みや苦痛）。
(4) 生命の危機状態にあるときもある。
(5) 医療の必要度が高い（濃厚な治療・処置が必要）。
(6) 生活行動においては依存度が高い。
(7) 急な事態のため，不安・恐怖が強い。
(8) 家族も患者と同様に不安・苦痛が強く，精神的に混乱状態にある。

状や徴候がみられた場合には，速やかに医師に連絡して指示を受けながら，生命維持と全身状態の改善に努めることが重要である。また，様々な検査や治療，手術の決定と実施が医師の判断で進められるため，医師，看護師，多職種による医療チームの連携の善し悪しが，患者の生命を左右することにつながる。看護師として先を見越して行動できるよう，学習・訓練を積み重ねることが必要である（第５章「治療・処置に伴う看護」参照）。

2 身体的苦痛（症状）を緩和し，基本的ニーズの充足を図る

生体には侵襲（しんしゅう）に対して恒常性（ホメオスタシス）を保とうとする機構が備わっているが，急激に強い侵襲が加わると，生体は防御反応を起こし，痛み，発熱，下痢，嘔吐（おうと）などの症状が現れる。重篤（じゅうとく）な場合には，呼吸や脈拍の異常，体液の異常，意識障害などを伴って身体的苦痛をもたらす。

●**身体的苦痛の緩和**　患者にとって身体的苦痛は何よりも耐え難いものである。特に強い痛み，呼吸困難，高熱などの症状は急性期に多くみられる。このような身体的苦痛（症状）によって食事，睡眠，運動，休息など，人間にとって最も基本的な生理的ニーズの充足が阻害（そがい）され，安全・安楽のニーズの充足も阻害される。したがって，急性期には，こうした身体的苦痛の緩和に努め，基本的ニーズが充足されるように働きかけることが特に重要である。また，検査や治療のなかには痛みを伴うものがあるため，検査・治療中も患者の安全・安楽への配慮を忘れてはならない（第４章「主な症状に対する看護」参照）。

3 強度の不安・恐怖や精神的苦痛を緩和し，情緒的安定を図る

急性期の重症患者には，自分の身に起こった予期せぬ事態を受け止められないまま，病院に搬送され，生命維持装置・各種のモニター，いくつもの点滴・器械類のコード・管につながれるという非日常的な環境におかれる。このような場合，突然の発症に伴う身体的苦痛だけでなく，自分の置かれた環境や行われる検査・治療に大きな不安や精神的苦痛を抱くことがある。

●**精神的苦痛の緩和**　患者は身体的な「痛み」を訴えても，不安・恐怖・孤独感・悲しみ・おびえなどの精神的苦痛は表現せずに，一人で抱えていることがある。看護師は，非日常的な環境や緊張状態にある患者へは，言葉をかけ，思いやりのある態度が何よりも不安・恐怖や精神的苦痛の緩和につながることを知っておく必要がある。

また，急性期には治療上の必要性から安静を強いられるなど，日常生活の制限に伴う精神的苦痛や抵抗感をもつ患者もいる。それらを緩和（かんわ）するには，十分な説明をすること，それができない場合でも，常に言葉をかけながら援助することが重要である。さらに，急な発病によって仕事や学校を休まなければならないことによる精神的苦痛も大きく，患者の気持ちや状況を思いやり，適切な支援をすることが必要である。

4 患者のQOL（Quality of Life；生命の質，生活の質）を尊重し，日常生活を援助する

● QOLを尊重した援助　急性期には，生命の維持・延命を最優先した濃厚な治療が行われることによって，患者は人としての尊厳が損なわれやすい状況に置かれる場合がある。看護師は，常に患者の代弁者であり，擁護者としての自覚をもち，その人にとってのQOLを中心に考えることが大切である。

たとえば，交通事故で骨盤骨折や下肢の複雑骨折がある場合，治療上の必要性から臥床を余儀なくされ，入浴ができないことがある。このような場合でも，骨折部位の安静を保持しながら患者の身体を清潔に維持するよう工夫することは，患者のQOLの維持につながる。こうした援助は，まさに看護師ならではの患者のQOLを尊重した援助である。体動の制限，絶食・塩分制限，床上排泄など，治療上の厳しい制限が必要な場合は，患者の気持ちに理解と共感を示し，患者が気兼ねすることなく援助を受けることができるように，さりげない言葉かけや思いやりのある態度を心がけたいものである。

●日常生活援助技術の重要性　日常生活の援助に細心の配慮をすることは，看護師として最も大切な役割である。そのためには，患者に安心して任せてもらえる日常生活援助技術を確実に身につけておくことが重要である。たとえば，意識障害のある患者の場合，口腔が不潔になりやすいため，口腔ケアを行うこと，尿失禁などで陰部が不潔になりやすいため，陰部洗浄を行うことなどの清潔を保つ援助と，褥瘡や関節拘縮予防のための体位変換や他動運動など，患者の状態に合った日常生活の援助を計画的に進める。

5 家族の不安や精神的苦痛への配慮をする

急性期にある患者の家族は，患者と同様に不安で緊張した心理状態にあり，時には患者よりも不安が強いこともある。特に患者が子どもの場合，一家の大黒柱である父親の場合などではその傾向が強い。

●患者家族の不安軽減　患者の急変事態に遭遇して，家族も多かれ少なかれ平静さを失っている。そのうえ，突然の入院や手術となれば，より大きな不安を抱えるとともに衝撃を受ける。看護師は患者の救急処置を行いつつ，並行して家族に対しても心情を理解した言葉かけや説明を行い，不安の軽減や情緒の安定が図れるようかかわる必要がある。

●入院が必要な場合　動揺している家族の心情に配慮し，スムーズに入院準備ができるように簡潔な説明を心がけるなどの配慮が必要である。心理的動揺が激しい家族は，無力感に陥る一方で，医療に対して過度の期待を抱きやすいことを理解しておく必要がある。また，家族は疲労していることが多いため，疲労に対しても思いやりのある言葉かけや配慮が必要である。家族の心理的安定は，患者の心理状態にも影響するため，患者だけに注目するのではなく，家族にも配慮することを忘れてはならない。

6 意思決定を支援し，倫理的側面への配慮をする

急性期の混乱した状況のなかにあっても，患者が自分の状態と治療方法について，医師からインフォームドコンセントを受け，意思決定ができるように支援する必要がある。

急性期における倫理的な問題は，患者が自分の意思を表示できない状況（意識障害や認知機能障害がある場合など）や，救命治療が優先される場において発生しやすい。たとえば，宗教上の理由から輸血ができない患者への輸血や蘇生・延命の問題など，患者本人の意思を確認できない状況のまま治療や延命処置が行われることで，倫理的な問題が生じる可能性がある。また，治療上の必要性という理由だけで患者の身体拘束をする，プライバシーや羞恥心への配慮が不足するなども倫理的な問題である。こうした倫理的な問題の存在に気づき，看護師として患者や家族に十分な倫理的配慮を行うことが大切である。

倫理的な配慮は急性期に限らず，回復期や慢性期などすべての病期において，治療行為との間での総合的な判断が求められる。日頃から倫理的感受性（倫理的問題が存在していることに気づく力）を磨くことが重要である。

Ⅳ 回復期・リハビリテーション期にある患者の看護

A 回復期・リハビリテーション期とは

1. 回復期・リハビリテーション期とは

回復とは，一度，失った機能を取り戻すこと，あるいは元の状態になることである。しかし，元の状態になることが難しいことも多い。

回復期とは，生命の危機状態である急性期から脱し，身体の治癒（ちゆ）過程が回復に向かって進行している時期である。発症や手術後から退院に向けてのプロセスであり，患者にとっては生命危機を脱し，自らの生活を取り戻していく時期である。病気や障害と対峙（たいじ）し，不安定な状態から安定へ，依存から自立を目指しセルフケアを獲得する必要がある。セルフケアを行いながら自立した生活をする時期を維持期という。近年は入院期間が短縮化され，早期からの退院支援が不可欠である。

回復期は，健康障害の種類や程度，個人の回復力や意思，環境などに左右される。この時期は，健康状態が安定に向かうとはいえ，まだ不安定な面もあり，合併症や2次的障害を予防しながら社会復帰の準備をする必要がある。

この回復過程は，身体的側面のみでなく，精神的側面，社会的側面の影響のアセ

スメントが重要である。こうした社会復帰の準備段階でもある回復期の看護は，リハビリテーション期の看護と同義ととらえられることも多い。しかし，リハビリテーションは急性期から始まっており，リハビリテーション期を定めることは難しい。

2. リハビリテーションとは

リハビリテーション（rehabilitation）とは，re-（再び）とラテン語の形容詞であるhabilis（適した）と-ation（すること）からなり，「再び適したもの（状態）にすること」を意味している。

1 リハビリテーションの概念の変遷

リハビリテーションの概念は，歴史のなかで変遷を遂げてきた。ジャンヌ・ダルクの社会的人権の回復*，戦争により受傷した兵士の社会復帰，現在では慢性病による機能障害など，対象の変化に伴いその意義も変遷してきた。

●**障害のある人に関する制度**　障害については，国際障害者年（1981年）を契機に障害者の人権尊重やノーマライゼーションの考え方が広がった。さらに，2006年に「障害者の権利に関する条約」が国連総会にて採択され，障害のある人の人権や基本的自由，尊厳の尊重が規定された。日本では批准に向けた法整備を行い2014年に批准した。

リハビリテーションの対象である「障害のある人」とは，単に身体的な不自由を指すものではなく，その人が障壁とする心理や周囲の環境も含めた概念である。

2 リハビリテーション・リハビリテーション看護の定義

●**WHOの定義**　WHO（世界保健機関）はリハビリテーションについて，「能力低下や社会的不利をもたらすような状態の影響を軽減し，能力低下や社会的不利がある者の社会的統合を達成するためのあらゆる手段を包含している。リハビリテーションは，能力低下や社会的不利がある者を環境に適応するように訓練するだけでなく，彼らの社会的統合を促進するために，彼らの直接的な環境や社会へ，全体として介入することを目的としている。能力低下や社会的不利のある者自身，彼らの家族や生活している地域社会もリハビリテーションに関係する諸サービスの計画立案と実行に参加すべきである」[9]と定義している（1981）。

リハビリテーションは，身体的（生理学的）機能や心理的・社会的・経済的自立を妨げる何らかの障害をもつ人（またはもつと予測される人）に対し，その人にとって最大限実現可能な状況に向けて生活を変化させる援助をすることである。しかし，まだ一般的にはリハビリテーションといえば「機能訓練」であり，リハビリテーション看護は「日常生活動作の自立を目的にして行われる看護」とされ，「回復期の看護」と同じようにとらえられがちである。しかし，リハビリテーションは急

＊**ジャンヌ・ダルクの社会的人権の回復**：ジャンヌ・ダルクが1431年に宗教裁判で「異端」の宣告を受け，破門され，火あぶりの刑に処せられた。その25年後の1456年に再び宗教裁判が行われ，「異端」という無実の罪が取り消され，さらに破門が取り消されたことをいう。このやり直し裁判のことをフランスの歴史では「リハビリテーション裁判」（「復権裁判」）とよんでいる。

性期から始めるべきであり，集中治療を必要とするような重症な場合においても，早期リハビリテーションが重要とされ，リハビリテーションは障害発生の急性期から離床を促し，身体を動かすことが推奨されている。

●**リハビリテーション看護の定義**　リハビリテーション看護について，日本リハビリテーション看護学会は次のように定義している。「リハビリテーション看護とは，疾病・障害・加齢などによる生活上の問題を有する個人や家族に対し，障害の経過や生活の場にかかわらず，可能なかぎり日常生活活動（ADL）の自立とQOL（生命・生活・人生の質）の向上を図る専門性の高い看護である」[10]。

B　看護の対象と特徴

1. 回復期にある患者の特徴

●**回復期の看護の対象**　この時期の対象は，病状が危機状態や発症直後の急性期から脱し，身体機能の回復過程にある。また，病院環境から，その人の本来の生活環境へ戻る準備段階である。したがって，健康状態は危機的状態ではないが，まだ合併症や2次障害を併発する可能性もあり，心身ともに不安定な健康状態にある。

回復期には，治療と同時に合併症や2次障害の予防のためのリハビリテーション看護が重要である。回復期の看護の焦点は，その人の「生活」への視点であり，生活にかかわる障害のとらえ方は個々の患者で大きく異なる。

たとえば，脊髄（せきずい）損傷のように他人からの援助が必要不可欠な状態で退院となり，生活を再構築しなければならない場合や，乳房切除，人工肛門などのように自分の身体に対してもっていたイメージを変更しなければならない場合など，患者や家族の抱える問題は一人ひとり異なるだけでなく，それぞれが非常に厳しいものである。こうした患者の生活すべてにわたる様々なニーズに対応するためには，医療・保健・福祉・教育の各分野の専門家チームの連携が不可欠である。

2. リハビリテーション期にある患者の特徴

リハビリテーション自体は広い概念であるが，積極的なリハビリテーション医療が必要な対象は，障害と共に社会で生活することを目指す一人の人間であり，障害をもった新しい生活を構築しようとする人間である。

●**生活機能モデル**　WHOにおける障害は，国際障害分類（International Classification of Impairments,Disabilities and Handicaps；ICIDH）（1980年）において，障害は機能障害（impairment）により能力障害（disability）となり社会的不利（handicap）につながるという一方向の概念であった。その後，2001年にその改定版の国際生活機能分類（International Classification of Functioning,Disability and Health；ICF）により，生活機能モデルが示された（図3-2）。**ICFの構成要素**は生活機能と障害として「心身機能と身体構造」「活動」「参

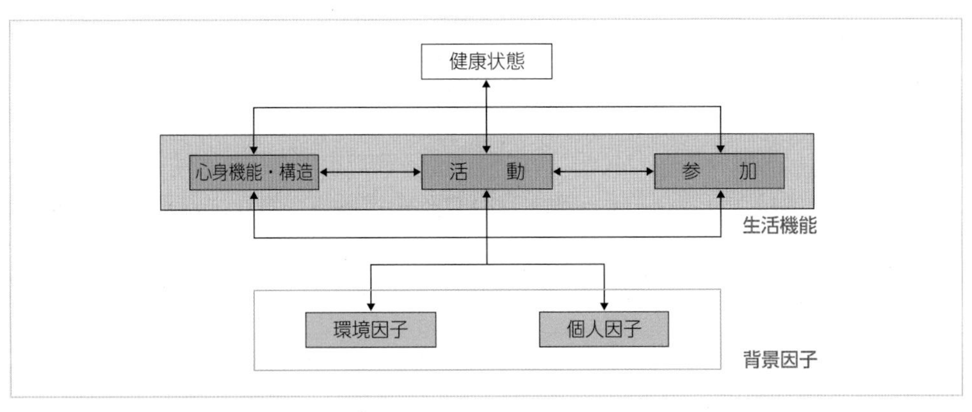

図 3-2 ● ICF の生活機能モデル

加」があり，さらに背景因子として「環境因子」と「個人因子」がある。これらの構成要素はそれぞれが単独に存在するのではなく，相互に影響を与え合う双方向の矢印で結ばれた相互作用モデルとなった。

たとえば，下半身麻痺（機能障害）のため，歩行できなくなり（活動制限），生活や仕事に制約（参加制限）があったとしても，訓練（心身機能・身体構造）によって，車椅子移動が可能となり ADL が自立（活動）することや，バリアフリー化などによって仕事への復帰（社会活動への参加）が可能と考える。それでも生活機能を障害するものがあるとすれば，健康状態（変調／疾患）としての「心身機能・身体構造および活動と参加」と背景因子としての「環境因子・個人因子」の面から障害をもつ人にかかわる多くの専門職者がアセスメントできる，生命レベル，生活レベル，人生レベルを統合したモデルといえる。

● **リハビリテーション期の看護の対象**　この時期の対象は，身体的・心理的・社会的に様々な問題をもちながら疾病や受傷によって被った障害を克服し，セルフケアを再獲得し生活の再構築を必要とする人々である。また，小児期，成人期，老年期といった発達段階は個人因子で考えることができる。ICF モデルは，障害をもつ人の「生活の質」を構成する因子とその相互関係をとらえ，障害にアプローチする具体的な手がかりとして利用できる。また，多職種が協働するリハビリテーション分野において，人の生活機能と障害を説明する共通言語としても非常に有効である。

C　患者・家族の援助の基本

1. 急性期からのリハビリテーション看護の必要性

リハビリテーション期の看護は，疾病や受傷による生命の危機から脱した時期から始まり，障害をもった人がその人の能力を最大限に活かして自立を果たすまでのかかわりである。

急性期の看護は，どうしても救命第一になり，生活期を予測した積極的なリハビリテーションへのアセスメントやケアが難しい。しかし，早期リハビリテーションが重要視され，急性期でも特に集中治療の場においても，生活者としての機能を維持するケアが重要となっている。これまでのように他動的に関節可動域訓練を行うよりも，ベッド上であってもそのときに使える機能を最大限に活用した身体活動を行うことも推奨される。それが難しければ他動運動や口腔(こうくう)ケアなどによる 2 次的障害の予防や回復の促進を目指す。この時期の積極的なケアが回復・障害の予後やQOL に大きく影響することを忘れてはならない。また，障害のある部分のみならず，残された健康な部分への働きかけも重要である。

急性期を脱した後では，残存機能を活かし，ADL の拡大が積極的に行われる。看護師は理学療法士や作業療法士，言語聴覚士などのリハビリテーションチームのメンバーや在宅移行を目指してソーシャルワーカーなどと連携を保ちながら，今後の生活を予測した日常生活活動の拡大が図れるように援助する。この時期は一つの動作をするにしても，以前の健康な状態の数倍の時間がかかり，気力も体力も必要なことを念頭においてかかわる必要がある。時間をかければ自分でできることもあるので，自立を促すことを考え，励ましながら待つことも必要なケアとなる。

リハビリテーション期を意義のあるものにするためには，その人の希望を見出し支えることが重要である。また，自らのもつ能力を最大限に活かした日常生活ができるようにするために，患者・家族を含むチームで目標を共有してかかわることが重要である。

2. 障害の受容と克服に向けての援助

多くの患者は現実に障害をもっていても，「いつかは治る，もっとよくなりたい」と願う。しかし，思うようにならない現実を療養生活のなかで徐々に受け入れていく。期待と不安，希望と絶望の葛藤(かっとう)のなかで揺れ動く患者の心理を踏まえたケアは非常に大切である。上田は，「障害の受容とは，あきらめでも居直りでもなく，障害に対する価値観（感）の転換であり，障害をもつことが自己の全体としての人間としての人間的価値を低下させるものでないことの認識と体得を通じて，恥の意識や劣等感を克服し，積極的な生活態度に転ずることなのである」[11) と述べ，先駆者は障害の受容過程を表 3-4 のように紹介している。

障害受容のプロセスにおいては，障害をもつ人自身が自分の生をどのように意味づけ，方向づけ，価値づけるかが重要となる。すなわち，障害を受け入れるということは，障害を負ってもなお自分自身を価値ある存在と考える「価値の変換」こそが，キーポイントとなる。そのためには，他者と比較するのでなく，人としての自分自身は変わらず存在しており，障害をもつ自己の能力そのものを評価することである。しかし，障害を受容するのは容易なことではない。

障害受容への**心理的アプローチ**の大前提はその人に関心を寄せ，その人の関心はどこにあるのかを知ろうとする態度である。そのうえで，①困ったときにはだれかが助けてくれることを保証する情緒的な支持や助け，②疾患・障害について正しく

表 3-4 ● **障害受容の過程に関する諸説**

Cohn	Fink	Di-Michael	高瀬	岩坪	Herman	キュブラー＝ロス（死の受容過程）
Shock （ショック） Expectancy of Recovery （回復への期待） Mourning （悲嘆・喪） Defence（防衛） Final adjustment （最終的適応）	Shock-stress （ショック―ストレス） Defensive retreat （防衛的退却） Acknowledgement-renewed stress （現実認識―ストレスの再起） Adaptation and change （適応と変容）	Regression（退行） Accomodation（調和） Adjustment（適応） Integration of disability （障害の統合）	損失過大視の時期 潜在能力再認識の時期 動機づけの時期 職業相談の時期 障害受入れの時期 社会復帰の時期	ショック 混乱 義肢への期待 苦悩 再適応への努力 適応	Shock （ショック） Denial（否認） Turnbulent awareness （認識の混乱） Working through （解決への努力） Separation anxiety （分離への不安） Adaptation （適応）	（ショック） 否認と隔離 （孤立化） 怒り 取り引き 抑うつ 受容 （デカセクシス）

出典／上田敏：障害の受容，総合リハビリテーション，8（7）：518-519，1980.

理解できるような教育や指導，③患者・家族の心の支えになる共感的かかわり，④患者・家族が疾病（しっぺい）・障害を受け入れて前向きに生きるような支援が必要である。准看護師は，患者の不安・苦悩に耳を傾け，共に考える伴走者として，人間関係（信頼関係）を確立し，希望をもてるように気持ちを支持する。自分自身の可能な範囲で日常生活の営みができるようになるといった主体性を尊重し，家族と本人を取り巻く人々の支えや励まし，見守りによって肯定的自己概念が形成され，支えられる。障害のある人は自己否定や自尊感情の低下が起こりやすいため，患者自らパワー（力）を取り戻すように支援するエンパワメント（もてる力を最大限に引き出す働きかけ）も必要である。

3. 日常生活の自立を目指した援助

自分で身の回りのことができないほどつらいことはない。患者が自らの力で可能な限り日常生活の自立に向かうことが看護援助の目標になる。

日常生活の自立の基本は，ADL の自立である。日本リハビリテーション医学会は ADL について「一人の人間が独立して生活するための基本的な，しかも各人ともに共通に毎日繰り返される一連の身体的動作群」と定義した[12)]。ADL は日常生活に必要な基本的日常生活活動（Basic ADL：起居動作，移乗，移動，食事，更衣，排泄（はいせつ），入浴，整容）と，手段的日常生活活動（Instrumental ADL；IADL：掃除，料理，洗濯，買い物などの家事動作や交通機関の利用や電話対応，スケジュール管理，服薬管理，金銭管理，趣味）などの複雑な ADL がある。

日常生活行動の自立を目指す看護の役割は，①残存機能を活用し機能低下を防ぐ，②リスク管理と 2 次的障害（合併症）の予防，③意思疎通のためのコミュニケーション手段の確立，④その人らしい生活の再構築のサポート，⑤リハビリテーションの専門家などとのチームにおける連携・調整，などである。患者の意欲を引き出しながら，日常生活のなかで到達可能で具体的な目標を患者と共に考え，残存機能が十分に発揮できるように患者と共に努力を重ねていくことが，生活への希望につながり，自立へとつながる。これがリハビリテーション看護の基本であるが，決してあせらず，どんな小さなことでも進歩がみられたときは認め，共に喜ぶかかわりでもあり，小さな変化を見逃さない観察力が必要である。また，リハビリテーション看護は，単に日常生活活動の自立にとどまらず，家族，職場，地域での社会参加を可能にすることを目指すものである。そのためには，障害をもった人が現実を受け止め，困難にも立ち向かっていける精神的な支援と家族への励まし，他職種との連携，環境を整えるための社会資源＊の活用が重要である。

4. 家族への支援

患者の心理的・身体的・経済的な支援において，家族はなくてはならない存在である。しかし，家族は最も愛情を分かち合える存在であると同時に，抱える負担，葛藤（かっとう）も大きい。家族の構成員が障害をもつことにより，介護疲れなどによる精神的・身体的な健康問題の発生，経済的な困難の発生，介護などによる家庭内の役割や家族自身の社会生活上の変化，将来への不安やストレス・葛藤などの感情的な問題が生じる。

患者が家族に対して感じている気持ちや考えを知るとともに，それを支える家族が患者に対して抱く気持ち，生活の変化などを知り，患者・家族の抱えている問題や苦しみを理解しようとする姿勢が大切である。将来を見通せるよう，家族への説明を行い，必要な社会資源を早期から紹介するなどの支援も重要である。患者・家族を含めた多職種との連携や協働のもとに家族の機能を高める支援が必要である。

V　慢性期にある患者の看護

1. 慢性期とは

慢性期とは，健康障害が慢性化し，長期間にわたって治療を続けている時期である。疾病（しっぺい）構造の変化と平均寿命の延長により，慢性期にある人は病院から外来や在宅へと，疾患をもちながら療養や生活を送る場が多様化している。慢性期にある人への看護は，その人がどのような環境にあっても，疾病や健康障害と折り合いをつけながら，主体的にセルフマネジメントできるように支援することが大切である。

＊**社会資源**：病気や障害によって起こり得る生活上の問題を解決するために利用できる，各種の社会制度，施設，機関，団体，その他知識・技術を含めていう。

2. 慢性疾患の特徴

慢性疾患は長期にわたり，ゆっくりと進行して完全に治ることがないか，治るとしても極めて長い時間を要する病気ととらえられる。またストラウスは慢性疾患の特徴を，①慢性疾患は本質的に長期である，②慢性疾患は様々な面において不確かである，③症状を緩和するのにかなりの努力がいる，④複数の多様な疾患である，⑤患者の生活に対し極めて侵入的である，⑥幅広い補助的なサービスが必要である，⑦慢性疾患は高くつく，と述べている[13]。

慢性疾患は大きく生活習慣病，難病，悪性新生物（がん）に分類することができる。

●**生活習慣病** 生活習慣病は，1996（平成8）年に従来の成人病に代わるものとして導入された概念である。その多くは，日常の生活様式と関係が深い。食習慣，運動習慣，休養，喫煙，飲酒などの生活習慣を改善すれば発症や進行を予防できるが，いったん発症すると治療の継続が必要となる疾患である。日常生活のなかで自覚症状がないまま過ごし，健康診断やほかの目的で医療施設を訪れたときに発見されることが多いものや，加齢現象とともにみられるものがある。しかもその多くは，不可逆的な病理的変化がみられ，慢性的な経過をたどる。

●**難病** 「難病」という言葉の医学的定義はなく，社会通念として知られていたが，2011（平成23）年に厚生労働省により見直された。その特徴は，①発症の機構が明らかでない，②治療方法が確立していない，③希少な疾病，④長期の療養を必要とするものである[14]。経済的にも精神的にも負担が大きいため，医療費の自己負担が軽減されるような対策が立てられている。

●**悪性新生物（がん）** 悪性新生物（がん）は周辺組織への浸潤（しんじゅん）や，再発・転移を繰り返すことから身体的侵襲（しんしゅう）を伴う治療を必要とする疾患である。生存年数が長くなっているため，がん患者特有の看護とともに，慢性期の疾患ととらえられる場合も多い。

●**慢性疾患の分類** また慢性疾患は，病状の経過と生活障害の程度によって，①経過が緩慢（かんまん）で本人のセルフケアにより悪化を防ぎ，療養によりコントロール可能な疾患（糖尿病，高血圧），②増悪（ぞうあく）・寛解（かんかい）を繰り返しながら徐々に悪化して生活障害をきたしていく疾患（慢性呼吸器疾患，心疾患，関節リウマチ），③進行性の慢性疾患（慢性腎不全，肝硬変），④ターミナル期に至る慢性疾患（がん，HIV/AIDS）などのタイプに分けることができる[15]。その特徴に合わせた看護が必要である。

3. 慢性期にある患者の看護の場

慢性期にある患者の援助は，早期に適切に治療や生活をマネジメントできるように，セルフモニタリング，症状マネジメントを行い，からだの安定を促し，病気の進行や合併症を予防するような知識・技術の提供を行う。また，喪失した心身の機能を補い，病院，診療所，在宅，介護施設から地域まで切れ目なく医療サービスを受け，生活とQOLを維持・充実させることが大切である。

医療の変化と背景　近年，医療を取り巻く環境は大きく変化している。疾病（しっぺい）構造は以前の感染症から慢性疾患にシフトし，医療では急性期医療から長期医療，リハビリテーション医療に注目が集まっている。その背景として，①高齢化や医療費の増加，②個人の選択や生活スタイルの重視といった患者ニーズの多様化，③入院治療から通院治療，在宅治療への医療技術の変化，④一般病院，特定機能病院，療養型病床などの医療機関の機能分化などがある。通院では，外来での化学療法や，セルフマネジメントのための知識・技術提供，情緒的支援などの相談・教育が行われている。

地域包括ケアシステム　厚生労働省では，高齢者が要介護状態となっても，住み慣れた地域で人生の最後まで暮らし続けることを目指し，「地域包括ケアシステム」を推進している。地域包括ケアシステム推進の取り組みとして，人工肛門や気管カニューレなどの機器をつけて生活している入院中以外の患者への「在宅療養指導料」や，糖尿病足病変ハイリスク患者（入院中以外）への「糖尿病合併症管理料」などが加算されている。これらの慢性期にある患者へのケアの場として外来や在宅看護の重要性が高まっている。

発達段階別　また，慢性期の看護の対象を発達段階でみると，成人・老年期だけでなく，幼児期，学童期においても喘息（ぜんそく）やアレルギー疾患，慢性皮膚炎，ネフローゼなどの慢性疾患をもつ患者も含まれるため，教育機関との連携も重要である。あらゆる発達段階で，慢性期看護の対象である患者が，可能なかぎりライフスタイルに沿った社会的役割を果たし，治療や生活を継続できるような支援が求められる。

4. 慢性期にある患者・家族への援助

慢性期にある患者は，日常生活を送るうえで，様々な障害や多くの規制・制約をもって生活している。したがって，慢性疾患そのものは治らなくても，どのような生き方をしていくかに焦点を合わせた援助が求められる。すなわち，人生を「よりよく生きる」という生活と人生の質（QOL）を維持・充実させ，その人の価値観を大切にし，自尊心が満たされるように患者・家族を援助・支援することが必要である。

1 病気の受け入れを促す援助

慢性期にある患者は，自分の健康障害をどのように受け止め，どのように生きようとしているのかによって，患者としての行動が違ってくる。自覚症状がほとんどなく，日常生活に障害がなければ，慢性疾患を認めることは難しい。しかし，症状が進行したり，生活習慣の変更を迫られたりしてくると現実に直面せざるを得なくなる。

特に原因不明で治癒（ちゆ）が困難な疾患などでは，生涯にわたって療養が必要で，自立した生活が困難なこともある。病気の進行に伴って出現する感覚機能や運動機能の障害，介護が必要になること，これまで担ってきた社会や家庭内での役割変更を余儀なくされることなどへの怒りや悲しみなど，心理的な負担も大きい。その現実を受け入れていくことは容易ではなく，時間がかかる。

●**病気の受容過程**　病気の受容過程では，身体的な変化に対して，内面の変化や社会的変化がやや遅れて生じるので，身体的変化に比べて心理的・社会的変化のほうが適応困難である。苦しくても患者本人が，自ら健康障害を認め，受容していかなければならない。その過程において患者の気持ちの理解と，患者の性格，対処能力などを考慮しながら，受容できるように支援していく必要がある。

●**ライフスタイルの修正**　看護師は患者を理解し，共感，受容，積極的傾聴などの心理的支援を行う。また，病気を受容し，意思決定できるように支援する。そして急性増悪(ぞうあく)のたびにライフスタイルを修正できるような支援をしていくことが大切である。

2 セルフマネジメントへの援助

慢性疾患は生活のしかたそのものが治療であり，その治療による制約も常態化している。必要な療養法を継続し，習慣化することは簡単ではない。日常の生活習慣は，その患者が生まれ成長してきた生活過程のなかで獲得してきたものであるから，変更することは容易ではない。行動変容の失敗が無力感や闘病意欲の低下につながることもある。

そこで，患者が生活習慣を変更して，生活のなかに治療を取り入れ，病気とうまく折り合いをつけながら，主体的に自分の体調をセルフマネジメントできるように支援することである。

●**セルフモニタリング・症状マネジメント**　そのためにはセルフモニタリングや症状マネジメントを行うことが大切である。たとえば毎日の生活のなかで，バイタルサインや，体重，血糖値などを測定し，睡眠状況や気分の変化などに気づくことである。また治療法や疾患に特有の症状への援助を行う。たとえば低血糖，喘息，動悸(どうき)，胸痛などの急激な症状，浮腫(ふしゅ)，倦怠感(けんたいかん)，睡眠障害などの緩徐な症状が出現したときに，その内容に応じて連絡相談や受診行動，症状を緩和する行動などが適切にとる。そのために個別に必要とされる，精錬され，絞り込まれた知識・技術を獲得できるように教育，支援することが看護師に求められている。

3 家族への援助

慢性期にある患者の家族は，介護者としての役割を求められることも多く，患者のソーシャルサポートを担うために，精神的，経済的支援者としても機能している。家族は長期に及ぶ患者への支援により，身体的，心理的にも疲弊(ひへい)していることがある。生活習慣の改善は，家族や患者を取り巻く人々への教育的かかわりも必要である。また心理的負担，経済的負担については看護師だけでは解決できないため，臨床心理士やソーシャルワーカーなどへの支援依頼，連携が必要になることもある。家族が孤立しないように，家族を支えていくことが大切である。

また，患者を取り巻く人々として，患者どうしで支え合う組織もある。同じ疾病をもつ患者会などのネットワークをとおして，薬物，運動，食事療法や新しい治療法などについて情報交換する場が地域や全国で機能している。仲間や家族と共に医療チームでこのような活動を支えることも重要である。

Ⅵ 終末期にある患者の看護

わが国は，世界的にも経験のない超高齢社会に突入している。2023（令和5）年10月1日現在，老年人口（65歳以上）比率は推計で過去最高の29.1%となっており，10人に3人近くが高齢者である（総務省統計局「人口推計」）。高齢化率が上昇することにより死亡率も急増していくことは明らかであり，超高齢化とともに多死時代を迎えつつある。施設での看取りの限界や介護者の高齢化も社会問題として取り上げられ，**終末期看護（ターミナルケア）**への関心が高まっている。

生死のあり方については，それぞれ個人の価値観をもっており，価値観はその社会の文化に少なからず影響を受けている。

●わが国の死生観　わが国においては，死者が出ると玄関に「忌」という字が貼られたり，通夜から帰るとからだに塩をかけたりして，死そのものを忌み嫌う風習が残っている。また，医療は命を救う，病気を治すことが究極の目的であり，死は敗北というような価値観がある。食事ができなければ胃瘻（いろう）造設，呼吸状態が悪くなれば人工呼吸と，高齢者に対しても積極的な治療を行う傾向がみられる。しかし近年，平穏死や尊厳死という考え方も知られるようになり，少しずつ死生観の変化がみられるようになってきている。

●死生観の変遷　今日のように，死をタブー視するような見方，とらえ方が生まれたのは，死の場所が家庭から病院へと移ったことと無縁ではない。第2次世界大戦後間もない1947（昭和22）年には，ほとんどの人が家族や親族に看取られながら家庭で死を迎えていたが，戦後の目覚しい経済発展や医学の進歩などに伴って病院など施設で死亡する人の数が急速，かつ着実に増加していった。その後，1977（昭和52）年を境に病院・診療所などの施設で死亡する人が家庭での死亡を上回り，2022（令和4）年では自宅以外での死亡が82.6%を占めている。死の場所の変化により，日常の暮らしの場から死がだんだん切り離されたことで，死について語る機会をなくしていったことも，死に対する考え方に影響していると考えられる。

しかし，がんの増加をはじめとする疾病（しっぺい）構造の変化，生命維持技術の進歩に伴って，延命の末の死を迎えることや終末期医療のあり方に疑問が出されるようになり，1980年代後半からは「死への準備」教育の普及により，死について積極的に学ぼうとする動きが現れてきた。さらに，ホスピスという概念が世界的に広がり，死を迎える人への専門的ケアの重要性は，死や終末期を医療の分野のみならず一般の人々にも広げていった。

また，日本では1997（平成9）年に臓器移植法（臓器の移植に関する法律）が制定され，脳死が人の死として認められるようになった。その後，2009（平成21）年には，脳死を「人の死」とすることを前提に臓器提供の年齢制限を撤廃する改正臓器移植法が成立した。臓器提供の有無にかかわらず，法律を理解することは重要である。終末期の看護としては，臓器移植と直接かかわることは少ないが，死や生命の尊さを考えるという点では共通している。

●**看護師の役割**　死や死に方，生や生き方に対する価値観や考え方は，個人によって様々であるが，終末期においては，自らの死をどのように迎えるか，家族の死をどう受け入れるかという一人ひとりの死生観が絡んでくる。看護師は，自分の考えを押し付けることなく，患者や家族の価値観を認め，支えることが必要である。「死をどのように迎えるか」ということを，「どのように生きるか」という生き方を考えることと同様にとらえ，その人の最期，人生の終え方については，許容できる範囲でリビングウイルを尊重し，患者・家族と「共にある」という姿勢をもつことが大切である。

1. 終末期とは

●**死とは**　人はだれでも，生まれたときから成長・発達・成熟し，齢(よわい)を重ね，やがて老化して死に至るプロセス（**ライフサイクル**）を生きている。このライフサイクルの進行は，遅い人，速い人とそれぞれであるが，死はすべての人に平等にやってくる。生物学的にみた絶対的な死は，生体を構成する約60兆個の細胞すべての死滅の時点であり，個体としての消滅を意味する。

しかし，人間の死はそれだけでなく，社会や家族とのつながりのなかで生きた一人の人間の喪失である。人生における終末期を迎える状況や時期は，事故死や突然死など突然訪れる場合もあれば，徐々に老いて迎える場合，疾病の経過により年齢に関係なく訪れる場合など，人それぞれに異なるものである。

●**終末期とは**　**終末期**とは，疾病，老衰，事故などにより，治療を行ってもからだの回復は期待できず，確実に死に至る経過をたどっている人生最後の時期を指している。医療の場での終末期についての解釈は，病気が現代の医療水準から考えて治癒(ちゆ)・治療の見込みがなくなったときから死までの期間とされ，生命予後が6か月以内と予測される時期というのが一般的であるが，なかには数週間のこともある。

終末期はターミナル期ともいわれる。ターミナルとは，ラテン語のテルミヌス（境界）からきており，この世と死後の世界との境界という意味であり，**ターミナルケア**とは，死が迫っている人をできるだけ苦痛を少なく，この世から死後の世界への境界を上手に渡す渡し守(もり)のような役目と例えることができる。

また，2015（平成27）年に厚生労働省は「終末期医療」という言葉から「人生の最終段階における医療」という言葉の使用に変更を行った。これは，最後まで尊厳を尊重した人間の生き方に着目した医療およびケアの提供を目指すことが重要であるという考え方に基づくものである。

このように，終末期においてこれまで以上に尊厳を尊重した人間の生き方が注目されているなかで，看護師には最期までその人らしい生き方を支援する役割が期待されている。死はだれも避けることはできないが，どのような死の迎え方をするかは，一人の人間としてどのように人生をまっとうするかにかかわる最も基本的な事柄である。人生のまとめとしてのQOLを高め，その人らしい一生をまっとうできるよう，人生の幕引きを安らかな死に向けて援助することが重要であり，看護師自身の死生観や看護観がにじみ出るところである。

2. 終末期の看護の対象

死は，その形態によって，①予測されない突然の死（事故死，突然死など），②本人の意思で選んだ死（自殺），③予測された死（老衰死，がんなどの疾患死）に分けられる。終末期の看護の対象として最も多いのは，ライフサイクルにおける老い，すなわち老化による死と，年齢に関係なく，疾病等による予測された死の過程にある患者である。

3. 終末期にある患者の特徴

1 全人的苦痛

終末期にある患者の特徴は，表3-5のような終末期にあるがん患者の特徴に代表され，①身体的苦痛，②精神的苦痛，③社会的苦痛，④スピリチュアルな苦痛の4つがある。これらは相互に関連し合っており，全人的苦痛（total pain）としてとらえられる。

様々な身体的苦痛は，疾病そのものによる痛みや著しい生理機能の低下によって，全身倦怠感，食欲不振，発熱，呼吸困難，腰痛，便秘，浮腫，腹部膨満などが発現し，患者を苦しめる。こうした症状を緩和するための酸素吸入，吸引，点滴，チューブ類の挿入などが，また違った苦痛の原因になっていることもある。

全身状態の悪化によって，今まであたり前のようにできていた食事，排泄，睡眠，清潔，移動などのあらゆる日常生活行動に支障をきたしてくる。身体的苦痛により思うように生活できなくなることや自分自身の衰弱を実感する体験は，病状に対する不安，悲しみ，抑うつ，いらだち，孤独感，恐れ，怒りなどの精神的苦痛となる。さらに，これまで家庭や職場で自身に期待されてきた役割を果たせないことにより生じる葛藤や，仕事，家計，家庭内の問題などからくる社会的苦痛を経験する。加

表3-5 ● 終末期にあるがん患者の特徴

①身体的苦痛	痛み，全身倦怠感，発熱，咳嗽，呼吸困難，嚥下困難，食欲不振，悪心・嘔吐，吐血，下血，口内炎，腹部膨満感，腹水貯留，便秘，下痢，腰痛など
②精神的苦痛	不安，悲しみ，抑うつ，うつ状態，恐れ，孤独感，いらだち，怒りなど
③社会的苦痛	家庭や職場での役割が果たせないこと，経済的問題など
④スピリチュアルな苦痛	生きる意味への問い，死への恐怖，死生観に対する悩みなど

えて，自分自身の存在や人生に意味を感じられなくなるといったスピリチュアルな苦痛を経験する。これらの苦痛は相互に関連し合っており，全人的苦痛としてとらえられる。

こうした全人的な苦痛により，日常生活行動に支障をきたしたり，自分自身を支えられない状態におかれると，興奮や抑うつなど様々な状態を呈したりもする。一方，家族も身体的・心理的・社会的苦痛を露わにした患者の赤裸々な姿に接して，平静さを失ったり，なすすべもなく焦燥感にかられたりし，心身ともに疲労が重なっていく。

2 終末期にある患者の心理プロセス

終末期にある患者の心理は複雑であるが，多くの場合，生への強い欲求と死への不安と恐怖が存在する。死への不安や恐怖は，①身体的苦痛，②未知なる死後の世界への不安，③家族などとの別れと心残り，④自分自身の消滅，⑤自分らしさ，尊厳の崩壊，⑥周囲の人々の負担と苦痛，⑦死に立ち向かう孤独感，寂しさなど，様々な感情からくるものと考えられる。

●死にゆく患者の心理プロセス 精神科医であるエリザベス・キュブラー＝ロスは，末期状態にある患者へのインタビューから，多くの患者が図 3-3 に示したような 5 段階（否認，怒り，取り引き，抑うつ，受容）の心理的傾向をたどり，どの段階であれ，何らかのかたちで最後まで希望をもち続けるとしている。この希望とは，初期では治癒（ちゆ），治療，延命につながっているが，この可能性が薄くなってくると，死後の世界や現世に残していく家族や世話になった人への感謝など，その患者なりの希望に変化するといった心理状態である。すべての患者がこのようなプロセスをたどるとは限らないが，このモデルは，患者の心理の理解や希望への働きかけなど援助に多くの示唆（しさ）を与えてくれる。

4. 終末期にある患者・家族への援助

終末期にある患者・家族への援助の基本は，患者の QOL も考慮し，身体的苦痛

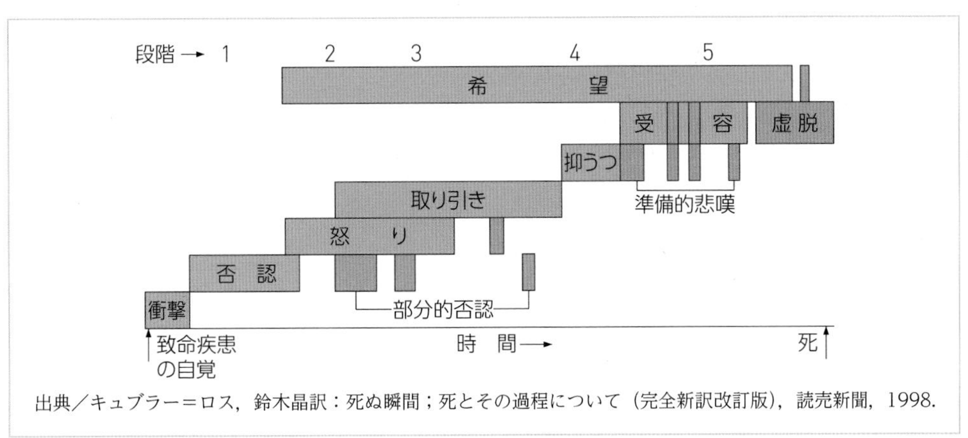

出典／キュブラー＝ロス，鈴木晶訳：死ぬ瞬間；死とその過程について（完全新訳改訂版），読売新聞，1998.

図 3-3 ●死にゆく患者の心理プロセス（E. キュブラー＝ロス）

のコントロールだけでなく，死と直面していることによって起こる恐怖，不安，さらに社会的な問題などに対する幅広い対応が求められる。また，残された時間を患者がいかに有意義に過ごすか，安らかな死という観点からの援助が必要である。

終末期にある患者は，人生の最後の時期を生きている一人の人間として，また，かけがえのない一人の個人としてケアされる必要がある。その患者の人生の終末期であることを考えると，その患者にとって何が最も大切であるか，何を望んでいるか，それがかなえられるように援助することがQOLを高めることにつながる。そのためには，コミュニケーションを十分に図り，患者・家族の主体性を尊重しつつ，信頼関係を築いていくことが基盤となる。

本項3-❶「全人的苦痛」で述べたとおり，終末期にある患者のニーズを身体的・精神的・社会的・スピリチュアルに，そして発達段階を考慮しつつ，全人的にケアしていくことが重要になってくる。具体的には，①身体的苦痛の緩和（かんわ），②基本的ニーズに基づく日常生活のケア，③精神的・社会的ケア，④家族のケアがあげられる。

1 身体的苦痛の緩和

身体的苦痛の緩和は終末期患者の人生に直接大きな影響を与える。身体的苦痛のなかでも痛みの緩和は特に重要である。痛みは主観的なものであり，どのような痛みなのかはその患者にしかわからないので，痛みを訴える患者をすべて受け入れる態度から始まる。また，患者が表出する痛みの訴えは，精神的・社会的・スピリチュアルな側面が複雑に関与していることがあるため，身体的な苦痛症状のみに注目するだけでなく，全人的な視点からとらえてアセスメントしていく必要がある。

●痛みのケア　身体的な痛みには，WHO（世界保健機関）が終末期患者の疼痛（とうつう）緩和に医療用麻薬を使用することなどを提唱しているように，効果的な薬物使用が求められる。麻薬使用時は，看護師として，便秘や呼吸抑制などの副作用に十分気をつける必要がある。

●痛み以外の身体症状　痛み以外の身体的症状としての全身倦怠感（けんたいかん），食欲不振，呼吸困難，浮腫（ふしゅ），腹部膨満（ぼうまん），不眠，便秘などについても，それぞれの病態に応じた対応とケアが必要である。このように，患者の苦痛をできるだけ速く緩和するためには，看護師自身も治療や薬剤に関する正しい知識をもつことが求められる。

2 基本的ニーズに基づく日常生活のケア

終末期における看護の基本は，基本的ニーズの充足を図ることにある。1960年，V. ヘンダーソンは，看護の独自の機能のなかに「平和な死に資するような行動をするのを援助すること」をあげている。できるだけその人らしく安楽に終末期を過ごせるようにするためには，最小限の苦痛のなかで患者自身ができることは見守り，援助が必要な部分はサポートするなど，患者のニーズに合わせた基本的なケアを徹底することである。特に食事・排泄（はいせつ）・清潔・移動などの生活動作を家族や医療者に委ねなければならない状況は，患者にとって受け入れることが容易（ようい）ではないことを看護師は十分に考慮しなければならない。本人の意志に関係なく睡眠薬の投与，バルーンカテーテルの挿入，経管栄養などに切り替えるといった，医療者中心のケアにならないよう気をつける必要がある。

3 精神的・社会的ケア

社会の一員として生きてきたその人の人生は，家庭・職場・地域と様々な絆（きずな）をもっており，家族との離別や仕事，社会的立場を失うことは耐え難い苦痛であり，身体的苦痛にも影響する。死を前にした精神的・社会的側面からの苦痛には，その患者を取り巻く環境が影響するので，患者のニーズをよく把握（はあく）するためにも信頼関係が必要である。しかし，その信頼関係は看護師の感性と聴く耳と手と心で触れる人間的なかかわりがないとなかなか生まれてこない。

具体的行動としては，椅子（いす）に座り，同じ目の高さで落ち着いて訴えや話をよく聴く態度や，手を握る，マッサージやタッチングなど，患者をよく理解しようと温かく接する言動が，おのずと患者の心を開き，精神的な支えに結びつくものである。経済的問題や仕事・家庭の役割における問題などで，看護師として対応できないものは，必要に応じて医療ソーシャルワーカー，ボランティア，患者会，宗教家などの社会資源を活用するよう紹介し，連携をとれるようにする。

4 家族のケア

家族のケアは,患者ケアと同様に大切である。患者の世話をする家族には身体的・心理的負担だけでなく，経済的な負担もかかる。しかし，家族が最もつらく感じるのは，患者が心身の苦痛を感じていることである。患者が十分なケアを受けているという確信をもてることが家族の安定につながる。看護師はこのことをよく理解して，患者のケアとともに家族の悩みや身体疲労への配慮（はいりょ）を忘れてはならない。

●**悲嘆**　**悲嘆（ひたん）**とは，愛情を向ける対象の喪失に伴う悲しみのことであるが，終末期ケアにおいては，患者の死に伴う家族の悲しみの反応をいう。愛する人を亡くすという家族の悲嘆は，患者の存命中から始まっており，患者の死後には顕著（けんちょ）に現れる。通常は時間の経過とともに徐々に減少していき，新しい生活に適応していこうとするものである。一般的に悲嘆の過程は６か月から１年以上続くとされ，悲しみから回復するのに２年くらい（３回忌）はかかるともいわれる。しかし，大切な人であればあるほどその悲しみは深く，回復に時間がかかる。家族のなかでも反応の現れ方や持続する時間は一人ひとり異なる。悲嘆の過程は苦痛を伴う体験ではあるが，十分に悲しむことをとおして新しい価値の発見や自己の成長につながる機会でもあるということを念頭において，家族への援助を行うことが大切である。

●**予期的悲嘆**　**予期的悲嘆**とは，近い将来，愛する人と死別することが予期された場合，実際に死が訪れる前に，死別したときのことを想定して嘆き悲しむことで，現実の死別に対する心の準備が行われることをいう。予期的悲嘆を行うことによって，死別の衝撃に耐える力ができ，心の準備が行われる。死に遭遇した場合の衝撃や悲嘆は，死別が突然に起こった場合よりも軽くなり，順調に回復するといわれている。家族が予期的悲嘆を十分に表出できるよう患者と死別する前から配慮してかかわり，死別後も継続して悲嘆への支援を行うことが，終末期における家族ケアにおいて非常に重要である。

5．終末期における倫理的課題と配慮

終末期は，患者にとっては人生の総決算のときであり，多くの倫理的課題が集約されるときでもある。人の寿命が延び，延命に関する技術や情報が進歩・普及し，価値観も多様化するなど，以前よりも倫理的問題が生じやすくなった社会背景がある。

●アドボケイト　看護師として倫理的ジレンマを感じ，アドボケイト（権利擁護者）としての役割を果たす場面は，告知（真実を伝えること）に関すること，意思決定に関すること，延命治療や苦痛緩和のための鎮静に関すること，心肺蘇生に関すること，安楽死・尊厳死に関することなど，様々である。

たとえば，告知に関しても，患者の知る権利とともに知らないでいる権利も考慮する必要性や，自己決定の重視，多様な価値観の理解や尊重が大切になってくる。また，死が迫っている患者や救命の可能性のない患者に積極的治療を行う，心臓・呼吸の停止時に心肺蘇生を行うような場面で葛藤やジレンマが生じる。こうした終末期医療における倫理的課題について，日頃から次にあげる５つの倫理の原則，①無害の原則，②善行の原則，③自律の尊重の原則，④公正・正義の原則，⑤誠実・忠誠の原則[16)]や，2021（令和３）年に改訂された日本看護協会の「看護職の倫理綱領」に照らして考えるといった，風土の形成と姿勢が重要である。

●アドバンス・ケア・プランニング　近年では，終末期医療における倫理的課題に関連して，アドバンス・ケア・プランニング（advance care planning；ACP）という考え方が注目されている。厚生労働省は，ACPを「人生会議」と呼び，「人生の最終段階の医療・ケアについて，本人が家族や医療・ケアチームと事前に繰り返し話し合うプロセス」が大切であるとして，普及・啓発を進めている。しかし，日常のなかで人生の終わりや過ごし方について考えることは，まだ当たり前にはなっていないのが現状である。看護師は，患者・家族が望む生き方は何かということに関心を向け，患者・家族と人生観を含めた話し合いが日頃からできるようなコミュニケーションスキルを養っておくことが必要である。またそのためには，看護師自身の価値観について振り返り，自分自身の死生観について理解しておくことも大切である。

6．ホスピス

ホスピスという言葉は，ラテン語のホスピィティウムからきており，「温かいもてなし」の意味がある。現代のホスピスはイギリスから始まった。

1967年，シシリー・ソンダース医師（看護師，ソーシャルワーカーでもある）によってセント・クリストファー・ホスピスが設立された。それは治療と延命を目指してきた医療に対する疑問から，末期患者のQOLを重視する全人的ケアをしようとする試みであり，しだいに全世界にホスピスの考え方が広がっていったのである。

●**わが国のホスピスの歴史**　わが国では，1981（昭和56）年に聖隷ホスピス，次いで淀川キリスト教病院ホスピス病棟と，キリスト教関係のホスピスから始まり，仏教ホスピスなど宗教関係の医療機関で設立されていった。ホスピス病棟または緩和ケア病棟では，一般病棟や在宅では対応困難な心身の苦痛に対する緩和ケアを行い，最期のときを穏やかに過ごすことを目的とし，患者・家族の多様なニーズに対応するため多職種によるチームケアが行われている。また，2002（平成14）年には，「緩和ケア診療加算」が診療報酬として加算されるようになり，入院中の患者のみならず，地域においても在宅医療の緩和ケアチームやホスピスケアチームとして専門的なケアを提供するようになってきている。

Ⅶ 危篤時：死への看護

A 危篤時の看護

1. 危篤時とは

危篤とは，現代医療のいかなる方法を用いても，もはや生命を維持することができないと判断され，まもなく死を迎えるであろう状態をいう。そして，生と死の境には多くの場合，重篤・危篤・臨終・死という過程がある。

重篤と危篤は，医師の判断で行われるものであるが，一般的に**重篤**は，わずかでも回復の可能性のある状態をいい，**危篤**は，バイタルサイン（生命徴候）を中心とする症状の悪化した状態を指している。危篤状態においては，バイタルサインの変化に対して正確できめ細かい観察を行うとともに医療チームの連携が必要である。また，死にゆく患者に最期まで人格をもった人として接し，平穏な死を迎えられるように援助することが重要である。

2. 危篤時の対象の特徴

1 危篤時の身体的特徴

危篤時には，表3-6のような身体的変化が現れるが，ほとんど徴候がみられない場合もあり，一様ではない。

2 危篤時の精神的状態

危篤時の精神的状態は，死の訪れ方や死を迎える場所，身体的苦痛の状態，年齢，人生観や死生観，信仰の有無，家族関係，職業など様々な背景によって異なり，個人差も大きい。死にゆく人の心理は複雑であるが，多くの場合，生への強い欲求と死への不安と恐怖が混在する。一般に意識が不鮮明になることが多いが，なかには

表 3-6 ● 危篤時の身体的変化

	身体徴候
呼吸	浅く不規則，鼻翼呼吸，下顎呼吸，呼吸困難，チェーン－ストークス呼吸
脈拍	頻数，微弱，不整脈（結滞含む），橈骨動脈で触知困難
血圧	心臓の機能低下により下降，聴診で測定困難
皮膚	末梢血管の循環機能の低下により四肢・耳・鼻など冷却，皮膚の色は蒼白土色，口唇・爪にチアノーゼ
筋肉	緊張性低下により下顎下垂，筋肉弛緩，口唇弛緩，眼球落ち込み
反射	すべての反射機能低下，瞳孔散大，対光反射低下，咽頭に粘液貯留し喘鳴，尿便の失禁
意識	脳の機能低下により意識混濁，不明瞭，筋緊張低下により発語困難・言語不明瞭，傾眠，昏迷，なかには昏睡状態

最期まで明瞭なこともある。また，意識が低下しても，聴覚は最後まで残っており，周囲の気配や会話が聞こえているといわれる。

3. 危篤時における患者・家族への援助

1 危篤状態にある患者の観察

患者の状態は刻々と変化するため，一般状態の変化に注意し観察したことを看護師，医師などに報告する必要がある。特に呼吸・脈拍・血圧の変化に注意し，死が近づいたことが予測される場合は，直ちに報告する必要があるが，患者や家族は，看護師の表情や態度・言動についても敏感なので，慎重に落ち着いて行動することも大切である。

2 身体的・精神的安楽を図るケア

少しでも身体的・精神的安楽を保てるように援助を行う。全身衰弱が激しく，身体の支持力が低下している場合は，特に安楽な体位の工夫や体位変換が必要である。全身倦怠感（けんたいかん）が強い場合は，手足をさすったり，腰部や背部に手を差し入れて浮かせたり，できる限り苦痛の緩和（かんわ）を図る。また，体動によってベッドから転落しないよう注意する。喀痰（かくたん）がある場合は，綿棒や吸引器で除去し，舌根沈下をきたさないよう体位を工夫して窒息（ちっそく）を予防するなど，安全には十分注意する。

発汗しやすいため，たびたび部分清拭や寝衣の交換を行う。また口腔（こうくう），陰部，肛門（こうもん）周囲などは，不潔になりやすいので清潔面の配慮が大切である。家族にケアの協力を依頼し，希望があれば一緒に体位変換や清潔ケアを行うようにする。室温・湿度，換気，騒音にも配慮し，患者と家族がゆっくりと語り合えるような静かで落ち着いた環境を提供する。できるだけ患者を一人にしないよう，看護師や家族ができる限りそばにいられるようにし，患者に安心感をもたらすための温かい声かけを最期まで続けるようにする。

3 家族への配慮

家族は，愛する人を失う悲しみ，苦しみ，不安，絶望感，怒り，恐怖とともに，今後の問題への対処といった複雑な感情が入り乱れ，緊張の高まることが多い。過度の緊張を軽減するために，家族の状況に合わせて臨終に関する情報を適宜提供していくことも必要である。また，看病のため十分な睡眠がとれなくなり，疲労が蓄積する。体調を崩しやすくなるため，休息場所や時間を確保できるよう配慮することも大切である。

家族は，患者の意識レベルが低下すると，何もしてあげられないと無力感を抱くこともある。聴覚は最期まで残るといわれており，返事ができなくても声をかけることや，手を握る，手足をさするといったスキンシップが患者の安心につながることを説明し，家族にもケアができることを伝える。

危篤状態にある患者の家族にとって，医師や看護師がそばにいることほど心強いことはない。患者だけに気を取られるのでなく，家族の気持ちを理解し，家族や周囲の人への心遣いを忘れてはならない。延命処置を行うかどうか意見が分かれる場合は，家族の意見が尊重されるので，事前に家族と医師との間で十分話し合い，納得してもらう配慮も必要である。

B　臨終・死亡時の看護と死後の処置

1. 死の判定

臨終とは死に際をいうが，医師が死の宣告をするときに「ご臨終です」と用いられる言葉でもある。

死の判定は，心臓停止，呼吸停止，瞳孔散大（対光反射の消失）の３徴候をもとに，医師が死を宣告することによって死亡が確定する。脳幹を含む脳機能が不可逆的に消失したものを一定の条件下で死亡と見なす**脳死**がある。脳死が死であることを前提に臓器摘出を認める「臓器の移植に関する法律」が 1997（平成 9）年に成立した。ほとんどの人が自分の場合は，脳死状態では生かされたくないと感じるにもかかわらず，近親者の死に臨んでは感情的に割り切れないものが残るとしている。

今後なお，脳死の人の権利や家族の権利などの観点から様々な論議が繰り返されていくだろうが，看護師として常にいろいろな面から考えることが重要である。

2. 死後の身体的変化

一般的に死後の身体的変化としては，次のような徴候が現れる。

①**体温下降**：生理機能の停止とともに熱の産生が止まり，3～4 時間経過すると手で触れると冷たく感じる。

②**死斑**：血液の循環が止まると，血液の沈降のために紫青色の斑紋が皮膚に生じることを死斑という。死後 20～30 分たつと，背部，殿部などに生じ，2 時間で著明となり，12～14 時間で最も強くなる。

③**死後硬直**：筋肉は死後一時弛緩（しかん）するが，2～3 時間後（小児では 30 分後）に顎関節から硬直が始まり，6～8 時間で全身に及ぶ。全身が弛緩するのは，夏季で

は48時間，冬季では72時間くらいである。

④**乾燥**:生体機能が停止すると，皮膚表面から水分が蒸発して乾燥し暗褐色となる。粘膜，口唇，角膜なども乾燥し，特に角膜は12時間後くらいから混濁して48時間後には不透明となる。

⑤**腐敗**：死後数時間から始まる。季節や置かれている環境によっても異なるが，常温では皮膚は2日後くらいから始まる。

3. 死亡時のケア

医師によって死亡が診断された後も，看護師は死者となった患者および家族に対して人間的な配慮を忘れてはならない。医師により死亡宣告が行われたら，機械器具や装着されていたカテーテルなどを片づけ，ベッド周囲を整える。患者の生前同様に，患者・家族への声掛けには十分配慮して行う。その後，医師や看護師はベッドから離れ，家族が患者に近づき別れの時間をもてるよう配慮する。死亡診断書や退院手続きなどの事務手続きは,思いやり深い態度で説明する。死亡時のケアは「死後の処置」「エンゼルケア」「エンゼルメイク」など様々な名称でよばれている。

1 死後のケアの目的

①身体を清潔にする，②死によって生じる外観の変化をできるだけ目立たないように，その人らしく整える，③遺体からの感染を予防する，④残された家族への配慮とグリーフワーク＊の視点を導入する機会とする。

2 死後の処置

死後の処置は，患者への最後の看護行為である。かけがえのないその人の人生の幕引きの場に携わることのできる看護師は，その患者とは目に見えない何かの縁があったのかもしれない。看護師にとっては，死後の処置を行うことによって，最後のケアができたという自分自身の気持ちにも区切りをつける機会にもなっているとも考えられる。自分なりの死生観をもち，最期まで生き抜いた患者とその患者を支えてきた家族への敬意をもって援助することが大切である。

●**手順・留意事項**　家族や親族等がお別れをした後，死後硬直の現れる前に行う（死後1時間半～2時間以内)。始める前に，家族が落ち着いた頃合いをみて処置を始めてよいかを確認する。その際，おおまかな流れや予定時間について説明する。そして，宗教や慣習などに配慮してほしいことがないか確認し，希望があれば取り入れるようにする。また，家族の処置への参加や立ち合いの意思について確認する。清拭や更衣，死化粧など，家族と共にできるケアを一緒に行うことにより，家族がつらい気持ちや悲しみを表出する機会となったり，これまで看病してきたことや最期まで看取ったことへの満足感につながる。ただし，家族が希望しない場合には無理強いしない。看護師は，患者には生前と同じように声をかけ，死者の尊厳を守る

＊**グリーフワーク**：人との死別・離別による悲しみから立ち直りまでの心のプロセスである。喪の作業，癒しの作業ともいわれる。

敬虔（けいけん）な態度をもってケアを行う。家族が一緒に死後の処置を行う場合には，治療の跡などを見ることでつらい気持ちになることもあることから，家族の気持ちに配慮した対応を行う必要がある。

文献

1）薄井坦子編訳：ナイチンゲール著作集，第2巻，現代社，1974，p.128.
2）厚生省大臣官房国際課・厚生科学課：WHO 憲章における「健康」の定義の改正案について，平成 11 年 3 月 19 日付厚生省報道発表資料．https://www.mhlw.go.jp/www1/houdou/1103/h0319-1_6.html（最終アクセス日：2020/8/1）
3）厚生省大臣官房国際課・厚生科学課：WHO 憲章における「健康」の定義の改正案のその後について（第 52 回 WHO 総会の結果），平成 11 年 10 月 26 日付厚生省報道発表資料．https://www.mhlw.go.jp/www1/houdou/1110/h1026-1_6.html（最終アクセス日：2020/8/1）
4）日本看護協会：看護職の倫理綱領．https://www.nurse.or.jp/nursing/practice/rinri/rinri.html（最終アクセス日：2021/10/22）
5）日本看護協会：ICN 看護の定義（簡約版）．https://www.nurse.or.jp/nursing/international/icn/document/definition/index.html（最終アクセス日：2020/12/1）
6）川島みどり監：経過別看護〈臨床看護学叢書 2〉，第 2 版，メヂカルフレンド社，2011，p.2.
7）日本ヘルスプロモーション学会：ヘルスプロモーションとは．http://plaza.umin.ac.jp/~jshp-gakkai/intro.html（最終アクセス日：2020/8/13）
8）Sorensen K, et al.：Consortium Health Literacy Project European health literacy and public health: a systematic review and integration of definitions and models. BMC Public Health, Jan 25;12:80, 2012.
9）伊藤利之，他編：リハビリテーション事典，中央法規出版，2009，p.3.
10）日本リハビリテーション看護学会ホームページ．https://www.jrna.or.jp/rihabiriinfo.html（最終アクセス日：2020/6/21）
11）上田敏：障害の受容；その本質と初段階について，総合リハビリテーション，8（7）；516，1980.
12）今田拓：日常生活活動（動作）の概念・範囲・意義〈土屋弘吉，他編：日常生活活動（動作）；評価と訓練の実際〉，第 3 版，医歯薬出版，1992，p.1-2.
13）Strauss, A.L.，他著，南裕子監訳：慢性疾患を生きる；ケアとクオリティ・ライフの接点，医学書院，1987，p.14-20.
14）厚生科学審議会疾病対策部会難病対策委員会資料．https://www.mhlw.go.jp/stf/shingi/2r9852000001qlfz-att/2r9852000001qlkb.pdf（最終アクセス日：2020/8/2 日）
15）ピエール・ウグ編，黒江ゆり子，他訳：慢性疾患の病みの軌跡；コービンとストラウスによる看護モデル，医学書院，1995，p.1-30.
16）小西恵美子編：看護倫理；よい看護・よい看護師への道しるべ，南江堂，2007，p.38-43.

本章の参考文献

・金川克子：公衆衛生看護学概論〈最新保健学講座 1〉，メヂカルフレンド社，2015，p.78.
・小板橋喜久代，他著：リラクセーション法入門；セルフケアから臨床実践へとつなげるホリスティックナーシング，日本看護協会出版会，2013.
・厚生労働省政策統括官付政策評価官室：「健康意識に関する調査」の結果を公表，平成 26 年 8 月 1 日付 PressRelease. https://www.mhlw.go.jp/file/04-Houdouhappyou-12601000-Seisakutoukatsukan-Sanjikanshitsu_Shakaihoshoutantou/001.pdf（最終アクセス日：2020/8/1）
・厚生労働省：健康日本 21（第二次）の普及啓発資料，2013．https://www.mhlw.go.jp/stf/seisakunitsuite/bunya/kenkou_iryou/kenkou/kenkounippon21.html（最終アクセス日：2020/8/14）
・小山敦代：看護領域における心身技法〈渡邊勝之，他編：医学・看護・福祉原論；いのちに基づいた医療＆健康〉，ビイング・ネット・プレス，2019，p.162.
・鈴木志津枝，藤田佐和編：慢性期看護概論，第 3 版，NOVELL，p.1-21.
・鈴木久美，他編：成人看護学 慢性期看護；病気とともに生活する人を支える，南江堂，2010，p.2-61.
・多尾清子：統計学者としてのナイチンゲール，医学書院，1991．p.68.
・筒井真優美編：看護理論家の実績と理論評価，第 2 版，医学書院，2020.
・Health literacy，健康を決める力．http://www.healthliteracy.jp/（最終アクセス日 020/9/4）
・桝本妙子：「健康」概念に関する一考察，立命館産業社会論集，36（1）：123-139，2000.
・日野原重明：医学概論，医学書院，2005，p.50-56.

学習の手引き

1. 経過別看護とは何か，その意味するところを話し合ってみよう。
2. 急性期看護の場と対象の特徴をあげてみよう。
3. 慢性期にある患者とその家族への看護を考えてみよう。
4. 回復期・リハビリテーション期における患者の障害受容のプロセスを理解しておこう。
5. 終末期にある患者およびその家族への看護はどうあるべきか話し合ってみよう。

第3章のふりかえりチェック

次の文章の空欄を埋めてみよう。

1 健康の保持・増進・予防の看護

1978年に世界保健機関（WHO）は，「プライマリ・ヘルス・ケアに関する［ 1 ］」を提唱した。2005年には，ヘルスプロモーションとは，「人々が自らの健康とその［ 2 ］をコントロールし，改善することができるようにするプロセス」と定義された。

2 急性期にある患者の看護

急性期とは，健康状態に［ 3 ］を生じ，その変化に適応するために生体が様々な反応を起こしている時期をいう。

急性期の看護は，生命の維持･生理機能の安定を最優先に考えて，合併症の予防，患者･家族の［ 4 ］，基本的な［ 5 ］についても十分に対応することが必要である。

3 回復期・リハビリテーション期にある患者の看護

ADLとは，日常生活活動のことである。ADLには，［ 6 ］(Basic ADL：起居動作，移乗，移動など）と手段的日常生活活動（Instrumental ADL；［ 7 ］：掃除，料理などの家事動作や交通機関の利用や電話対応，スケジュール管理，服薬管理，金銭管理，趣味）などがある。

4 慢性期にある患者の看護

慢性期にある人への看護は，どのような環境にあっても，疾病や健康障害と折り合いをつけながら，主体的に［ 8 ］できるように支援することが大切である。慢性期にある患者の援助は，早期に適切に治療や生活をマネジメントできるように，［ 9 ］，症状マネジメント，からだの安定を促し，病気の進行や合併症を予防するような知識・技術の提供を行う。

5 終末期にある患者の看護

終末期とは，疾病，［10］，事故などにより，治療を行ってもからだの回復は期待できず，確実に死に至る経過をたどっている人生最後の時期を指している。

終末期にある患者の特徴は，①［11］，②精神的苦痛，③［12］，④スピリチュアルな苦痛の４つがある。

終末期にある患者・家族への援助の基本は，患者の［13］も考慮し，身体的苦痛のコントロールだけでなく，死と直面していることによって起こる恐怖，［14］，さらに社会的な問題などに対する対応が求められる。

6 死への看護

死の判定は，心臓停止，［15］，瞳孔散大（対光反射の消失）の３徴候をもとに，医師が死を宣告することによって死亡が確定する。

死後の処置において，［16］や慣習などに配慮してほしいことがないか確認し，希望があれば取り入れるようにする。

筋肉は死後一時弛緩するが，2～3 時間後（小児では 30 分後）に顎関節から［17］が始まり，6～8 時間で全身に及ぶ。

■臨床看護概論

第4章 主な症状に対する看護

▶学習の目標
●貧血，出血傾向，ショック状態など様々な症状について理解する。
●様々な症状をもつ患者にはどのような特徴があるのかを理解する。
●様々な症状が患者の生活にどのような影響を与えているかを学ぶ。
●様々な症状をもつ患者の援助について学ぶ。

Ⅰ 貧血のある患者の看護

1．貧血とは

貧血とは，血液中の赤血球に含まれるヘモグロビン*（血色素）量が少ない状態をいう。貧血の程度は，血液検査（赤血球数，ヘモグロビン濃度，ヘマトクリット値）によって把握することができる。また，貧血は何らかの疾患によって出現する1つの症状，徴候である。したがって，貧血の存在を確認したら，その原因となる病態，基礎疾患の追求が必要となる（表4-1）。

表4-1●貧血と主な疾患との関連

	分類	主な疾患
赤血球産生障害による貧血	赤血球の産生に必要な材料の不足	鉄欠乏性貧血，巨赤芽球性貧血，悪性貧血，たんぱく欠乏性貧血（栄養失調）
	骨髄の赤血球産生能の障害	再生不良性貧血，続発性貧血（中毒，感染症，悪性腫瘍，放射線障害など）
出血による貧血	急性出血	急性大量性出血およびその回復期
	慢性出血	胃・十二指腸潰瘍出血，痔出血，月経過多，鼻出血
赤血球の破壊亢進（溶血）による貧血	原因が赤血球にあるもの	先天性溶血性貧血など
	原因が赤血球以外にあるもの	自己免疫性溶血性貧血，新生児溶血性疾患，不適合輸血，2次的に起こる貧血（マラリア，敗血症，熱傷など）

＊ヘモグロビン：赤血球に含まれるヘム（鉄）とたんぱく質が結びついてできた赤色の色素である。

●病態生理　赤血球の主な機能は酸素や二酸化炭素（ガス）の運搬であり，ヘモグロビンが酸素の運搬を担っている。したがって，貧血になることによって血液の酸素運搬能力が低下し，重要な諸臓器器官の細胞が酸素欠乏状態に陥る。酸素が欠乏した組織は機能低下を引き起こし，様々な症状が生じる。

●貧血の原因　赤血球の産生障害，赤血球の破壊亢進（溶血），出血の3つが考えられる。

2. 貧血のある患者の特徴

貧血の程度や進行速度によって患者の状態は様々である。軽度の貧血では必ずしも随伴症状は現れない。また，徐々に起こってくるときは，かなり貧血が強くても自覚症状のないことがある。したがって十分な観察を行い，貧血の程度や随伴症状を把握する必要がある。

●蒼白　ヘモグロビンが減少することで，皮膚，口唇，口腔粘膜，眼瞼粘膜，爪床などが青白くなる（色調の変化）。

●労作時の動悸・息切れ・頻脈　全身組織への酸素運搬能力が低下することで，代償的に心拍数・呼吸数が増加する。

●頭痛・耳鳴・めまい・集中力の低下・失神　脳細胞への酸素運搬が不十分になることで，酸素欠乏症状が生じる。

●倦怠感・筋力低下・四肢の冷感　末梢組織細胞での酸素不足，栄養不足によって生じる。

●舌炎，悪心，食欲不振，便秘，胃痛など　末梢組織細胞での酸素不足，栄養不足により，消化器症状が生じる。

●心肥大，不整脈，浮腫，心不全など　貧血の長期化や重症化により，循環器症状が出現する。

3. 貧血が患者の生活に及ぼす影響

①一般的に貧血の患者は労作によって，息切れやめまいなどを起こす。また，倦怠感や脱力感があるため，活動範囲が制限されやすい。
②急激な動作により，めまいや失神を起こしやすく，転倒･転落のおそれがある。
③日中の身体活動が減少するため，不眠などの睡眠障害が生じる可能性がある。
④組織細胞の酸素欠乏状態による抵抗力の低下から，感染や合併症を起こしやすい。

4. 貧血のある患者の看護

1 安静と保温

貧血のある患者は一般的に，労作によって息切れ・動悸・めまい・転倒などが起こりやすい。そのため，安静を保持し，それらの症状の出現による危険を防止する（図4-1）。

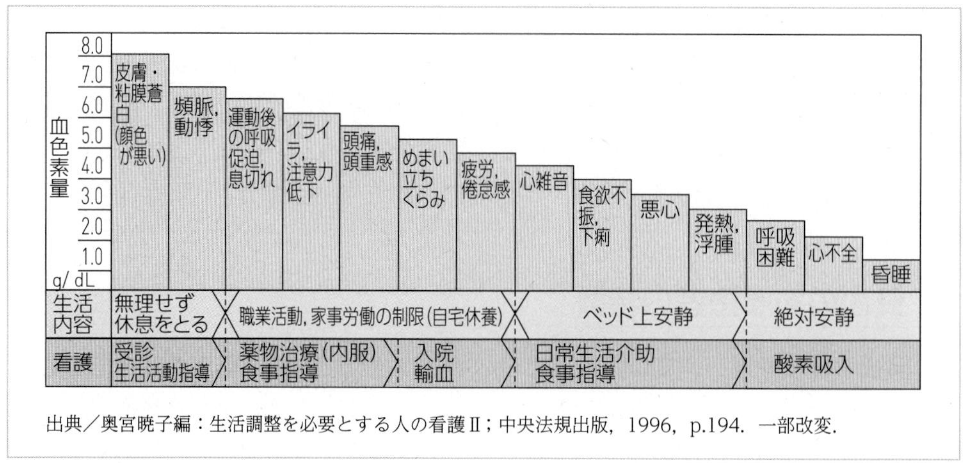

出典／奥宮暁子編：生活調整を必要とする人の看護Ⅱ；中央法規出版，1996，p.194．一部改変．

図 4-1 ● **貧血による症状と看護**

症状が著明な場合には，急激な動作を避け排泄もベッド上で行うなどして失神による卒倒を予防する。患者自身に自覚症状のあるときは安静にしたり，急に立ち上がったりしないよう説明する。また，組織細胞の酸素不足や栄養不足から代謝の低下をきたすため，全身の保温に努めることも大切である。特に末梢部の冷感があるときは，足浴や手浴を行い，血行を促すのも効果的である。

全身の栄養状態が低下し，抵抗力が低下すると感染による合併症を起こしやすい。そのため安静を保ちながらも，全身の清潔や感染予防に注意する必要がある。

● **失神**　急激に立ち上がったときなど（脳への酸素供給の不足により），そのまま倒れること（失神）があるが，すぐに意識を取り戻す。めまいがあってもうろう状態となり，顔面蒼白，冷汗などの症状を起こす。痙攣を伴ったり，意識が回復しない場合は，失神の原因が貧血以外にあることも考えられるため，医師の指示を得る必要がある。

失神時には，以下の援助を行う。①衣服をゆるめ，外傷を確認する。安全な場所に臥床させ，頭部を低くし，顔を横に向け誤嚥を予防する（気道の確保）。②医師の指示に従って，酸素吸入を行う。③意識が回復したら，状況を説明し，不安を取り除く。患者の訴えをよく聞き，気分を落ち着かせる（精神の安静）。あわてて起き上がらないように注意し，温かい飲み物を与える（保温）。

2 食事療法時の看護

貧血の患者は，全身の栄養状態を改善するため一般的に高たんぱく・高エネルギー・高鉄分・高ビタミン食が指示される。しかし，患者は倦怠感，食欲不振などがあり，指示どおりに食事が摂れないことが多い。処方された食事内容ができるだけ多く摂れるように，医師や栄養士と検討して食材や調理の工夫をしたり，環境整備を行うことが重要である。また，栄養価の高い食品について紹介し，摂取のしかたなどについて指導する。

3 薬物療法時の看護

貧血の原因に応じて，内服や注射による薬物療法が行われる。

●鉄剤投与の留意点　鉄剤が与薬されているときは以下の事項に注意する。また，患者にも内服時の注意点や副作用について説明する。

①内服の場合：悪心（おしん）・嘔吐（おうと），下痢，便秘などの副作用の出現に注意する。

②静脈注射の場合：副作用として，血管痛，顔面紅潮，めまい，頭痛，筋肉痛，腹痛，悪心・嘔吐，重い場合には，呼吸困難，血圧低下，ショック症状を起こすことがあるので，十分な観察が必要である。

③輸血を行う場合：副作用（悪寒戦慄（おかんせんりつ），発熱，発疹（ほっしん）など）の出現に注意し観察を行う。また，急激な過剰輸血による肺水腫（はいすいしゅ）（呼吸困難など）に注意する。

Ⅱ 出血傾向のある患者の看護

1. 出血傾向とは

出血傾向とは，明らかな原因がないか，あるいはわずかな外力によって，皮下や粘膜下に出血を起こし，止血が困難になる病態をいう。出血傾向は，血管の障害，血小板の異常，血液凝固異常の３つの原因によって起こるといわれる（表4-2）。

出血傾向の原因・誘因の鑑別のためには，一般に，血小板数，出血時間，凝固時間，毛細血管抵抗，プロトロンビン時間などの検査がスクリーニングとして行われる。

2. 出血傾向のある患者の特徴

出血は，皮下（点状出血や紫斑など），粘膜下，粘膜（歯肉出血，鼻出血，喀血（かっけつ），

表 4-2 ● 出血傾向の原因と主な疾患

原因		主な疾患
血管の障害	先天性	遺伝性出血性末梢血管拡張症（オスラー病）
	後天性（炎症性または免疫性の疾患による）	アレルギー性紫斑病，老人性紫斑病，壊血病
血小板の異常	血小板数の減少	特発性血小板減少性紫斑病（ITP），白血病，再生不良性貧血
	血小板機能の低下	血小板無力症
血液凝固障害	先天性	血友病
	後天性	ビタミンK欠乏症
その他（複合異常）	血小板・凝固因子の過剰消費	播種性血管内凝固症候群（DIC），肝疾患

吐血，下血，血尿，女性性器出血など），関節腔内（かんせつくうない），筋肉内，頭蓋内など様々な部位に生じる。必ずしも目に見える部位に出血が生じるとは限らないため，血液データや抗凝固薬・抗血小板薬使用の有無を確認するなどして，出血傾向であることを把握することが重要である。

出血傾向は，何らかの疾患によって出現する 1 つの症状，徴候である。また，出血に伴って以下の症状が現れることがある。

①出血部位の疼痛（とうつう）・腫脹（しゅちょう）・熱感・違和感

②貧血：顔面蒼白（そうはく），呼吸数・脈拍数の増加，動悸（どうき），息切れ，血圧低下，チアノーゼなど

③急激な出血によるショック状態（本章 - Ⅲ「ショック状態の患者の看護」参照）

3. 出血傾向が患者の生活に及ぼす影響

①健康な人では出血に至らない程度の刺激であっても出血することがあるので，全身性の出血を予防するため血小板値などによって，運動（日常生活行動）が制限される。

②出血に対する不安・ストレスにより精神的不安定になりやすい。

③出血傾向による重篤（じゅうとく）な合併症（ショックなど）を起こすおそれがある。

4. 出血傾向のある患者の看護

出血傾向のある患者には，その傾向があることを患者・家族に説明し，日常生活における注意を促す。

1 出血の予防

①転倒や打撲（だぼく）の予防に留意し，周囲の危険物を除去し環境を整える。

- 柔らかい寝衣・寝具・リネン類を用いる。
- 廊下や病室を滑らないようにする（すべり止め，床が濡れていないなど）。
- 設備や備品の角に覆いなどをして整頓する。
- 日常生活において転倒，打撲を避けるよう患者にも説明する。

②からだの圧迫によるうっ血を避ける。

- コルセット，ブラジャー，ひも，下着のゴムなどでからだを締め付けないよう説明する。
- 駆血帯，マンシェット，経皮的酸素飽和度（SpO_2）モニターなどの医療器具を長時間同一部位に装着することを避ける。

③心身の安静を図る。

- 血小板の数値に応じて日常生活行動が制限されるため，安静を保持できるよう援助を行う。
- 精神的な動揺はからだの安静を阻害するので，ストレスを除去し，患者が安心できるよう援助する。

2 皮膚・粘膜の清潔と保護

①口腔（こうくう）・鼻腔の保清は，綿棒や柔らかい歯ブラシの使用，含嗽（がんそう）などで行う。
②鼻を強くかむ，排便時強くいきまないようにする。
③爪は短く切り，手指や皮膚の清潔に心がける。
④血尿，下血を伴う場合は陰部や肛門（こうもん）が不潔になりやすいので，清潔の保持に努める。
⑤皮膚粘膜の清潔と保護について患者に説明するとともに，異常出血を認めたらすぐ医療者に連絡するよう伝える。

3 状態の観察

①出血様式：出血量，持続的か断続的か，徐々か突発的か，内出血を伴うか，点状出血や紫斑の有無
②血液の性状：鮮紅色か暗赤色か，凝血の有無，混入物の有無や状態
③随伴症状：（本項 -2「出血傾向のある患者の特徴」参照）
④出血部の状態：部位，程度など
⑤遺伝性素因の有無
⑥過去の出血・止血状態

4 止血の促進

①冷罨法（れいあんぽう）：局所の血管を収縮させ止血を図る。
②圧迫法（タンポンや手指などによる圧迫）：血管の破綻（はたん）による出血を圧迫により抑制する。さらに出血部位の血流を減少させて，凝固を促進する。
③患部の挙上：出血部位を心臓より高くして，出血部位の血流を減少させる。

5 薬物療法の管理

①止血薬は，有害作用として血栓形成を起こす危険性がある。したがって，正確に与薬する。
②血栓の症状の出現に常に注意して観察する。

6 輸血療法の管理

①貧血に対する赤血球輸血などの成分輸血は凝固因子を含まないため，大量の輸血により，逆に出血を引き起こすことがある。したがって，出血傾向の増悪（ぞうあく）に注意して観察する。
②輸血治療中（特に開始直後）は副作用の出現に留意し，観察する。なお，実施にあたっては施設の輸血マニュアル等を遵守（じゅんしゅ）する。

7 食事の援助

①止血にかかわる血管，血小板，血液凝固因子などを良好な状態にするために高エネルギー・高たんぱく・高ビタミンの食事摂取を勧める。
②食事は，口腔内を傷つけないように軟らかいものにする，食べやすい大きさにするなど，食事の種類や形態に配慮する。
③不安やストレスから食事摂取量が減少する場合には，精神面のケアに努める。

Ⅲ ショック状態の患者の看護

1. ショックとは

ショックとは，急性全身性循環障害で，全身，あるいは重要臓器・組織の血流障害の結果，生体の細胞・組織が正常に機能するために必要な酸素が供給できなくなった状態をいう。

ショックに陥る因子には，循環血液量の減少，末梢（まっしょう）血管抵抗の減少，心筋収縮力の減少の3つがあり，これらの因子のいずれかの異常からショックが発生する。ショックは，このような循環障害の要因により，循環血液量減少性ショック，心原性ショック，心外閉塞・拘束性ショック，血液分布異常性ショックに分類される（表4-3）。

2. ショック状態の患者の特徴

ショック状態に陥ると，初期には，組織への酸素供給を維持するために固有の防御機構が働き，循環は保たれる。しかし，原因を取り除くことができずいつまでもその状態が続くと，防御機構が破綻（はたん）し，種々の重大な変化を起こす。それが悪循環を招き，究極的には死に至る。

発生原因や生体の防御反応の程度によっても異なるが，ショックに陥った患者は以下の状態を呈するため，注意深く観察する必要がある。

①呼吸困難

②脈拍微弱・触知不能，頻脈

表4-3 ● ショックの分類

分類	機序	疾患例
循環血液量減少性ショック (hypovolemic shock)	循環血液量の減少	大量出血 体液喪失 熱傷
心原性ショック (cardiogenic shock)	心筋のポンプ機能低下	心筋梗塞 重症不整脈
心外閉塞・拘束性ショック (obstructive shock)	血流の障害	心タンポナーデ 収縮性心膜炎 肺塞栓症 緊張性気胸
血液分布異常性ショック (distributive shock)	末梢血管抵抗の低下	敗血症 脊髄損傷 薬物 アレルギー

表 4-4 ●ショックの経過に伴う徴候と病態

	経過に伴う徴候			進行時の状態
意識状態	不穏状態 興奮，多幸性	➡	感覚の鈍麻 無欲・無関心状態 昏迷状態 昏睡	昏睡 心不全 呼吸不全 急性腎不全 DIC など
脈拍	増加	➡	細く速くなる 微弱	
呼吸	増加	➡	抑制	
血圧	維持	➡	低下	
皮膚・粘膜	蒼白，冷汗 湿潤，立毛	➡	チアノーゼ	
尿量	減少	➡	著しい減少 無尿	
代謝	代謝性アシドーシス	➡	細胞自体が障害される	

③血圧の低下
④末梢性（四肢）チアノーゼ
⑤皮膚・顔面蒼白（そうはく），冷汗
⑥意識障害（虚脱）：落ち着かない表情，無欲，無関心状態

特に，顔面蒼白，虚脱，冷汗，脈拍触知不能，呼吸困難の５つをショックの５徴候（5P）という。表 4-4 に示す徴候のうち，末梢の循環不全を示唆する蒼白・冷汗などは，ほとんどのショックにあてはまる（コールドショックともよばれる）。しかし，敗血症によるショックの初期や脊髄（せきずい）損傷，脊椎麻酔，脳幹損傷によるショックでは末梢の血流は維持されていることが多く，皮膚は温かい（ウォームショックともよばれる）。

3. ショック状態が患者の生活に及ぼす影響

①ショックは予期しないときに突然発生し，かつ進行性である。そのまま放置すれば重要臓器の機能不全を起こす。また，最悪の場合は死に至る。
②患者が意識のある場合は不安感が強く，そのことがさらにショックを増強させるおそれがある。

4. ショック状態にある患者の看護

1 ショックの予防

ショックは進行性の経過を辿（たど）るため，ショック前の状態（プレショック）を察知し，ショックへの移行を予防する視点が重要になる。手術や外傷，分娩はショックを引き起こす原因となるので，注意して観察，処置を行う。

①術前：指示により輸血・輸液，鎮静薬の投与を行う。
②術中：指示によりバイタルサイン・一般状態の観察，酸素の補給を行う。

③術後：急激な体位変換や移動を行うとショックに陥ることがあるため患者の状態を観察しながら行う。

④外傷時：まず止血を行う。重要臓器への循環血液量を確保するため，体位の工夫をする。水平仰臥位とし，一時的に下肢を挙上することも考慮する。

⑤分娩時：分娩経過・一般状態・出血量の観察，疼痛・不安・恐怖の除去に努める。

2 ショック時の観察

意識レベルの確認，バイタルサインの測定をとおして，ショック状態の患者の特徴に示した徴候を観察する。

3 静脈路（血管）の確保と輸液・輸血の管理

輸液や輸血の指示が出た場合は，輸液の種類や血液型を必ず確認し，滴下状態や副作用の出現の有無などを注意深く観察する。

4 呼吸の管理

①酸素吸入

②必要に応じて気管挿管，気管切開が行われるので介助する。

5 薬物療法の管理

指示された薬物を速やかに準備する。また，各種薬物の使用目的・効果・副作用を知り，正確な投与を行い，薬剤投与後の反応を観察する。

6 検査，治療に伴う処置への介助

心電図モニター，中心静脈圧測定，動脈血ガス分析検査などが行われるため，介助および観察を行う。

7 不穏状態への援助

ショック時は，重要臓器の酸素欠乏などにより不穏状態を呈することがある。

①患者が意識のある場合は不安感が強いため，その軽減に努める。

- そばに付き添い，頻繁に声をかける。
- 検査，治療，処置について説明する。

②意識が障害されている場合はベッドからの転落に留意し，ベッド柵などを使用して事故防止に努める。

③音や光などの刺激は不穏状態を増強するため，器具の使用時や足音に注意するとともに，光が直接当たらないよう注意するなど環境を整える。

8 体位の工夫と安静

①体位は水平仰臥位で下肢のみ挙上する（ショック体位：図 4-2）。ただし，肺うっ血や肺水腫がある場合は，増悪するリスクがある。

②移動は患者の状態を観察しながら静かに行う。

9 保温

末梢のみの保温は，末梢血管の拡張により血液の分布を末梢に偏らせ，症状を悪化させるリスクがある。ショック時には湯たんぽなどによる局所の保温を避け，電気毛布などを用いて全身の保温に努める。

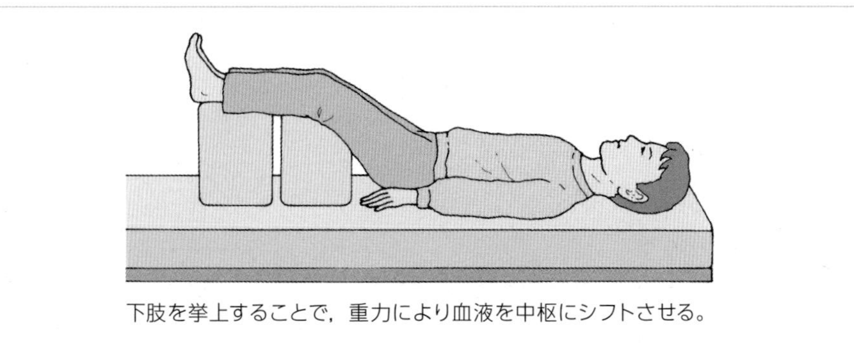

下肢を挙上することで，重力により血液を中枢にシフトさせる。

図 4-2 ● ショック時の体位

10 救急時の対応（第 5 章 - Ⅸ「救急処置を受ける患者の看護」参照）

患者の急変を発見したときは，ナースコールで応援を求め，まず救命処置を行う。救命時は種々の処置が同時に行われることが多いが，あわてず医師と共に役割分担を決め，各処置の介助を的確かつ迅速に行う。

①胸骨圧迫：頸動脈が触知できない場合は速やかに実施する。

②気道確保：口腔内吐物の除去，エアウェイ挿入，吸引，頭部後屈，下顎挙上など。

③人工呼吸：バック・バルブ・マスクを用いた人工呼吸，感染防御に留意した吹き込み人工呼吸。

Ⅳ 咳嗽・喀痰のある患者の看護

1. 咳嗽・喀痰とは

咳嗽（咳）とは，物理的・化学的刺激などを気道粘膜に受けることによって生じる，あるいは気管・気管支内部の分泌物や異物を体外に排出するために行う生理的な現象で生体防御反応である。咳嗽は，主に気道粘膜にある受容器が刺激を受け，あるいは気道壁深層の気管支平滑筋収縮による刺激が迷走神経を介して延髄の咳中枢を興奮させることで生じる（図 4-3）。

咳嗽は，喀痰を伴う**湿性咳嗽**と喀痰を伴わない**乾性咳嗽**とに分類される。また日本呼吸器学会の「咳嗽・喀痰の診療ガイドライン 2019」では，持続時間によって，3 週間未満の**急性咳嗽**，3 週間以上 8 週間未満の**遷延性咳嗽**，8 週間以上の**慢性咳嗽**に分類している。

喀痰（痰）とは，気道分泌物を指し，気道の炎症やアレルギー反応，機械的刺激により生じた過剰な分泌物と，細菌，塵埃，細胞などが喀出されたものである。正常な気管や気管支の粘膜では，1 日約 100mL の粘液が分泌され，そのほとんどは気管内で再吸収され，残りも無意識のうちに嚥下されるため，喀痰として口から出

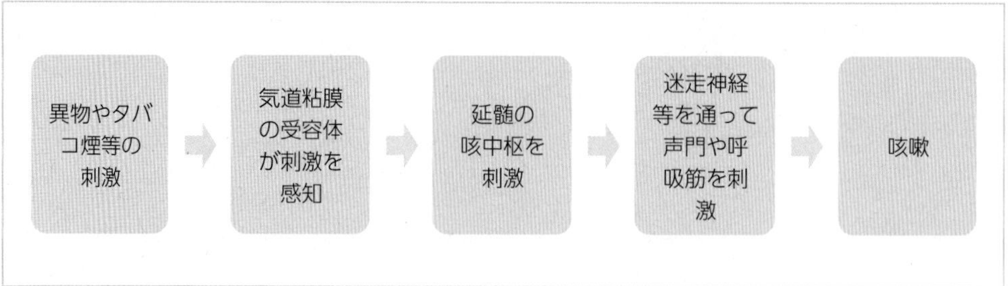

図 4-3 ● 咳嗽のメカニズム

されることはあまりないが，気道の炎症などで分泌物が増加すると痰の喀出（かくしゅつ）を自覚するようになる。

2. 咳嗽・喀痰のある患者の特徴

咳嗽（がいそう）は日頃からよくみられる症状であり，様々な疾患が原因となっている（表4-5, 6）。急性咳嗽の原因疾患で頻度が最も高いのはウイルス性の感冒である。遷延性咳嗽では感染症の頻度が減少し，慢性咳嗽になると感染症以外の原因が主となる。具体的には，咳喘息（せきぜんそく），アトピー咳嗽，感染後咳嗽，副鼻腔気管支症候群，胃食道逆流症などである。

咳嗽は，本来生体の防御のために必要な反射ではあるが，咳嗽が続くと様々な合併症を引き起こす可能性がある（図 4-4）。しかし，安易に咳嗽を止めることは，喀痰排出困難となり，換気障害や窒息の原因となったり，気道内感染や肺炎を引き起こす場合もあるため，慎重に対処しなければならない。

表 4-5 ● 咳嗽の種類と主な原因疾患

種類	原因疾患
湿性咳嗽	肺炎（細菌性，ウイルス性），気管支拡張症，気管支喘息，肺がん，肺水腫
乾性咳嗽	咽頭・喉頭炎，肺炎（マイコプラズマ，間質性），縦隔腫瘍，胸膜炎，刺激性ガスの吸入，心因性

表 4-6 ● 喀痰の種類と疾患

種類		性状	主な疾患
膿性痰		黄色や緑色の膿が混じったもの	気管支炎，細菌性肺炎
非膿性痰	粘液性	どろっとした粘液性のもの	ウイルス性肺炎
	漿液性	さらさらした水様性のもの	肺水腫，気管支喘息
血痰		ピンクや褐色の血液が混じったもの	肺炎，肺がん，肺結核，気管支拡張症

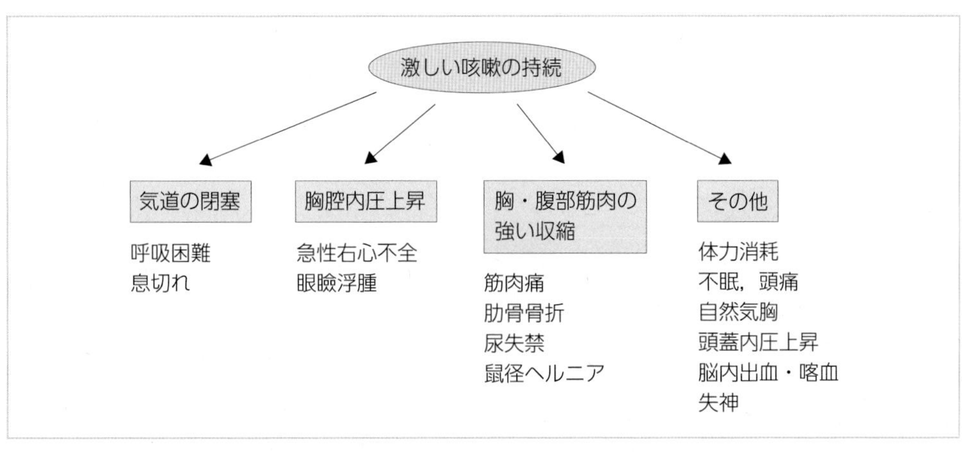

図 4-4 ● 咳嗽による合併症の例

3. 咳嗽・喀痰が患者の生活に及ぼす影響

①咳嗽が持続することは，胸腹部筋の収縮・緊張に伴う苦痛となる。

②咳嗽の頻発や長期間続くことで，体力が消耗し十分な休養と心身の安静を保ちにくくなる。

③夜間咳嗽は，不眠を招き疲れやすくなるため，日中の行動にも影響する。

④会話による咳嗽の誘発は，コミュニケーションを困難にする。

⑤咳嗽・喀痰(かくたん)喀出に伴うエネルギー消費量の増加に加え，食欲が低下することにより，栄養状態がさらに悪化する。

⑥口腔(こうくう)内が喀痰で汚染されやすい状態になり，不快感を伴うばかりでなく二次感染を招いてしまう。

4. 咳嗽・喀痰のある患者の看護

咳嗽は，1 回につき 2 kcal のエネルギーを消費するといわれ，疲労感や倦怠感(けんたいかん)が出現する。重症になると，気胸，失神，喀血(かっけつ)，眼底出血，動脈瘤(どうみゃくりゅう)破裂，気道閉塞などに至ることもある。

1 観察項目

・呼吸状態：呼吸数，呼吸音，異常呼吸，喘鳴(ぜんめい)，SpO_2（経皮的動脈血酸素飽和度）
・咳嗽の種類と性質：乾性か湿性か
・喀痰の有無と性状：時間帯，粘調度，血性の有無
・全身状態：意識レベル，バイタルサイン，チアノーゼ，感染徴候など
・精神状態：表情，言動，不安の有無，睡眠時間，食欲など

2 喀痰の喀出を促進する援助

①水分補給：乾燥した口腔内や咽頭が湿潤して排痰が行いやすくなる。

②薬剤の吸入・ネブライザー：気管支を拡張し，痰の粘調度を低下させることで排痰(はいたん)が行いやすくなる。

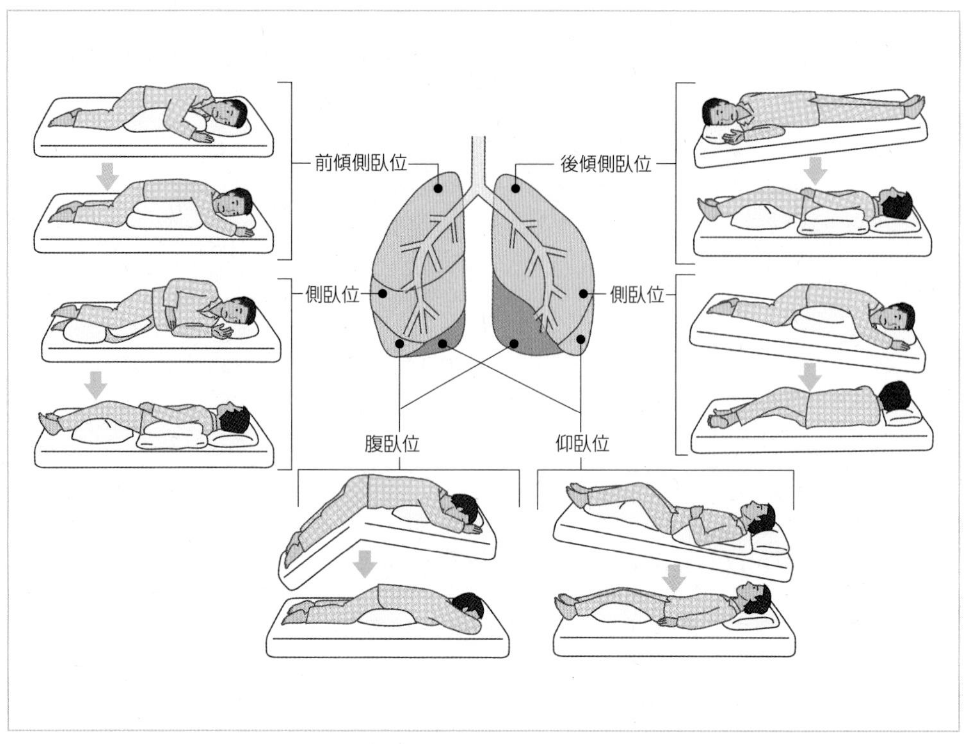

図 4-5 ● 肺区域別排痰姿位（体位ドレナージ）

③体位ドレナージ：痰が貯留した区域を高くする体位をとることで重力により痰の移動を促す（図 4-5）。

④ハフィング：呼気を勢いよく数回に分けて行うことで，気道内の気流が増加し，痰の移動を促すことができる。

⑤吸引：上記の方法を試みても自力で喀出（かくしゅつ）が困難な場合は，口腔（こうくう）や鼻腔から吸引を行う。

3 苦痛や不安の緩和

患者の好む体位（一般的には上半身挙上，起座位）を工夫し，衣服を緩めたり，背部をさするなどにより，緊張や精神的興奮を緩和し，不安の軽減に努める。

4 環境の調整

①咳嗽の原因・誘因の除去：換気による空気の清浄化，温度・湿度の調整。

②気道の炎症が刺激になっている場合には，咳嗽を意識的に抑えるか，軽くさせるように働きかける。また，マスクの使用を促す。

V 呼吸困難のある患者の看護

1. 呼吸困難とは

呼吸困難とは，「息苦しい」「息が吸えない」など，呼吸に伴う努力様の苦痛や不快感などの感覚で，患者自身の主観的判断によって規定される。そのため，実際に低酸素状態でも呼吸困難を感じない場合（慢性閉塞性肺疾患，COPDなど）や問題がないのに呼吸困難を訴える場合（過換気症候群など）もある。

呼吸困難の原因には，呼吸器・循環器疾患をはじめ，様々な疾患が考えられる。発生のメカニズムとしては，脳幹にある呼吸中枢から出た呼吸筋への運動指令（出力）と受容体から入ってくる情報（入力）との間にアンバランスが存在した場合に，大脳皮質が不快と知覚するといわれている（図4-6）。呼吸困難の重症度分類には，息切れの程度による方法が用いられている。国内では，フレッチャー－ヒュー・ジョーンズの分類が有名であるが，最近は国際的な分類法であり日本呼吸器学会の推奨する修正MRC息切れスケールが推奨されている（表4-7，図4-7）。

2. 呼吸困難のある患者の特徴

呼吸困難の原因は様々であるが，動脈血中の酸素分圧（PaO_2）の低下や二酸化

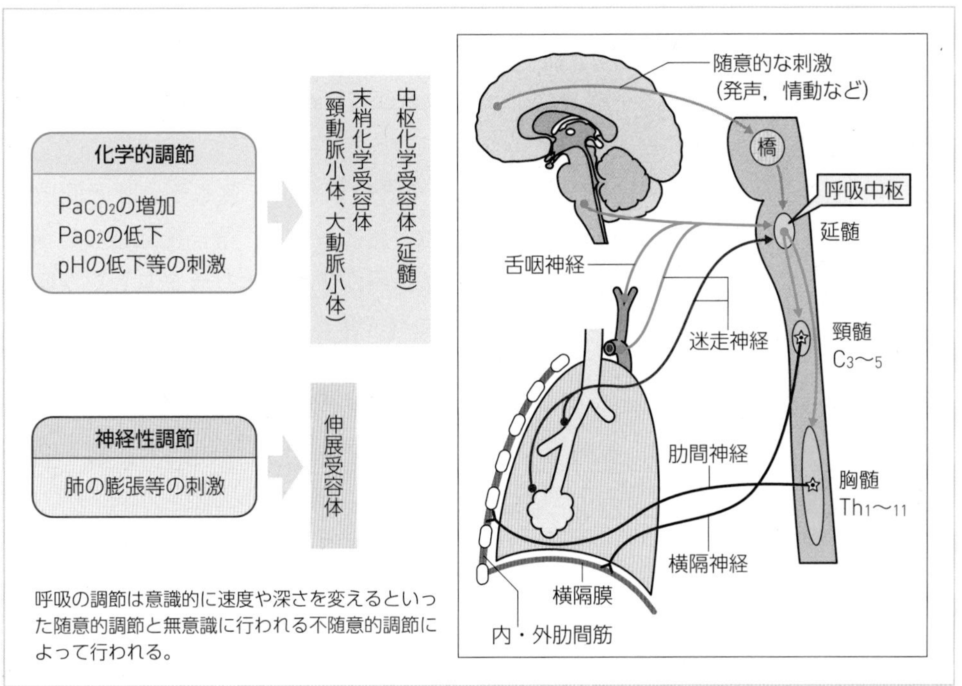

図4-6●呼吸調節のしくみ

表 4-7 ● フレッチャー－ヒュー・ジョーンズ（Fletcher Hugh-Jones）の分類

Ⅰ度	同年齢の健常者とほとんど同様の労作ができ，歩行，階段昇降も健常者並みにできる
Ⅱ度	同年齢の健常者とほとんど同様の労作ができるが，坂，階段昇降は健常者並みにできない
Ⅲ度	平地でさえ健常者並みには歩けないが，自分のペースでなら 1 マイル（1.6km）以上歩くことができる
Ⅳ度	休みながらでなければ 50 ヤード（約 46m）も歩けない
Ⅴ度	会話，着物の着脱にも息切れを自覚する 息切れのため外出できない

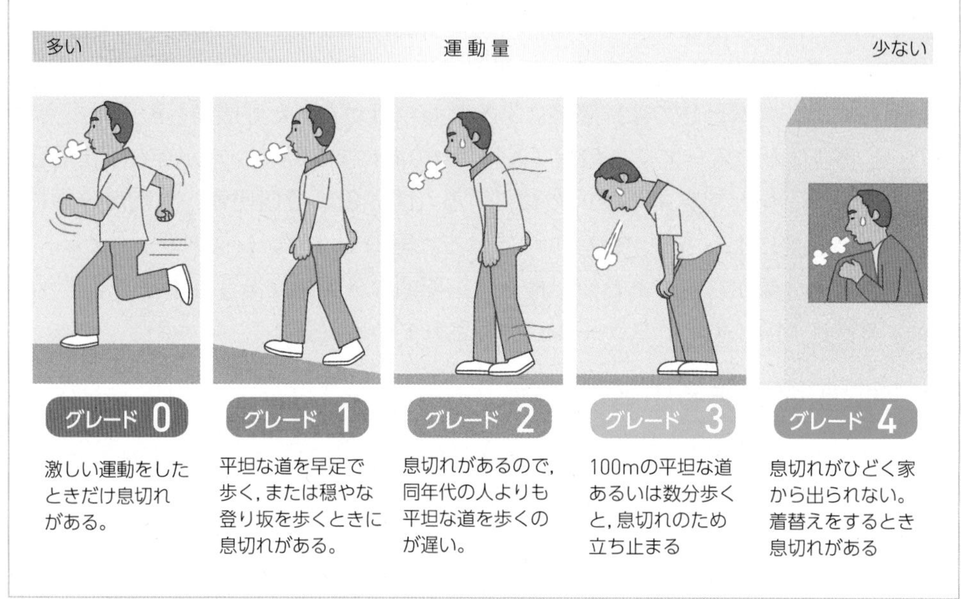

図 4-7 ● 修正 MRC 息切れスケール（Medical Research Council dyspnea scale）

炭素分圧（$PaCO_2$）の上昇をきたすと，多くの酸素を取り込もうと呼吸回数が増える。それに伴い，チアノーゼ，喘鳴（ぜんめい），咳嗽（がいそう），喀痰（かくたん），発汗，胸部圧迫感など様々な随伴症状が出現する。チアノーゼは，血中の酸素が少ないとヘモグロビンが暗赤色になることから，口唇や爪，耳が紫色に見える状態で，酸素と結合していない還元ヘモグロビンが 5g/dL 以上になると出現する。また，鼻翼呼吸・肩呼吸・下顎呼吸といった呼吸補助筋を使った呼吸や，異常呼吸パターンが出現することがある。呼吸困難が重度の場合は，意識レベルの低下や呼吸停止などが起こり，緊急処置が必要となるため，迅速な判断と対応が要求される。呼吸困難は患者にとって「死」をイメージする最も苦しい症状であり，恐怖や不安といった精神的動揺を招きやすい。

3. 呼吸困難が患者の生活に及ぼす影響

①動くことで酸素消費量が増加し呼吸困難が増悪（ぞうあく）するため疲労感が強く，日常生

活動作（ADL）が制限され心身ともに安楽が保ちにくい。活動量が低下すると少しの体動でも呼吸が苦しくなるという悪循環になりやすい。

②仰臥位になると呼吸困難が増強するため，ファーラー位や起座位での睡眠になり，熟睡感が得られず，さらに疲労感が増す。

③呼吸困難が改善しない状態は，生命の危機感を抱かせる。こうした精神的不安は，呼吸中枢を興奮させ，呼吸困難を増悪させる（図 4-8）。

4. 呼吸困難のある患者の看護

1 観察項目

何が原因で呼吸困難が生じているのかを判断するために，必要な情報を収集することが重要である。

①バイタルサイン：呼吸（回数・深さ・リズム，起座呼吸，呼吸音，補助呼吸筋の動き，口すぼめ呼吸，喘鳴等），SpO_2（経皮的動脈血酸素飽和度），血圧，脈拍，体温，意識レベル

②一般状態：咳嗽・喀痰，胸痛，浮腫，チアノーゼ，ばち状指，発汗，不穏等

2 気道の確保

意識レベルが低下している場合は，早急に気道確保を実施しなければならない。また，呼吸器の装着が必要になる場合もある。自力で排痰ができない場合は，吸引を行う。

3 酸素療法

低酸素状態のときは医師の指示のもと，酸素吸入を行うことがある。ただし，COPD（慢性閉塞性肺疾患）の患者に高濃度の酸素を与えると，二酸化炭素蓄積による CO_2 ナルコーシスに陥り呼吸停止となるため，慎重な投与が重要である。

4 安静・安楽

呼吸困難時には安静にして酸素消費量を減らし，起座位や側臥位など楽な姿勢を

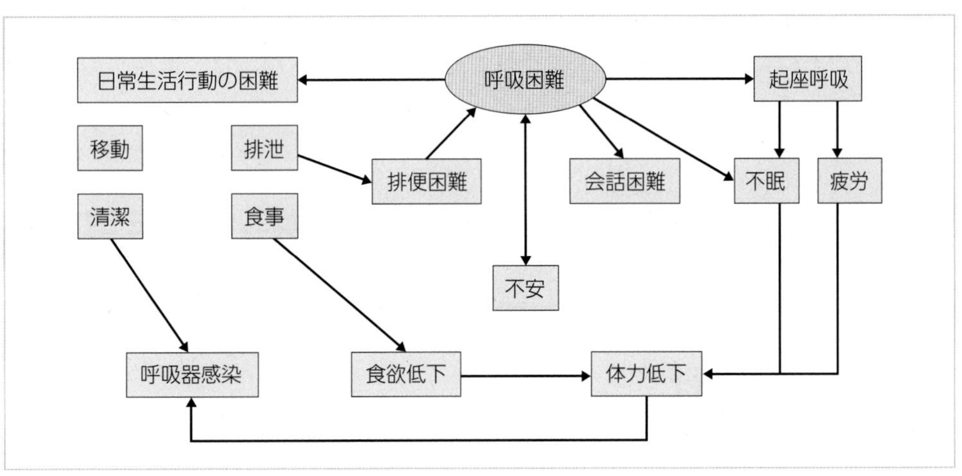

図 4-8 ● 呼吸困難が及ぼす影響

保てるよう援助する。ファーラー位は心負荷の軽減となるため心不全患者には適応となり，喘息発作時やCOPD患者には座位での前傾姿勢が安楽である。

5 精神的ケア

不安が強いと呼吸は浅く速くなるが，それでは呼吸効率が悪化するため，患者のそばにいて安心感を抱かせながらゆっくりと呼吸するように伝える。患者の状態に合わせたコミュニケーションを取りながら不安の軽減に努める。

6 環境調整

清浄な空気，適正な温湿度を維持する。体動や面会人との会話などで酸素消費を増し呼吸困難を助長しないよう調整する。

7 栄養

呼吸困難があると，食欲低下とともに食事の動作自体が苦痛となるため，背もたれや腕置きなどのポジショニングを工夫する。胃が充満すると横隔膜を押し上げ呼吸困難が増強するため，栄養価の高い，消化のよい食事を何度かに分け少量ずつ摂取してもらう。栄養補助食品を活用することも勧める。また，適切な量の水分摂取は，気道内分泌物の排出や便秘の予防にも重要である。

8 排泄

腹部膨満（ぼうまん）は，横隔膜を押し上げ呼吸運動を制限する。また，排便時のいきみは呼吸困難を増強させるため，便秘に傾かないよう排便コントロールを行う。

9 清潔

呼吸困難の程度に合わせて，酸素消費量が少なくてすむよう部分浴にするなどの工夫が必要である。特に洗髪など，上肢を使う動作は呼吸困難をきたしやすいため介助する。また，口腔（こうくう）内ケアは爽快感が得られ感染予防になる。

10 睡眠

咳で目が覚める場合は鎮咳薬内服のタイミングを考える。指示により睡眠薬を使用する場合は，呼吸抑制に注意する。活動が少なすぎる場合は，日中の活動をサポートする。

11 家族へのケア

患者のそばにいる家族も不安や恐怖を感じている。看護師は，家族への適切な説明を行い，その不安や恐怖を理解する。

Ⅵ 悪心・嘔吐のある患者の看護

1. 悪心・嘔吐とは

悪心（おしん）とは，胃の内容物を吐き出したくなる，心窩部（しんかぶ）から胸部にかけての不快感である。嘔吐（おうと）とは，胃の内容物が食道を逆行し口から出る状態である。肝・胆・膵（すい）疾患による悪心（おしん）・嘔吐では腹痛を伴うことが多く，通常頭痛は伴わない。頭痛を伴い頭蓋内圧の亢進（こうしん）による嘔吐では，悪心を伴わず突然にくることが特徴である。嘔吐中枢への刺激には，①頭蓋内圧亢進などによる直接刺激，②感情や感覚などの大脳皮質を介する刺激，③代謝異常，中毒などによる化学受容器引金帯（CTZ）を介する刺激，④消化管や身体各部の迷走神経，交感神経を介する刺激がある。また，原因が明らかではないが妊娠悪阻（つわり）でも悪心・嘔吐がある（図 4-9）。

2. 悪心・嘔吐のある患者の特徴

随伴症状としては，呼吸促拍，唾液分泌亢進，冷汗，血圧変動，徐脈，頻脈，顔面蒼白（そうはく），脱力感，食欲不振，めまい，頭痛などが多い。

嘔吐時には吐物の誤嚥（ごえん）によって窒息や誤嚥性肺炎を引き起こす危険性がある。また，大量に嘔吐している場合は，水分と胃液中の塩酸成分の喪失によって脱水，電解質の不均衡，代謝性アルカローシスが起こり，さらに悪化するとテタニーやショック，昏睡などを起こす危険性もある。

3. 悪心・嘔吐が患者の生活に及ぼす影響

①悪心・嘔吐時は食欲不振となり，長期間に及ぶ場合は栄養状態の低下，体重減少を招くことになる。

②全身的な疲労や脱力感，頻回な嘔吐運動による胸腹部の筋肉痛，節々（ふしぶし）の痛み等も現れる。

③嘔吐することへの不安ややせていく姿への恐怖感など，精神的な苦痛が大きい。

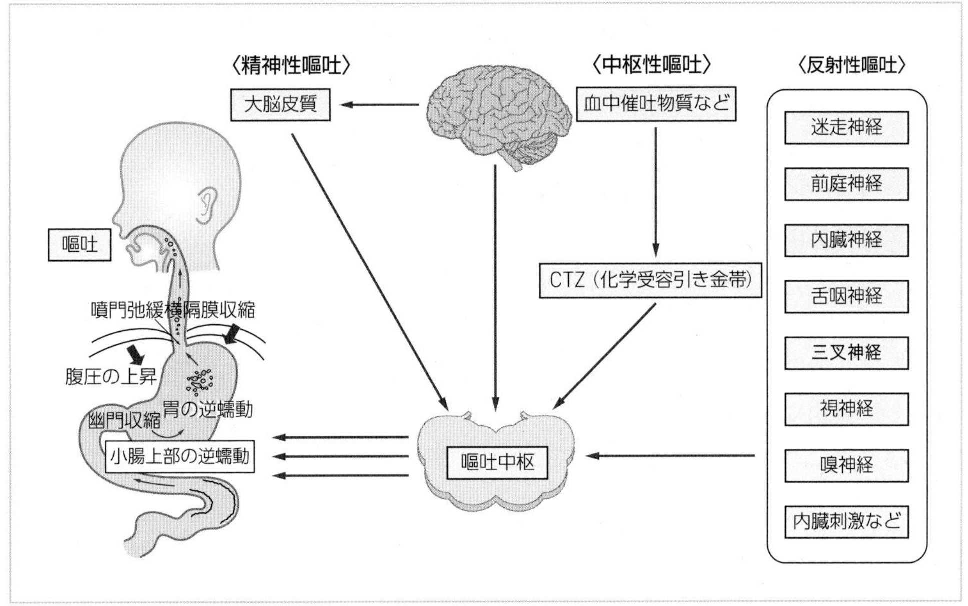

図 4-9 ● 悪心・嘔吐のしくみ

④症状が継続すると，嘔吐による作業の中断や，嘔吐への不安から刺激を避けるようになったりすることで，日常生活行動を制限してしまうことにも結びつく。

4. 悪心・嘔吐のある患者の看護

1 観察

●**発現状況**　いつから始まったのか，嘔吐の程度や回数，吐き方，悪心の有無や持続時間などを確認する。また，飲食物，薬，嗜好品などとの関連性や，アデノイド，粘膜の炎症など舌根・咽頭付近の機械的刺激の有無，精神状態の確認も重要となる。女性は妊娠の可能性も確認する。

●**随伴症状**　腹痛，腹部膨満，下痢などの腹部・消化器症状，発熱，発汗，脱力感などの全身症状，頭痛やめまい，意識障害などの中枢神経症状，血圧・脈拍数の変動などの循環器症状も観察する。

●**吐物**　量とともに，食物残渣の有無，消化の程度，胆汁色素の有無，血液混入の有無，臭気などの性状を観察する。

●**水分・電解質の喪失状況**　自覚症状としての脱力感，全身倦怠感，頭痛・口渇などに加え，飲水量や尿量などの水分出納バランス，皮膚の弾力などを観察する。

2 身体・精神の安静

①患者にとって楽な体位で安静臥床とし，頭部・内臓の安定を図り，循環器系の負担を軽減する。

②室温，明るさ，騒音，悪臭などが嘔吐の誘因とならないよう環境を調整し，血圧低下や貧血に備えて手足を冷やさないよう保温を心がける。

③精神・心理的な問題も嘔吐の誘因となることから，思いやりのある態度で接し，嘔吐時にはすぐ対処できることなどを示して，嘔吐に対する不安の軽減を図ることも重要である。

3 胃の安静

①禁食の場合にはその必要性を理解させ，経口摂取が可能な場合には，栄養・水分補給のため，刺激にならず消化吸収のよい食事を勧める。

②胃部の冷罨法が神経を鈍麻させ胃の鎮静に効果がみられることもある。

4 嘔吐時の援助

①腹筋の緊張を和らげる姿勢をとらせ，側臥位か顔を横に向けた姿勢で吐物の誤嚥を防ぐようにする。

②嘔吐の際には空気が胃内に入りやすくなり，それがさらに嘔吐を誘発するため意識的に深呼吸を進める。

③冷水などで含嗽させることによって口腔内の清潔を保ち，爽快感を与え，冷汗のある場合は状況に応じてからだの清潔を図る。吐物はさらに嘔吐の誘因となるため，吐物や汚染された寝具・寝衣は速やかに取り除き，室内の換気を図る。

④患者の精神的な安定が保てるように家族の不安の軽減に努める。

Ⅶ 嚥下困難のある患者の看護

1. 嚥下困難とは

摂食・嚥下の過程は，第１期：先行期（高次機能）食物の認知，第２期：準備期（随意運動）捕食（食物の取り込み），咀嚼，食塊形成，第３期:口腔期（随意運動）舌による咽頭への送り込み，第４期：咽頭期（嚥下反射）咽頭通過，鼻咽腔・咽頭の閉鎖，呼吸の休止，第５期：食道期（蠕動運動）食道通過に分けられる。

嚥下困難とは，口腔内の食物や飲み物などを咽頭，食道を経て胃の噴門へ送る過程が障害され，飲み込みにくい，あるいは飲み込めない状態をいう。

食物を認知できない，捕食できない，食塊形成できないために嚥下困難なケースもある。

2. 嚥下困難のある患者の特徴

嚥下困難のうち，飲み込みにくい場合では，つっかえる感じ，閉塞感，停滞感を訴え，嚥下時にむせ，咳嗽，嚥下痛，誤嚥，悪心・嘔吐，嗄声などの症状を伴うことが多い。飲み込めない状態では，飲食物が通過せず，鼻腔や口腔内に逆流してくることもある。

食べるということは生命の維持に，また，食べられるということは健康であることの自覚に結びつく。したがって，逆に食物摂取困難は，不安や欲求不満など大きな精神的苦痛をもたらす。

3. 嚥下困難が患者の生活に及ぼす影響

①食べるという行為は，単に栄養補給だけではなく，他の人と食事を共にすることで相互の心を開き,結びつきを深めるという社会的な意義をもつ。そのため,食物摂取困難な場合，疎外感などの精神的苦痛がさらに加わり，人とのかかわりに対し閉鎖的になる可能性もある。

②食物摂取困難な状況が長期に及ぶと，栄養状態の低下や脱水などが引き起こされ，誤嚥のある場合では誤嚥性肺炎を起こす危険性も高い。

4. 嚥下困難のある患者の看護

1 観察

①嚥下状況：嚥下困難の種類・程度ならびに嚥下障害の部位を把握する。また，むせや咳嗽の有無と合わせ，嚥下後の呼吸の状態も観察する。スクリーニングとして聖隷式嚥下質問紙＊や反復唾液嚥下テスト＊，改訂水飲みテスト＊，フードテ

＊**聖隷式嚥下質問紙**：脳血管障害患者を対象として，嚥下障害をスクリーニングするための尺度のことである。

スト＊などで，評価することもある。

②食事内容：食事の摂取量とその内容を観察し，嚥下困難の程度は固形物と液体で違いがあるかを確認する。

③栄養状態：栄養状態の低下，脱水の有無も重要な情報である。

2 食事の援助

食事内容は咀嚼力（そしゃくりょく）・嚥下（えんげ）能力に合わせ，半固形食，ミキサー食，刻み食あるいはとろみをつけるなどの工夫をする。その際にはできる限り患者の嗜好（しこう）を取り入れ，少量でも栄養価の高いものを勧める。

食事のときには，誤嚥（ごえん）を防ぐため，頸部が伸展しない体位に整える。座位の場合は，頸部がやや前屈するようなテーブルの位置や高さ調整などを行い，臥床している場合は，仰臥位（ぎょうがい）でベッドアップ角度30度，頸部屈曲位の姿勢＊を基本とし，枕やタオルで体位を整える。嚥下訓練時は，注意深く観察しながら適切な指導を行う。

また，栄養状態の低下を防ぐための経管栄養法や経静脈栄養法が行われる場合には，その調整・管理を行う。

3 精神的援助

食べられないことからの精神的苦痛を緩和（かんわ）できるように，食物よりも他の事柄に関心が向けられるなどの援助が重要となる。そのため，経口摂取ができないときには，患者の気持ちを刺激しないよう家族や面会者にも，食物を持ち込むときは看護師に相談するよう説明し，周囲に食物を置かないようにする。

4 誤嚥時の援助

誤嚥時には咳嗽により喀出を誘導するが，喀出困難な場合では，常に吸引器を準備し，吸引を行って誤嚥による窒息（ちっそく）・誤嚥性肺炎を予防する。

5 口腔の清潔

飲食物が摂取できないことによる唾液の分泌低下から，口腔内が不潔になりやすいため，感染予防のためにも含嗽や口腔ケアによって，口腔内の清潔を図り，全身の清潔にも留意する。

＊**反復唾液嚥下テスト**：患者に嚥下運動を繰り返してもらい，誤嚥の有無を簡易的に評価する方法である。

＊**改訂水飲みテスト**：患者に3mLの冷水を嚥下してもらい，嚥下運動および5段階のプロフィールから咽頭期の障害を評価する方法である。

＊**フードテスト**：高齢者用食品として厚生労働省の規格基準を満たしている食品スプーンを使って食べてもらい，嚥下反射の有無やむせ，呼吸の変化などを観察し，評価する方法である。

＊**仰臥位でベッドアップ角度30度，頸部屈曲位の姿勢**：この体位は初めて嚥下評価を行う際のものであり，以降は患者の状態のアセスメントにより，仰臥位でベッドアップ角度を30～70度程度で決定する。自身で食事ができる患者には食事が見えるようにベッドアップし，上肢の可動域も考慮する。ただし現在は，患者の状態に合わせた摂食嚥下リハビリテーション対応が行われており，多くは多職種連携により評価される。

Ⅷ 排尿障害のある患者の看護

1. 排尿障害とは

正常な排尿は，尿意を感じてすぐ太い尿線で勢いよく放出し，排尿に要する時間も短い。これ以外の排尿状態を排尿障害と総称する。

排尿障害の分類として，①尿量の異常（無尿，乏尿，多尿），②尿をためることの異常（蓄尿障害：頻尿，尿失禁），③尿を排出することの異常（尿の排出障害：尿閉，排尿困難，排尿痛，残尿感，尿勢低下）がある。これらの主な原因としては，腎臓の機能障害，膀胱・尿道などの下部尿路の機能的変化，器質的変化，神経伝達経路の障害などがあげられる（表 4-8）。

2. 排尿障害のある患者の特徴と観察

1 無尿・乏尿の場合

全身に水分が貯留し，浮腫，体重増加，血圧上昇などが出現する。また，電解質のバランスが崩れるため頭痛，食欲不振，悪心・嘔吐，疲労感などがみられる。長期間にわたる場合には，高カリウム血症（四肢のしびれ，脱力感，麻痺，不整脈，心停止）等の尿毒症を引き起こし，死に至る危険性がある。

2 多尿の場合

体内の水分喪失による粘膜や皮膚の乾燥，口渇，倦怠感，脱力感，食欲不振などとともに，尿回数が頻回となるため疲労感，夜間不眠などを起こしやすい。多尿が持続すると水分や電解質のバランスが崩れ，低ナトリウム血症（脱力感，不安感，胸内苦悶，しびれ，血圧低下，意識障害），低カリウム血症（筋力低下，心電図変化），尿路感染症を引き起こす可能性がある。

3 尿失禁そのほかの排尿障害のある場合

排尿が思うようにできないことから，不安，不眠などの精神的な苦痛，集中力や意欲の低下が現れる。特に尿失禁は，周囲への気兼ねや臭気，尿の漏れなどが気になり不安が大きい。尿失禁に関連する要因として，男女の解剖学的な特徴や生活習慣などがあげられる。たとえば，男性は前立腺の影響，女性は肥満や出産歴等の影響を受けていることがある。

以上のような排尿障害が悪化すると，尿路感染症，尿路結石症，水腎症，腎機能障害，さらには腎不全を引き起こす可能性がある。特に，排尿障害に先行する疾患（糖尿病，脳血管・神経疾患等）がないか，治療とケアの必要性を見逃さないことが重要である。

表 4-8 ● 排尿障害の主な症状とその原因

	主な症状	主な原因
尿量の異常	**無尿**：1日尿量が100mL以下の尿量減少 ①腎前性（真性）無尿 ②腎性（真性）無尿：腎実質での尿生成が行われない ③腎後性（仮性）無尿：腎盂尿管閉塞のため尿が膀胱へ運搬されない	・大量出血やショックなどによる腎血流量の減少 ・尿細管や腎の疾患 ・尿路の閉塞
	乏尿：1日（24時間）尿量が400mL以下の尿量減少	腎機能障害 腎血流量の減少など
	多尿：1日（24時間）尿量が2000mL以上の尿量増加＊	糖尿病，尿崩症，腎炎など
尿をためることの障害	**頻尿**：1日尿回数が8回以上 夜間排尿のため2回以上起床する場合は夜間頻尿という	・多尿 ・腫瘍や妊娠などによる膀胱容量減少 ・前立腺肥大など下部尿路の閉塞 ・膀胱炎などの膀胱伸展感覚の過敏
	尿失禁：膀胱に貯留した尿が無意識のうちに漏出 ・腹圧性：咳・くしゃみなど急な腹圧による ・切迫性：強い尿意のため間に合わない ・溢流性：下部尿路閉塞で尿閉となりながらも若干尿が漏れる ・反射性：膀胱支配神経が過敏になり，少しの刺激でも膀胱が収縮する ・真性：　常に尿が漏れ続ける ・尿道外：尿道以外からの漏出（尿管性・腟性）	・骨盤底筋の脆弱化 ・膀胱炎や腫瘍などの強い刺激 ・下部尿路通過障害や膀胱収縮力低下 ・脊髄の障害 ・身体運動機能 ・認知機能
尿を排出することの障害（尿排出障害）	**尿閉**：尿が膀胱内に存在するにもかかわらず排出できない ・完全尿閉：まったく排出することができない ・不完全尿閉：排尿はできるが大量の残尿がある	腫瘍や結石，前立腺肥大などによる尿路の閉塞
	排尿困難：努力しても排尿が円滑にできない ・遷延性排尿：排尿開始までに時間がかかる ・苒延性排尿：排尿終了までに時間がかかる	
	排尿痛：排尿開始時や排尿中，終了直後などに疼痛がある	炎症や結石などによる刺激
	残尿感：排尿終了後も尿が残っているような感覚があり，すっきりしない	膀胱収縮力の低下 神経経路の障害

＊ただし多尿については，状況により3000mL/日以上とされる場合もある。

3. 排尿障害が患者の生活に及ぼす影響

尿は不潔なもの，排尿は他人には見られたくない行為と認識している人が多い。そのため，排尿が思うようにできない焦燥感やいらだち，介助を必要とする場合には自尊心が低下しやすい。排尿障害のある患者は，外出を控えるなど，対人関係や活動範囲の縮小がみられる。また，尿意を我慢し，飲食物の摂取を控えることによって，2 次的障害を引き起こす場合がある。

4. 排尿障害のある患者の看護

1 観察

●**排尿状態**　排尿回数，排尿時刻，排尿に要する時間，尿量，尿の性状，尿失禁の回数や量などを観察する。これらを把握する際には羞恥心に配慮する必要がある。治療や看護に排尿日誌の活用が有効である。

●**全身状態**　体重，飲水量，塩分摂取量，浮腫（圧痕（あっこん），手指のこわばり感など）の有無を観察し，バイタルサインを測定する。同時に血液検査データによる炎症反応や電解質バランス，尿中の細菌や白血球，たんぱくの漏出などを確認する。

2 身体・精神の安静保持の援助

安静と保温は，血管の収縮を防ぎ，代謝による老廃物を少なくし，腎臓の負担を軽減する。思うように排尿行動ができないことは，不安や羞恥心，精神的苦痛をもたらし，患者の尊厳にかかわる。特に，尿失禁では，自信や生きがいの喪失が引き起こされるため，その気持ちに配慮した援助が重要である。また，安心して排泄（はいせつ）できる環境を整えることは，排泄の援助における最も重要なポイントである。特に頻尿や麻痺（まひ）がある場合は，トイレに近い病室や居室，昇降しやすいベッドにするなどの工夫により，体力の消耗や気持ちの負担を軽減する必要がある。

3 食事の援助

腎機能に異常がある場合は，水分と電解質を考慮に入れた治療のための食事が必要である。多くの場合，食欲の低下がみられるため，嗜好（しこう）に配慮しながら，栄養価と消化吸収の両面から腎機能に負担の少ない食品を取り入れることを工夫する。疾患によっては，たんぱく質や塩分を制限することがあるため，患者と家族の理解を得ることが重要である。

4 清潔保持の援助

失禁，頻尿などがある場合に，陰部は持続する湿潤状態となり，清潔が保ちにくい。この状態が続くと，尿路感染症や褥瘡（じょくそう）の原因となるため，洗浄と保湿，および皮膚の保護などスキンケアが重要である。また，口腔（こうくう）や皮膚の乾燥がある場合には，感染に対する防御（ぼうぎょ）機能が低下しているため，口腔と全身の皮膚の清潔を保持する必要がある。特に，間欠自己導尿，膀胱留置カテーテルによる持続導尿においては，尿路感染症のリスクが高くなるため清潔操作が不可欠である。

5 自然な排尿の促進の援助

できる限り患者の生活習慣を考慮した日常に近い排尿の援助を行う。排尿日誌，排尿に影響する薬剤，排尿関連動作，残尿測定などを根拠としてトイレ環境や排泄用具を工夫し，患者に効果的な排尿誘導を行う必要がある。このような看護により，患者の生活の質は大きく向上する。2016（平成 28）年の診療報酬改定において「排尿自立指導料」が新設され，排尿ケアチームを中心に患者の尊厳を守る専門的な排尿ケアを行うことがより明確に求められている。2020（令和 2）年にはこの名称は「外来排尿自立指導料」に変わり，新たに「排尿自立支援加算」も新設された。

排尿困難のケアとして，陰部に微温湯をかけたり，流水音を聞いてもらうことで排尿を誘導できることがある。排尿時に下腹部を手で圧迫することによって残尿を減らす効果が期待できる場合がある。また，蓄尿機能の回復を助けるために骨盤底の筋力の収縮と弛緩を繰り返す骨盤底筋体操がある。いずれも，治療上の禁忌や適応を判断しながら，タイミングを逃さない排尿の援助が重要である。

排尿障害が慢性化した場合には，患者が自分で排尿をコントロールし自立できるよう，自己導尿や適切な食事や，水分摂取と運動など生活の支援が必要となる。

Ⅸ 排便障害のある患者の看護

1．排便障害とは

便の性状や回数は，食事や体調による影響を受けるが，日々の変化があっても直ちに異常とはいえない。排便障害とは，消化管における消化吸収の過程に何らかの障害があり，便の形状や排便回数に異常を生じた状態であり，下痢，便秘や便失禁などがある。

●**排便の回数異常**　排便の回数は，1 日に 3 回～3 日に 1 回までは正常範囲とみなされ，3 日以上便が出ない場合や，週に 2 回以下の場合は一般に便秘とみなされる。また，硬便や努責，残便感，摘便，閉塞感などの便排出時の症状が頻繁に起こる場合（4 回に 1 回以上）も便秘とみなされる。

●**下痢**　糞便（ふんべん）中の水分量が増加し，泥状，液状あるいは水様の糞便を排泄する状態である。回数にかかわらず 1 日の水様便が 200mL 以上になる排便が下痢と定義され，急性下痢症と慢性下痢症があり，腸炎や下痢を伴う過敏性腸症候群など種々の要因

表 4-9 ● 臨床的な下痢の分類

急性下痢症	慢性下痢症
感染症腸炎 ・細菌感染：サルモネラ菌，赤痢菌，カンピロバクター，クロストリジウム，病原性大腸菌，黄色ブドウ球菌など ・ウイルス感染：ノロウイルス，ロタウイルス，アストロウイルス，アデノウイルスなど ・原性動物感染：赤痢アメーバ **薬剤による下痢** 下剤，抗菌薬，抗がん薬など	**過敏性腸症候群** **炎症性腸疾患** ・潰瘍性大腸炎 ・クローン病 **生活習慣による下痢** ・下剤乱用，アルコール，肉類・脂肪分の過食 **腸管外器質的疾患による下痢** ・甲状腺機能亢進症，糖尿病，アミロイドーシス，強皮症，カルチノイドなど

表 4-10 ● 便秘の機序と分類

器質性便秘	物理的通過障害
機能性便秘	排泄機能障害
●大腸機能障害型便秘	①大腸通過時間遅延型便秘：便の大腸通過時間の遅延 ②大腸通過時間正常型便秘：過敏性腸症候群の便秘型などがある
●便排出障害型便秘	・直腸・肛門における便排出障害
●続発性（症候性）便秘	・甲状腺機能低下，糖尿病などの基礎疾患が原因となる
特発性便秘	原因疾患を特定できない

表 4-11 ● 便失禁の症状による分類と主な障害部位

分類	症状	主な障害部位
漏出性便失禁	便意がないが，気づかずに失禁	内肛門括約筋
切迫性便失禁	便意を感じるが，トイレに間に合わないため失禁	外肛門括約筋
混合性便失禁	漏出性便失禁，切迫性便失禁のそれぞれの症状	内・外肛門括約筋

によって引き起こされる（表 4-9）。

●**便秘**　便のできる過程，排泄（はいせつ）する過程において何らかの障害が生じ，その過程が延長され，本来体外に排出すべき糞便を十分量かつ快適に排出できない状態である（表 4-10）。

●**便失禁**　「無意識または自分の意思に反して肛門（こうもん）から便が漏れる症状」と定義される排便障害である。便失禁は，漏出性便失禁と切迫性便失禁に分類される（表 4-11）。

2. 排便障害のある患者の特徴と観察

1 下痢

蠕動（ぜんどう）運動の亢進（こうしん）による腹鳴（ふくめい），腹痛，頻回な排便による肛門部痛や肛門周囲の皮膚トラブル，口渇，空腹感，全身倦怠感（けんたいかん）が生じる。下痢が長期に持続すると水分と電解質のバランスが崩れ，重篤化するとショック症状や心停止をきたす危険がある。

2 便秘

食欲不振，腹部不快感，腹部膨満感，腹痛，悪心（おしん）や嘔吐（おうと）などがある。悪化すると消化吸収能力の低下や腸閉塞などをきたす危険がある。

3 便失禁

便意を感じずに便が漏れる漏出性便失禁は高齢者や直腸脱の人に多く見られ，軟便の傾向がある人に多い。便を我慢しきれずに漏れてしまう切迫性便失禁は，出産や手術により外肛門括約筋などの骨盤底筋群や神経に障害や機能の低下がある人，慢性下痢症の人に生じやすい。

3. 排便障害が患者の生活に及ぼす影響

①不安，不眠，意欲の低下，およびこれらに基づく行動や対人関係の縮小
②消化吸収不良のため，栄養状態が低下し，感染などの2次的障害

4. 排便障害のある患者の看護

1 観察

●**排便状態**　排便回数，間隔，時刻，便の量ならびに性状，腹痛，残便感，食事内容との関連性を観察し，健康時の排便習慣と比較することが大切である。特に下痢の場合は，感染症に起因する場合がある。感染性疾患が疑われる場合の便の取り扱いはスタンダードプリコーション（標準感染予防策）に基づいて行う。特に，便意の訴えが十分にできない高齢者においては，嵌入便として，直腸内に硬便が貯留していないか注意が必要である。

●**全身状態**　体重の変化や検査データ，皮膚の状態から，栄養状態，水分・電解質バランスを確認する。そのほか，腹部症状や精神症状等の随伴症状に留意する。

●**プライバシーの配慮**　排便に他者の援助を必要とすることは，患者の尊厳にかかわるため，援助に際してはプライバシーの確保に十分配慮する。特に，排泄音や臭気を軽減する工夫によって，尊厳を守るケアが重要である。

2 下痢のある患者への援助

●**身体・精神の安静**　全身ならびに局所の安静を保持することにより，腸蠕動の亢進を鎮静させる。腹部の圧迫や腹壁のマッサージは避け，保温に努める。ただし感染性の下痢の場合は腹部の温罨法は避ける。また，精神的な緊張は腸の蠕動や粘液分泌を亢進させることから，便意にはすぐに応じ，安心して排泄できる環境を整える。トイレに近い病室や居室を準備するなど環境面の調整により体力の消耗を防ぐ。

●**皮膚の保護**　頻回の排便による肛門周囲の発赤やびらん，真菌感染症（白癬症やカンジダ症）などのスキントラブルを予防するための洗浄，保湿，保護を行う。

●**食事の援助**　便の性状を確認しながら，絶食から流動食，そして粥食等へと食事の形態を段階的に進める。その際には，食物繊維を多く含んだ食品など，下痢を誘発する食品を避け，消化のよい栄養豊富な食品の摂取を勧める。電解質を含んだ水分の摂取を促し，水分出納バランスの評価を行う。

3 便秘のある患者への援助

●**排便習慣の確立**　患者の排便習慣を可能な限り取り入れ，排泄環境を整える。毎日一定の時間に排便を試みることができるように，また便意を逃さず排便行動がとれるように援助する。

●**適切な食事と水分の援助**　食事に米や豆類由来の食物繊維やヨーグルトなどの乳酸菌食品を取り入れるよう工夫する。また，食事内容や発汗量を検討し，脱水を予防する程度の水分摂取が必要である。

●**腸蠕動の促進**　腹壁マッサージや全身運動は腸管を刺激し腸蠕動を亢進させる。ま

た，リラクゼーションや腹部・腰部の温罨法，入浴も同様の効果が期待できる。精神的な動揺や緊張は自律神経の失調をもたらし便秘の誘因となり得るため，不安の軽減を図ることが重要である。

4 便失禁のある患者への援助

●**便失禁の状態の把握とケア**　便失禁の状態（回数，量，タイミング），対処行動（パッドや紙おむつの使用），スキンケアの状態，身体機能，認知機能などセルフケアの状態を把握し，必要な援助を行う。

●**尊厳への配慮**　便失禁は個人の尊厳を大きく傷つけ自信の喪失，外出や対人関係の縮小など日常生活の質に大きな影響を及ぼす。トイレや病室・居室の環境におけるプライバシーが守られるように整え，尊厳を損なうことのないように配慮する。

●**皮膚の保護**　便失禁による肛門周囲の発赤やびらん，真菌感染症（白癬症やカンジダ症）などのスキントラブルを予防することが重要である。便失禁の状態やセルフケアの程度に応じて，洗浄，保湿，皮膚保護により局所の清潔を保持する。

X　黄疸のある患者の看護

1. 黄疸とは

黄疸とは，何らかの原因で血液中のビリルビンが増加し（高ビリルビン血症），組織に沈着した状態をいう。黄疸に伴い，皮膚・粘膜・眼球結膜が黄色に着色（黄染）する。ビリルビンは，赤血球を構成する物質の１つで，肝臓に運ばれて解毒されるが，代謝経路の障害や産生過剰によって高ビリルビン血症となる。ビリルビンは黄色の色素で，血清総ビリルビン値が 2.0mg/dL 以上になれば，黄疸が出現する。黄疸はその発生メカニズムから５つに分類される（表 4-12）。

2. 黄疸のある患者の特徴

黄染は，眼球結膜，口腔粘膜から全身の皮膚に出現する。黄疸による症状には，瘙痒感，ビリルビン尿，灰白色の脂肪便がある。随伴症状として，全身倦怠感，食欲不振，悪心・嘔吐，貧血，脾腫，右季肋部痛，発熱，手掌紅斑，浮腫，腹水などがある。悪化すると，出血傾向，排便障害，感染症，肝性昏睡などを引き起こす。

3. 黄疸が患者の生活に及ぼす影響

①食欲不振や全身の倦怠感，疲労感によって，活動性が低下する。

②治療として肝血流量を増やすため安静を強いられることから不満，いらいらなどが生じやすい。

③瘙痒感による苦痛も大きく，不眠の原因になりやすい。また，皮膚を掻くこと

表 4-12 ● 黄疸の種類と主な原因

種類	原因疾患	メカニズム
溶血性黄疸	溶血性貧血，大量輸血，血腫吸収時など	赤血球の破壊が亢進し，肝臓で処理しきれない過剰な間接型ビリルビンが血中に増加し黄疸となる。
肝細胞性黄疸	ウイルス性肝炎，薬剤性肝障害，アルコール性肝障害，肝硬変，肝がんなど	肝細胞の壊死により間接型ビリルビンの取り込み，直接ビリルビンへの抱合，移送，排泄の全過程で障害が起こる。間接型・直接型ビリルビン両者が増加し黄疸となる。
肝内胆汁うっ滞性黄疸	ウイルス性肝炎，原発性胆汁性肝硬変，薬剤性肝障害など	肝内胆管内での直接ビリルビンの排泄障害により，直接型ビリルビンが上昇し黄疸となる。
閉塞性黄疸	胆石症，胆管炎，膵がん，胆道がん，先天性胆道閉鎖症など	肝外胆管〜ファーター乳頭部の狭窄・閉塞により，十二指腸への胆汁排泄障害が起きる。直接型ビリルビンが胆汁から血中に逆流し黄疸となる。
体質性黄疸	クリグラー・ナジャー症候群，ジルベール症候群など	ビリルビン代謝にかかわる酵素の欠乏や胆汁排泄障害などで黄疸となる。

で感染などの 2 次的障害を引き起こす可能性がある。

4. 黄疸のある患者の看護

1 観察項目

①黄疸（おうだん）の部位と程度：黄疸の観察は，眼球結膜，口腔（こうくう）粘膜，顔面，体幹，四肢（しし）（この順番で出現する）を自然光のもとで行う。

②排泄物（はいせつぶつ）：尿色と便色の程度と変化を観察する。皮膚色より尿色の変化のほうが早く現れる。

③全身状態：黄疸に伴う皮膚の瘙痒（そうよう）感や随伴症状の有無と程度を観察する。バイタルサインや検査結果を把握する。

④重症化の徴候：黄疸の増強，悪心（おしん）・嘔吐（おうと）の持続を観察し，特に肝性昏睡（こんすい）の症状である，意識障害，羽ばたき振戦などに注意する。

2 身体・精神の安静

黄疸が顕著な時期には，肝細胞を庇護（ひご）し修復を促進するために，肝血流量を減少させないことが必要である。座位や立位，入浴，運動は，肝血流量が減少するため生活行動を制限し，臥床安静を保持する。患者に安静の必要性を説明するとともに，制限に応じた生活援助を行う。また，制限に伴うストレスの内容を確認し対応する。腹部膨満（ぼうまん）がある場合には，腹部の緊張を和らげる体位を工夫する。

黄疸による外観の変容などから劣等感を抱きやすいため，本人の受け止めを把握し対応する。

3 食事の援助

肝庇護のため，良質な高たんぱく・高エネルギー・高ビタミン食となるが，患者自身が食事療法の重要性を理解できるよう説明する。腹水や浮腫がある場合は，塩分や水分制限を行う。

食欲不振や全身倦怠感に加え，安静臥床を強いられていることから，食事摂取が進まない場合も多い。したがって，できる限り患者の好みを取り入れるなど，栄養士と協働して食材や調理法などを工夫する。

4 皮膚粘膜の保護

瘙痒感の強いときは，痒み止め（抗ヒスタミン薬）や睡眠薬についても確認する。また，痒みを抑える重曹清拭やヨモギローション湿布を取り入れ，効果を観察する。掻かないよう指導し，爪を切る，痒いときは軽くたたく，冷却するなどの対処を指導する。粘膜も傷つきやすくなるため，感染予防として清潔の保持，下着，病衣，寝具は通気性の良い木綿などを選択し，室温調整を行う。

5 便通の調整

胆汁の排泄障害は便秘をきたしやすい。さらに便の停滞は，ビリルビンの再吸収を促進し，黄疸を助長する。また腸管内のアンモニア発生が増加し，肝性昏睡を引き起こすことから，水分摂取・食事・下剤・浣腸などで排便を促す必要がある。

XI 脱水のある患者の看護

1. 脱水とは

人間の水分の摂取量と排泄量は日々バランスがとれ，平衡な状態に保たれている（表 4-13）。脱水とは，水と電解質（主としてナトリウム）の代謝障害によって，体液が正常以下に減少した状態をいう。

脱水は水欠乏性（高張性）脱水，ナトリウム欠乏性（低張性）脱水，水およびナトリウムが減少する混合性（等張性）脱水に分けられる（図 4-10）。最も頻繁にみられるのは混合性脱水であるが，水欠乏に傾いているのか，ナトリウム欠乏に傾いているのかで患者に起こる症状も異なることがある。

1 水欠乏（高張）性脱水

体液中の水分が欠乏して起こる脱水である。血液の水分が減少することで，ナトリウムの濃度が上昇し，血漿浸透圧が上昇する。その結果，浸透圧の低い細胞内か

表 4-13 ● 水分の摂取と排泄（成人で正常の場合）

摂取量		排泄量	
飲料水	1100mL	尿	1400mL
食物中の水	1100mL	便	100mL
代謝水	300mL	不感蒸泄	1000mL
摂取量合計	2500mL	排泄量合計	2500mL

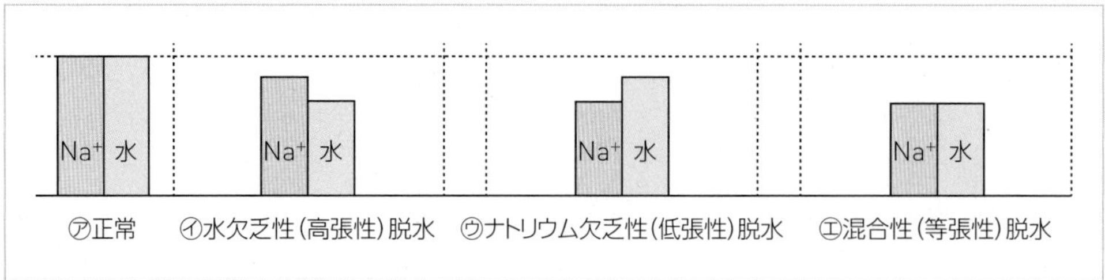

図 4-10 ● 脱水の分類

ら血漿(けっしょう)中に水が移動することで，細胞内に脱水が起こる。これにより皮膚の乾燥，尿量の低下などが起こる。

2 ナトリウム欠乏（低張）性脱水

体液中のナトリウムが欠乏して起こる脱水である。水欠乏性脱水とは逆に，血漿浸透圧が低下し，血漿中から細胞内に水が移動することで，循環血漿量が減少する。循環血液量が減るため，血圧低下や意識障害などの症状が生じる。

3 混合（等張）性脱水

体液中の水分とナトリウムの両方が欠乏して起こる脱水である。血漿浸透圧は変わらないのが特徴であり，ナトリウム欠乏性脱水と水欠乏性脱水のどちらの症状も出現することがある。臨床で最も多くみられるタイプの脱水である。

2. 脱水のある患者の特徴

脱水の初期では明確な症状などはなく，わかりづらいため，多角的な視点でアセスメントすることが重要である。脱水のある患者，もしくは脱水の危険性の高い患者の特徴は，立ちくらみ，意識障害，頻脈，発熱，腋窩(えきか)の乾燥，眼窩陥没，濃縮尿，失禁などの症状があることが多い。患者背景として，利尿薬の使用，飲食量の減少，アルコール依存症，終末期などがみられる。脱水もしくはその危険性に早期から気づくためには，脱水の原因となる症状・疾患・状態の有無を把握している必要がある（表 4-14）。

1 水欠乏（高張）性脱水の主な症状（表 4-15）

水分が欠乏し，血液の浸透圧が高いため，口渇や皮膚・粘膜の乾燥がみられ，尿量は減少する。めまいや立ちくらみ，倦怠感(けんたいかん)や意識障害などは，ナトリウム欠乏性の脱水に比べ軽度である。

2 ナトリウム欠乏（低張）性脱水の主な症状（表 4-15）

血液の浸透圧が低下して起こるため，口渇や皮膚・粘膜の乾燥は現れにくく，脱水状態であることの判断がつきにくい。食欲不振やめまい，立ちくらみ，倦怠感や頭痛，意識障害が初期から現れる。進行すると重症化し，血圧が低下しショック状態になり，死に至ることもある。

表 4-14 ● 脱水の原因

水欠乏（高張）性脱水	ナトリウム欠乏（低張）性脱水	混合（等張）性脱水
• 災害などで水の供給がない • 意識障害・嚥下障害・衰弱などで水が飲めない • 脳神経系の障害に伴う口渇感の喪失	• 大量の発汗 • 熱傷・創傷からの滲出液排泄 • 大量の嘔吐や下痢 • 消化液の大量吸引，消化管瘻	水欠乏性・ナトリウム欠乏性，どちらの原因も考えられる
• 腎臓からの喪失 • 肺や皮膚などからの腎外性の喪失（過呼吸，気管切開，発熱，発汗）	• アジソン病 • 急性腎不全 • 糖尿病性ケトアシドーシスなど	糖尿病による浸透圧利尿
不適切な輸液・経管栄養・中心静脈栄養（TPN）	利尿薬，減塩食，食事摂取量低下，不適切な輸液	手術
	腸閉塞，腹膜炎，重度熱傷による浮腫・水疱形成などによるナトリウムの体内貯留	広範囲熱傷

表 4-15 ● 脱水を観察する視点

	水欠乏（高張）性脱水	ナトリウム欠乏（低張）性脱水	混合（等張）性脱水
口渇	軽症から次第に増強	なし	どちらも出現する可能性がある
口腔粘膜・舌の乾燥	中等症～重症で出現	なし	
腋窩の乾燥	中等症～重症で出現	なし	
皮膚ツルゴール低下	あり	あり	
めまい 立ちくらみ	中等症～重症で出現	軽症から出現	
倦怠感・脱力感	中等症～重症で出現	軽症から出現	
悪心・嘔吐	なし	中等症～重症で出現	
頭痛	なし	軽症から出現	
意識障害	重症で出現	軽症から出現	
体重	軽症から減少する	著変なし	
尿量	軽症から減少する	重症まで正常	
血圧低下	著変なし	軽症から出現	
体温	上昇	低下	

3 熱中症と脱水

高温多湿の環境下での運動や労働によって体液の水分や塩分量が失われ体温の調節機能が効かなくなることによって起こる症状の総称を熱中症という。発汗による混合性脱水と高体温が主要症状である。高温多湿環境下で活動すると，中枢温を低下させる必要性から多量の発汗が起こる。これにより電解質の喪失が起こり，初期には平滑筋の痙攣（けいれん）による悪心（おしん）・嘔吐（おうと），ふらつきや脱力感，めまいがみられる。重症化すると，熱の放散が限界に達し高体温状態となる。循環血液量の不足や電解質異常からショックとなり，死亡することもある。早期に発見し，速やかにケアや治療を行うことが必要である。

3. 脱水が患者の生活に及ぼす影響

①倦怠感や脱力感があり，易疲労状態になりやすく，活動性が低下するために，日常生活行動の全般にわたってセルフケアの低下が起こる。

②立ちくらみやめまい，ふらつき，軽度な認知障害，せん妄などが現れることがあり，転倒・転落など事故の危険性がある。

③下痢や嘔吐，食欲不振，水分摂取不足，多量の発汗，高温環境下での活動が要因で起こるため，脱水を予防するための日常生活の注意が必要である。

4. 脱水のある患者の看護

1 症状悪化の観察

脱水は，悪化すると腎不全やショックにまで至ることがある。症状を注意深く観察（表4-15）し，悪化が見られた場合には速やかに報告する。

2 水分・ナトリウムの補給

経口的に水分を摂取できる場合には十分な水分を与える。水分摂取量・投与量は，体重1kg当たり30～40mLを基準として，必要に応じて増減することが推奨されている。ナトリウム欠乏性の脱水の場合には，水だけを補給すると低ナトリウム血症がさらに悪化するため，注意が必要である。いずれの脱水でも，電解質の補給のためにハイポトニック系飲料*やスポーツ飲料などを勧める。

経口摂取が困難な場合は，輸液によって水分や電解質を補給することが一般的である。循環血液量の減少が起こるため血管確保が難しいので，静脈留置針の刺入部位を確実に保護する。また，体液のアンバランスを亢進（こうしん）させたり，循環器系への負担が増大する危険性があるため，注入速度を厳密に管理する。

3 転倒の予防や危険行動の抑止

特にナトリウム欠乏性の脱水の場合は，立ちくらみや意識障害など転倒や危険行動につながる可能性が高いため，患者の行動に注意が必要である。

4 身体の清潔

患者の皮膚や粘膜は乾燥し，弾力を失い，傷つきやすく感染を受けやすいため，口腔（こうくう）ケアや陰部洗浄，清拭などを行い，皮膚を清潔に保ち，スキンクリームなどで潤いを与える。

＊**ハイポトニック系飲料**：ハイポトニックとは「低張液」という意味のこと。ハイポトニック系飲料は人の安静時の体液の糖質やナトリウム濃度より低く，水分が素早く吸収される飲料のことである。

5 脱水を予防する援助

日々の水分出納を把握し，脱水が起こらないように注意する。特に乳幼児や高齢者では脱水が起こりやすいため，嘔吐や下痢，食欲不振などの症状に注意し，特別な水分制限がない限りは水分摂取を促す。

Ⅻ 浮腫のある患者の看護

1. 浮腫とは

浮腫(ふしゅ)とは，組織間隙(かんげき)，腹腔(ふくくう)，胸腔などに水分が異常に貯留した状態である。皮下組織や皮膚の浮腫など，外から観察できるものを**顕性浮腫**という。顕性浮腫は，体重が正常の10%以上増加し，指圧すると圧痕(あっこん)が残る（**圧痕性浮腫**）。体重増加が10%以下の場合，**潜在性浮腫**といい，圧痕が残らない浮腫を呈する（**非圧痕性浮腫**）(図4-11)。

浮腫は，局所性因子と全身性因子が関与して発生する。一般に浮腫の発生の根底には局所性因子があり，それに全身性因子が関与して浮腫を助長するなど悪循環となることが多い。

●**局所性因子**　局所に水とナトリウムが血管から組織間隙に出入りする機構に関係するもの。毛細血管透過性の亢進，毛細血管内圧の上昇，血漿膠質(けっしょうこうしつ)浸透圧の低下，組織圧の低下，組織間液膠質透過圧の上昇によって起こる。

●**全身性因子**　水とナトリウムの代謝による身体全体の体液量調整によるもの。腎臓からの水やナトリウムの排泄(はいせつ)にかかわるもの，水とナトリウム代謝に関与するホルモンの分泌異常，腎臓の血流低下などの因子によって起こる。

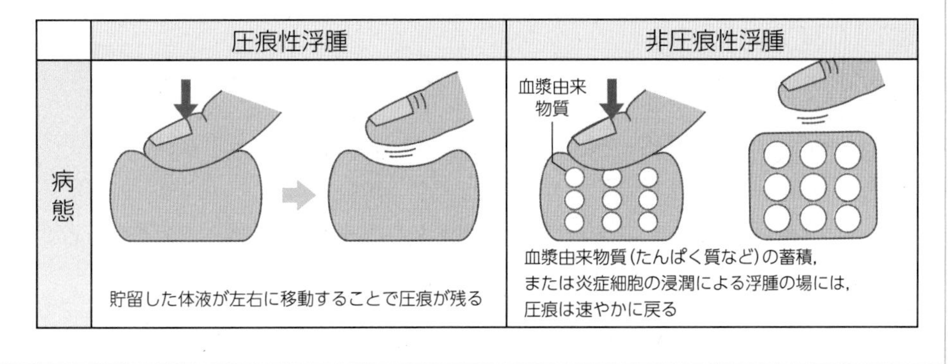

図4-11●**圧痕性浮腫と非圧痕性浮腫**

2. 浮腫のある患者の特徴

浮腫のある患者全般の特徴として，皮膚の弾力性の低下・乾燥（皮膚の脆弱化），皮膚温の低下，倦怠感，疲労感，食欲不振，尿量減少，体重増加，腹部膨満感，呼吸数増加，息切れ，喘鳴などの随伴症状がみられる。浮腫は，原因となっている疾患等によって出現部位や随伴症状は異なる（表 4-16）。皮膚の弾力性の低下・乾燥は，浮腫全般に共通してみられる症状・徴候である。

3. 浮腫が患者の生活に及ぼす影響

①治療上安静が必要であることや，倦怠感のあることから身体活動が低下する。そのためセルフケア不足を招き，皮膚や粘膜が不潔になりやすい。

②浮腫をきたすと，食欲不振に陥り栄養状態の悪化を招くことがある。また減塩食が指示されるため，さらに食欲低下に陥る場合がある。

③栄養状態の悪化に加えて，末梢循環不全による皮膚温の低下や皮膚粘膜の保清が保ちにくいことによって，感染を起こしやすくなる。

④臥床しがちとなるため衣類や寝具の圧迫により褥瘡を起こしやすい。

⑤浮腫による外観の変化や症状により，不安が生じやすい。

表 4-16 ● 浮腫の主な分類とその原因疾患

浮腫の分類			疾患	出現部位	随伴症状
全身性浮腫	圧痕性	心性浮腫	心疾患，心不全	低い部位より出現 高度になると胸腔・腹腔に及ぶ	動悸，呼吸困難，喘息発作，咳嗽，喀痰，尿量減少など
		腎性浮腫	ネフローゼ症候群	全身に出現	倦怠感，食欲不振，血圧上昇，尿量減少など
			腎不全，腎炎	顔・眼瞼に出現し，移動性である	
		肝性浮腫	肝硬変，肝炎	肝硬変では腹水が著明に出現	倦怠感，食欲不振，腹部膨満感，尿量減少など
		内分泌性浮腫	クッシング症候群	主に下半身に出現	満月様顔貌，中心性肥満など
		栄養障害性浮腫	悪性腫瘍，飢餓	低い部位に出現 仰臥位では背部に出現	倦怠感・疲労感，体重減少など
	非圧痕性		甲状腺機能低下症（粘液水腫）	顔面，眼瞼，口唇	体重増加，嗄声，難聴など
局所性浮腫	圧痕性		静脈血栓症	左右差あり	静脈怒張，チアノーゼ，熱感，圧痛など
			血管炎		
	非圧痕性		リンパ管閉塞		蜂巣炎などを併発

4. 浮腫のある患者の看護

1 状態の観察

以下の状態について観察するとともに，異常症状があった場合は看護師に知らせるよう患者にも説明する。

①浮腫の部位と程度
・皮膚の状態および圧痕の有無
・周囲径（腹囲，下肢の周囲径など）
②随伴症状の有無（表 4-16）
③体重とその増減
④水分出納（飲水量，尿量など）
⑤血圧，脈拍，呼吸，体温
⑥原因・誘因となっている疾患の状態
⑦検査結果および治療状況

2 心身の安静と体位の工夫

心臓や腎臓の負担を軽減し排泄(はいせつ)を促すためには安静が重要であるが，安静の必要性について十分説明する。また，精神的不安や苦痛は身体的運動と同様に代謝を亢進(こうしん)させるため，精神的な苦痛の除去に努めることも大切である。疾患や病態について説明するとともに，患者の訴えに耳を傾ける。

また，心身の安楽のために体位の工夫も重要である。胸水，腹水，肺水腫などがある場合は，呼吸面積を広げて呼吸運動をしやすくするために，原則として座位，半座位にするとよい。患者が好む安楽な体位を工夫し，皮膚脆弱(ぜいじゃく)化の観点からも，同一体位が長くならないように注意する。

3 皮膚・粘膜の清潔と保護，および感染の予防

①皮膚の清潔のため，全身または部分清拭を行う。
②清拭時にマッサージを行い，衣類や寝具などの圧迫を避けて褥瘡を予防する。
③眼瞼(がんけん)に浮腫があり眼の開閉が困難なときは分泌物がたまりやすいため，清拭を行うなどして炎症を予防する。
④口腔(こうくう)の不潔は口内炎，耳下腺炎の誘因となるため，含嗽(がんそう)や口腔内清拭を頻繁に行う。また，粘膜を傷つけないよう柔らかい歯ブラシを使用する。
⑤皮膚の擦過傷，打撲傷，外傷を予防するため以下の点に配慮する。
・寝衣・寝具類は柔らかい素材のものを選ぶ。
・患者の爪は短く切り，皮膚が傷つかないようにする。
・清拭時はこすり過ぎない。
・環境整備を行う（適切な室温・湿度の保持，危険物の除去など）。
⑥患者に清潔の保持や感染予防の必要性について説明する。

4 食事療法時のケア

①一般的に塩分制限食が指示されるため，塩分・水分制限の必要性について患者

に説明し，治療が効果的に行われるよう援助する。
②食欲不振を緩和するため，盛りつけ，食器，献立の工夫をし，雰囲気づくりに配慮する。また，摂取量の観察を行う。
③水分出納に留意し，水分制限のある場合は飲用の仕方について説明する。

5 利尿薬使用時のケア

利尿薬使用時は，低カリウム血症や低ナトリウム血症などの電解質のアンバランスを引き起こすことがあるため，正確な与薬と観察が必要である。バイタルサインのほか，体重や腹囲の定時測定，水分出納など全身状態の観察を行う。患者には，利尿薬の副作用について説明する。また，利尿作用による夜間排尿で睡眠が妨げられていないか確認する。

XIII 発熱のある患者の看護

1．発熱とは

体温は通常生体の恒常性によって一定に保たれている。その体温が異常に上昇した状態を**高体温**といい，高体温には**発熱**と**うつ熱**がある。発熱は視床下部にある体温中枢の働きに異常が発生することで起こる臨床症状である。うつ熱とは，体温調節中枢が正常な状態であるにもかかわらず，熱の産生と放散のバランスが崩れ，体内に熱がこもってしまう状態のことである。

体温は主に骨格筋による熱の産生と放散のバランスによって一定に保たれており，その値には個人差がある。そのため，一律に何℃以上を発熱であると定義することは難しい。個人の平熱を基準として1℃以上の上昇を発熱とみなすことが多い。また，一般的な目安として37℃台で体熱感がある状態を**微熱**とすることも多い。

発熱の主な原因は表 4-17 の３種に分類される。

●**発熱の原因**　臨床上，最も頻度の高いものは化学的刺激による発熱で，そのなかでも**感染**によって起こる発熱が多い。実質的にはすべての感染症が発熱を引き起こす可能性がある。**悪性腫瘍**による体温調節中枢への機械的な圧迫で生じる発熱もしばしば見られる。また，炎症性の疾患や薬剤の影響によって体温が上昇することもあり得る。しかし，発熱の原因の多くは感染性であり，悪性腫瘍や炎症性疾患の既往

表 4-17 ● 発熱の主な原因分類

機械的刺激	脳出血や頭蓋骨骨折などにより，視床下部にある体温調節中枢が機械的に損傷され体温が上昇する。
化学的刺激	発熱の原因となる発熱物質が体温調節中枢に作用することによって体温が上昇する。
精神的刺激	解離性障害などによって起こる。大脳皮質からの影響によって体温が上昇する。

のある患者であっても，体温の急激な上昇がみられるのは，やはり感染が原因であることが多い。

感染性の発熱は，気道や消化管にウイルスが感染することによって生じる頻度が高い。また，医学的な処置，とりわけ侵襲を伴うものは感染を引き起こす可能性があるため注意が必要である。感染によって引き起こされる発熱は生体の防御反応であり，体温が上昇することによって免疫機能を亢進（こうしん）させる。

2．発熱時の患者の特徴

体温は一定に保たれており，これは視床下部の体温調節中枢によって規定される（生体の機能上の**設定温度**あるいはセットポイントという）。体温調節中枢に何らかの刺激が起こると，セットポイントが上昇する。セットポイントよりも**体温が低い**とき，生体は体温を上昇させるために体熱の放散を減少させ，**熱を産生**する。具体的には末梢（まっしょう）血管を収縮させることで熱の放散を減少させたり，全身の骨格筋を震わせることで熱を産生させたりする。このとき患者は寒気や関節・筋肉の痛みを訴えることがある。発熱に伴うこのような自覚症状を悪寒という。悪寒はセットポイントよりも体温が低く，生体が体温を上昇させようとしている際に出現する。

次に，実際の**体温がセットポイントに至る**と，体熱の放散と産生のバランスがとれることで，高い体温が平衡な状態で維持される。体温が高値となることで，**代謝が亢進**し，**脈拍数や呼吸数が増加**する。その影響で体内の水分が失われ脱水となり，それに伴う症状が出現する。

●**解熱**　発熱の原因が消失すれば生体は元の体温に戻ろうとする。これを解熱とよぶ（図4-12）。解熱時には体温調節中枢の**セットポイントが低下**し，それによって**体温がセットポイントよりも高い状態**となる。この時，生体では**熱の放散の亢進，産生の抑制**が起こる。具体的には末梢血管は拡張し，発汗量が増加する。この時にも脱水症状への注意が必要となる。

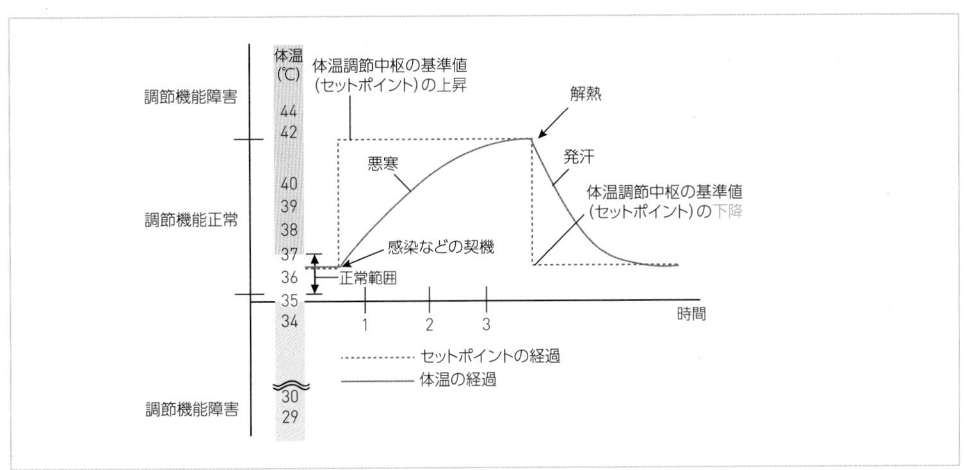

図4-12●発熱と解熱の経過

3．発熱が患者の生活に及ぼす影響

体温が上昇することは生体の防御反応の一つであり，発熱自体が害を引き起こすことは少ない。しかし，発熱時には37℃を超えて体温が1℃上昇するごとに基礎代謝率が10～12%上昇するため体力の消耗が起こる。エネルギーの消費，水分の消費が高まることによって栄養不足や電解質異常を生じることがある。また，心臓や肺の機能不全がある患者では重篤な状態につながる可能性がある。さらに，40℃を超えるような極度の体温上昇では臓器機能障害につながることがあるため注意が必要である。

発熱に伴う症状としては前述した悪寒や全身の倦怠（けんたい）感があり，代謝亢進に伴って易疲労状態となるため，それ自体が患者には大きな身体的苦痛となる。また，精神状態に影響することがあり，認知症を有する高齢者ではそのリスクが高く，ふらつきや認知機能の低下が起こり，転倒・転落の可能性が高まる。

4．発熱のある患者の看護

1 身体・精神の安静

発熱によって消耗が激しくなるため安静を保てるよう環境を整える。消耗の程度によっては日常生活の援助を必要とする。また，発熱は多くの患者にとって重症感を高めやすく不安を感じることも多いため，精神的なサポートが必要となる。

2 温罨法と冷罨法

悪寒のある時期に冷罨法（れいあんぽう）を行うことは患者の苦痛を増強させる可能性がある。悪寒が生じている時期には，生体では体温を上昇させようとする働きが起こる。その際には，むしろ掛け物を増やす，室温を高くする，あるいは湯たんぽを貼用（ちょうよう）するといった**加温・保温を図る**ことが必要となる。ただし，意識レベルが低下している場合には，高温の湯たんぽの貼用は熱傷予防のため避ける。**熱感があるとき**には氷枕（ひょうちん）や氷嚢（ひょうのう）などを用いて**冷罨法を行う**ことは体温を低下させる助けとなり，さらに患者の苦痛を軽減するのに有効である。しかし，循環器疾患やレイノー病などを有している場合など，冷罨法を実施しないほうが良いことがあるため，医師や看護師に確認してから実施する。

上記のように，発熱時の対処ではセットポイントの見極めが重要となる。そのため，手指の冷感および熱感の観察，発汗の状態，患者の自覚症状などをよく観察することが必要である。

3 水分の補給

発熱時には脱水を起こしやすいため水分摂取を促し，症状に合わせて水分とともに電解質の補給を行う。意識レベルの低下，体力の消耗および疾患による症状によっては，経口での水分摂取が困難な場合がある。水分摂取が困難な場合は点滴による水分補給が必要となる。そのため，水分摂取量の観察が必要となる。

4 身体の清潔

発汗による体温の喪失や衣服が湿った状態になることで，必要以上に体温が低下することがあるため清拭や更衣を行う。これらは不快感を増強させることにもつながるので，患者の安楽に留意してこまめに対処する必要がある。

5 安全への配慮

発熱時には全身倦怠感，ふらつきや認知機能の低下などによる転倒・転落の可能性が高まる。周囲の環境整備を行い，行動時には付き添うなどの配慮をする。

6 発熱の経過と症状の記録

発熱の経過は治療や看護の指針となり得る指標である。また，疾患の治癒過程を知るためにも有用である。高齢者では感染が起きても体温の上昇の度合いが小さかったり，発熱が起こらなかったりする可能性がある。発汗や呼吸数・脈拍数の変化や末梢（まつしょう）冷感の有無などを観察したり，寒気などの自覚症状について主観的データを収集したりすることも重要である。

7 薬物療法

薬物療法は医師の指示に基づいて実施される。解熱を目的として解熱・鎮痛薬を用いられることが多い。しかし，感染性の発熱に対して解熱・鎮痛薬を用いるべきかどうかについては，発熱によって生体防御能が増強している可能性が示唆されているという観点から，依然として議論が分かれている。患者の消耗や苦痛の度合いをよく観察し，医師や看護師と相談したうえで使用を検討する必要がある。

XIV 痛みのある患者の看護

1．痛みとは

痛みとは何らかの異常が発生していることを知らせる生体防御であり，意識せずにはいられない不快な刺激である。国際疼痛（とうつう）学会では痛みについて**不快な知覚的感情的体験**と定義している。痛みは**主観的な体験**であり，それを表現したときにはいつでも存在するものである。そのため，真には測定することのできないものといわれており，その存在や程度を知ることは非常に難しい。

痛みは原因によって**侵害受容性疼痛**と**神経障害性疼痛**に分けられる。侵害受容性疼痛には，内臓の障害などによって生じる**内臓痛**と骨や筋肉などが原因となって生じる**体性痛**がある。神経障害性疼痛は神経の損傷に伴って発生する痛みである。

痛みは急激に発症し，障害あるいは疾患とはっきりした関係がある**急性の痛み**と数か月から数年に渡り持続あるいは繰り返して起こる**慢性の痛み**に分けて考えられている。急性の痛みは組織の障害を知らせる重要な症状である。したがって，治療を行うのは，その原因がわかっているとき，その原因を見つけるための計画ができているときなどに限る必要がある。慢性の痛みは障害が治癒した時点でも続き，はっきりとした原因がみつからないこともある。

1 急性の痛み（急性痛）

急性の痛みはアルゴゲンという痛みを引き起こす物質が，生成あるいは放出され，神経線維の末端を刺激する。発生した信号は侵害受容神経を伝わって脊髄の後根に伝えられる。次いで，大脳皮質の痛みに関連した領域に投射され反応を起こすことになる。病巣から離れた場所に発生する**関連痛**が生じることもある。急性の痛みは組織の障害が起き始めた時に最も強く，障害された箇所の治癒が進むにつれて自然に消滅する。

2 慢性の痛み（慢性痛）

慢性の痛みは継続的で，難治性で，間欠的ないし周期的に繰り返す可能性がある。痛みの程度も様々であり，個別の病状を形成するため管理が非常に困難である。慢性の痛みでは明確な根治的解決策がない場合が多いため，患者はときに絶望的な思いを抱くことがある。

2．痛みの個別性

痛みは主観的な体験であり非常に個別性の高いものである。そのことを念頭において介入を検討することが重要である。急性の痛みでは，障害の程度が同等であっても患者からの痛みの表現は多様であり，痛みの程度も様々である。慢性の痛みでは原因が特定できないために，第三者からは痛みが存在していることに懐疑的な感情を抱くこともある。医療者は痛みについて「その人が存在しているというように存在している」と認識する必要がある。

3．痛みが患者に及ぼす影響

痛みは非常に不快な体験であり，大きな苦痛や不安にもつながる。さらに，それらの体験は生体にも様々な影響を及ぼす。

1 自律神経への影響

痛みは交感神経を刺激し種々の症状を引き起こす。血圧，脈拍数および呼吸数の増加，骨格筋の緊張が起こる。また，悪心（おしん）・嘔吐（おうと）や食欲不振といった消化器症状や発汗の増強を呈することもある。

2 日常生活への影響

痛みの程度によっては日常生活動作を行うことが制限されることがある。また，体動に伴って痛みが増強することが多いため，患者が活動を制限してしまうこともある。さらに集中力や意欲が低下し社会活動の範囲が狭まる。その結果，セルフケアが低下した状態を招く。

痛みによる不快な症状やそれに伴う不安によって入眠困難，中途覚醒あるいは熟睡感の減少を招き，睡眠パターンの変調をきたすことがある。さらに，食欲不振などから食事摂取量の減少といった食生活への影響も引き起こす。

3 精神への影響

痛みはときに耐えがたい苦痛の感覚として認知され，それに伴って不安を引き起こしやすい。自律神経への影響もあり怒りが出現する，反対に抑うつ状態となることもある。怒りは家族にぶつけられたり，抑うつ状態となり社会生活に支障をきたしたりすることもあり，痛みが及ぼす影響は多い。

また，不安や気がかりなことが痛みを増強させたり，疼痛（とうつう）緩和の妨げになるなど，精神的な問題は痛みに大きく影響する。

4．痛みのある患者の看護

1 痛みの把握

痛みにかかわるケアにおいては，その痛みを正しく評価することが必要となる。痛みを客観的に評価することは非常に難しい。痛みは患者が訴えるように存在するものであるから，まずは患者から痛みについてしっかりと聴取することが必要となる。痛みがあるということだけを把握しても対処することは難しい。痛みの部位，性質，増強因子など様々な視点で評価を行う必要がある。痛みの評価の視点を以下に示す。

①痛みの部位および移動：患者は医療の専門家ではないため，言語で部位を表現することが難しい。患者自身に痛む部位を指し示してもらうことでより正確な部位がわかることがある。
②痛みの性状：鈍痛，圧痛，拍動痛など。
③痛みのパターン：出現した時刻，持続的か，間欠的か，日内変動・生活行動や社会関係との関連性はあるかなど。
④痛みの強さ：図 4-13 のような評価尺度を用いて，できるだけ患者の痛みを正確に把握する。
⑤日常生活への影響：痛みによって妨げられる日常生活や治療がないか把握することは重要である。リハビリテーションや検査に影響が出ることはしばしば認められる。

痛みの感じ方は人それぞれであるから，ある人には耐えがたい痛みであっても，ある人にとっては自制できる痛みであることがある。また，痛みの程度を疾患の状態や客観的な情報から第三者が評価することは難しい。図 4-13 に示したアセスメントシートや評価尺度を用いることで，患者と医療者の間に一定の評価基準を設定することができ，痛みの経過を観察することも可能となる。

2 痛みの軽減

痛みは不快な体験であり，苦痛や不安にもつながるため可能な限り軽減するように介入することは看護上重要である。たとえば拍動性の痛みの場合では，痛む部位を挙上することが有効であることがある。また，冷罨法（れいあんぽう）や温罨法で軽減されたり，マッサージや圧迫が有効であることもある。痛みの原因や種類によっては，これらの介入がマイナスとなることもあるため，医師や看護師と検討し，適切な介入方法

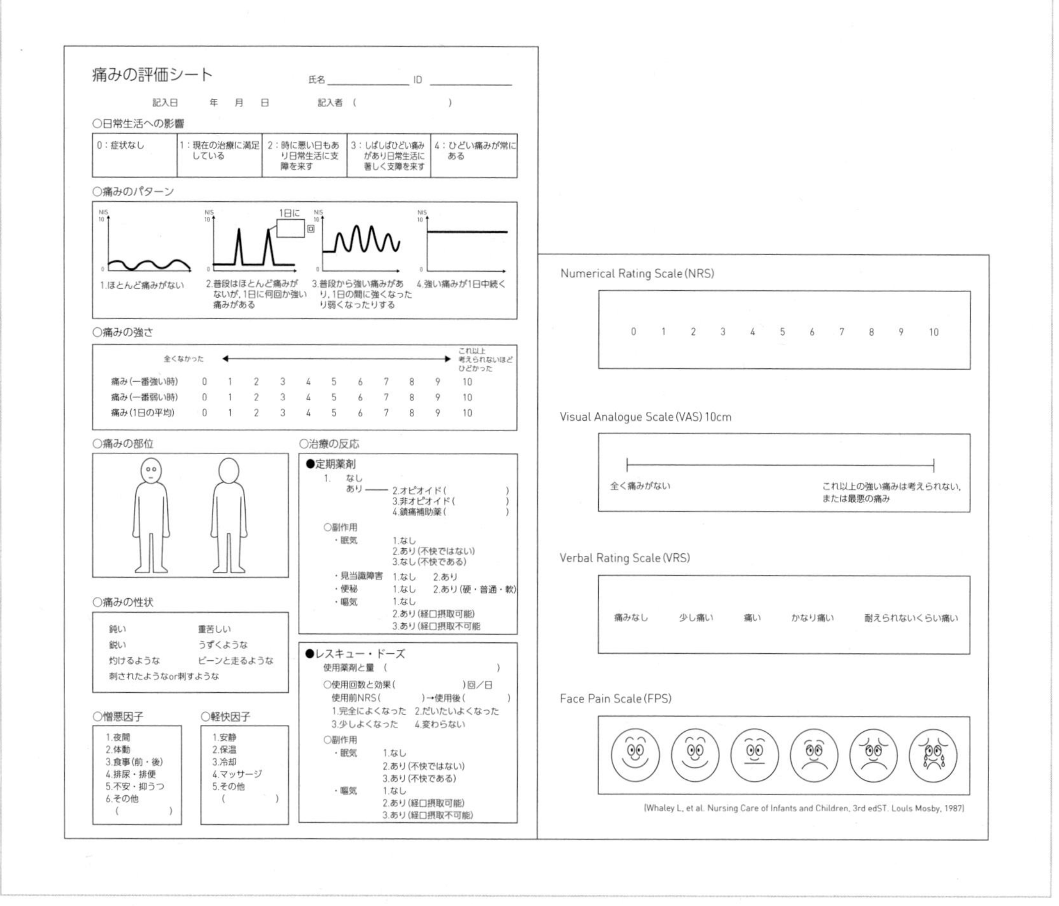

痛みの評価シート　氏名＿＿＿＿　ID＿＿＿＿

記入日　年　月　日　記入者（　　　）

○日常生活への影響

0：症状なし	1：現在の治療に満足している	2：時に悪い日もあり日常生活に支障を来す	3：しばしばひどい痛みがあり日常生活に著しく支障を来す	4：ひどい痛みが常にある

○痛みのパターン

NIS 10 0

1.ほとんど痛みがない

2.普段はほとんど痛みがないが，1日に何回か強い痛みがある（1日に□回）

3.普段から強い痛みがあり，1日の間に強くなったり弱くなったりする

4.強い痛みが1日中続く

○痛みの強さ

全くなかった ←→ これ以上考えられないほどひどかった

痛み（一番強い時）	0	1	2	3	4	5	6	7	8	9	10
痛み（一番弱い時）	0	1	2	3	4	5	6	7	8	9	10
痛み（1日の平均）	0	1	2	3	4	5	6	7	8	9	10

○痛みの部位

○痛みの性状

鈍い　重苦しい
鋭い　うずくような
灼けるような　ビーンと走るような
刺されたようなor刺すような

○憎悪因子

1.夜間
2.体動
3.食事（前・後）
4.排尿・排便
5.不安・抑うつ
6.その他（　　）

○軽快因子

1.安静
2.保温
3.冷却
4.マッサージ
5.その他（　　）

○治療の反応

●定期薬剤

1.　なし
あり ―― 2.オピオイド（　　）
3.非オピオイド（　　）
4.鎮痛補助薬（　　）

○副作用

・眠気　1.なし
2.あり（不快ではない）
3.なし（不快である）
・見当識障害　1.なし　2.あり
・便秘　1.なし　2.あり（硬・普通・軟）
・嘔気　1.なし
2.あり（経口摂取可能）
3.あり（経口摂取不可能

●レスキュー・ドーズ

使用薬剤と量（　　）

○使用回数と効果（　　）回／日
使用前NRS（　　）→使用後（　　）
1.完全によくなった　2.だいたいよくなった
3.少しよくなった　4.変わらない

○副作用

・眠気　1.なし
2.あり（不快ではない）
3.あり（不快である）
・嘔気　1.なし
2.あり（経口摂取可能）
3.あり（経口摂取不可能）

Numerical Rating Scale (NRS)

0　1　2　3　4　5　6　7　8　9　10

Visual Analogue Scale (VAS) 10cm

全く痛みがない　これ以上の強い痛みは考えられない，または最悪の痛み

Verbal Rating Scale (VRS)

痛みなし　少し痛い　痛い　かなり痛い　耐えられないくらい痛い

Face Pain Scale (FPS)

[Whaley L, et al. Nursing Care of Infants and Children, 3rd edST. Louls Mosby, 1987]

図 4-13 ● 痛みの評価シートの例 / 痛みの強さの評価法

を検討することが重要である。

3 精神的ケア

患者の痛みの訴えをよく聴き，受け入れることが重要となる。また，患者は痛みに対して対処されていると感じることで満足感を得られる場合も多い。「あなたは痛みの治療に満足していますか？」と問うことで状態を詳しく把握できることがある。痛みの除去に対して医療者が対処していると感じられることは患者の満足につながることもある。

また，意図的に痛みから意識を逸らすケアとして，音楽や会話などを用いた気分転換法も有効とされている。

4 関係に対するケア

痛みによる抑うつやひきこもり，怒りなどは周囲の人との人間関係を阻害することがある。また，患者が痛みを感じている様子を見ることが，家族など周囲の人に不安や心配といった精神的な苦痛をもたらす。そのため，家族への精神的な援助も必要となる。

5 薬物療法

今日，痛みは様々な薬剤によってコントロールされている。特にがん性疼痛に関しては麻薬を用いてコントロールすることが多い。薬理作用と患者の痛みの状態を合わせながら薬剤量を増減していくため，正確な与薬と，患者の痛みの把握が必要となる。

XV 感覚障害のある患者の看護

1. 感覚障害とは

●**感覚とは**　感覚は，**体性感覚**，**内臓感覚**，**特殊感覚**に大きく分類される（表4-18）。体性感覚はさらに，触覚や痛覚のように体表からの刺激を感知する**表在感覚**，位置感覚や運動覚のような関節や筋膜など深部から伝えられた刺激を知覚してからだの姿勢や位置を保つ**深部感覚**，末梢からの感覚刺激を認識し触れたものの性質などを認識する**複合感覚**に分類される。特殊感覚は脳神経（12神経）と関連し，視覚障害，聴覚障害などを起こすと，人間の外部からの刺激が遮断されるなど生活に大きな影響をもたらす。

●**感覚障害とは**　感覚障害は，感覚の伝達路の障害や心因性の原因により，刺激を正しく感知できないという症状である。また，感覚障害は客観的に確認することが難しく，患者の主観による表現であり捉えにくい。そのため，患者の訴えの内容を明確にすることが重要である。

感覚障害は，感覚過敏，感覚鈍麻，感覚消失（脱失），異常感覚（ぴりぴり感，ほてり感，ちくちく感など）に分けられる。また，深部感覚障害では，運動失調を伴う場合がある。感覚の伝達路のどこが障害されたかによって症状の出現の仕方が異なる。

表4-18 ● 感覚の種類

感覚	種類	主な働き	症状
体性感覚	表在感覚	皮膚や粘膜からの刺激を感知する	温度覚，触覚，痛覚
	深部感覚	筋肉，骨膜，関節などの深部の刺激を感知する	関節覚，振動覚，圧覚
	複合感覚	末梢からの感覚刺激を感知，触れたものの性質などを認識	2点識別，立体認知
内臓感覚		内臓の伸展受容器，圧受容器，化学受容器への刺激を感知する	腹痛，陣痛，悪心，尿意，便意，空腹感，満腹感
特殊感覚		特殊な感覚器で感知される感覚で，脳神経をとおして中枢へ伝達される	嗅覚，視覚，味覚，聴覚，平衡感覚

2. 感覚障害のある患者の特徴

感覚障害は刺激伝達路のいずれの部位の障害でも発生するが，部位によって様々な特徴がみられる（図 4-14）。

●**大脳性感覚障害**　一般に運動障害を伴い，広範に障害されると半身全体に生じる。特に皮質は物の性質・形態などを認識するため，障害されると立体認知や 2 点識別が困難となる。

●**視床性感覚障害**　視床には感覚に関係するすべての刺激が集中する。障害部位と反対側の感覚障害が生じる。視床症候群では不随意運動や発作性の激しい疼痛（とうつう）（視床痛，中枢性疼痛）を伴うことがある。

●**脳幹性感覚障害**　障害側顔面の感覚障害，あるいは障害側の脳神経の運動麻痺（まひ）とともに反対側の感覚障害を生じる（交代性感覚障害）。

●**脊髄性感覚障害**　知覚・運動障害は脊髄（せきずい）の障害された部分よりも下部に生じる。脊

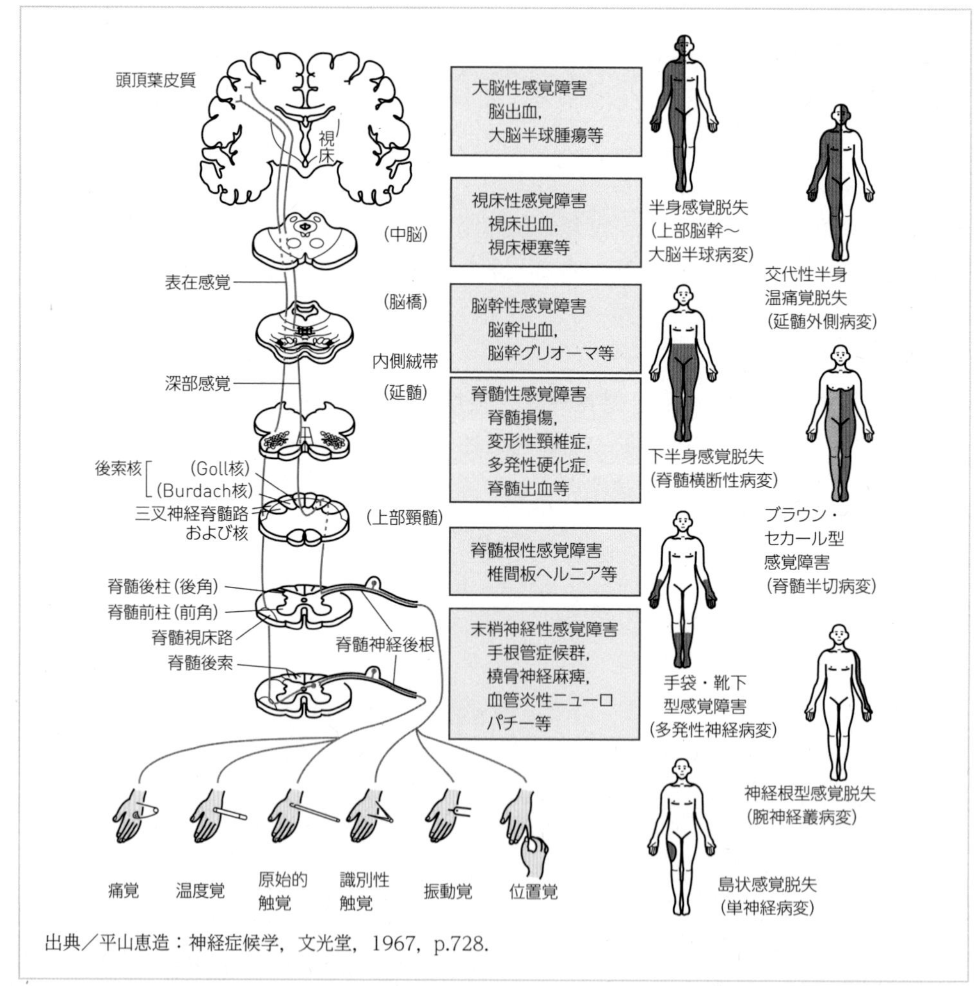

出典／平山恵造：神経症候学，文光堂，1967，p.728.

図 4-14●感覚の伝導路と感覚障害の主な原因疾患

髄髄内での障害の部位（脊髄後索，後角，中心灰白質）や障害の程度（完全横断性脊髄障害，半側脊髄障害）により，障害される知覚の種類，分布が異なる。

●**末梢神経性感覚障害**　障害された神経の支配領域に感覚障害が出現する。末梢神経，神経叢，神経根，脊髄神経節など，障害される神経経路の部位やレベルによって感覚障害の発生する分布が異なる。また，単一か多発かなど病型の違いで分類される。

3. 感覚障害が患者の生活に及ぼす影響

①日頃，私たちは外界からの様々な刺激を正しく知覚することで危険から身を守っている。特に特殊感覚（視覚や聴覚など）の障害は周囲の状況の認識が困難となり，生活に大きく影響する。また，体性感覚の障害では，知覚鈍麻や感覚消失（脱失）により刺激を正しく捉えることができず，熱傷やけが，褥瘡を起こす危険性が高い。

②痛みやしびれの持続は，行動の制限につながるだけでなく精神的にも苦痛が大きい。さらに，睡眠障害や精神的な問題を生じることもある。

③深部感覚障害では，からだの位置や振動，平衡感覚に異常をきたすため，動きがぎこちなくなる。立位が安定しないなど日常生活動作に影響し，転倒・転落のリスクが高まり，歩行が困難になる場合がある。

4. 感覚障害のある患者の看護

1 身体損傷の予防

感覚障害がある場合，周囲に注意を向けられない，感覚が乏しくなり，自分では気づかないうちに傷を負っていることがある。したがって，機械的刺激による外傷を予防するために，身の回りの障害物を取り除くなどの環境整備が必要である。温度覚の鈍麻では温熱刺激による熱傷などを予防するために，入浴やシャワーの際の温度設定に留意し，湯たんぽなどの使用時はからだに接触しないように配慮する。また，触覚の障害では，気づかないうちに受傷していないか注意深く観察する。深部感覚の障害により，転倒・転落のリスクが高まることがあるため，環境整備をはじめとした転倒・転落予防のケアを検討する必要がある。さらに，患者自身にも感覚異常を自覚してもらい，外傷や転倒・転落に気をつけるように指導していく必要がある。

2 皮膚の保護

脊髄損傷などによる感覚障害では，その多くで運動麻痺を伴う。組織への血行障害をきたしやすく，褥瘡になりやすい。清拭や入浴で皮膚の新陳代謝を促す。また，皮膚表面の圧迫を軽減する工夫（エアマットなどの体圧分散寝具の使用など）や，体位変換によって，同一体位の圧迫を防ぎ，血行障害を予防することができる。そのほか，しわのないリネンやからだを圧迫しない衣服といった配慮も必要となる。また，全身の皮膚，特に褥瘡好発部位の観察をし，褥瘡発生を防止する援助を行うが，褥瘡ができてしまったときにはその段階に応じた処置を行う。

3 疼痛・しびれを軽減する援助

温罨法(おんあんぽう)やマッサージなどにより血行を促進させ症状の軽減を図る。患者にとって最も症状が軽減する方法を見出すことが重要である。医師の指示により鎮痛薬が処方されることもある。

4 日常生活援助

感覚障害による日常生活への影響は多岐にわたる。それぞれの感覚障害に応じた援助が求められる。日常生活のなかで患者ができる範囲を明確にし，不足している部分を援助する。

日常生活そのものが困難となる視覚障害や聴覚障害などでは，コミュニケーション手段の確立や自立に向けた専門の訓練が必要となることも多く，社会資源の活用などが重要となる。

5 精神的ケア

感覚障害は客観的に評価できず，患者は人にわかってもらえない痛みやしびれに対する精神的な苦痛は大きい。身体的症状を緩和する援助はもちろんだが，精神的サポートも必要である。生活のなかでの生きがいや希望を見いだし，リラクセーションや気分転換が図れる方法を患者とともに見つけ出すことが大事である。

XVI 意識障害のある患者の看護

1. 意識障害とは

●**意識とは**　意識は,「一般的な覚醒状態, 自己の認識, そして外界に対する反応」（世界脳神経外科連合，1976）と定義されている。一般に，周囲に注意を払い，対象を認知し，外からの刺激を正しく受け止め，刺激に適切な反応を示すことのできる状態が意識清明である。意識には,「意識水準（覚醒の度合い）」と「意識内容（質）」

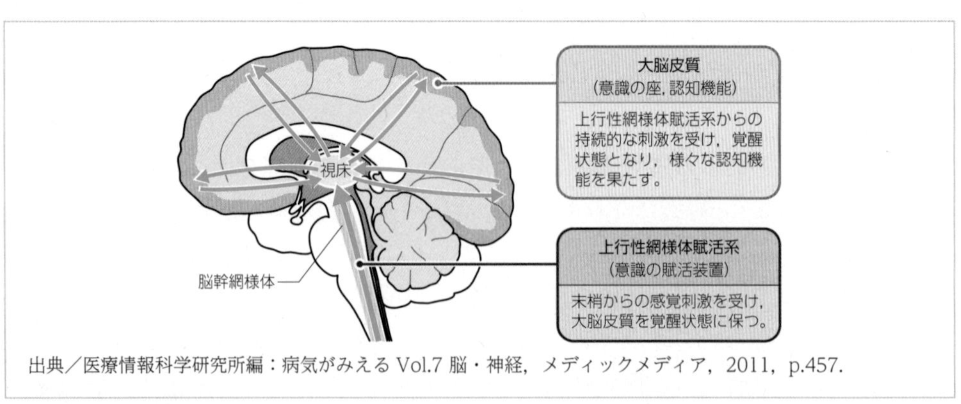

出典／医療情報科学研究所編：病気がみえる Vol.7 脳・神経，メディックメディア，2011，p.457.

図 4-15●脳幹網様体

という側面がある。意識には，視床下部と脳幹網様体が重要な役割を果たし，大脳皮質はこれら両方の制御を受けている（図 4-15）。

●意識障害とは　意識障害は，脳そのものの障害や，脳以外の機能障害により脳の機能を維持するための酸素やブドウ糖の供給が阻害されることにより起こる（表 4-19）。意識障害は，生命の危機を示す重要な徴候（サイン）である。

意識障害の分類には様々なものがある。古くはメイヨークリニック分類が使われていたが，主観的な判断になりやすいため，今日では，客観的な評価としてジャパン・コーマ・スケール（JCS）（表 4-20）やグラスゴー・コーマ・スケール（GCS）（表 4-21）が使われることが多い。脳の障害による意識障害では除脳硬直，除皮質

表 4-19 ● 意識障害を起こす主な原因疾患

脳が原因によっておこる（一次性中枢神経系意識障害）	脳以外に原因がある（二次性中枢神経系意識障害）
脳血管障害（脳出血，脳梗塞，クモ膜下出血）	代謝性脳障害（糖尿病性昏睡，肝性昏睡，電解質異常）
頭部外傷	循環不全
脳腫瘍	呼吸不全
中枢神経系感染症	尿毒症
痙攣発作	中毒（薬物，一酸化炭素，アルコール）
	その他（精神疾患など）

表 4-20 ● JCS（ジャパンコーマスケール，3-3-9 度方式）

Ⅰ	覚醒している状態（1 桁で表現）
1	だいたい意識清明だが今一つはっきりしない
2	時・人・場所がわからない
3	自分の名前・生年月日が言えない
Ⅱ	刺激すると覚醒する状態（2 桁で表現）
10	普通の呼びかけで容易に開眼する
20	大きな声で呼びかけるか，または体を揺さぶることにより開眼する
30	痛み刺激を加えつつ呼びかけを繰り返すとかろうじて開眼する
Ⅲ	刺激をしても覚醒しない状態（3 桁で表現）
100	痛み刺激に対し，払いのけるような動作をする
200	痛み刺激に対し，手足を動かしたり，顔をしかめる
300	痛み刺激にまったく反応しない

R：不穏　I：失禁　A：自発性喪失
例）10-I　20-RI として表す

表 4-21 ● GCS（グラスゴーコーマスケール）

開眼反応（E）	自発的に	4
	呼びかけにより	3
	痛み刺激により	2
	開眼せず	1
言語反応（V）	見当識良好	5
	会話混乱	4
	言語混乱	3
	理解不能の声	2
	発語せず	1
運動反応（M）	指示に従う	6
	疼痛部認識可能	5
	引っ込める	4
	異常に関節を曲げる	3
	異常に関節を伸ばす	2
	運動なし	1

各項目の点数を合計し評価する。

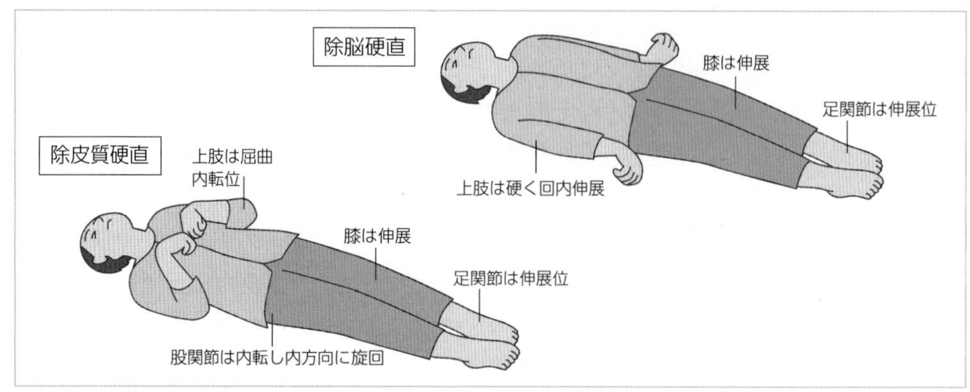

図 4-16 ● **異常姿勢**

硬直といった異常姿勢を認めることがある（図 4-16）。

2. 意識障害のある患者の特徴

意識障害はその発症の仕方，バイタルサインの変化，随伴症状により，原因となっている疾患などを推測することができる。特に，バイタルサインの観察は病態やその症状悪化の早期発見につながるため非常に重要である（表 4-22）。

急性期の意識障害がある患者は，病状が刻々と変化するうえ，自分で苦痛を訴えることが困難な場合があるため，看護師がきめ細かく観察していかなければならない。また，看護するにあたっては，意識障害があってもその人らしく快適に過ごせるよう患者の人間性を尊重する態度を忘れてはならない。

表 4-22 ● **意識障害におけるバイタルサインの変化と原因**

バイタルサイン	内容	原因
呼吸の異常	中枢性過呼吸	橋，中脳の異常
	クスマウル呼吸	糖尿病性昏睡，尿毒症
	チェーン-ストークス呼吸	間脳，両側大脳皮質下の障害，尿毒症，心不全，肺炎など
	ビオー呼吸	髄膜炎，脳出血，脳炎などの末期
	失調性呼吸	延髄の障害，呼吸停止への移行
脈拍	徐脈	アダムストークス症候群，脳蓋内圧亢進
	頻脈	感染症，心不全，代謝障害
	不整脈	心房細動による脳塞栓症など
血圧	急激な上昇	脳出血，クモ膜下出血，高血圧性脳症，尿毒症
	急激な低下	心筋梗塞，出血性ショック，脳ヘルニア，中毒，糖尿病性昏睡
体温	上昇	感染症，出血性脳室穿破，脳幹出血
	低下	中毒（アルコール，薬物，一酸化炭素），脱水，末梢循環不全，低血糖昏睡，内分泌・代謝系疾患

3. 意識障害が患者の生活に及ぼす影響

①障害の程度にもよるが，意識障害がある患者は，生命を維持するためのニーズが十分満たせない。
②自力でからだを動かすことが困難な場合が多い。そのために，それまでできていた日常生活が自力では行えなくなるなど，日常生活スタイルの変更が必要になる。
③感染，廃用症候群，褥瘡（じょくそう）などの発生するリスクが高い。

4. 意識障害のある患者の看護

1 病歴の把握

病歴の把握は，意識障害の原因を推測するためには重要な情報である。発症時の状況や，随伴症状，既往歴などの情報を収集する。本人から得ることが難しい場合には，家族や周囲の人から情報を得る。

2 観察

意識の有無，意識レベル（図 4-17）とその推移，バイタルサイン，神経症状，随伴症状を迅速に正確に観察し，的確な報告・対処を行う。特に急性期の場合は，その変化を見落とすことがないように，詳細に観察する。その際のポイントは表 4-23 である。

3 生命の維持

生命の危機に直面している場合が多いので，迅速に適切な報告・処置を行わなければならない。そのためにも日頃から緊急時に備えて準備をしておく必要がある。具体的な援助としては，まず，舌根沈下や，痰（たん）の喀出（かくしゅつ）困難，誤嚥（ごえん）により，気道の閉塞が起こりやすいため，気道の確保を図る。誤嚥予防のために顔を横に向ける。障害の程度により，エアウェイ挿入や気管挿管の処置が必要になることもある。気管

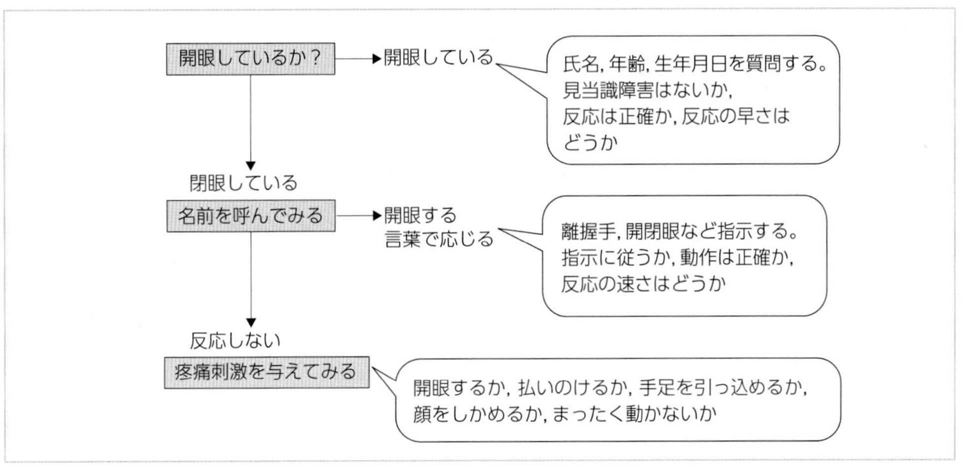

図 4-17 ● 意識レベルの観察の例

表 4-23 ●意識障害時の観察のポイント

①呼吸	数，リズム，深さ，呼吸の型，呼吸臭（アセトン臭，アンモニア臭，肝性口臭，アルコール臭，ガス臭），気道閉塞，努力性呼吸の有無，チアノーゼの有無
②循環	血圧（血圧値，左右差，脈圧），脈拍（数，リズム，緊張，左右差），心電図の波形，冷汗の有無
③体温	発熱の程度，発汗，四肢冷感の有無
④眼の症状	瞳孔（大きさ，形，左右差），対光反射（有無と速さ）と角膜反射，眼球の位置（共同偏視：右方共同偏視，左方共同偏視），眼球運動（動き，人形の眼現象の有無，眼振）
⑤神経症状	髄膜刺激症状（項部硬直），特異な姿勢（除脳硬直，除皮質硬直），麻痺，痙攣（種類，部位，継続時間，眼球の位置），言語障害，振戦，不随意運動
⑥随伴症状	頭痛，悪心・嘔吐，失禁，顔貌

内に分泌物が貯留しているときには，胸部振動法などにより排痰を促し，吸引が必要となることも多い。また，血圧や脈拍の変化は，頭蓋内圧亢進（こうしん）の徴候であり，異常時は速やかに報告し指示を得る。体温の調整機能が障害されているときは，毛布や布団を掛けて正常な体温に近づけ，体力の消耗を防ぐ。

4 皮膚・粘膜の清潔

清拭またはシャワー浴などによって皮膚の新陳代謝を促進し，2 次感染の予防を図る。臥床（がしょう）したままの患者にとっては，血行の促進にもなり皮膚の働きを助ける。また，失禁の状態となり，おむつや膀胱（ぼうこう）留置カテーテルを使用する場合は，特に陰部を清潔に保つ。経口的に食事が摂れないと唾液の分泌が少なくなり，口腔（こうくう）内が汚染されやすいため口腔ケアも重要である。また，瞬目（しゅんもく）反射*の低下や眼脂の増加がみられる場合には，眼のケアにも注意を払う。

5 栄養

意識障害の程度によっては経口的に栄養摂取ができる場合もあるが，点滴や経鼻胃チューブ，胃瘻（いろう）などから栄養を摂らなければならない場合もある。経口摂取を開始するときには，医師や看護師と協力して，口唇，舌，軟口蓋の運動機能や咽頭機能，喉頭機能のアセスメント，刺激に対する反応などから，患者に適した食品の種類や形態を決定する。また，自助具・補助具を工夫し自立を高める援助を行う。食事時の姿勢の保持も重要となる。いずれにせよ，誤嚥の予防に十分に留意する。

6 排泄

自力での排泄（はいせつ）能力を確認したうえで，なるべく自立性を高めるために排尿のパターンを把握し，定期的な排尿訓練，排尿用具の工夫など，根気よく計画的に援助する。しかし，排泄機能の障害により，膀胱留置カテーテルが挿入されることがある。その場合は，挿入部の清潔を保持し，尿路感染を予防するとともに，尿量や性状，水分出納の観察を行う。

***瞬目反射**：突発的な音刺激，閃光刺激，または突然転倒するなどしてバランスを崩したときに，反射的に眼瞼が閉じる反応をいう。

排便に関しては，腸の蠕動運動の低下，経口摂取（栄養および水分）の困難などにより便秘に傾きやすい。さらに患者は自分で腹圧をかけることができないため，排便パターンを意図的につけることも必要である。医師や看護師の指示により，緩下薬の与薬などの処置が必要となる。便秘による努責や浣腸は頭蓋内圧を亢進させるため注意が必要である。

高エネルギー流動食を摂取している患者は下痢になることがある。陰部の清潔を保ち皮膚障害，感染を起こさないようにしなければならない。

7 運動機能の回復

発症時から，良肢位の保持や体位変換，他動運動を積極的・計画的に生活に取り入れながら行う。これらは褥瘡予防にもつながる。また，理学療法士（PT）・作業療法士（OT）と連絡を取り合い，早期からリハビリテーションを進められるように留意する。日常生活のなかでもリハビリテーションの効果を考えながら看護援助を実施する。

8 家族への援助

意識障害のある患者のそばにいる家族は，「意識は戻るのか？」「動けるようになるのか？」「死んでしまうのではないか？」などと動揺し，不安を抱く。そこで，意識がなくても患者に対して言葉をかけ，ていねいなケアを心がけるとともに，家族にも同様に接する。また，家族が何を知りたいと思っているのか，家族の気持ちに傾聴し，家族看護を行うことによって，家族との間にも信頼関係を形成できる。家族と相談しながら，可能なかぎり患者のケアに参加できるようにすることは，家族の気持ちを安定させることに役立つ。さらに，メディカルソーシャルワーカー（MSW）と相談し，将来的にどのような社会資源を利用できるのか情報提供できるよう連絡・調整を行うことで不安の軽減に努める。

XVII 不安・抑うつのある患者の看護

1. 不安・抑うつとは

不安とは漠然とした性質のもので，不確実な，落ち着かない心の状態をいう。不安は生きていくうえで常につきまとい，はっきりとした事象に対する軽度の不安は集中力や注意力が高まり有用なものである。不安が強くなると自律神経系の緊張反応として動悸・頻脈・発汗・息切れ，血圧の変動，脱力感・倦怠感，消化器症状など多様な症状きたし，出来ていたことが出来なくなるなど，日常生活に支障が生じてくる。また，不安は個人の間で伝播することがある。

抑うつとは，様々な疾患においてみられる状態像である。活動性が全般的に低下するため，感情の表出や欲求に基づく行動の発現が乏しく，重度になると「生きる価値がない」「消えてしまいたい」と死を願う希死念慮（きしねんりょ）や，自殺を企図することがある。「抑うつ状態」を主症状とする代表的な疾患はうつ病である。

2. 不安・抑うつのある患者の特徴

不安状態の患者は，特定の環境に曝露されることで，突然，発作的に不安にかられることがある。また，不安に襲われたらどうしようという心配（予期不安）を形成することも多い（表 4-24）。

抑うつ状態にある患者は，精神面での変化では，気分の落ち込み，悲しみ，寂しさ，自己評価の低下，意欲の低下，希死念慮，思考の変化などが見られ，行動面での変化では，セルフケア能力の低下がみられる。身体面の変化では，活動量の低下や食事摂取量の減少から便秘や月経異常をきたしやすく，睡眠障害の訴えも多い。抑うつ状態にある患者の身体的な訴えは多彩である。

不安と抑うつはしばしば重複する。たとえば，不安の患者も抑うつの患者も，睡眠の障害，食欲の変動，非特定的な心肺および消化器系の訴え，集中の困難等を有する。それでもこの二群は分離できる違いがある（表 4-25）。

3. 不安・抑うつが患者の生活に及ぼす影響

不安・抑うつは個人の主観的な体験であるため，患者の経験していることを直接観察することはできないが，日常生活の行動に基づいて患者の状態を判断することができる。不安・抑うつの影響は，セルフケア行動である食事や清潔行動，身の回りの環境調整，排泄，睡眠のほか，家族や周囲の人々との関係性にまで及ぶ。

表 4-24 ● 不安反応のレベル

不安の段階	レベル	状態
第 1 段階	軽度	この段階で人は用心し，知覚領域では見ること・聞くこと・理解することが以前より鋭くなる。この種の不安は学習の動機を与える
第 2 段階	中程度	人は当面の不安に焦点を合わせ，他のことに無関心になる。知覚領域では，見ること・聞くこと・理解することが低下する。しかし，注意しようと思えばすることができる
第 3 段階	強度	知覚領域が非常に低下し，人は，特別の細部に集中しがちになる。他のことは何も考えることができず，すべての行動は安心を得ようとしてとられる
第 4 段階	パニック	抑制力をなくし命令されても行動することができない状態。人がもはや秩序だった人として機能できない状態である。パニックは，筋肉運動を高め，他の人々とコミュニケーションができなくなったり，効果的に機能できなくなったりするので，本人にとって恐ろしく無力な体験となる

出典／井上新平，他：Clinical Nursing Guide 11 精神科，メディカ出版，1998，p.209.

表 4-25 ● 不安と抑うつの違い

不安	抑うつ
不安もしくは心配が優勢	絶望感を伴う悲しみや希望のなさ
睡眠が困難（不眠症の初期）	早朝覚醒（不眠症の末期）あるいは睡眠過剰
	日内変動（午前中の調子が悪い）
恐怖症的な回避行動	会話や思考処理が遅くなる
頻脈と神経運動性の亢進	神経運動性の退行（不穏も起こり得る）
呼吸の障害	反応時間の遅延
身震いと動悸	
発汗と熱さ，あるいは寒さが続く	
脱力，ふらふらする，目まい	
離人症（自分の体から離れている感じ）	快感を体験できない
非現実感（周りが奇妙，現実的でない，馴染みがないという感じ）	いつもの活動に興味を失う
人生のあらゆる領域を含むわけではない，選択的で特異的な否定的評価	否定的な評価が広がっていき，全体に，独占的になる
将来のいくつかの見通しをしている	死や自殺を考えている
	将来の見通しは空白であらゆる希望を諦めている
欠点や誤りを取り返しがつかないと考えてはいない	誤りを取り戻しようがないもとの考える
否定的な評価は流動的である	否定的な評価は動かない
ある出来事についてのみ悪いと予測する	何ひとつうまくいかないという全体的な見方

出典／ゲイル・W・スチュアート，ミシェル・T・ラライア著，安保寛明，宮本有紀監訳，金田亜矢子監：精神看護；原理と実践，原著第８版，エルゼビアジャパン，2007，p.376．を基に作成．

4. 不安・抑うつのある患者の看護

1 不安のある患者の看護

看護の方向性：患者が不安状態にあることを受け止め，患者自身がその不安に向き合い対処を考えていけるように支援する。

●**症状の程度・状態・誘因の把握**　不安を感じるのはどのような状況や場面なのか，それが生活に及ぼしている影響を把握する。

●**不安を表出できるようなかかわりをする**　患者が不安を訴えてきた場合は，訴えをよく聴く。親身になって苦しい気持ちを受け止め，共感を示す。病理的に異常がない身体症状も，患者が感じている苦しみは現実のものであるため，否定せず受け止める。

●**不安への対処について検討する**　患者が何に困っているのか，どのようなことが苦痛なのかについて患者と一緒に確認し，これまで改善に向けて努力してきたこと，その結果，どうすればよいのかなど，不安の対処方法について検討する。

●**日常生活のセルフケアへの援助**　食事，排泄，清潔などの基本的な生活ができているかの観察を行い，適宜補助をする。特に睡眠は，心の安定に不可欠なため，患者が安心できるように環境を整え，薬物療法の効果を確認しながら，よく休めるようにする。

●**家族への支援**　患者の不安が家族に伝わり，家族が患者の不安に巻きこまれてしまうことが考えられるので，家族に対しても，患者の病気に関する理解や，具体的なかかわり方などを伝え，協力をしながら患者が社会生活に戻れるように支援する。

2 抑うつのある患者への看護

看護の方向性：清潔や身の回りの援助と安心感が得られるようにかかわる。全身状態や服薬による副作用の有無，希死念慮（きしねんりょ）がある場合は自殺の防止など注意深い観察が必要である。

●**抑うつ状態の把握**　抑うつ気分，悲観的な思考や判断や決断力の低下，行動抑制や動作の緩慢さ，睡眠障害や栄養障害などの身体症状についてその経過を観察し，抑うつ状態の悪化や改善について把握する。

●**患者を受け入れ，支持するかかわり**　安易に看護師の考えを押しつけたり，励ましたりせず，気分や感情を表現できるようにかかわる。悲観的にものごとをとらえ，重大視するため，辛さを受け止めて優しく接する。

●**静かで刺激の少ない休養できる環境の提供**　心身の休養が必要であることを話し，ゆっくり休める環境を整える。

●**生活リズムの調整**　睡眠薬などの薬物療法の効果をみながら，昼間は起き，夜間は眠れるように生活リズムを調整する。

●**日常生活のセルフケアへの援助**　行動抑制が起こることによって，食事や清潔などの日常生活活動が自力でできなくなることがあるため，栄養の改善と清潔の保持・改善を図る。行動抑制の改善に沿って，段階的にセルフケアできるようにかかわる。また，薬物療法の影響もあり，便秘になることが多いため，便秘へのケアを行う。

●**自殺行動への対応**　初期や回復期に自殺行動を起こすことが多い。自殺に至る患者は，多くの場合何らかのサインを発している。「何かおかしい」と思った場合は，看護・医療スタッフ間で情報を共有し，行動を注意して見守るなどの自殺を防止する対策をとる。

●**家族への支援**　抑うつ状態の患者は，どこまでが正常で，どこまでが病気なのか理解しづらい面もあり，家族はどのように接したらよいのかわからず，戸惑いや気苦労がある。また，患者は否定的な思考や希死念慮を抱いていることがあるので，家族やキーパーソンの負担を和らげるとともに，患者の状態を家族らと共有し，協力をしながら社会生活に戻れるように支援する。

本章の参考文献

・足利幸乃，他訳：体液・電解質の障害と看護ケア〈ナーシングタイムセーバー〉，南江堂，1998.
・安部喬樹，他編：症状別看護アセスメント〈JJN ブックス〉，医学書院，1993.
・阿部正和，他：バイタルサイン，医学書院，1980.
・阿部正和監：対症看護マニュアル，医学書院，1988.
・飯沼由嗣：再興感染症・結核の診断と治療，エキスパートナース，15（12）：36-41，1999.
・池松裕子，他編：症状・徴候別アセスメントと看護ケア，医学芸術社，2008.
・井上新平，他編著：精神科〈クリニカルナーシングガイド 11〉，メディカ出版，1998.
・今井裕一：輸液ができる，好きになる，羊土社，2010.

・医療情報科学研究所編：呼吸器〈病気がみえるVol.4〉第1版，メディックメディア，2012.
・医療情報科学研究所編：脳・神経〈病気がみえるVol.7〉，メディックメディア，2011.
・上田剛士：ジェネラリストのための内科診断リファレンス，医学書院，2014.
・氏家幸子，他：基礎看護技術Ⅰ，第6版，医学書院，2005.
・浦田秀子，他：呼吸ケアの看護技術，看護技術，43（15）：22-27，1997.
・江木盛時，他：重症患者における発熱と解熱処置に関するsystematic review，日本集中治療医学会雑誌，18：25-32，2011.
・奥宮暁子，他編：症状・苦痛の緩和技術，中央法規出版，1995.
・小倉靖子，他：咳嗽・喀痰，臨牀看護，23（10）：1487-1491，1997.
・小田正枝，他編：症状別観察ポイントとケア，照林社，2016.
・小田正枝編著：症状別看護過程，照林社，2014.
・加藤征監：Qシリーズ新解剖学，第6版，日本医事新報社，2013.
・鎌田美智子，他編：症状別・経過別でわかる看護過程；科学的看護実践能力アップ，日総研出版，1996.
・川野雅資編：精神科Ⅰ，中央法規，2011，p.102-107，110-118.
・黒田裕子監：呼吸機能障害をもつ人の看護〈臨床看護学セミナー3〉，メヂカルフレンド社，1997.
・ゲイル・W・スチュアート，他著，安保寛明，他監訳，金田亜矢子監：精神看護―原理と実践，原著第8版，エルゼビアジャパン，2007，p.359-370，376.
・国際疼痛学会編，菅井直介訳：急性痛の管理；実践ガイド．克誠堂出版，1996.
・小林登，他：病態と症候，現代の医学，日本評論社，1979.
・小林寛伊，他監：成人看護Ⅰ〈看護学入門8巻〉，第4版，メヂカルフレンド社，2019.
・坂田三允編：心を病む人の生活を支える看護，中央法規，2018，p.110-121.
・静岡県西部病院環境管理懇話会編：医療従事者のための病院感染予防対策マニュアル；CDC（米国疾病管理センター）ガイドラインに基づいて，日本医学館，2004.
・関口恵子，他編：根拠がわかる症状別看護過程，第3版，南江堂，2016.
・高木永子監：看護過程に沿った対症看護，第5版，学研メディカル秀潤社，2018.
・高橋和郎編：脳神経領域の主要症状；病態生理と観察ポイント〈メディカルライブラリー7〉，メディカ出版，1998.
・武久弘子，他：ナースのためのバイタルサインの基礎知識4　意識障害，臨牀看護，23（11）：1589-1596，1997.
・寺町優子，他編：クリティカルケア看護；理論と臨床への応用，日本看護協会出版会，2007.
・道健一，他監訳：Logemann摂食・嚥下障害，医歯薬出版，2000.
・永家美登理，他：意識障害，看護技術，43（9）：22-25，1997.
・中木高夫監：看護診断対応　症状別看護計画，日総研出版，1998.
・中木高夫訳：看護診断ハンドブック，医学書院，1997.
・中西睦子監：実践基礎看護学，建帛社，1999.
・中野昭一編：図解生理学，医学書院，1980.
・中野昭一編著：図説・ヒトのからだ，医歯薬出版，1988.
・中村惠子，他編：救急看護プラクティス；エマージェンシーケアの基本と技術，南江堂，2004.
・並木昭義，他編：図解体温管理入門，真興交易医書出版部，1998.
・日本緩和医療学会編：がん疼痛の薬物療法に関するガイドライン，第3版，金原出版，2020.
・日本救急医学会監：標準救急医学，第4版，医学書院，2010.
・日本呼吸器学会咳嗽・喀痰の診療ガイドライン2019作成委員会編：咳嗽・喀痰の診療ガイドライン2019，日本呼吸器学会，2019.
・日本消化器病学会関連研究会　慢性便秘の診断・治療研究会編：慢性便秘症診療ガイドライン2017，南江堂，2017，p.2，60.
・日本創傷・オストミー・失禁管理学会編：排泄ケアガイドブック，照林社，2017，p.24-28.
・奴田原紀久雄，他編：腎・泌尿器〈新体系看護学全書成人看護学7〉，第4版，メヂカルフレンド社，2018.
・橋本尚詞：人体のしくみと働き〈看護学入門1巻〉，第4版，メヂカルフレンド社，2013.
・原田博雅，松尾汎編：息切れの診かた症例で読み解く呼吸困難の診療，文光堂，2012.
・菱沼典子：看護形態機能学；生活行動からみるからだ，日本看護協会出版会，1997.
・日野原重明監：呼吸ケアマニュアル〈ナーシング・マニュアル16〉，学習研究社，1988.
・堀場希次，他：病態生理と看護学，名古屋大学出版会，1996.
・槇田浩史編：呼吸管理ハンドブック，中外医学社，2002.
・慢性疼痛治療ガイドライン作成ワーキンググループ編：慢性疼痛治療ガイドライン，真興交易，2018.
・水島裕監：疾患・症状別今日の治療と看護，南江堂，1996.
・向井美惠，鎌倉やよい編：摂食嚥下障害の理解とケア，学研メディカル秀潤社，2003，p.7-25.
・村上美好監：写真でわかる臨床看護技術；看護技術を徹底理解！，インターメディカ，2004.
・森山美知子，他編：エビデンスに基づく呼吸期看護ケア関連図，中央法規，2012.
・安田千代子：症状別看護計画のための基礎ノート；病態生理と看護対策，看護の科学社，1996.
・ラーソン，P.J.，他編著：Symptom Management　患者主体の症状マネジメントの概念と臨床〈別冊ナーシングトゥデイ〉，日本看護協会出版会，1998.

学習の手引き

1. 貧血とはどのような状態を指し，その原因にはどのようなものがあるか考えてみよう。
2. チアノーゼとはどのような状態のことで，その原因は何かまとめてみよう。
3. 出血の予防とケアについて説明してみよう。
4. 咳嗽のある患者の観察のポイントをあげてみよう。
5. ショック状態の特徴とそのケアを整理してみよう。
6. 呼吸困難患者の観察事項をあげてみよう。
7. 悪心・嘔吐を起こす原因にはどのようなものがあるか整理しておこう。
8. 食欲不振を訴える患者に対する観察のポイントをあげてみよう。
9. 嚥下困難患者の食事における留意点をあげてみよう。
10. 排尿の異常はどのようなものがあり，どのようなケアが必要かまとめてみよう。
11. 排便障害時の観察ポイントをあげてみよう。
12. 黄疸にはどのような種類があり，どのような看護が必要か考えてみよう。
13. 脱水時にはどのような点に注意して観察すべきか考えてみよう。
14. 浮腫はどのような機序によって起こるか説明してみよう。
15. 発熱患者の観察のポイントを整理しておこう。また，発熱時の対応の原則について復習しておこう。
16. 痛みを訴える患者の観察のポイントをあげてみよう。
17. 頭痛の原因にはどのようなものがあるかまとめてみよう。
18. 意識障害の程度を測る基準にはどのようなものがあるか復習しておこう。
19. 不安や抑うつ状態の強度な患者に対する観察ポイントをあげてみよう。

第4章のふりかえりチェック

次の文章の空欄を埋めてみよう。

1 貧血のある患者の看護

貧血のある患者は，全身の栄養状態が低下し，抵抗力が低下すると［ 1 ］による合併症を起こしやすいため，全身の清潔や感染予防に注意する必要がある。

2 出血傾向のある患者の看護

出血は，［ 2 ］(点状出血や紫斑など)，粘膜下，［ 3 ］(歯肉出血，鼻出血，喀血，吐血，下血，血尿，女性性器出血など)，関節腔内，筋肉内，頭蓋内など様々な部位に生じる。

3 ショック状態の患者の看護

ショックに陥った患者は，①呼吸困難，②脈拍微弱・触知不能，頻脈，③［ 4 ］，④末梢性（四肢）チアノーゼ，⑤皮膚・［ 5 ］，冷汗，⑥意識障害の症状がみられる。

ショック時には，体位は水平仰臥位で下肢のみ挙上する（ショック体位）。

4 咳嗽・喀痰のある患者の看護

咳嗽は，喀痰を伴う[6]と喀痰を伴わない[7]とに分類される。

喀痰（痰）とは，気道分泌物を指し，気道の炎症や[8]，機械的刺激により生じた過剰な分泌物と，細菌，塵埃，細胞などが喀出されたものである。

5 呼吸困難のある患者の看護

呼吸困難がある患者は，体動により[9]が増加し呼吸困難が増悪するため疲労感が強く，日常生活動作（ADL）が制限され心身ともに安楽が保ちにくい。

6 悪心・嘔吐のある患者の看護

悪心とは，胃の内容物を吐き出したくなる，[10]から胸部にかけての不快感である。嘔吐とは，胃の内容物が[11]を逆行し，口から出る状態である。

患者の観察では，いつから始まったのか，嘔吐の程度や回数，[12]，悪心の有無や持続時間などの観察を行う。

7 嚥下困難のある患者の看護

嚥下困難とは，口腔内の飲食物を咽頭，食道を経て胃の[13]へ送る過程が障害され，飲み込みにくい・飲み込めない状態をいう。

患者の観察では，①[14]，②食事内容，③栄養状態の観察を行う。

8 排尿障害のある患者の看護

排尿障害の分類として，①尿量の異常（無尿，乏尿，多尿），②尿をためることの異常（[15]：頻尿，尿失禁），③尿を排出することの異常（尿の排出障害：尿閉，排尿困難，排尿痛，残尿感，尿勢低下）がある。

排尿障害の症状を観察のするためには，[16]誌の活用が有効である。

9 排便障害のある患者の看護

排便障害とは，消化管における消化吸収の過程に何らかの障害があり，[17]や排便回数に異常を生じた状態で，[18]，便秘や便失禁などがある。

10 黄疸のある患者の看護

黄疸とは，何らかの原因で血液中のビリルビンが増加し（[19]），組織に沈着した状態をいう。黄疸による症状には，瘙痒感，[20]，灰白色の脂肪便がある。

11 脱水のある患者の看護

脱水とは，水と電解質（主としてナトリウム）の代謝障害によって，[21]が正常以下に減少した状態をいう。脱水は水欠乏性（高張性）脱水，[22]，水およびナトリウムが減少する混合性（等張性）脱水に分けられる。

高温多湿の環境下での運動や労働によって，体液の水分・塩分量が失われて起こる障害を［ 23 ］といい，発汗による混合性脱水と高体温が主要症状である。

12 浮腫のある患者の看護

浮腫の随伴症状として，皮膚の弾力性の低下・乾燥（皮膚の脆弱化），［ 24 ］の低下，倦怠感，疲労感，食欲不振，［ 25 ］，体重増加，腹部膨満感，呼吸数増加，息切れ，喘鳴などがみられる。

浮腫のある患者は，心臓や腎臓の負担を軽減し排泄を促すためには［ 26 ］が重要である。

13 発熱のある患者の看護

体温は通常生体の恒常性によって一定に保たれている。その体温が異常に上昇した状態を高体温といい，高体温には［ 27 ］と［ 28 ］がある。

解熱とは，［ 29 ］が消失し生体が元の体温に戻ろうとすることをいう。

14 痛みのある患者の看護

痛みは原因によって［ 30 ］と［ 31 ］に分けられる。深部疼痛はさらに身体的疼痛と内臓痛に分けられる。

痛みの評価の視点には，① 痛みの部位および移動，②［ 32 ］，③ 痛みのパターン，④ 痛みの強さ，⑤ 日常生活への影響がある。

15 感覚障害のある患者の看護

感覚障害は，感覚の伝達路の障害や心因性の原因により，刺激を正しく感知できないという症状である。感覚障害は，感覚過敏，［ 33 ］，感覚消失（脱失），［ 34 ］（ぴりぴり感，ほてり感，ちくちく感など）に分けられる。

16 意識障害のある患者の看護

意識障害の分類には様々なものがあるが，客観的な評価として［ 35 ］（JCS）や［ 36 ］（GCS）が使われることが多い。

意識障害のある患者へは，舌根沈下や，痰の喀出困難，［ 37 ］により，気道の閉塞が起こりやすいため，［ 38 ］を図る。誤嚥予防のために顔を横に向ける。

17 不安・抑うつのある患者の看護

不安とは漠然とした性質のもので，不確実な，［ 39 ］心の状態をいう。抑うつとは，様々な疾患においてみられる状態像である。

不安・抑うつの影響は，セルフケア行動である食事や［ 40 ］，身の回りの環境調整，排泄，睡眠のほか，家族や周囲の人々との関係性にまで及ぶ。

■臨床看護概論

第5章 治療・処置に伴う看護

▶学習の目標

●各種の治療・処置に関してその目的と意義を理解する。
●各種の治療・処置の特徴について学ぶ。
●それぞれの治療・処置が生活に及ぼす影響について学ぶ。
●それぞれの治療・処置の効果を高めるための援助を学ぶ。

I 安静療法を受ける患者の看護

1. 安静療法の目的と意義

1 安静療法とは

身体および精神活動によるエネルギー消費を最小にする状態を保持することで，疾病や症状の悪化を防ぎ，治癒力やエネルギーの回復を図ることをいう。たとえば，かぜの熱で気分が悪いときでも，温かい食べ物や飲み物を摂って安静にし，よく眠って目覚めたときに，発汗とともに解熱してすっきりした経験がだれにでもあるだろう。このように疾患からの回復を目的に，活動を控え，心身を平静に保ち，エネルギー消費を低下させることで，人間がもっている自然治癒力を最大限にするための必要な治療の基本ともいえる。

2 安静療法の目的

肉体的･精神的な活動による消耗を最小限に抑え，失ったエネルギーを補給して，身体の各組織や器官の負担を和らげ，疾病，および病状の悪化を予防するとともに，その回復を促進するために行われる治療法である。つまり，心身の安寧を目的として行われる治療法といえる。

3 安静療法の意義

1） エネルギー代謝

からだを動かせば，当然それに必要なエネルギーを消費する。安静を保つことで生命維持に必要な最小限のエネルギー（基礎代謝）以外の消費（活動代謝）を少なくし，疾病に対応するエネルギーをより多く供給することができる。

2）呼吸機能

呼吸器は生きるために絶えず呼吸運動を続けている。その呼吸運動（呼吸筋の活動）とともに，全身のエネルギー代謝が亢進して酸素消費量が増大し，ガス交換が盛んになり，呼吸数も呼吸の深さも増大する。安静により酸素消費量を減らすことで肺の仕事量を減らし，負担が軽減できる。

3）心臓・循環機能

血液ポンプの役割を果たしている心臓は，動作に伴い心拍数が増加すればするほど，また，血圧が高いほど心仕事量が増すことになり，安静によって心臓への負担を軽減できる。血液の循環を運動との関連でみると，運動量の増大によって，心臓へ戻る血液量が増大し，心拍出量が増加する。逆に腎臓・肝臓などの臓器への血液量が減少する。つまり，安静によって，ほかの多くの血液量を必要とする臓器・器官への血液量を確保し，臓器・器官への酸素・栄養の供給を充当でき，心負荷の回復および治癒を促進する。急性心筋梗塞の場合は，心仕事量の軽減，心筋の酸素消費量を少なくするために，発症直後は絶対安静が強いられる。

4）腎機能

腎臓は主に老廃物の排泄を行っている。運動時には体内の老廃物が増加するが，腎血流量が減少していることから腎臓への負担が大きくなる。安静によって，腎血流量が増大するだけでなく，老廃物の産生も少なく，腎仕事量が減少し，負担を最小限にできる。

5）肝機能

肝臓は主に物質代謝（グリコーゲンの生成・処理，脂肪代謝など），解毒などの機能を果たしている。運動時には，代謝の亢進によって多くの血液を必要とするが，肝血流量が減少することから，肝機能に障害がある場合は，肝臓細胞の修復を図るために，安静臥床を保ち，肝血流量の増大を図る必要がある。

6）骨・関節・筋の安静

骨折，関節の周囲に損傷を受けた場合など，疼痛の緩和やその関節もしくは周囲組織の安静（固定などによる）を保つことで，組織の修復を図る。ギプスやシーネ，牽引などが使用される局所的な安静療法が行われることもある。

7）手術後の患者

手術後は体力の消耗が激しい。麻酔による影響や体力の回復，創部からの出血の予防のために安静にする。循環動態，呼吸状態が安定し，出血など創部に異常がなければ，術後呼吸器合併症予防のためにも早期離床へ向けて，体位変換や自動・他動運動を行う。

2. 安静療法の特徴

1 安静の種類と程度

1）安静の種類

●**全身的安静**　絶対安静や床上安静などのように，酸素消費量，心仕事量を最も少なくするよう，全身の活動を静止している状態であり，エネルギー代謝を抑制し，疾病の悪化予防や回復を促進させる。

●**部分的安静**　外傷や損傷部位など局所の安静を保つこと。

2）安静の程度

疾病の種類や進行度などに応じて，絶対安静（自動運動を制限）から，床上安静（起床や体位変換が自由にできる），トイレへの歩行，病室内，病棟内，院内，外出・外泊可など運動量が拡大する。また，精神的な安静も重要である。精神的な安静は，病態の変化や苦痛の程度，安静の拡大，運動量の変化によっても異なってくる。

2 安静による弊害

安静の目的や意義にとらわれ，必要以上の安静を強いると，様々な機能に障害を起こしてしまう。特に高齢者にとっては，短期間の安静臥床（がしょう）でも筋骨格系，循環器系，呼吸器系など全身へ影響することがわかっている。また近年は短期間のICU入室でも筋力の低下がみられるなど，超急性期領域における弊害も注目されている。長期臥床の弊害とその主な原因を表5-1に示した。

3. 安静療法が患者の生活に及ぼす影響

1 日常生活動作の制限

安静療法は活動を減らすことが目的であるため，清潔，食事，排泄（はいせつ）などの日常生活動作にも影響を及ぼすため，それまでの生活習慣を変更・工夫しなければならない。

表5-1●安静による弊害

主な原因	安静による弊害
（呼吸・循環系）	
横隔膜運動の抑制に伴う呼吸容量の減少 →	肺活量の低下，最大酸素摂取量の低下
気道内分泌物の喀出力の低下 →	沈下性肺炎
心拍出量低下に伴う循環血液量の低下 →	頻脈，起立性低血圧
血管周囲の筋肉収縮によるポンプ作用減弱 →	深部静脈血栓症・肺血栓塞栓症
（骨・筋系） 骨・筋へ体重負荷が加わらない →	骨の脱カルシウム（骨粗鬆症） 筋力の低下（筋の萎縮） 関節の拘縮
（泌尿器系） 不動による骨量減少・骨吸収亢進（こうしん） →	高カルシウム尿症，尿路結石
（消化器系） 活動不耐による食欲低下 腸管運動抑制 →	便秘
同一体位 →	褥瘡
（心理的・社会的） 外的刺激の減少 疾病の受容困難 →	うつ状態，社会性の減退

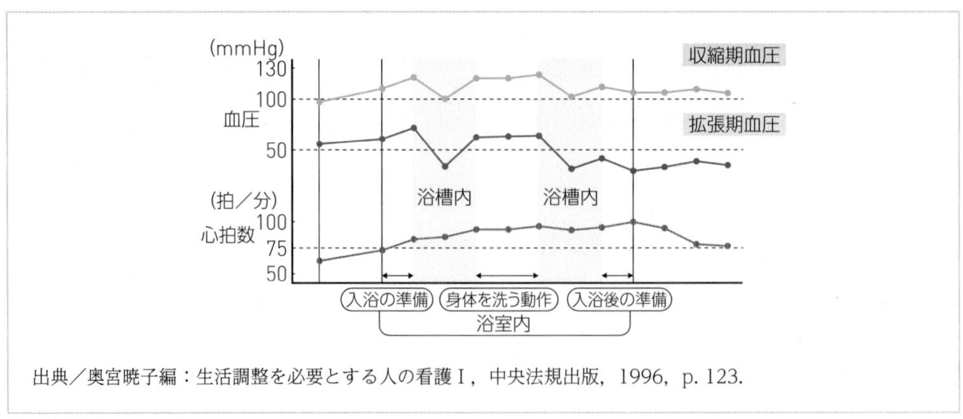

出典／奥宮暁子編：生活調整を必要とする人の看護Ⅰ，中央法規出版，1996，p. 123.

図 5-1 ● 入浴時の血圧と脈拍の変化

1）清潔

洗面から入浴まで様々な清潔の方法があるが，なかでも入浴は循環器系への負担が大きい。図 5-1 に入浴時の血圧と脈拍の変化について，健常者を対象にした結果を示した。特に，衣服の着脱や身体を洗う動作が心臓に負担をかけていることがわかる。

2）食事

食事は，自分でゆっくりと摂取できるよう体位，食事の並べ方など本人と相談し必要な介助の程度に応じて準備する。食後は，活動によるエネルギー消費を最小にし，消化・吸収にエネルギーを使えるよう安静が必要となる。患者の状態によっては，絶食となることもある。たとえば，急性心筋梗塞発症直後では，血圧の変動を防ぎ，心臓への負担を最小限にするために絶対安静となる。食事は，消化・吸収のために消化器の血液需要量が増加し心臓に負担がかかるため，発症当日は絶食となる。

3）排泄

安静の指示があるためトイレまで歩行できない場合は，膀胱（ぼうこう）留置カテーテル挿入による導尿を行うが，病態の回復とともにベッド上での排泄，ベッドサイドでの排泄など排尿方法を変更する*。排泄（はいせつ）（排尿，排便）には羞恥心を伴うため，プライバシーを確保することが必要である。また，排泄を我慢することで，習慣性の便秘や膀胱炎を引き起こすことがないように患者への説明を十分に行う。排便時の努責は循環器系へ負担をかけるため，努責が最小になるような体位の工夫や，水分摂取等により自然な排便に近づける工夫が必要となる。

2 生活リズムの乱れ

人間の生活リズムは，ホルモンや自律神経系の働きで夜間は休息をとって眠り，

---

* 2016（平成 28）年より排尿自立指導料が保険適用となった。膀胱留置カテーテル挿入中，抜去後に下部尿路機能障害の症状が出た場合，自然な排泄への自立に向けた支援が多職種からなる排尿ケアチームで行われている。

昼間活動するようにできている。しかし，安静により活動が制限されると，休息とのバランスがうまくとれないことがある。

臥床（がしょう）していることが多いと，日中傾眠してしまうことにより，夜間眠れなくなり生活リズムが乱れてしまうことがある。また，安静にしていることで消費エネルギーが少なく疲労が少ない，治療上自然な睡眠姿勢がとれないなどの理由から，眠れないことが多い。

3 社会的役割遂行の困難

安静を必要とする治療が長期に及ぶ場合，その人の役割（仕事上の役割，家庭での役割など）を実行できず，無力感，不安，社会的孤立などを感じることがある。

4. 安静療法の効果を高めるための援助

安静療法を必要とする患者の看護は，安静の目的・意義が達成され，同時に弊害を最小限にとどめるよう，個別的に計画・実践することが必要である。

1 安静の必要性の理解と納得への援助

安静療法によって，患者の生活に様々な影響が生じることは前述したが，そのようななかで患者が安静を保つことは容易でないことが理解できる。そのため，患者に安静の必要性を理解し，納得してもらうことが重要である。その際には，その人の病気の病態生理から考えた次のような説明が必要になる。

①安静を保つと身体にどのような変化があり，どう影響し回復していくのか。
②どのくらいの期間の安静が必要か。
③どのような状態になったらどのような活動ができるのかという見通し。
④活動範囲や行動の拡大方法を実際行ってみせるなど具体的に示す。

2 日常生活動作への援助

清潔行動，食行動，排泄行動などの動作が安静にどう影響するのかを理解してもらう。そのうえで，患者が安静療法を実行しやすいよう援助する。

①可能な限り，患者の日常生活様式に近づけたケア
②心身の安寧が保持できるような環境づくり
　・外的刺激を与える（花，テレビ，面接や家族の面会など）
③安楽な体位の工夫

3 患者自身の判断能力・やる気を高める

安静療法が患者の生活に様々な影響を与えるなかで，患者が自分自身で自分のからだをコントロールしていると感じ，治療をやっていけると思うこと（自己効力感）が，安静療法を効果的にそして継続して実施できる重要な要素である。

それには，自分の状態を客観的に知るための指標の存在が有用である。たとえば，虚血性心疾患の患者が発作を予防するために，検脈（脈拍触診）を行い，「このくらいなら大丈夫」「これをやったら苦しくなる」という安静の許容範囲を体験から学ぶことによって，自分自身がコントロールしようとする，患者のセルフケア行動を高めることにもなる。安静が必要ななかで，どのようにその人らしい生活が送れ

るかということを共に考えることが重要である。

4 安静による弊害を最小限にする援助

安静による弊害を最小限にするために，許容範囲内での安楽な体位の工夫，および床上安静の場合の定期的な体位変換や，良肢位の確保，自動的・他動的運動などを実施するとともに，患者本人がそれらを心がけることができるよう援助することが必要である。

5 社会的役割の遂行への援助

活動が制限されることから，社会的役割を今までと同じように果たすことが難しくなり，患者と家族の暮らしが不安定になることがある。そのようなときには，サポート状況についてのアセスメントを早期に行い，生活を調整するための援助がなされなければならない。たとえば，公的サービスなどの社会資源の活用の方法，患者会などで情報交換をする機会をもつなど情報を提供し，コーディネートすることも看護として必要である。

Ⅱ 食事療法を受ける患者の看護

1. 食事療法の目的と意義

食事は，生命の維持と身体の活動に必要なエネルギー・栄養素の供給のために行われる。また，好みに適した食事や他者との交流や家族の団らんなどをとおして，満足感が得られる楽しい時間をもつという，心理・社会的にも重要な意味をもっており，心身の健康と深く結びついている。

食事療法とは，治療法の一つであり，糖尿病，肝疾患，高血圧性疾患，脳血管障害，心疾患，腎疾患などの慢性に経過する疾患においては重要な治療法である。

健康が障害された場合，病態栄養学に基づき，効率の良い栄養療法の実践のため，食事の内容・量・形態を調整することによって，病態の悪化やそれに伴う２次的障害を防止する目的で行われる。

また，食事療法は一時的な療法として適応されることもあるが，長期間あるいは生涯にわたって継続しなければならない場合が多い。そのために，看護師は，個々の患者の食習慣，職業などの社会的役割，価値観など食事療法に影響を及ぼす諸要因を理解することが大切である。

2. 食事療法の特徴

1 食事療法の種類

食事療法は，患者に必要な食事摂取量や疾患の種類や障害の程度で異なってくるため，その種類は非常に多い。栄養素の摂取方法からみると，大きく経腸栄養と経静脈栄養に分けられる。経腸栄養は，消化管粘膜から直接栄養素を吸収する方法であり，経口栄養と経管栄養に分類される。経口栄養は食事の形態を調節した一般治療食と，食品構成や栄養成分調節をした特別治療食に分けられる。経管栄養はチューブを用いて消化管内に直接栄養を補給する方法である（図 5-2）。

2 食事の特徴とその適応

①一般治療食：食事の形態を調節した食事で，その形態から表 5-2 のように分けられる。

②特別治療食：病態に応じて，エネルギー量，３大栄養素，各種微量栄養素の組成を調整し，直接的な疾患治療効果を目指す食事である。主なものを表 5-3 に示した。

3. 食事療法が患者の生活に及ぼす影響

食事療法が患者の日常生活に及ぼす影響には，食事療法の期間や内容（制限の程

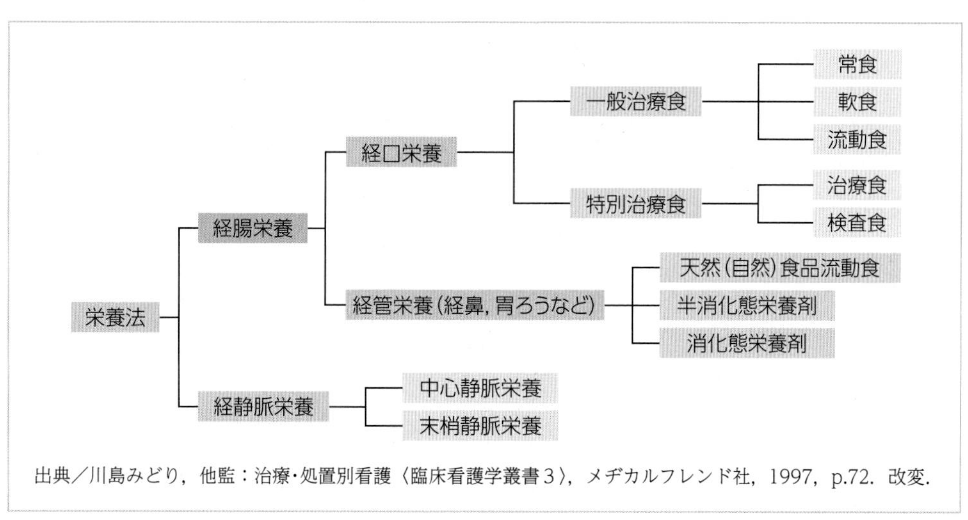

出典／川島みどり，他監：治療・処置別看護〈臨床看護学叢書３〉，メヂカルフレンド社，1997，p.72．改変.

図 5-2 ● 栄養法の種類

表 5-2 ● 一般治療食

種類	特徴と適応
常食	一般的な食事で，嚥下，消化，吸収，代謝の各機能に障害のない場合に選択される
軟食 三分粥食 五分粥食 七分粥食 全粥食	常食より軟らかく消化のよい食事で，消化機能が低下した場合（胃切除後など）に選択される 消化機能の障害の程度によって，主食の内容は三分，五分，七分，全粥と変える必要がある
流動食	固形物を含まない流動状の食事。主に，重湯，スープなどが使用される。手術後など，一定期間の消化管の安静のために選択され，単独では栄養素の補給はできず，軟食への橋渡しという意味をもつ

表 5-3 ● 特別治療食

	特徴と適応
低エネルギー食	摂取エネルギーを必要最小限にとどめ，しかも必要な各種栄養素がバランスよく含まれた食事。糖尿病，肥満の是正に選択される
低たんぱく食	慢性腎不全など腎機能が低下し，窒素代謝物の尿への排泄が減少した場合 肝障害による高アンモニア血症の予防，治療が必要な場合
低ナトリウム食	食塩を制限した食事。体液の増加を抑え，心臓，腎臓への負荷を軽減したり，血圧が上がるのを予防する場合 高血圧，うっ血性心不全，腎不全などで選択される
低脂質食	胆石，膵炎などで，胆汁や膵液の分泌が障害された場合
低プリン食	痛風などでプリン代謝の異常をきたしている場合
食物アレルギー食	食物アレルギーのある場合

度など），あるいは食事療法により病態が回復していると感じることや食事によって排泄(はいせつ)に変化（下痢や便秘など）が及んでいるか否かなどがある。たとえば，かぜ，下痢などでは，食事療法の期間は短く，その内容も簡易であることが多い。一方，慢性疾患では，食事療法を生涯継続する必要があることで，日常生活に与える影響は大きいので，食事療法チームでは栄養士（管理栄養士）と協力する。

1 食習慣・食行動への影響

食習慣（食事の味付け，嗜好(しこう)など），食行動（空腹感や食欲のままに食べるなど）は，個々の生活の積み重ねのなかで形成されるものである。食事療法では，その習慣や行動を変更しなければならないことがある。しかし，食習慣や食行動は無意識に行っていることもあるため，必要性や食事内容について，その人の生活習慣や生活行動に組み込むことができるよう習慣や行動を見直し，意図的に食べる努力が求められる。

2 心理的影響

食事は，人にとって基本的欲求の満足感を満たす意義がある。しかしながら，慢性疾患患者は，食事療法を生涯継続しなければならないため，自分の好きなようにできないという規制感，ほかの人と同じ内容の食事ができないことなどから生じる孤独感，欲求のままに食べると病状が悪化するので食べられないなど心理的葛藤が生じる。このような心理的負担が大きくなると，食事療法を継続していくことが難しくなる。そしてさらに，継続できない自分へのいら立ちと病状悪化への不安やあせりから，自分の存在価値が見出せなくなり，無力感や自尊心の低下へつながっていく場合がある。

3 社会的影響

人は家庭や職場などで自分の役割をもち，その役割を果たしながら，多くの人との人間関係のなかで生活をしている。食事はその人間関係を強化する一つのコミュニケーション手段ともいえる。しかし，食事療法を実施することにより，そのコミュニケーションのしかたに変化をきたす場合がある。たとえば，以前は営業職のため不規則な食生活をしていた人が，事務職への異動を余儀なくされるなど，今までの職場での役割や地位に変化が生じる場合がある。また，食事療法が必要でありながら外見上変化がない患者は，周囲の理解が得られにくく，サポートが受けられず，食事療法の実施が困難になる場合も多い。

4. 食事療法の実施と患者への援助

慢性疾患のコントロールや疾病の悪化の予防のために，患者は長年の食習慣を変え食事を自分で管理していかなければならない。したがって，食事療法の継続に必要な，患者の自己管理能力を高めるための援助が看護師の重要な役割といえる。

1 食事療法の援助に必要な情報

①生活状況：
- 年齢，性別，職業（仕事内容，地位・役割，勤務時間など）
- 居住環境
- 家族構成と家族歴
- 教育程度，理解度
- 趣味，宗教，社会参加活動
- 食生活（習慣や好みなど）
- 日常生活のパターン：排泄，睡眠，運動，清潔など
- 平均的な1日の過ごし方

②疾患の状態，既往歴，現病歴など

③食事状況に対する患者・家族の考え方
- 食事に対する考え方，価値観
- 食事療法の必要性についての認識度
- 食事療法に対する関心度・意欲

2 食事療法の実施に必要な援助

1） 食事に関する問題の把握

患者が中心になって，食事に関する問題を把握し，看護師と一緒に目標，食事療法計画を立てる。

2） 食行動変容のための知識や技術の提供

●**学習の形態**　個人指導，集団指導，セルフヘルプグループ，ピアグループ，糖尿病教育入院などがある。

●**学習の進め方**　スムーズに学習できるように，興味のあることから始めたり，すでに知っていることから始めたりするなどの工夫を行う。

●**教材**　パンフレット，模型や絵，実際に作って味や量を経験する，献立チェック表の活用などがある。

これらは，患者の好みやニーズ，能力を考慮し，その人に合った方法を選択することが重要であるとともに，食事療法の対象となる患者は，多くは長い人生の経験

者であることから，子どもの教育とは違った配慮が必要である。

また，患者は食事内容を様々に制限されるので，少量の塩分で食事をおいしく感じることができたり，少ない量で満腹感を感じられる方法（ゆっくりかんで，時間をかけて，水分の摂取など）によって，食事療法の負担を最小限にするような技術の提供も大切である。

減塩は，酸味や香味，辛味で味にアクセントをつけ，新鮮な旬の材料を使用するなど調理を工夫することによって可能となる。また，カリウムやカルシウムの摂取は体内の余分なナトリウムを排泄し，血圧を下げる効果があるため，食品や食材に含まれる量を患者に知らせる。

3）多職種による連携

患者の個別性に合わせた食事療法を開始・継続するためには，医師・看護師・管理栄養士・薬剤師・臨床検査技師・リハビリテーションスタッフなどの専門スタッフと医療ソーシャルワーカー（医療福祉相談員）・医事課などの事務スタッフが連携して栄養サポートチーム（Nutrition Support Team；NST）をつくり，それぞれが知識と技術を出し合い，最良と思われる方法で食事療法を支援することが必要である。このような状況のなかで，患者の最も近い位置にいる看護師は，各専門職が情報を共有できるように,コーディネーター役としてかかわることも重要である。効果的に多職種連携を進めるためには，自らがもっている情報は常にほかのスタッフと共有しておく必要がある。

3 食事療法の継続のために必要な援助

1）目で確認できる指標の提示

食事療法を生涯継続しなければならない患者にとって，食事療法の効果を実感できることは少ないが，たとえば糖尿病の患者であれば空腹時血糖値やHbA1cなどの指標があると，それをもとに自分の食生活を振り返り，意図的に食事を調節していくことができる。

2）自己効力感

自己効力感を高めるためには，やっていける，あるいは，やっていこうという気持ちを高めることが重要であり，下記の方法がある。

●**動機づけ**　行動を起こすきっかけ（動機）が，その人にとって納得できることであると，人はその行動をしようという気持ちになる。たとえば，栄養士や看護師から専門的な指導を受ける，食事療法についてほめられる（言語的説得）ことや，食事療法によってからだの調子がよい（生理的情動的状態）といった体験などが，患者の動機づけを高め，食事療法の継続につながるとされている。

●**患者の努力を認める**　必要であることはわかっていても，長年の習慣を変えて継続することは簡単ではない。どうしても看護師は，患者のできていないことだけに目を向けて，注意してしまいがちである。これでは，患者は「どうせ，自分は何もできない」などと自信を喪失し，結果として無気力にさせてしまう。少しでもできたことをみつけて，努力を認め，ねぎらったり，ほめたりして，がんばってやっていこうという気持ちになるよう援助していく。

3) サポート体制の調整

家族や友人など周囲の人々の理解や協力がないと，自宅での食事療法は継続が難しいため調整が必要である（患者自身が調理しない場合は，調理をする家族と共に食事療法について話し合うなど）。また，社会資源の活用（宅配食事サービスや介護食サービスなど）が活用できるための橋渡しも必要である。

Ⅲ　薬物療法を受ける患者の看護

1．薬物療法の目的と意義

1 薬物療法とは

治療法の一つであり，疾病の治療や症状の軽減を図るために，個々の患者の年齢・病態などに合わせて薬剤を適応する方法である。

2 薬物療法の分類

目的に応じて，以下の３つに分類される。

①原因療法：細菌感染に対する抗菌薬による治療，がんに対する抗がん剤による化学療法，など

②補充療法：甲状腺機能低下症に対して甲状腺ホルモンを投与，脱水に対して電解質輸液を行う，など

③対症療法：発熱に対して解熱薬，咳（せき）に鎮咳（ちんがい）薬など，自覚的・他覚的症状を軽減・緩和

2．薬物療法の特徴

1 薬物のたどる経路（図 5-3，表 5-4）

薬物投与では，有効性を確保しながらも，より侵襲性が少ない（からだへの負担を最小限にする）薬剤が選択されるようになってきた。いずれにおいても，薬物の主作用・副作用（有害反応），投与方法の特徴を十分に理解することによって，有効で安全な薬物療法を進めることができる。

①吸収：薬物が全身循環血流へ入る過程。吸収が速いほうから静脈注射，吸入，筋肉注射，皮下注射，経口与薬の順となる。

②分布：薬物が全身循環血流によって各組織・臓器に運ばれる過程。

③代謝：薬物が代謝酵素によって，化学的な変換を受ける過程であり，肝臓，腎臓，肺などで行われる。生体には異物を排除しようとする解毒の作用があり，薬物が体内に入ってくると，代謝酵素によって薬物を生理作用の弱い水溶性の高い化学構造に変え，できるだけ速くからだの外に出そうとする。

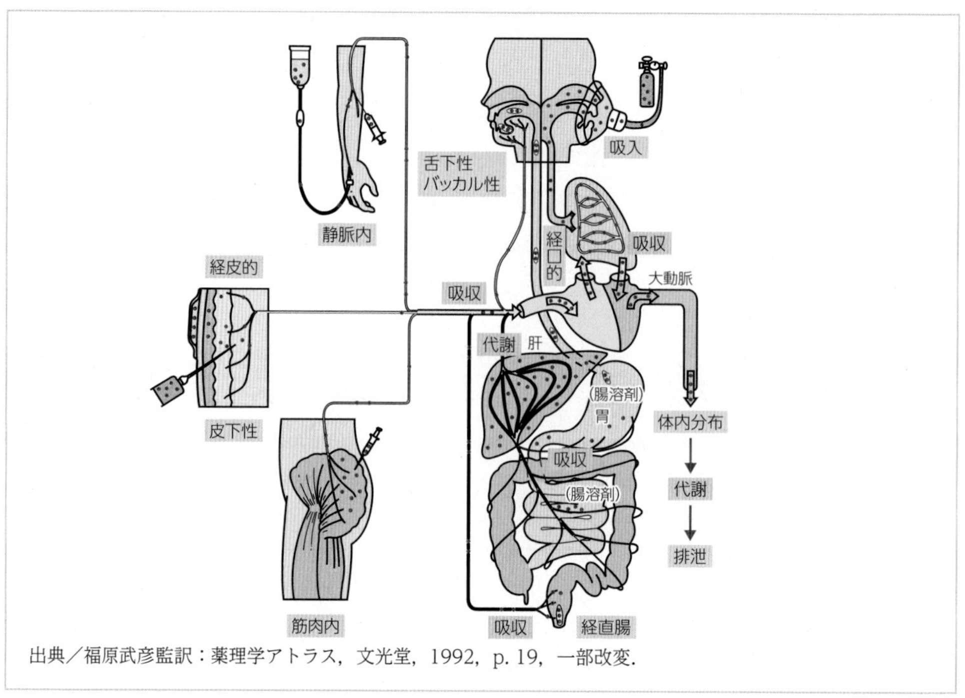

出典／福原武彦監訳：薬理学アトラス，文光堂，1992，p. 19，一部改変.

図 5-3 ● **薬物の与薬方法の違いと体内分布**

④排泄：薬物や代謝物が体外へ運び出される過程。主として腎臓で行われる。

薬物投与後は，代謝・排泄により血中薬物濃度（投与された薬物の血液中濃度）が変化する。そのため，初回通過効果＊を受けない静脈注射では投与直後の濃度が高いなど，投与方法により違いがある。血中薬物濃度を一定の範囲に保つためには，静脈注射（持続点滴投与）や経口与薬の反復が行われる。

2　薬物の作用，副作用の出現に影響を及ぼす要因

薬物の作用には，治療上期待される作用である主作用と，治療上不必要で生体に不都合・有害とみなされる作用である副作用がある。

1）薬物の作用の出現に影響を及ぼす要因

●患者の状態

①年齢：次の 2)「副作用出現に影響を及ぼす要因」を参照

②性別：妊婦では胎児への考慮が必要

③体重：体重が重いと必要な薬物量が増える

④体質：人によって薬物に対する感受性が違う

●与薬条件

①与薬量：薬物の作用が発現するためには，血液中の濃度が，一定以上でなければならない。血中濃度には，中毒域，有効治療域，無効域があり，有効治療域を維

＊**初回通過効果**：経口投与された薬物は，肝臓や消化管粘膜の代謝酵素により代謝を受ける。そのため，薬物の利用率は低下するが，肝臓や小腸の初回通過効果を受けない外用薬や注射では薬物の利用率はほぼ 100%になる。

表 5-4 ● 薬物の与薬方法とその経路および特徴

予薬方法		薬物のたどる経路	特徴
経口与薬		・胃，小腸の粘膜より吸収され，血管に入り，門脈を経て肝臓で代謝を受け（初回通過効果），静脈内に入り，心臓から全身に循環する ・剤形による吸収速度は，油剤，散剤，錠剤の順で速い	・吸収は遅く，薬物の血中濃度が急激に上昇しないため，急性中毒やショックは起きにくい ・薬効が比較的長く持続する ・食事などで影響を受けると効果が不確実になる ・胃腸障害が強く現れることがある
非経口与薬	注射	・静脈注射：心臓を経て全身に循環する ・筋肉注射：毛細血管より静脈内に入り全身に循環する ・皮下注射：毛細血管より静脈内に入り全身に循環する ・吸収速度は，静脈，筋肉，皮下の順に速い	・作用の発現が速く，直接循環血に入るため，作用が確実である ・疼痛，外皮の損傷を伴う
	直腸内	・直腸の粘膜より吸収される。薬物の半分以上は肝臓を通過せず血液中に入る	・胃腸障害が少ない ・羞恥心を伴う ・排便により効果が減弱する可能性がある
	吸入	・肺胞上皮，気管支粘膜より吸収される	・刺激が強いと咳が出る
	舌下	・口腔粘膜より吸収され，上方の大静脈から心臓に入る	・味に影響がある
	経皮	・皮膚から吸収される	・徐々に吸収されるため，薬効が持続する ・瘙痒感を伴うなど，皮膚に刺激を与えることがある ・局所作用型と全身作用型がある ・液剤，スプレー剤，軟膏剤，クリーム剤，ゲル剤，貼付剤がある
	点鼻	・鼻粘膜から吸収される	・局所作用を目的としたものだけでなく，子宮筋腫の治療など全身作用を目的とした投与にも用いられる
	点耳	・外耳道の炎症部分に局所に作用する	・冷たいとめまいを起こす ・浸透させる時間が必要
	点眼	・結膜や角膜から吸収され局所に作用する	・点眼液，眼軟膏がある ・容器の先端

持できるよう，体重，肝・腎機能なども考慮して決定される。

②与薬方法：与薬方法によって，作用の発現時間，薬効，持続時間に違いが出る。たとえば，舌下錠を飲み込んでしまう，腸溶性カプセルを開いて内容をオブラートに包んで飲むなど服用方法を誤ると，作用に影響が出る。

③与薬時間：与薬には食事の時間が関与する。その理由を表 5-5 にまとめた。

④治療期間：長期間与薬することで薬物感受性が低下し，薬物の効果が減弱するな

表 5-5 ● 与薬と食事の関係

・食前薬とする理由：潰瘍治療薬など胃粘膜に直接作用させる，鉄剤など吸収をよくさせるなど。
・食直前・食直後薬とする理由：経口血糖降下薬は血糖が高くなる時間と薬効が高い時間を合わせるなど。
・食後薬とする理由：胃腸障害などの副作用が強いため，薬物が食物と混合することで消化管粘膜を保護し，直接的な刺激を少なくするなど。

＊それぞれの理由を知っておくと，食事時間が遅れたり，食事を抜いたりした場合，いつ服薬したらよいかなどの対応を考えることができる。

ど。

●食事

・食後，薬物が胃に停滞し，小腸での吸収率が低下し，食後の胃液の分泌で溶解が速まるなど。

・食事内容によって，作用が強くなったり，弱くなったりする（納豆は抗血栓薬のワルファリンカリウムを効きにくくするなど）。

●保管 有効期限が切れると薬効の減弱，有害物質を生じることもある。また，光，温度，湿度などによって変質する薬剤もある。

2) 副作用出現に影響を及ぼす要因

副作用は，要因によってその症状，程度が異なる。症状には，全身症状，局所症状（作用部位のみに出現する）があるが，症状がなくても白血球減少や肝障害など検査によってわかる副作用もある。また，副作用の程度には，軽度（副作用が軽いため与薬が継続できる），中度（薬剤の減量か中止が必要），重度（生命にかかわるなど直ちに中止せねばならない）がある。特に抗菌薬の使用中には副作用が出現しやすいため注意する（表 5-6）。

●患者側の要因

①年齢：肝機能，腎機能が低下している場合は，肝臓における薬物の代謝と腎臓における薬物の排泄（はいせつ）が遅くなるため，薬物の血中濃度が高くなり，薬物が効き過ぎ，副作用が出現する。一般に小児の肝臓や腎臓の機能は十分ではなく，高齢者は老化のために肝臓や腎臓の機能が低下しているため副作用が出現しやすい。

②体重：体重に対して薬剤が過量である場合には，血中濃度が高くなり中毒域に達するため，副作用が出現しやすい。

③薬物アレルギー：薬物過敏症のことであり，抗菌薬，局所麻酔薬，消炎鎮痛薬，ワクチンなどによる蕁麻疹（じんましん）・アナフィラキシーショックなどがある。

④体質：人によって薬物に対する感受性が違う。

●薬物側の要因

①与薬量：量が多い（過量）と，薬物の血中濃度が中毒域に達する。

②薬物の併用：（例）消化管の運動を抑制する薬物との併用で，薬物が胃から小腸へ移動する時間が遅れ，吸収が阻害されるなど，併用により薬物の作用が弱まったり（拮抗作用），強まったり（相乗作用）する。

表 5-6 ● 抗菌薬の副作用

抗菌薬の副作用	症状例
皮膚障害	発疹，かゆみ
肝障害	倦怠感，黄疸
胃腸障害	下痢，便秘，悪心，消化不良
血液障害	白血球・血小板減少，貧血
精神神経障害	ふらつき，眠気，めまい
全身性の障害	アナフィラキシーショック

3. 薬物療法が患者の生活に及ぼす影響

薬は“治す”“癒す”という目的のためには非常に有益なものである。しかし，副作用の出現や薬物療法を行うことが日常生活に与える影響は大きいといえる。

1 薬物の副作用による苦痛

薬物の副作用による身体的苦痛や身体機能の低下から，活動が制限され生活範囲が縮小され，さらには生活意欲の低下へつながる場合もある。たとえば，利尿薬による頻繁な排尿，抗菌薬の使用に伴う胃粘膜の刺激による食欲低下などである。また，抗がん剤による脱毛，副腎皮質ホルモンによる満月様顔貌などは，ボディイメージの変化をもたらし精神的苦痛を与える。

2 社会生活上の制約

薬物療法を今までのライフスタイルのなかに組み込むことによって，社会的役割が縮小されたり，時には喪失する場合もある。このように社会的役割を遂行できないことにより，自己の存在価値が低下し，自尊心が低下する可能性もある。

3 疾病悪化への不安

薬物の効用よりも副作用が強く強調されると，疾病悪化への不安やあきらめが生じ，生活意欲の低下につながる。

4. 薬物療法の実施と患者への援助

薬物療法時の看護師の役割は，治療効果が上がるように患者の生活を整え，患者が主体的に薬物療法にかかわることができるよう援助し，適切に薬品を保管し，管理を行って薬物を安全・正確に個々の患者に適した方法で与薬することにある。

1 薬物療法の援助に必要な情報

①生活状況

- 年齢，性別，職業（仕事内容，地位・役割，勤務時間など）
- 居住環境
- 家族構成と家族歴（薬物アレルギー，特異体質などを含む）
- 教育程度，理解度
- 趣味，宗教，社会参加活動
- 日常生活のパターン；排泄，睡眠，運動，清潔など

・平均的な１日の過ごし方
・常用薬品の有無・種類・量など

②身体状況

・現在の状態（身長，体重，腎・肝機能，栄養状態も含む）
・既往歴（薬物アレルギー，過去に用いた薬物と副作用の経験を含む）
・現病歴

③薬物療法に対する患者・家族の考え方

・薬物療法に対する考え方・価値観（薬物療法への自分の感じ，思い，考え）
・薬物療法の必要性の認識度（薬物療法を医師の指示どおり行うことの理解と納得）
・薬物療法に対する関心度・意欲

④自己管理能力

・どこまで患者自身が管理できるのか，介助を要するのはどのようなことかなど，身体運動機能，視力などを考慮し，問題を見いだす。

2 薬物療法の実施に必要な援助

1）薬物療法へのアドヒアランスを高める

アドヒアランスとは　これまでの医療では，「患者は命令に従順に従う人」という考え方に基づき，薬物療法など医療者の指示に従う場合に「コンプライアンスが良い」と表現し，指示に従わせるように患者を管理していた。しかし，生涯にわたって薬物療法を必要とする人の場合，指示通りに実施し続けることは困難な場合が多い。そこで，アドヒアランスという考え方でかかわることで，患者は積極的に薬物療法の決定に参加し，自らの決定に従って薬物療法の実行を目指すことができる（表5-7）。

薬物療法アドヒアランスを支えるために看護師としての重要な視点　看護師が「患者が薬物療法を継続することは，患者の役割として当たり前である」と患者をとらえると，薬物療法を継続できなかったときに，「指示を守れない人」「やる気のない人」というレッテルを貼ることになる。そうではなく，看護師は，患者の薬物療法継続の難しさや負担感を理解し，薬物療法の中断にも患者なりの理由があること，健康になろうとする気持ちがあること，自身の健康は自身で守るという力を患者自身がもっていることを信じるという視点が重要である。

薬物療法アドヒアランスを支える援助　薬物療法アドヒアランスを支えるためには，薬物療法による日常生活への影響が最小限に抑えられる必要がある。そのためには，患者が中心となって服薬継続のための問題を見いだし，納得したかたちでライフスタイルのなかに組み込んでいけるよう，目標を設定しなければならない。そのために以下の支援を行う。

・十分な情報提供：使用目的，薬理作用，薬物名を説明する。
・薬物療法の目的・必要性の理解：患者が理解できるよう援助する。
・薬物療法の正しい知識：①薬物の作用に影響を及ぼす要因（服薬方法・時間，

表 5-7 ● コンプライアンスとアドヒアランス

コンプライアンス	専門家の支持に従うということであり，受け身的な行動につながる
アドヒアランス	専門家の意見も聞いて，納得し，自己決定することであり，セルフケア行動につながる

食事の影響，保管方法），②具体的な対処方法（薬を飲み忘れた，検査などで食事を抜いたなどの様々な事態への対処方法，副作用の早期発見のための方法＝自己モニタリングの方法，予測される副作用への対処方法）が獲得できるよう援助する。

・必要な技術の指導・教育：自己注射などがあれば，その技術の習得。記銘力低下などにより自分で内服できない場合には家族などの協力を得ることもある。服薬できない原因を見極め，薬杯や嚥下補助ゼリー，服薬カレンダーなどを使用することで服薬行動を支援する。

・生活の調整：これは薬物療法が毎日の生活のなかに，あまり負担なく組み込まれていかなければ継続は難しくなるため，継続できるような工夫・調整を患者と共に考えることが必要であることを指し，その内容としては，①食事時間と服薬時間との調整，②服薬を忘れないための工夫，③薬物の味・形態の工夫，④薬剤の携帯の方法の工夫，⑤自己注射などができる場所の確保などがある。

・共感的・支援的態度での対応：この具体的内容は，薬物療法に対する思い・考えの表出を促す，副作用や病気によって生じる不安・苦痛に対し共感的にかかわる，自己管理の努力を認めて評価する，といったことを指す。

2）サポート体制の調整

薬物療法の継続のためには，周囲の協力が不可欠なことが多いため，以下のような方法で対応する。

①家族や他者（職場，地域）などの協力を得る。

②ほかの専門職との連携を調整する。

3）確実な薬物投与

正確に確実な薬物投与をするためには，薬理作用（主作用，副作用），対象者の状況を理解しながら，責任をもった判断とリスクの予測のもとで援助する必要がある。薬剤の確認は，6R（Right Drug：正しい薬，Right Dose：正しい量，Right Route：正しい方法，Right Time：正しい時間，Right Patient：正しい患者，Right Purpose：正しい目的）の視点で確実に行う。

4）静脈注射治療を受ける患者の安全確保のために

2002（平成 14）年の厚生労働省の行政解釈変更によって，静脈注射が医師の指示のもとに「看護師等も実施ができる」となった。しかし，薬剤の血管注入による身体への影響が大きいことに変わりはない。安全を確保するために，薬剤の使用量や作用・副作用などを十分に確認したうえで，注射前後の患者の観察を行いながら静脈注射を実施する。

Ⅳ 輸液療法を受ける患者の看護

輸液は，医師の指示により血液中に直接薬剤を投与する治療法である。患者にとって輸液は，治療の目的だけではなく，食事や飲水の代わりとしての意味をもつ場合もある。看護師は適切な輸液管理を行うとともに，患者に輸液が施行されている目的を理解してもらったうえで，患者のニーズを知り，その人らしく生活できるよう援助することが重要である。

2002（平成14）年9月30日付で，厚生労働省は，看護師等（保健師・助産師・看護師・准看護師を含む）による静脈注射の実施*に関して，「保健師助産師看護師法第5条に規定する診療の補助行為の範疇（はんちゅう）として取り扱うものとする」と，解釈の変更がなされた。看護師が静脈注射を実施するか否かは看護師個々の能力・看護組織の理念に基づき，患者の安全が守られない状況下では実施すべきではない。今まで以上に患者の安全・安楽の確保のために，高い倫理性と必要な知識・技術の習得を行い，責任と自覚をもって看護することが重要である。また，准看護師が静脈注射を実施する際には，医師，歯科医師または看護師の指示のもとに実施することが前提である。

1. 輸液療法の目的と意義

成人は体重の約60％が体液（水分）であり，水分を補給することは生命維持にとって不可欠なことである。生命維持にとって必要な電解質やエネルギーも，通常は，経口からの飲食によって摂取される。身体は腎臓や肝臓，内分泌系を中心とした生体の調節機構により，体液中の水・電解質などの維持とエネルギーの代謝が行われている（恒常性，ホメオスタシス）（図5-4）。

しかし，何らかの原因で，経口摂取の不能，禁止，不十分，あるいは多量の体液の喪失，ホメオスタシスの崩れなどがあるときは治療として輸液が必要となる（表5-8）。

以上のことからもわかるように，輸液の目的は以下のとおりである。

①薬剤の持続的な投与
②水分，栄養素の投与（経口摂取の代替）
③静脈投与の準備（血管確保）

＊**看護師等による静脈注射の実施**：レベル1：臨時応急の手当てとして看護師が実施することができる。レベル2：医師の指示に基づき，看護師が実施することができる。レベル3：医師の指示に基づき，一定以上の臨床経験を有し，かつ専門の教育を受けた看護師のみが実施することができる。レベル4：看護師は実施しない。（日本看護協会：静脈注射の実施に関する指針，日本看護協会，2003，p. 6. より抜粋）

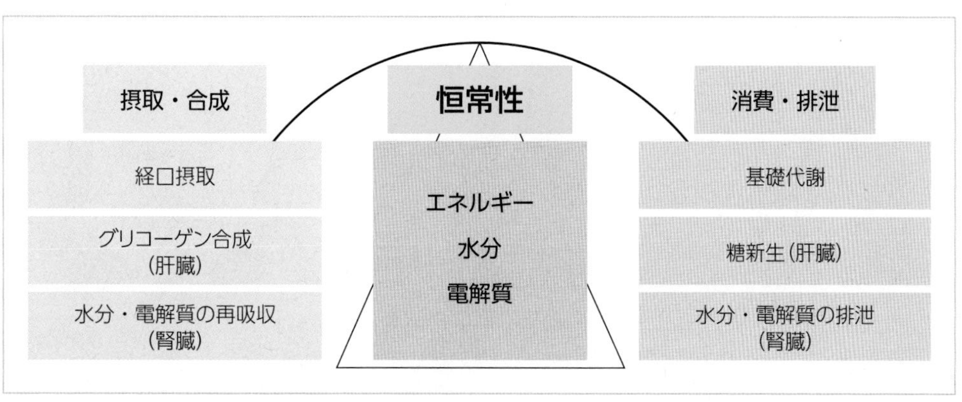

図 5-4 ● 水分・電解質・エネルギーの恒常性

表 5-8 ● 輸液が必要となる病態

水・電解質の喪失
・多量の嘔吐や下痢，発汗などによる脱水症 ・糖尿病などによる浸透圧利尿や尿崩症などにみられる多尿
酸塩基平衡異常
・糖尿病によるケトアシドーシス，ショックに伴う乳酸アシドーシスなど ・胃液喪失時などの代謝性アルカローシス
循環血液量の減少
・出血，敗血症などによるショック ・重度の熱傷，肝硬変やネフローゼ症候群による低たんぱく血症
栄養の欠乏
・経口摂取が長時間不可能な消化器疾患，消化器手術後 ・悪液質

出典／山門実：ナースのための水・電解質・輸液の知識，第 2 版，医学書院，2010，p.121，一部改変.

2. 輸液の種類と方法

1 種類

①維持輸液：生命の維持に必要な水・電解質などを過不足なく供給することを目的とする。体液のホメオスタシス（恒常性）の維持。

②補充輸液：異常喪失した水分・電解質を補充することが目的。循環血漿量の回復。脱水症，手術侵襲，ショック，浮腫の改善。

③栄養輸液：エネルギー，たんぱく質，各栄養素などの栄養補給することを目的とする。

④薬剤投与：抗がん剤，抗菌薬，利尿薬，心疾患治療薬などを投与することを目的とする。

2 方法

①末梢静脈からの点滴静脈注射：末梢静脈経由（前腕・手背・肘窩（ちゅうか），下腿・足背，乳児では頭皮静脈なども）で行われる（図 5-5）。

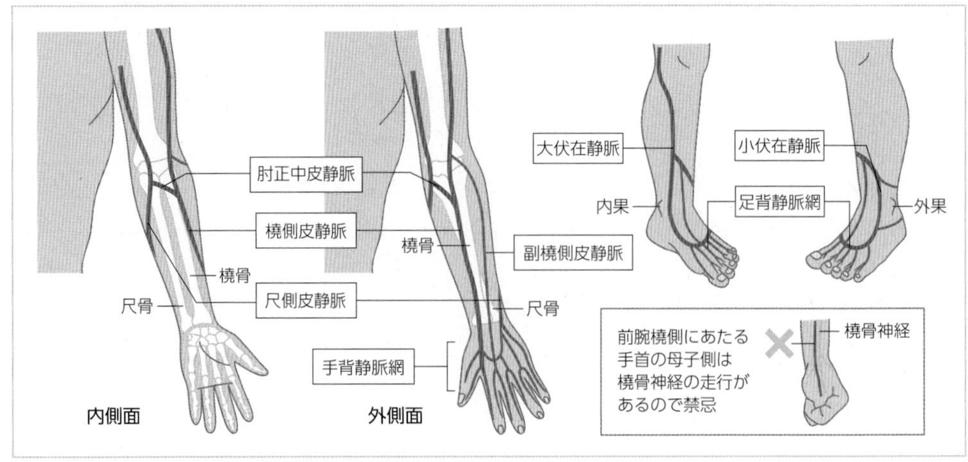

図 5-5 ● 前腕・手背・肘窩・下肢への穿刺部位

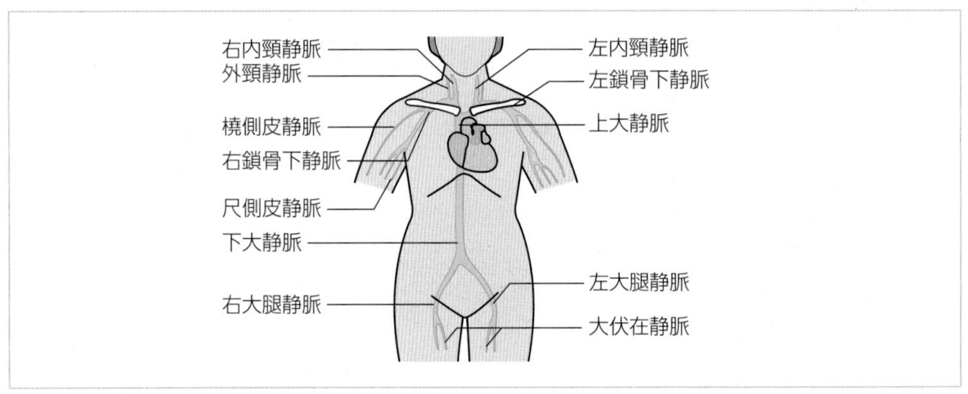

図 5-6 ● 中心静脈路への穿刺部位

②中心静脈（栄養）法（図 5-6）：心臓に近い中心静脈にカテーテル先端を留置する方法。血管が太く，血管外漏出が起きにくいため，長期間の高濃度・高張液，高エネルギーの輸液が可能である。一般に，高エネルギー輸液，中心静脈栄養（intravenous hyperalimentation；IVH），完全静脈栄養（total parenteral nutrition；TPN）とよばれる。

3. 輸液療法が患者の生活に及ぼす影響

輸液療法は生体内へ針，カテーテルを刺入し，輸液，薬剤を注入する。生体にとっては異物であるばかりか，輸液ラインの存在が患者の身体・心理・生活に影響を与える。

1 心理的側面からの影響

①不安：患者への説明や情報不足がもたらす不安がある。

②拘束感：輸液中は，常に輸液ボトルとラインに自分がつながれている感覚を抱き，身体的な制限を受ける。たとえば，このことは精神的にも「しばられている」と

いう感情をもたらしやすい。「自分が動くことで針が抜けたり，ラインが輸液ボトルから外れたりするのではないか」などがある。

③重症感：「輸液が必要なのは，重い病気なのだ」など，必要以上に重症感をもつ場合もある。

2 活動と休息・睡眠

輸液中の患者は，輸液のラインによる活動制限，針・カテーテルの固定やシーネによる動きの制限，拘束感や不安から体動を自己抑制するために運動が制限される。また，輸液の滴下や終了時間が気になったり，気づかないうちに輸液が終了するのではないかと気になるなどの不安から，休息や睡眠が十分に取れないこともある。また，尿量増加による夜間頻尿が出現するときは，熟睡感の阻害や不眠，疲労をもたらしやすい。

3 栄養と食事

輸液療法は，不足している水分・電解質や栄養の補給などの生命維持や治療を目的としているが，食事による満足感や楽しみといったニーズを充足することはできない。また，高エネルギー輸液によって高血糖が生じる可能性があり，輸液の組成によっては，水分出納・電解質のバランスも崩れることもある。

4 清潔

禁飲食時は，唾液の分泌が減少し口腔（こうくう）内自浄作用が低下するため口腔内の清潔に留意する。

5 排泄

輸液により尿量・排尿回数が増加する。特に24時間持続的に輸液療法を受けている場合は，夜間の排尿回数が多くなることがある。頻回にトイレに行くことは身体的な疲労につながる。また，小児や高齢者の場合は転倒やベッドからの転落などの事故も起こりやすい。

4. 輸液療法の実施と患者への援助

1 実施にあたっての注意事項

輸液療法の必要性は医師により判断され，決定・実施される。看護師は医師の「指示」のもとに実施する。しかし，患者の状態が変化し，指示された治療法が患者にとって好ましくない状態であると判断しながら「指示であるから」という理由で施行した結果，問題が生じれば看護師は責任を問われる。専門職としての観察・知識・判断*が必要である。

*（医師の指示についての看護師の）判断：①現在の患者の状態から判断して必要か，②現在の患者の状態から判断して実施可能か，③患者の安全が確保されるか，④十分な情報提供が行われ，自己決定の機会が保障されるか，⑤最小限の苦痛で実施されるか。以上の判断から「理論的根拠及び倫理性に問題があると判断した場合は，その実施に対して疑義を申し立て，実施しない」と記されている。（日本看護協会：静脈注射の実施に関する指針，日本看護協会，2003，p.17. より抜粋）

表 5-9 ● 輸液療法による主な合併症の原因と症状・徴候

合併症	原因	症状・徴候
静脈炎	不適切な針の太さ，屈曲する部位での留置，投与薬剤の pH や浸透圧などの影響，不十分な清潔操作	刺入部周辺の疼痛，発赤，腫脹，硬結，発熱など
体液量増加	心臓・呼吸器・中枢神経・腎臓疾患による影響	頻脈，血圧上昇，頸静脈怒張，呼吸状態の悪化，浮腫，体重増加
血管外漏出	不適切な針の太さ・長さ，刺入時の静脈損傷，屈曲する部位での留置	刺入部の疼痛，皮膚色の変化（発赤），刺入部からの液漏れ，水泡
発赤	投与薬剤の pH や浸透圧などの影響	局所的な蕁麻疹，血管に沿った発赤
空気塞栓	カテーテル内や接続部にある気泡の確認不十分，不適切な輸液ポンプの使用	突然の呼吸困難・咳・喘鳴，頻脈，血圧低下，胸や肩の痛みなど
アレルギー反応	投与薬剤の影響	蕁麻疹，喘息症状，呼吸困難，頻脈，血圧低下など

2 患者への説明

①患者もしくは家族へ専門用語を避け，わかりやすい言葉で説明する。

②何のための輸液か，どのような輸液をどこに（量・方法・部位），いつからどれくらい（開始～終了時間の目安）行うのか。

③輸液による合併症（表 5-9），投与薬剤の副作用。

④動ける範囲はどれくらいか（具体的に動いてよい部分，どのように動くと問題がないか）。

⑤不安に対して，患者がどう受け止め，何を知りたいのかを聴取し，適宜説明する。

⑥患者に対し受容的態度で接し，不安や疑問を表出しやすい環境をつくる。

3 観察事項

①注射内容の把握（表 5-10）

・どのような薬剤が，だれに，どのような目的，方法で用いられるのか。

・内容は適切か。

・使用される薬剤の作用・副作用。

・使用量，輸液の注入速度*は適切か。

②1日の水分出納のチェック

③悪寒，熱感，動悸（どうき），胸部絞扼感（こうやく），悪心，呼吸苦などの患者の訴え，体重，浮腫の有無。呼吸状態，顔色，顔貌，意識状態など全身状態の観察

④点滴注入部位・輸液ルートの確認（図 5-7）

4 生活の援助

1） 心理的援助

不安感，拘束感，重症感など，患者が輸液をどのように思っているのか患者の言動から把握するように努め，必要な説明をする。また患者のベッドサイドへの訪室回数を増やしたり，機会あるごとに声をかけたり，輸液の状態確認を行うことによ

＊使用量，輸液の注入速度：シリンジポンプを使用することで微量の薬液を一定の速度で注入できる。

表 5-10 ● 6 つの "R"（Right：正しい）

Right Patient	正しい患者	Right Dose	正しい量
Right Time	正しい時間	Right Route	正しい経路
Right Drug	正しい薬剤	Right Purpose	正しい目的

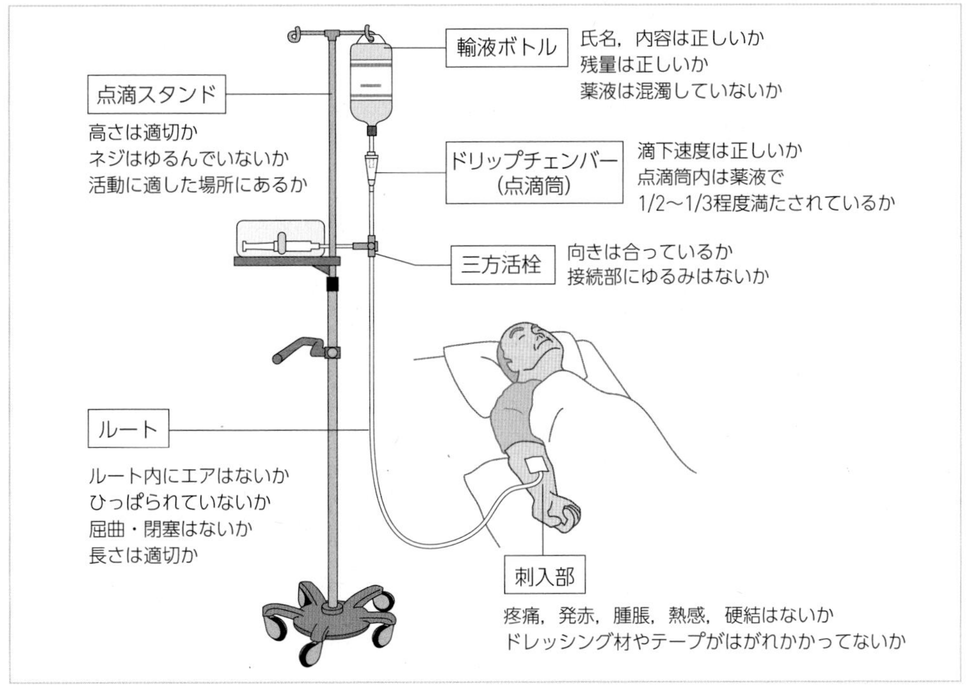

図 5-7 ● 点滴中の観察点

り患者に安心感を与えるよう努める。患者それぞれのニーズを満たすよう日常生活を援助することが重要である。

2）活動と休息

長期間の輸液療法を受ける場合，使用する留置針やカテーテルなどは柔軟で体腔（たいくう）への刺激が少なく，体動しやすいものを選択する。運動可動域を高めるように関節の動きを妨げないような針の刺入部位を選択（利き手や手背は避けるなど）し，固定方法を工夫する。また，輸液ラインの長さも患者の可動域に合わせて調節する。患者が必要以上に活動を自己制限しないように，動かしてよい部分や，どのように動けばよいのかを具体的に説明する。点滴が気になり休息や睡眠が取れない患者に対しては，輸液の滴下状況や残量，終了時間に注意し，信頼感を得るようにする。また，治療上可能であれば，夜間の輸液をなくしたり，量を減らすことで，夜間の緊張や輸液による頻尿を予防し，休息が取れるよう考慮する。

3）栄養と食事

経口摂取が可能な場合でも，輸液療法を受けている患者は空腹感がなく食事に関する欲求が低下するので，輸液を施行する時間の調整や味つけなど，食欲の出る工夫を行う。可能な限り経口摂取を勧める。栄養摂取量・水分出納について，輸液内容，経口摂取量，排泄（はいせつ）量など，患者の個別性，疾病，症状，治療に合わせた観察が必要である。

4) 清潔

輸液中の患者でも入浴は可能であるが，輸液ラインの取り扱い，針やカテーテル刺入部の清潔の保持など介助が必要となる。その際，針やカテーテルの刺入部から感染しないように耐水性のある被覆用ドレープ（テガダーム™ など）で保護し，ぬれてしまった場合は入浴後に消毒を行う。また，入浴やシャワー浴などが不可能な場合は，患者の状態に合わせて清拭や洗髪などによって清潔を保つ。経口摂取が不可能なときは，含嗽（がんそう）や歯磨きにより唾液の分泌を促すなど，口腔内の清潔に努める。

5) 排泄

輸液による尿量増加のために頻尿となることがあるので，移動動作や排泄動作が安全に行えるような配慮が必要である。また，疲労が強かったり，夜間などは尿器を準備するなども必要である。治療上可能であれば，夜間の輸液量を少なくする。

6) 生活

現在，家庭における高エネルギー輸液法（在宅中心静脈栄養法，home parenteral nutrition；HPN）により患者の生活の質（quality of life；QOL）の向上と家庭・社会復帰が可能になってきている。そのため，輸液管理の原則・手技（清潔，輸液の準備，注入法，滴下速度，後始末，観察事項，異常時の対処法など）の指導が重要である。患者・家族がよりその人らしく日常生活を送れるように援助していくことが大切である。また，患者や家族が安全にHPNを行うには，地域医療機関との円滑な連携が重要となる。

V 放射線療法を受ける患者の看護

1. 放射線に関する基礎知識

放射線は自然界のあらゆる物のなかに存在するが，人間の五感で感じることはできない。しかし，人間の細胞に対する作用や性質は医療の場に応用され，放射線治療機器の高精度化によって適応となる疾患や患者数も増大していることから今日の診断・治療に占める位置は大きい。

1 放射線の単位

放射線療法の効果や障害の程度を知るうえで大切な放射線の単位は次のとおりである。

①吸収線量：どれだけ吸収されたか（グレイ；Gy）
②線量当量：人体への影響，被曝の程度（シーベルト；Sv）
③放射性物質の量：放射能の強さの程度（ベクレル；Bq）

2 放射線の感受性

放射線は人間の各細胞に様々な影響を及ぼすが，細胞に対する放射線の影響は，その細胞の種類や置かれている状況によって異なる。感受性が高い細胞ほど放射線に破壊されやすい。

放射線の感受性については「**ベルゴニー-トリボンドーの法則**」がある。

①細胞の再生能力が大きいものほど感受性が高い。
②細胞分裂が盛んなものほど感受性が高い。
③形態や機能的に未分化な細胞ほど感受性が高い。

この法則から，胎児や乳幼児，新しい細胞が次々につくられる造血臓器，生殖器などは感受性が高く，各細胞が老化するに従い感受性は低くなる。また，がん細胞は増殖が盛んであるため,感受性は高い。正常者の健康組織でも感受性の差はあり，次の順序で感受性が低くなる。

①造血臓器（骨髄とリンパ組織）
②生殖器（卵巣，精巣）
③皮膚・粘膜（粘膜，唾液腺，毛嚢，汗腺，皮脂腺，皮膚）
④臓器（肺，腎臓，肝臓，膵臓，甲状腺）
⑤骨格筋（筋肉，結合組織，血管，軟骨，骨）
⑥神経（神経細胞，神経線維）

2. 放射線療法の目的と意義

1 放射線療法とは

放射線は空間や物質を通じてエネルギーを伝えるものであり，電磁波と粒子線がある。放射線療法とは，放射線を病巣部に照射することにより，病巣を破壊・縮小させる治療法である。手術療法，薬物療法とともにがん治療における三本柱の一つとなっている。放射線療法は，正常組織とがん細胞の放射線に対する反応の差（感受性と回復力）を利用して行う治療である。放射線療法の利点は，機能と形態を温存しながら治療ができること，身体的な侵襲性が少ないことである。そのため，高齢者や合併症などで手術困難な患者も治療の対象となり，患者の治療後のQOLを考慮した治療を行うことができる。その治療目的は，①根治（治癒）を目指すもの（根治的治療），②がんが増大したり再発することを抑えるもの（予防的治療），③がんが全身に転移した患者に対して苦痛を緩和させることを目指すもの（緩和的治療）に大きく分けられる。がんの根治的治療においては，手術療法，化学療法，免疫療法，温熱療法などと併せて行われることが多く，治療効果を上げている。

2 照射の種類

放射線療法は，大きく外部照射，小線源療法，内用療法に分けられる（図5-8）。

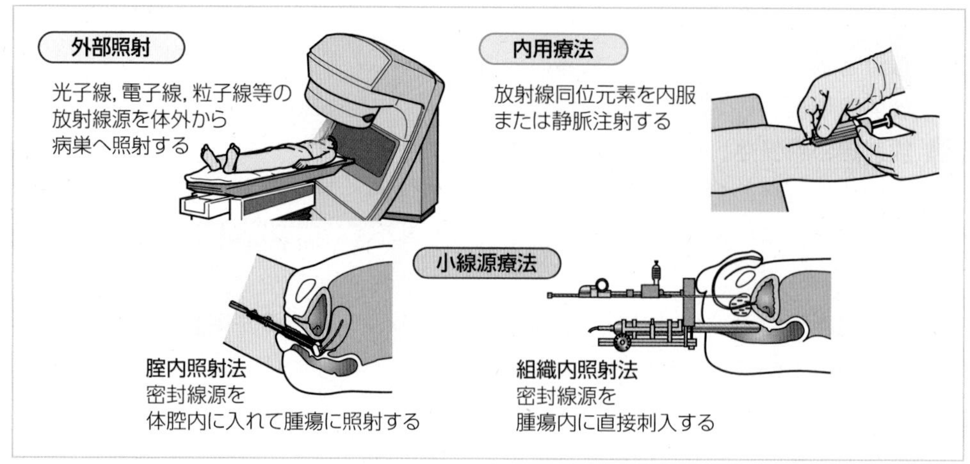

図 5-8 ● **放射線療法の種類**

1）外部照射

外部照射は，放射線源を体外から照射する方法で，遠隔照射法ともいう。主にリニアックという機械を用いてX線や電子線などを照射する。通常は，毎日少量ずつの放射線を，回数を分けて数週間にわたって照射する分割照射という方法をとる。がん細胞は，正常細胞よりも放射線感受性が高く，損傷からの回復が遅いため，分割照射を行うことによって，正常組織の損傷を最小限にとどめ，がん細胞だけを破壊することを可能にする。照射腫瘍の種類・位置・深度などによって照射方法が選択され，計画的に治療が行われる。近年は外部照射装置が高精度化され，がんの部位だけに立体的に照射する装置や粒子線治療装置なども開発されており治療効果が期待されている。

2）小線源療法

放射性同位元素を針，管，線状の小容器に密封して，その容器を体腔(たいくう)内に入れ腫瘍に対する照射を行う方法（腔内照射）と，腫瘍内に直接刺入する方法（組織内照射）がある。前者は，子宮頸(けい)がん，上咽頭がん，胆道がん，食道がん，肺がんなどに適用される。後者は，舌がん，口腔がん，乳がん，前立腺がんなどに適用され，部位によって一時的に放射性同位元素を刺入する方法と永久刺入による方法がある。この治療は，外部照射に比べて限局した部分にのみ高線量の放射線を照射できることで，正常組織に与える障害が少ないが，刺入後，退院までの期間は患者を遮蔽(しゃへい)設備のある病室に入院させて治療を行うなど，治療内容に応じた放射線防護策をとる必要がある。

3）内用療法

密封されていない放射性同位元素を液状や粉末の状態で内服，または静脈注射によって体内に注入し，体内から照射する方法である。甲状腺がん，肺転移・骨転移を伴うがんなどに用いられる。治療中，体内に放射性同位元素が残っている間は，患者自身が放射線源となり，便や尿，汗，唾液，血液，呼吸（呼気），滲出液(しんしゅつえき)などからも放射線が放出されるため，患者は放射線管理区域内の特殊な設備のある病室に入室して，厳重な管理のもと治療が必要となる。

3. 放射線の安全管理

放射線療法は，人間にとって有益な放射線の性質を医療の場に利用した方法であるが，一方では，これらの放射線に人体が被曝（ひばく）すると，健康な細胞にも反応が起こり破壊されてしまうため，からだに様々な症状が起こる。患者・医療者ともに不必要な被曝を避け，放射線を安全・有効に利用するためには，正しい知識と技術をもつ必要がある。

1 放射線防護の3原則

放射線被曝を少なくするためには，**時間・遮蔽（しゃへい）・距離**を考えながらケアすることが大切である。これは放射線防護の3原則といわれる。

●**時間**　放射線に被曝する時間を短くする。被曝線量はそこにいる時間に比例して大きくなるため，放射線を取り扱う場合は，作業を手早く行い，時間を短縮する必要がある。

●**遮蔽**　放射線源とからだとの間に遮蔽物を置く。放射線防護用具（鉛を含ませたゴムや合成樹脂製のエプロン［図5-9］，眼鏡，手袋など）を使用して，放射線をさえぎる。放射線治療室やX線撮影室の隔壁には，遮蔽材として鉄，鉛，コンクリートなどが使用され，放射線が漏れないよう工夫されている。

●**距離**　放射線源とからだまでの距離を長くする。被曝線量は放射線源からの距離の2乗に反比例するので，距離を2倍にすれば線量は1/4に減少する。できるだけ，距離を大きく離すことが必要である。

2 放射線健康管理

放射線や放射性物質を取り扱う従事者は，被曝線量をフィルムバッジなどの個人線量計（図5-10）を用いて定期的に測定し，被曝線量が限度を超えていないことを確認することなどが法令により定められている。また，病院では法律で定められた基準を超えるおそれがある区域を管理区域とし，施設の放射線測定を行ったり，入り口に図5-11のような標識をつけ管理している。

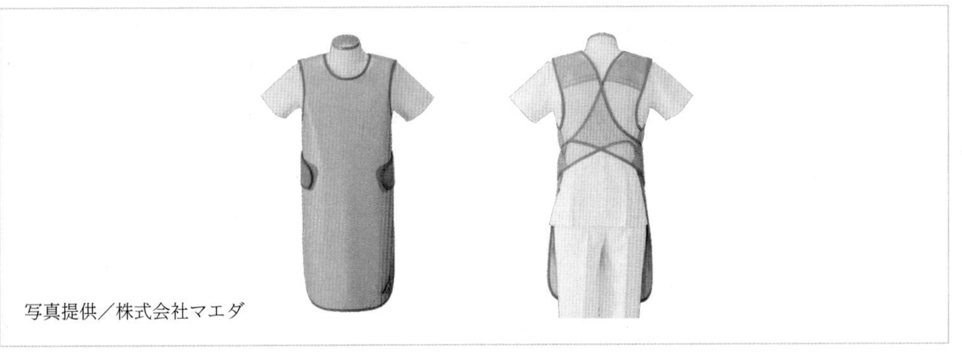

写真提供／株式会社マエダ

図5-9●放射線防護用具（X線プロテクター；コートタイプ）

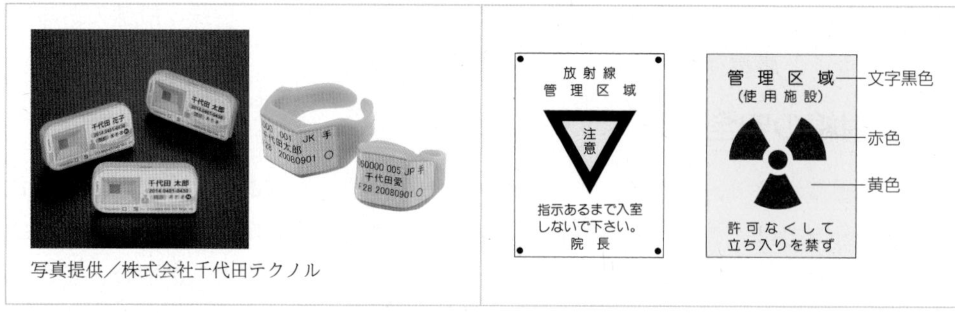

写真提供／株式会社千代田テクノル

図 5-10 ● 個人線量計

図 5-11 ● 放射線管理標識

4. 放射線療法が患者の生活に及ぼす影響

1 治療に対する不安や恐怖

放射線療法を受ける患者の多くは悪性腫瘍の患者であり，病気や病状について不安を抱いたまま，治療を開始する人も少なくない。放射線療法の目的が根治から症状緩和までと幅広いことから，治療を勧められた患者は，「ほかに治療方法がないほど病気が進んでいる」と思ったり，「まだ治療が行える」という期待感を抱いたりすることもある。また，放射線に対して被曝（ひばく）や原子力爆弾などのイメージから先入観をもつことや，治療による有害事象や後遺症に対して必要以上に不安や恐怖を抱く可能性もある。

看護師は患者の訴えの内容に耳を傾け，温かく受け止めることによって不安が表出されるようにし，治療目標を共有しながら支援することが大切である。

外部照射を行う治療の多くは，外来通院によって治療継続が可能である。一方，患者が長期間にわたる治療を継続していくためには，通院による仕事や経済面への影響も把握し，個々の患者の社会的背景に合わせた支援が必要となる。

長期間の治療や外来通院により疲労が蓄積し，体力の低下を自覚することで，患者が治療の継続や予後に対する不安を抱くこともある。患者と共に生活する家族も，同様に治療や通院に伴う不安を抱いている場合が多い。患者が闘病意欲を失わず，治療を継続して受けられるよう，家族のサポートを求め，援助する必要がある。

2 放射線による全身・局所症状

放射線が人体に及ぼす影響は，1回に被曝する量・回数，放射線照射部位によって異なる。放射線被曝が少なければ一時的な反応にとどまり，治療が終われば回復する。しかし一定量を超えた照射が行われると，慢性化したり回復の難しい障害として症状が現れる。放射線療法によるからだの障害は，治療中から1か月半後くらいまでに起こる早期有害事象（急性期有害事象）と，治療終了後3か月以降から数年にかけて起こる晩期有害事象に大別される（表 5-11）*。早期有害事象は一般

＊ただし，放射線療法の有害事象の発症時期には個人差があることに留意する。治療中から数か月後の症状を早期有害事象としたり，治療終了から半年以降の症状を晩期有害事象とすることもあるので注意が必要である。

表 5-11 ● 放射線療法による主な有害事象

〈全身的な有害事象〉

早期有害事象 （治療中～1か月半後くらいまでに発症）	晩期有害事象 （治療後3か月～数年後に発症）
放射線宿酔（二日酔い症状：全身倦怠感，悪心・嘔吐，食欲不振，頭痛，めまいなど），造血機能低下（易感染，出血傾向など）	発がん 成長・発育障害 遺伝上の障害

〈局所的な有害事象〉

照射部位	早期有害事象 （治療中に発症）	晩期有害事象 （治療後3か月～数年後に発症）
皮膚	放射線皮膚炎（発赤，紅斑，皮膚乾燥，脱毛，色素沈着，表層角質脱落，水疱形成，びらん，易感染など）	放射線皮膚炎（皮膚潰瘍，壊死，皮膚萎縮など）
粘膜（口腔粘膜，咽頭粘膜，鼻腔粘膜，結膜，食道粘膜，膀胱粘膜，腸管粘膜など）	放射線粘膜炎（口腔・咽頭痛，嗄声・喉頭痛，鼻腔乾燥・鼻出血，結膜瘙痒感・流涙，嚥下時痛，排尿時痛・頻尿，下痢など）	放射線皮膚炎（消化管などの潰瘍，穿孔など）
口腔内の感覚器（舌，唾液腺など）	味覚障害，口腔内乾燥，口腔粘膜炎など）	刺入部の疼痛，皮膚色の変化（発赤），刺入部からの液漏れ，水疱
脳	脳の浮腫，頭蓋内圧亢進症状など	（まれに）脳細胞の放射性壊死，脳萎縮
頭部	脱毛	突然の呼吸困難・咳・喘鳴，頻脈，血圧低下，胸や肩の痛みなど
肺	（まれに）肺炎様症状	（まれに）肺線維症
上部消化管	胃酸分泌抑制，食欲不振，悪心・嘔吐，下痢，頭痛，脂肪吸収低下，胃粘膜のびらん・潰瘍・穿孔など	胃の穿孔，胃粘膜の線維化による狭窄など
下部消化管	腸粘膜障害による下痢，腹痛，便意の切迫など	腸管の潰瘍・穿孔・狭窄など
泌尿器	軽度の膀胱炎症状，頻尿，血尿，排尿障害など	腎不全
生殖器	精子・卵子形成異常	不妊（無精子症，無卵子症）
骨	（まれに）疼痛，麻痺	（まれに）疼痛・麻痺

出典／宮脇美保子編：基礎看護学④臨床看護総論〈新体系看護学全書〉，第2版，メヂカルフレンド社，2019，p.301.

に一過性の症状であるが，晩期有害事象は症状が出現したら治癒することは少なく，重症化する場合もある。

治療に伴い出現する有害事象が身体各所で症状として現れることは，多かれ少なかれ免れ得ない。たとえば，頭頸部への照射では，口腔粘膜や唾液腺の障害から食事の形態を変えなければならなかったり，味覚に影響を及ぼすこととなる。また，皮膚炎が生じることで外観の変化が生じたり，皮膚への摩擦を避けるためにワイシャツやネクタイの着用を避けなければならないなど，生活面や仕事面への影響を考慮しなければならない。また，このような症状は，照射中は緩和されることはなく，治療が終了してもしばらくは継続する場合が多い。一時的ではあっても患者に苦痛や不快感を与えるばかりでなく，放射線治療に対し患者を消極的にし，治療が中断されることも起こり得る。治療を中断することは，期待する効果が得られないこととなり，病状の進行や予後にも影響を及ぼす。看護師は，このような症状に着目し，継続して観察することによって，障害が少しでも軽度となるように予防的ケアを行い，また症状が生じた場合，苦痛の緩和や治癒の促進につながる援助を行う必要がある。

5. 放射線療法の実施と患者への援助

1 心理的支援

放射線療法の必要性や目的，治療方法，その効果や副作用については，医師と相談し，十分に説明する。患者の理解度や反応に応じて，医療者間で十分協議のうえ説明を行い，患者が前向きに取り組めるようかかわる。

患者が不安や疑問を抱え込まないように，患者の話をよく聴き，不安を受け止め，支える。また，正確な情報を提供し，家族による患者の支えが得られるよう説明し協力を得る一方，家族の支援も忘れてはならない。

放射線障害は急性有害事象と晩期有害事象として出現するが，病気の悪化ではないことを説明する。症状の緩和を図るケアを行い支援していくとともに，患者自身による日常的な観察やケアが症状の悪化予防や軽減につながることを説明し，セルフケアへの参加を促す。患者にわかりやすい指導を行うために，治療スケジュールや治療方法，日常生活の過ごし方の注意点，急性有害事象の出現時期（消失時期）と観察および対処方法，治療終了後の予定と生活についてパンフレットにまとめて，オリエンテーションの機会を設ける。

2 治療中の患者の安全・安楽

1） 外部照射

外部照射では，目的の線量を照射するために分割照射が実施されるため，通常７週間程度の長い治療期間を要する。長期間にわたるストレスを乗り越え，治療目的を達成できるよう，それぞれの変化に応じた心理的支援と各障害に対する援助が必要となる。患者は，治療室の大きな機器の下で，一人きりで照射を受けなければならない。また，照射部位を正確にとらえ，効果的な治療が安全になされるために，照射中は体位が固定・抑制される。そのため，患者に体位固定の必要性を伝え，安静維持に協力が得られるよう説明を行う必要がある。治療中の隔離感や重圧感を緩和するための工夫（内装，BGM）が機器に施されている場合もある。

2)　小線源療法および内用療法

小線源療法では，患者の体内に放射線を放出する線源が存在しており，線源が体内から抜けたり，ずれたりすることもあるため，挿入部位に応じて体動や会話，経口摂取などが制限される。同一の体位を保持することによる苦痛を緩和したり，挿入部位によっては患者の羞恥心に配慮するなど，患者に合わせた援助が必要である。また，内用療法では，患者自身，あるいは患者の排泄（はいせつ）物や分泌物が放射線源となる。患者は小線源療法，内用療法のいずれの治療中も，短期間ではあるが放射線管理区域内の遮蔽（しゃへい）された治療室内で１人で生活しなければならない。このような制限や隔離の必要性について患者が十分に理解し，治療を継続できるよう援助する。

●**患者の安全**　患者は，放射線管理区域内の治療室での生活や治療方法へのイメージをもちにくく，漠然とした不安をもっていることも多い。そのため，治療前に患者の理解度を確認しながらオリエンテーションを行い，治療室内での食事，清潔，排泄については患者自身で自己管理できるよう生活指導を行う。

●**看護師の安全**　看護師は，患者に接する際，被曝（ひばく）を避けるために放射線防護の３原則に基づいた時間，遮蔽，距離を守らなければならない。したがって，短時間の訪室時に放射線障害の観察や患者のニーズを把握する必要がある。また，患者は管理された環境にいることで不安，恐怖，孤独感を抱いている場合がある。医療者が見守っていると伝わることで，患者に安心感を与えることができるため，訪室時の声かけやナースコール，院内携帯電話での対応など，患者の孤立感を最少にできるよう援助し，不安を抱かせないようにすることが大切である。

3　有害事象の予防と軽減

放射線療法による有害事象は，前述したように照射部位や発症時期により異なる（表 5-11 参照）が，以下では，代表的な有害事象の症状とケアについて述べる。

1)　全身症状の観察とケア

●**放射線宿酔**　放射線の照射を受けると，数時間後から全身倦怠（けんたい）感，食欲不振，悪心（おしん）・嘔吐（おうと），頭痛などの症状を呈することがある。これらの症状を一般に放射線宿酔（しゅくすい）という。これらの症状は，個人差もあるが，多くは治療開始後２～３週間で軽快する。不安感の強い患者に起こりやすいため，症状はいずれ軽減していくことを伝え，過度な不安を抱かせないよう配慮する。症状が強い場合には，制吐薬や精神安定薬などの投与も考慮し長期化しないよう留意する。反応の程度を把握するために食事摂取量，体重，水分出納の変化や患者の訴えを観察する。患者の症状や嗜好（しこう）を考慮して食事や飲水を勧め，一般状態の向上を図る工夫を行う。

●**骨髄反応**　放射線の骨髄機能に関する反応では，広範囲の照射でなければ問題になるような骨髄抑制が生じることはない。しかし，全身の骨髄に大量の放射線を照射する場合や，化学療法を併用して照射する場合には，白血球・血小板の減少が早期に出現する。骨髄抑制が生じると感染症にかかりやすく，出血傾向が現れやすい。感染予防のために口腔内や全身の清潔を保ち，皮膚や粘膜を傷つけないよう留意する。

2) 局所症状の観察とケア

●放射線皮膚炎 外部照射では，特に照射部位での皮膚反応が起こりやすい。皮膚への有害事象を最小限にするため，発症前から予防的にケアを行うことが重要である。治療期間および放射線量から皮膚炎が生じる時期を考慮して，照射部位の皮膚を継続して観察する。皮膚の観察は前面だけでなく，ビームが抜ける照射部位の背面についても行い，発症部位，炎症徴候の有無（発赤，腫脹，疼痛（とうつう），熱感），滲出液（しんしゅつえき）量や性状，創の深さなどについて観察する。予防的にスキンケアとして，弱酸性洗浄剤を用いてよく泡立て，皮膚をこすらないように注意して洗浄し清潔を保つとともに，皮膚の乾燥を防ぐ。また，照射部位への刺激を避けるために，衣類は皮膚を刺激しないもので，柔らかく汗を吸収しやすい素材にする。照射部位の日焼けも皮膚への刺激となるため，紫外線を回避するための帽子や上着の着用についても患者の生活状況に合わせて取り入れられるようにする。

●粘膜反応 口腔（こうくう）・咽頭・食道などの粘膜は，皮膚よりも低い線量で放射線の障害を受けやすく，粘膜炎を起こしやすい。また，化学療法を先行あるいは同時併用で行っている場合には，症状が増強されやすい。炎症が進行し，びらんや潰瘍になると治りにくく，疼痛を伴うため，炎症反応を最小限にとどめる援助が必要である。治療開始前から終了後まで継続して口腔内の清潔，保湿を行うことが大切である。口腔粘膜の場合，歯ブラシを柔らかい素材や綿棒に代えたり，含嗽（がんそう）を奨励して清潔の保持に努める。口内痛や嚥下（えんげ）時痛を伴う場合，食事摂取が困難となり，全身状態に影響するため，鎮痛薬の使用や，食材を柔らかく薄味にするなど食事の工夫をする。

4 日常生活ケアの留意点

治療中は，放射線の作用や精神的負担により，体力を消耗しやすいため，日常生活への援助・指導が必要である。

●食事 全身状態の維持を図るために，高エネルギー・高たんぱく・ビタミン・ミネラル・水分を十分に摂れるよう，食事献立の工夫をする。放射線の影響により食事摂取が困難な場合については，各症状の看護に準じる。

●安静 安静と睡眠を十分にとり，体力の消耗を防ぐ。

●清潔 皮膚・粘膜の清潔を保ち，２次感染を予防する。皮膚にインクで印された照射部位のマーキングは，許可があるまで消さないよう留意する。洗浄や多量の発汗でマークが消失することもあるため，強くこすらないようにする。

●日常生活 不必要な制限を加えることなく，通常の生活に近づけるよう工夫する。

5 医療者間の協力

放射線治療を受ける患者が，悪性腫瘍という疾患の性質や，治療上の影響を含めて，様々な障害や不安を抱えながら治療に臨んでいることは，これまで述べてきた。放射線療法は，看護師だけでなく，放射線療法を専門に行う医師（放射線腫瘍医），医学物理士，放射線治療専門放射線技師などの専門的知識をもった多職種がかかわる治療である。看護師は，がん看護専門看護師やがん放射線療法看護認定看護師と協力し，他職種と連携して，患者の不安や混乱を助長させる要因を取り除けるように援助する必要がある。そのためには，患者の訴えや行動を観察し，その反応や変化について，患者にかかわる医療従事者が互いに情報を共有し，協力してかかわる姿勢が大切である。

Ⅵ 手術療法を受ける患者の看護

1. 手術療法の目的と意義

手術は，人々の健康回復を目的として，麻酔下で意図的に生体に対して損傷を加える治療法で，病変を切除，摘出，修復することにより，低下した機能を回復・再獲得することを期待して行われる。手術療法の主な目的は以下のとおりである。

①病変部位を摘除・修復して治癒させる（根治手術）。
②外傷，先天的奇形や疾患のある臓器・部位の切除・修復。
③切除・摘出した臓器や組織の機能を再生する，あるいは切除・摘出による欠損のため外観が変化した部位を補正する（再建術）。
④機能不全に陥った臓器・組織の代替となる新たな臓器・組織を移植する（移植手術）。
⑤治癒が困難な病態に対して一時的に症状を改善・緩和させる（緩和手術）。
⑥疾患の進行・病期の診断や確定診断を得たり，治療方針を決定する。
⑦救命，延命。

近年，内視鏡や画像診断技術，血管内カテーテル技術の進歩・発達に伴い，鏡視下手術や血管内手術が多く行われるようになってきた。また，コンピューター技術を駆使した内視鏡下手術支援ロボットの開発が進み，より侵襲の少ない手術が可能になっている。このような手術医療の高度化に伴い，低侵襲手術や日帰り手術が普及し，極低出生体重児から超高齢者（90 歳以上の高齢者），さらに重篤な合併症を有する患者に至るまで手術適応は拡大した。

看護師の役割は，手術適応となった患者の身体的・精神的状態をアセスメントしながら，社会背景や価値観も含めた全人的な視点でとらえ，安全・安楽に手術が受けられるようにすることである。また，回復過程を助け，患者の生活の質が高められるように援助することが重要である。周手術期は，手術療法を中心として術前・術中・術後の３つの時期に区分される。各時期の身体的・心理的・社会的特徴や状況に応じた，患者と家族に対する一貫性と継続性をもった援助が必要である。

2. 術前患者の看護

術前とは手術決定から手術までの時期を指し，患者が手術に備えて身体的・心理的・社会的準備を行う時期である。術中・術後に起こり得るリスクを最小限にし，よりよい状態で手術に臨めるように整える。看護師が初めて患者にかかわったときから始まる。入院期間の短縮化により，術前患者の看護は，外来看護が重要な位置を占めるようになってきている。

1 患者の特徴

患者の身体的状況は，手術適応となる疾患，基礎疾患，年齢により異なる。

手術を受ける患者は，自らの意思で手術を受ける決断をするが，手術療法による健康回復の期待のみならず，様々な不安や恐怖を抱いている。不安とは漠然とした恐れであり，恐怖とはある特定の対象に対する恐れを指す。不安の程度や強度には個人差があり，表面に出ている不安や隠れている（表出できない）不安があり，複数の不安を抱えている。また，不安や恐怖は患者の表情・言動・態度に現れる。たとえば，不眠，黙り込む，落ち着きのなさ，医療者への否定的態度などである。患者が抱く不安や恐怖には表 5-12 のようなものがある。

2 術前検査に伴う看護

患者の状態，緊急性，重症度，手術侵襲の大きさ，基礎疾患の有無などにより異なり，多岐に及ぶ。術前検査の主な目的をあげると以下のとおりである。

①確定診断あるいは病変の大きさや進行度といった病期を診断し，手術の可否や術式，切除範囲を決定する。

②呼吸・循環・代謝・止血機能や栄養状態を検査し，患者が手術や麻酔に耐え得る状態かどうか，手術前の評価を行う。

③感染症の有無を検査し，医療従事者への感染や院内感染を予防する。

なお，検査にもインフォームドコンセントが必要で，患者に検査の目的・方法，危険度や苦痛などの概要を十分に説明して，同意を得る。看護師には，患者が検査を安全に不安なく受けられるように，患者の疲労や苦痛の状態を把握し，苦痛の緩和や検査の調整に努める必要がある。

3 全身状態を整える援助

検査の結果，栄養状態の改善が必要とされたり，高血圧，糖尿病などの基礎疾患がある場合には，よりよい全身状態で手術に臨めるよう，手術前に輸血・輸液・中心静脈栄養，食事，薬物などの治療がなされることがある。術前の治療は，副作用によって体力を消耗させることがあるため，症状に対して適切に援助する。

4 心理面を整える援助

患者には，手術前の症状や苦痛が，手術によって治癒もしくは軽減されることへの期待や希望がある反面，非日常的な出来事であり，新たな侵襲を受けることに対する不安や恐怖などの精神的な問題も感じている（表 5-12）。看護師は，患者・家族が医療者に気兼ねなく質問でき，不安や悩みを表出できるような環境を整えるとともに，必要とする情報を提供し，質問や相談に応じて問題解決を図っていく。また，患者の心の動きに注目し，不安や恐怖の程度・内容について把握し，適切な援助を行う必要がある。

①患者が不安･恐怖などの心理状態を表出できるようなコミュニケーションの場(雰

表 5-12 ● 手術に伴い患者が抱く不安や恐怖の例

・麻酔の危険性：麻酔がかかったら目が覚めないのではないか，麻酔をかければ本当に痛みを感じないのか。
・手術の結果に対する不安：手術創の位置や大きさ，手術の合併症は起こらないか。手術成否（うまくいくのか）。
・手術後の痛みや経過に対する不安。
・手術による身体の変化に対する不安：身体のある部分の容姿が大きく変化したり，手術後に生活様式の変更を余儀なくされる場合の葛藤や苦悩。
・疾患そのものに対する不安：予後，手術で治るのか，悪性ではないか。
・手術後の生活に対する不安：食事，排泄，清潔，リハビリテーション，手術後の生活の再構築に関する不安。
・入院期間や経済的問題，仕事や家族関係に及ぼす影響に関する不安。
・患者家族が抱く不安：患者の病状・年齢・役割により異なる。経済，介護，将来に対する不安。患者が病名や手術方法や治療方法の説明を受けていない場合の不安と心理的負担。

囲気，接遇態度，コミュニケーション技術)，信頼関係をつくる。手術に対する過度な不安や恐怖は，手術にも術後の回復過程にも影響を及ぼす。

②手術に対する理解度，受容の状況，患者のもつ情報量，不安の内容や程度を把握・理解する。

③術前オリエンテーションによって，患者は術前・術後の自分の動きを知ることができ，手術や術後の状況をある程度予測・イメージできる。また，術前オリエンテーション後の患者の反応や言動に注意し，新たな不安や問題点を理解することにつなげる（本項 - 5「術前オリエンテーション」参照）。

④家族に対する援助：患者にとって家族の励ましは，何よりも心強いものであるため，家族への働きかけも重要である。看護師は家庭内での患者の役割，家族の生活，経済状況についてよく理解し，家族が不安を表出しやすいようなコミュニケーションをもとに信頼関係を良好に保つ必要がある。

5 術前オリエンテーション

手術の決定は外来診療の際になされることが多く，その時点で手術についてのパンフレットが渡されて，概要と入院までに患者が準備すべき内容が説明される。

術前オリエンテーションは，手術を受ける患者・家族に対して，必要な情報や手術の経過，予定を正しく伝えることにより，手術に対する心構えや準備，術後回復のための事前の準備をさせ，不安を軽減させるために行われる。術前オリエンテーションの主な内容は以下のとおりである。

1）術前オリエンテーションの主な内容

①手術に関すること：手術日時・開始時間，麻酔の種類，輸血について。

②手術の準備：手術までの予定・検査について日を追って内容を説明する。経過は，クリニカルパス（クリティカルパス）*に示された標準治療計画に基づいて説明

＊クリニカルパス（クリティカルパス）：治療や検査の標準的な経過を説明するため，入院中の予定をまとめた入院診療計画書。

される。また，準備の具体的な内容は，寝衣，タオル，T 字帯などの必要物品，入浴，術式に応じた剃毛・除毛，臍処置，浣腸，点滴などの術前処置，食事，絶飲食，前与薬，輸血，当日の義歯・眼鏡・コンタクトレンズ・指輪・時計の取りはずし，マニキュア・化粧の除去などである。

③術後合併症予防のための術前訓練の実施：無気肺などの術後呼吸器合併症予防のための呼吸訓練（胸式・腹式・創部を押さえて行う場合の深呼吸の方法，口すぼめ呼吸，器具を用いた呼吸訓練，図 5-12），含嗽方法，禁煙指導，術後の体位変換など。

④手術後について：疼痛と鎮痛薬の使用，安静度（体動制限），創部の状態，チューブ類など創や患者に装着するもの，体位変換，排泄，食事，清潔などの予定。

⑤家族に対すること：面会，当日の待機の可否や場所，手術所要時間・帰室時間の目安，医師の説明について。

2)　術前オリエンテーション時の配慮

術前オリエンテーションを行う際は，以下のことに配慮する。また，患者への質問の際には，図 5-13 のポイントにも留意する。

・患者の個別性を重視し，一人ひとりに合わせた方法で進めていく（患者の理解できる言葉で具体的に話す，患者の理解力・許容能力を超える説明はしないなど）。
・患者の背景や身体的・心理的状況を十分理解し，患者との信頼関係・コミュニケーションを良好に保ち，不安や疑問を表出しやすくする。
・患者個別の不安や訴えを理解できるよう，患者の感情表出，行動に注意を払う。
・オリエンテーション後の患者の反応・言動の観察を行う。

6　輸血の準備

輸血が行われる，あるいは予定されている患者に対して，あらかじめ手術前に準備を行う。その際には，患者氏名，血液製剤の種類，血液型（ABO・Rh 式），交差適合試験の結果，血液製造番号・有効期限，血液製剤の性状などを確認する。また，副作用や感染予防のため，患者自身の血液をあらかじめ採取し，貯えておいたものを手術中・後に輸血する術前貯血式自己血輸血を行うことがある。輸血が行われる，予定されている場合は，患者の同意が必要である。説明文に従い，患者が理解できる言葉で説明し，納得してもらったうえで同意書に署名してもらう。

7　麻酔科医による診察

手術を苦痛なく安全に行うために麻酔が行われる。麻酔を担当する麻酔科医は，手術中の呼吸・循環などの全身状態の管理を安全に行うために，問診・診察を行う。手術部位・術式，患者の全身状態・基礎疾患，術前検査の結果を考慮して，麻酔方法を選択する。麻酔方法が決定したら患者に説明し，同意を得て麻酔同意書に署名をしてもらう。術前の患者が抱く麻酔に対する不安や恐怖は，麻酔科医による具体的な説明によって軽減することができ，重要である。

8　手術室看護師による術前訪問

術前訪問とは，手術室看護師が手術前に患者を訪問することにより，患者に手術

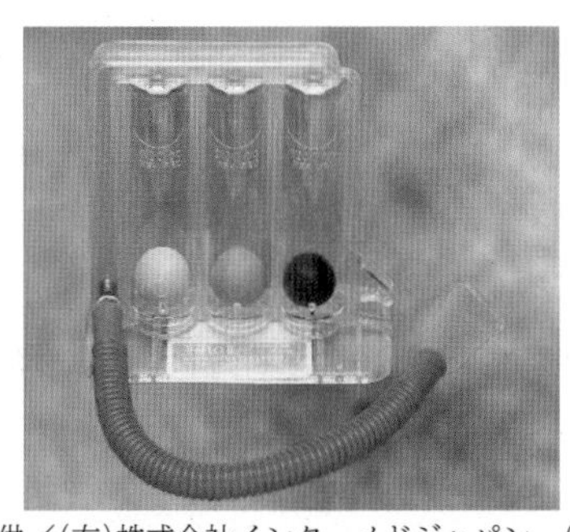

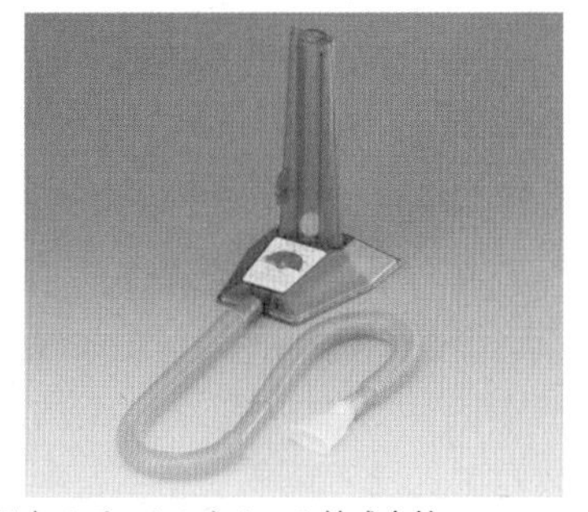

写真提供／(左)株式会社インターメドジャパン，(右)日本メディカルネクスト株式会社

図 5-12 ● 呼吸訓練用具：トリフロー

医師からの説明は聞きましたか？
はい
イエスかノーしか答えのない質問。これでは患者は訴えることができない。
答えが1つしかない質問。このタイプの質問を適宜入れることがコツ。
部分入れ歯があるとうかがいましたがどの部分ですか？
上の前歯2本です
明日の手術で何か心配なことや困っていることはありませんか？
胃を取ると食事はどうなるんでしょうか？
答えが無限に出てくる質問。患者の訴えを聞くには，望ましい方法である。

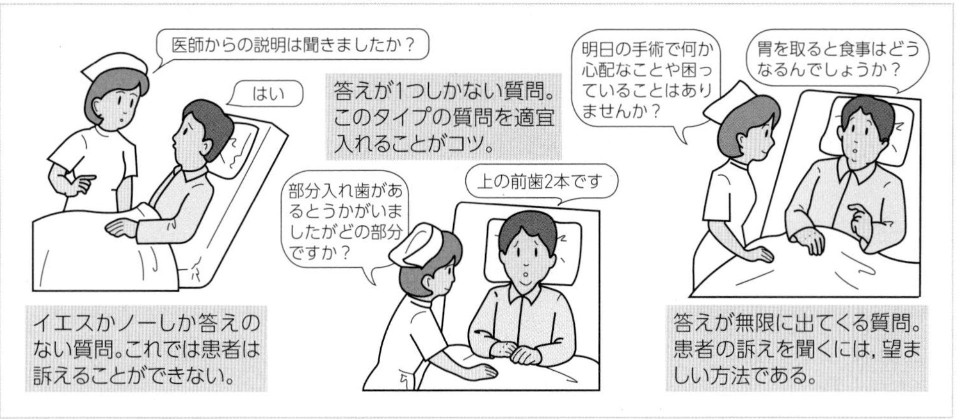

図 5-13 ● 術前オリエンテーションで患者に質問するときのポイント

室で実施される処置や内容，提供する看護，起こり得るリスク（皮膚・神経障害など）について説明したり，手術に必要な情報を収集する目的で行われる。患者にとって必要な情報を提供することは，不安の軽減や心構えの獲得，主体的な医療への参画につながる。患者と顔見知りになることは，患者にとって手術室という未知の環境で知っている人に会うことになり，安心につながる。

手術室看護師は，術前訪問で患者から直接得る情報と，病棟看護師や記録物から収集した情報により，身体的・心理的・社会的側面から患者の問題点を明らかにし，手術室の準備を行い，観察・留意すべき点を踏まえた看護計画を立案する。病棟看護師との情報共有や連携により，術前からの一貫性・継続性をもった看護の実践が可能になる。

9 手術前日から手術までに行う処置

● 手術に必要な書類の確認　手術同意書・麻酔同意書・輸血同意書の署名の確認をする。同意書類は，十分なインフォームドコンセントに基づいて，患者本人が署名する。必要に応じて医師から手術内容や危険性に対する説明を再度行う。

●皮膚の清潔

・入浴・シャワー浴：消毒を確実にするために，皮膚に付着した汚れや垢を除去し清潔を保持する。洗髪もする。入浴やシャワー浴が困難な場合は全身清拭を行う。

・剃毛・除毛：毛に付着している細菌や汚れを除去して消毒を確実にし，脱落毛の手術野への混入を防ぐために行う。最近は，かみそりを使った剃毛は，皮膚に目に見えない傷をつけ皮膚のバリア機能を低下させたり，その傷に細菌が付着することで感染しやすくなるという報告がなされており，行われなくなっている。除毛の必要があれば，除毛クリームや手術用バリカン・電気かみそり（シェーバー）を使用する。

・臍処置：腹部の手術の場合に，臍部の垢による手術中の汚染や感染防止のために行う。

●消化管の清浄　麻酔による誤嚥や，手術中の腸内容物による汚染防止，腸管吻合部の安静，術後腸閉塞の予防のために，手術前夜に下剤の内服と，手術当日の朝に浣腸を行う。食事は，手術前日の夕食後から禁食とし，21 時以降は水分制限となる。腸の手術の前は，手術数日前から残渣の少ない食事（低残渣食）に変更したり，絶食になる。

●血栓予防具の着用　深部静脈血栓症や肺血栓塞栓症を予防するために行う。血液のうっ滞を避け静脈血の還流を促進する目的で，弾性ストッキングを着用する（図5-14）。

●前投薬（プレメディケーション）　麻酔の導入・維持を円滑に行うために，不安の抑制・反射や分泌物の抑制・代謝の低下・鎮静・鎮痛などの目的で行われる。近年は，前投薬を行わない施設が多くなっている。前投薬の指示がある場合は薬剤の副作用に注意して，バイタルサインの測定や一般状態の観察を行う。前投薬後はベッドから降りたり歩行したりせずに，ベッド上で安静を保持する。

●術前輸液と血管確保　術前輸液は絶飲食による脱水症予防のために，血管確保は麻酔導入薬の静脈内注射や患者急変時の対処のために行う。指示された時刻に正確に

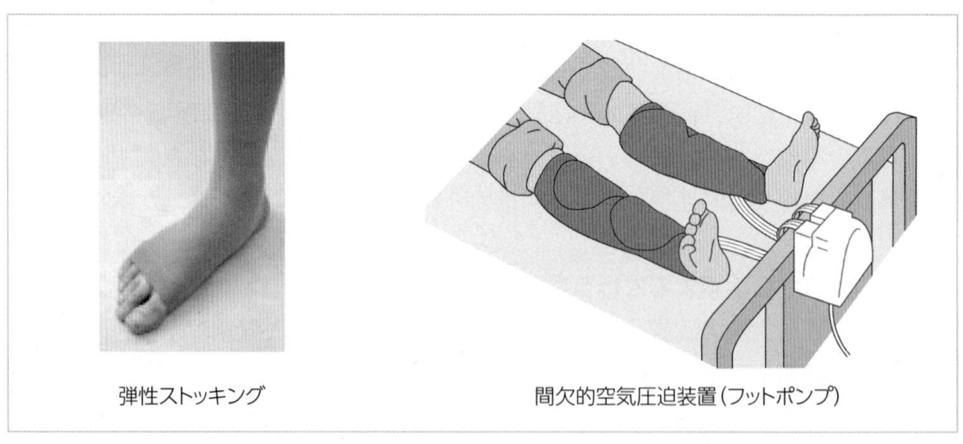

図 5-14●**主な血栓予防具**

開始する。

●**手術室への入室と手術室看護師への申し送り**　排尿を済ませ，化粧・マニキュアは落とし，手術着に更衣する。義歯・眼鏡・コンタクトレンズ・指輪・時計などをはずし，貴重品は家族に預ける。患者の誤認を防止するために患者識別票（ネームバンド）の装着を確認する。手術室への入室は独歩あるいは車椅子で行われる。入室の際は，患者本人に名前を言ってもらい，病棟看護師と手術室看護師で同時にカルテ・患者識別票と照合して患者を確認する。手術室看護師には，術前処置の内容，術前の患者の状態を申し送るほか，手術同意書・麻酔同意書・輸血同意書を確認したり，術中に使用する抗菌薬などの持参物を渡す。申し送りの際は，チェックリストや申し送り書などを用いて，もれのないようにする。

3. 術中患者の看護

手術において重要なことは，手術侵襲を最小限にとどめ，患者の意図に沿った手術の結果を導き，手術目的を達成することである。外科医，麻酔科医，看護師，放射線技師，臨床工学技士などの多職種の人の協働によって，安全で円滑に進行させなければならない。

1 患者の状況

①生体に侵襲を受けており，生命の危機的状況にある。
②麻酔により意識がなく，身体を動かせない状況にある。

2 手術室の特徴

①外界から閉鎖されている。
②手術部位感染（surgical site infection；SSI）予防のため，手術室環境の整備や感染対策が必要である（表 5-13）。
③事故防止のための安全対策が必要である。
・手術器械・ME 器機の名称・種類・使用方法の把握と取り扱い，関連する医療事故を把握した対策を講じる。

表 5-13 ● 主な手術部位感染予防策

患者自身の皮膚	前日にシャワー浴または入浴を行う。剃毛・除毛は手術野の邪魔にならない限り行わない。除毛する場合は除毛クリームや手術用バリカン・電気かみそり（シェーバー）を使用する。手術部位と周辺を消毒し，滅菌した被覆材で覆う。
手術対象臓器	身体，臓器に侵襲を加えることによる身体への影響を考慮し，短時間で適切な手術手技および洗浄を行う。適切な抗菌薬の投与，適切な全身管理を行う。
医療従事者	適切な標準予防策（スタンダードプリコーション）を実施する。手指消毒と滅菌手袋装着，滅菌された術衣の着用。無菌操作を徹底する。
手術器械・麻酔器具・ME 器機	機材・器具に合った適切な方法で滅菌する。
手術室・部屋	手術室の空気，部屋の清浄。

・手術患者・手術部位の誤認や体内遺残の防止，摘出された臓器や組織の適切な取り扱い，急変時の適切な判断と処置，迅速な対応が求められる。
・適切な体温管理，深部静脈血栓症の予防，安全・安楽な手術体位を確保し褥瘡（じょくそう）や神経障害を予防する。

④多職種が協働して安全に円滑に手術が進行するようにチーム全体の調整を図る。

3 麻酔の介助

麻酔は，痛みや恐怖などのストレスを取り除き，手術を安全に行うことを目的としており，全身麻酔と局所麻酔に大別される。

全身麻酔　麻酔薬を中枢神経に作用させ，意識の消失を一時的かつ可逆的にもたらすものであり，筋弛緩（しかん）による不動化，鎮静と鎮痛，有害反射の抑制によって，手術を可能な状態にする。筋弛緩により，呼吸抑制や呼吸停止が起こるため，気道を確保し，人工呼吸器で呼吸を補助する必要がある。手術室看護師は，全身麻酔が安全に行われるように，全身管理のための生体監視装置（モニター）の装着，挿管・抜管の介助を行う。

局所麻酔　麻酔薬を末梢神経に作用させ，鎮痛を図る。意識は消失しないため，不安・恐怖・苦痛が大きい。主なものとして脊髄クモ膜下麻酔と硬膜外麻酔がある。脊髄クモ膜下麻酔，硬膜外麻酔の際には，安全に行われるように，体位保持を行う。

・脊髄クモ膜下麻酔：脊髄のクモ膜下腔に局所麻酔薬を注入し，脊髄神経を一時的に麻痺（まひ）させる方法で，横隔膜以下の部位の手術の麻酔に適している。血圧低下，徐脈，悪心・嘔吐（おうと）などの合併症がある。麻酔薬の比重や体位によって，麻酔が上半身に及ぶと呼吸抑制が起こることがある。
・硬膜外麻酔：硬膜外腔に局所麻酔薬を注入し，脊髄神経を遮断する方法で，脊髄損傷の危険が少ない。硬膜外腔カテーテルを留置できるため，術後持続鎮痛に用いられる。

4 全身麻酔による術中の看護

①手術に携わる多職種間の連携を図り，チームメンバーが役割を発揮できるような調整役となる。
②術前訪問や病棟（外来）看護師の申し送りをもとに不安の軽減や継続看護を行う。
③患者の擁護者・代弁者となる。
④生命を維持し，安全で安楽な手術を提供するために十分な準備を整え，緊急事態には適切かつ迅速な対処をする。
⑤感染や事故を防止する。
⑥麻酔の介助を行う。
⑦手術の介助を行う。
⑧術中の観察と記録を行う。
⑨術後訪問を行い，術中看護計画や実施した看護の評価を行う。

5 看護師の役割

一般に，手術室看護師は術者の介助を主に行う器械出し看護師（直接介助）と，患者や手術室全体のサポートを主に行う外回り看護師（間接介助）に分けられる。

(1) 器械出し看護師（直接介助）

・手術操作を円滑に進め，手術時間を短縮するために，手術器械・医療材料などを迅速に的確に医師に手渡す。
・感染予防のため無菌操作を徹底する。
・体内遺残を防止するために，手術器械・医療材料の数量・形状を把握して確認する（カウント）。
・手術に使用した器械は，血液などの汚れを落とし，器械に合った適切な滅菌を行う。

(2) 外回り看護師（間接介助）

患者の状態と手術の進行に合わせて，円滑に手術が進行するように，手術室全体の調整を行う。

・手術患者の受け入れ：患者・手術部位の誤認防止のため，氏名，生年月日，手術部位を患者本人に言ってもらい，患者識別票・カルテと照合する。
・手術同意書・麻酔同意書・輸血同意書の確認，前投薬の有無，必要な前処置が実施されているか，バイタルサイン，術中，術後に使用する物品が持参されているかなどの確認を行う。
・温かくやさしく迎え入れ，患者の不安を軽減する。
・患者の安全に十分配慮する。
・体温管理：患者の体温低下を防ぐ。手術室温は，入室時・麻酔導入，手術終了前・退室までは高く（28℃）し，身体の露出を可能な限り少なくする。循環式温水マットで手術ベッドを保温，温風式加温装置で体表面を加温する。
・プライバシーを保護する。
・麻酔の介助：患者の状態を観察する。患者が安心できるようなかかわりをする。麻酔方法に合わせた麻酔導入・介助を行う，緊急に備えた薬物や器械を準備する。
・手術体位の管理：十分な手術野が得られ手術操作が無理なく行え，かつ，循環・呼吸・神経の機能を障害せず安全な麻酔管理ができるような体位を保持し，術中に動くことがないように適切に固定する。圧迫されやすい部位はクッションなどで保護し，神経の圧迫や過伸展に注意して神経麻痺（まひ）を起こさないようにする（図5-15）。
・手術中：患者の状態をモニタリングと五感を働かせて観察する。麻酔科医の指示による輸液・輸血を準備し施行する。出血量・尿量を測定し麻酔科医に報告する。滅菌物に触れないように無影灯を調節して手術野を照らす。手術器械・物品の補充を行う。手術により切除された臓器や腫瘍などを検査室へ提出する。保存する場合は方法を確認して実施する。
・手術終了時：創部をガーゼや包帯・腹帯などで保護する。ドレーンは抜けないように固定する。
・麻酔終了時：麻酔覚醒時の患者は，自分の状態を認識することができず，創部痛

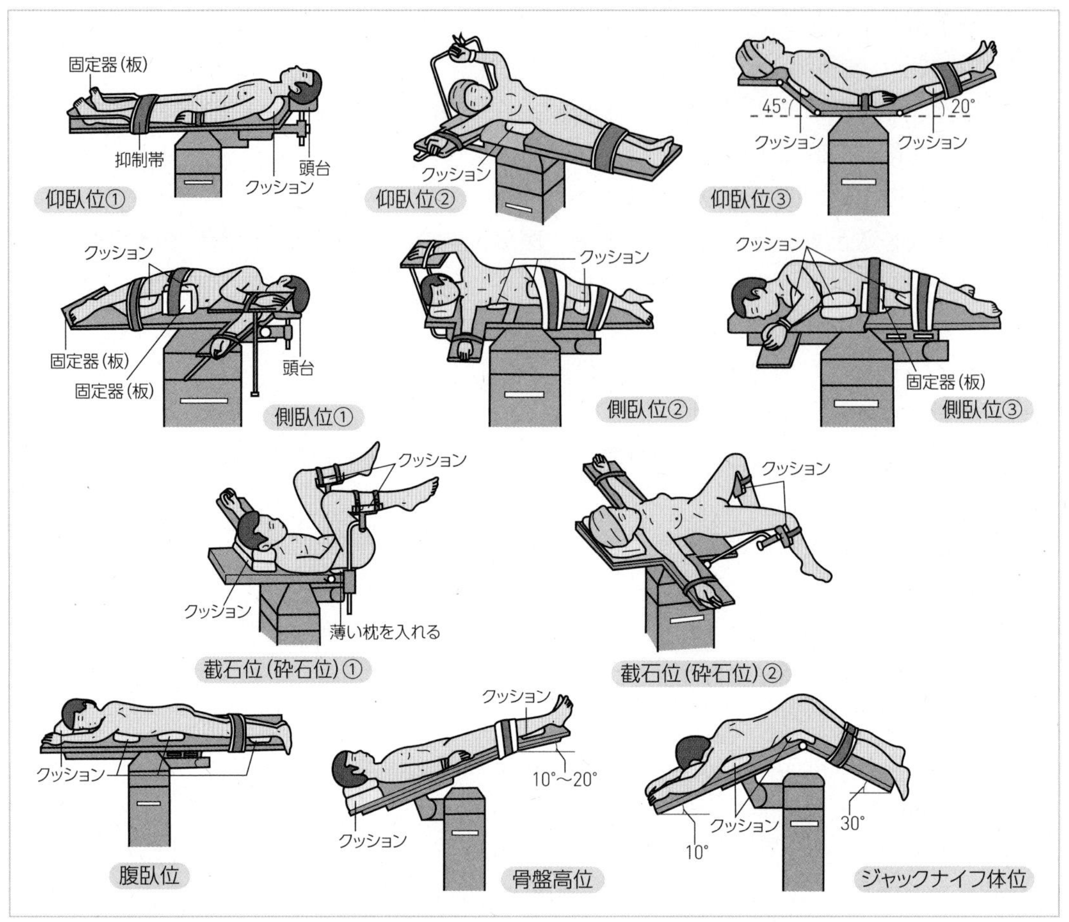

図 5-15 ● **手術時の体位**

や挿管の苦痛により激しく体動する場合があるためベッドから転落しないように注意する。抜管後は，麻酔科医とともに呼吸状態，心電図，血圧が安定していることを確認する。呼吸状態の変化や急な体動に備え患者のそばから離れない。寝衣を着せ，毛布・電気毛布などで保温する。手術の終了を患者に告げ，深呼吸，喀痰（かくたん）の喀出を促す。疼痛（とうつう）時は，医師の指示により鎮痛薬を使用して緩和する。

- 手術室からの帰室・病棟看護師への申し送り：手術による確定診断名，術式・手術時間，麻酔の種類・麻酔時間，麻酔に使用した薬剤および麻酔深度，出血量，輸血の有無，輸液量，尿量，腹水などの吸引物量，洗浄水使用の有無・使用量，術中に使用した薬剤・量，ドレーン・膀胱（ぼうこう）留置カテーテル・胃チューブなどの挿入部位，手術中の全身状態，麻酔からの覚醒状態，継続看護が必要な事項について，看護師は手術看護記録に記載し，申し送りをする（図 5-16）。持参物品は返却する。
- 手術室の清掃：看護助手や清掃員と協力し，血液・体液などの汚れを落とし，スタンダードプリコーションを順守して清掃を行う。

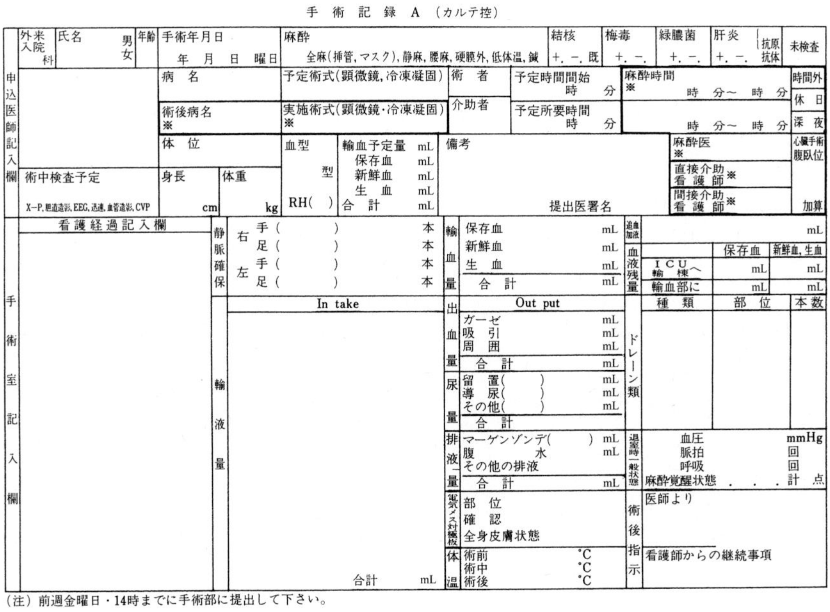

手術記録 A（カルテ控）

外来 入院 科 ｜ 氏名 男 女 ｜ 年齢 ｜ 手術年月日 年 月 日 曜日 ｜ 麻酔 全麻（挿管，マスク），静麻，腰麻，硬膜外，低体温，鍼 ｜ 結核 ＋．－．既 ｜ 梅毒 ＋．－． ｜ 緑膿菌 ＋．－． ｜ 肝炎 ＋．－． ｛抗原 抗体 ｜ 未検査

申込医師記入欄
病 名 ｜ 予定術式（顕微鏡，冷凍凝固） ｜ 術 者 ｜ 予定時間開始 時 分 ｜ 麻酔時間 ※ 時 分～ 時 分 ｜ 時間外
術後病名 ※ ｜ 実施術式（顕微鏡・冷凍凝固） ※ ｜ 介助者 ｜ 予定所要時間 時 分 ｜ 時 分～ 時 分 ｜ 休 日 ｜ 深 夜
体 位 ｜ 血型 型 RH（ ） ｜ 輸血予定量 mL 保存血 mL 新鮮血 mL 生 血 mL 合 計 mL ｜ 備考 提出医署名 ｜ 麻酔医 ※ ｜ 直接介助看護師※ ｜ 間接介助看護師※ ｜ 心臓手術 腹臥位 加算
術中検査予定 X−P，胆道造影，EEG，迅速，血管造影，CVP ｜ 身長 cm ｜ 体重 kg

手術室記入欄
看護経過記入欄
静脈確保 右 手（ ）本 足（ ）本 左 手（ ）本 足（ ）本
輸液量 In take 合計 mL
輸血量 保存血 mL 新鮮血 mL 生 血 mL 合 計 mL
追血加液 mL
血液残量 保存血 新鮮血，生血 ｜ ICU 輸 棟へ mL mL ｜ 輸血部に mL mL
Out put
出血量 ガーゼ mL 吸 引 mL 周 囲 mL 合 計 mL
尿量 留 置（ ）mL 導 尿（ ）mL その他（ ）mL 合 計
排液量 マーゲンゾンデ（ ）mL 腹 水 mL その他の排液 合 計 mL
ドレーン類 種 類 ｜ 部 位 ｜ 本 数
退室時一般状態 血圧 mmHg 脈拍 回 呼吸 回 麻酔覚醒状態 ． ． ． 計 点
電気メス対極板 部 位 確 認 全身皮膚状態
体温 術前 ℃ 術中 ℃ 術後 ℃
術後指示 医師より 看護師からの継続事項

（注）前週金曜日・14時までに手術部に提出して下さい。

図 5-16 ● 手術室における記録

4. 術後患者の看護

手術侵襲を加えられた生体は，恒常性を維持し回復するための様々な反応を起こす。看護師は，その過程において創傷の治癒の促進，合併症の予防，苦痛の緩和に努め，身体的・精神的回復を促すよう援助する。また，早期の社会復帰に向けた援助が必要である。

手術侵襲に対する生体反応の推移を示した ムーア（Moore）の分類では，手術直後から回復までの期間を第Ⅰ～Ⅳ相の４段階に大別している（表 5-14）。

1 術後急性期（手術直後）の看護

●**病室の準備・環境整備**　手術後の患者は，循環・呼吸状態の変動が起こりやすい。手術後に起こり得る状況を予測して術後ベッドを作成し，安全で安心して休める環境を整えておく（図 5-17）。開腹手術や全身麻酔では体温が低下しやすいので，電気毛布でベッドを保温しておく。

●**手術室からの移動**　麻酔からある程度覚醒した後，病室へ戻る（ICU への移動は本章Ⅹ「ICU の看護」を参照）。手術室看護師から申し送りを受け，病室へ移送する。呼吸状態，装着されているチューブ類の状態，保温，急な状態変化に注意しながら，患者に手術の終了を伝えるとともに労いの言葉をかけ，静かに移動・移送を行う。

●**帰室直後の看護**　表 5-15 に主な観察項目をまとめた。

①十分な人数で危険がないように，静かにベッドに移動する。

②麻酔からの覚醒状態を観察する。手術が終了して病室に戻ったことをはっきりと

表 5-14 ● 術後患者の回復過程（Moore による）

相	一般的な臨床所見
第Ⅰ相　急性傷害相（術直後から２～４日）	体重減少，発熱 心拍数増加（頻脈），翌日正常化 傾眠傾向，周囲からの忌避・無関心 口渇，胃チューブからの吸引量↑ 腸蠕動・分泌の減少・消失 尿量減少 創痛が強い：鎮痛薬の使用 創の癒合が弱い：哆開しやすい
第Ⅱ相　急性回復相（転換相）（術後３～７日目から２週間頃まで）	体重減少，心拍数・体温正常化 周囲への関心戻る，会話 食欲の回復，腸蠕動回復 創痛軽快
第Ⅲ相　同化相（回復相）（数週間）	体重回復傾向 精神的意欲，性欲，食欲回復 食事摂取量増加，消化吸収正常化 四肢筋力回復
第Ⅳ相　脂肪増加相（第３相から数か月）	体重増加（脂肪組織重量増加） 食欲亢進，食事量増加

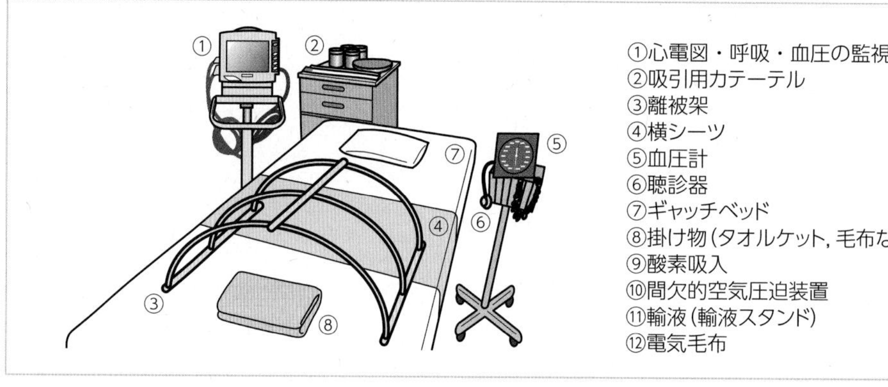

図 5-17 ● 術後ベッド作成

伝え，呼名反応（返事をしたり頷いたりする反応）や指示反応（開眼できるか，掌握できるか，自力で深呼吸できるか）を確認する。

③輸液，輸血，酸素吸入・吸引，ドレーンの管理，飲水の許可，体位，疼痛時の対処など，医師や看護師からの術後の指示を受け，実施する。

④呼吸状態の観察・気道確保：枕はしない。麻酔の影響による舌根沈下がないか，気管挿管の刺激による痰や唾液などが口腔内に溜まっていないか，呼吸状態を観察する。指示された酸素吸入を行う。

⑤循環状態の観察：血圧や脈拍の変化，正常な値からの逸脱や不整脈の有無を観察する。手術直後の患者は急変しやすいため，バイタルサイン測定の間隔は，帰室

表 5-15 ● 帰室直後の主な観察項目

一般状態	バイタルサイン，意識状態，瞳孔，顔色，冷感・チアノーゼの有無・部位，皮膚湿潤・発汗の有無・程度
呼吸障害	呼吸状態（呼吸数，呼吸音，呼吸のしかた，奇異呼吸の有無），チアノーゼの有無，喘鳴の有無，喀痰の有無・性状，胸部Ｘ線写真，血液ガス分析値
循環障害	血圧，心拍数，不整脈の有無，ECG，呼吸数，尿量，CVP，胸部Ｘ線写真，出血の有無，水分出納
疼痛	疼痛の有無・部位・強さ（痛みの感じ方には個人差がある）
ドレーン	排液量・性状
胃チューブ	排液量・性状
創部	出血・滲出液の有無・性状・臭気・量，腫脹・発赤の有無
腹部	腸蠕動の有無，腹部膨満感の有無・程度，悪心・嘔吐の有無，吃逆の有無
輸液・輸血	水分出納，血液検査値

直後から 1 時間の間は 15 分間隔，帰室後 1 時間から 2 時間の間は 30 分間隔で測定する。

⑥疼痛の緩和：安楽な体位に整えたり，疼痛の原因がチューブ類の牽引（けんいん）であれば固定を緩めたりする。咳嗽（がいそう）時や体動時の痛みであれば，創部を手で押さえることで疼痛の増強を抑えながら，必要な体動，咳嗽，排痰を促す。鎮痛薬投与の指示を確認して実施する。

⑦家族への援助：帰室後は処置が多いので，家族には一度退室してもらうが，速やかに必要な観察と処置を行い，患者の状況を説明し，面会できるように配慮する。手術についての説明は医師からなされる。患者の安全に関する協力（安静や感染予防，面会の制限など）を得るようにする。

2 術後回復促進の看護

術後合併症を予防し，術後回復を促進させ，できる限り早期に日常性を取り戻せるように援助する。

● 早期離床　早期離床は，術後合併症を予防し，早期回復を促す。患者の年齢・手術侵襲・術後の経過により離床時期は異なるが，医師・看護師と相談のうえ，できるだけ早期に，計画的に進めていく。早期に離床を進める目的・効果は以下のとおりである。

①呼吸運動を促進し，呼吸器合併症を予防する。
②循環を促進し，循環器合併症を予防する。
③消化管運動を促進し，消化管合併症を予防する。
④排尿障害を予防する。
⑤骨・筋肉・関節の衰退を防止する。
⑥精神活動を活発にし，術後せん妄などを防ぐ。

● 感染予防

・手術創の処置：創傷面は 48 時間（術後 2 日）以内に自然と湿潤環境をつくり，

72 時間（術後 3 日）で皮膚接合面が接着するといわれているので，その期間ドレッシング剤を用いて創部を清潔に保護する。フィルムドレッシング剤を使用している場合は，汚染がひどくなければ交換しないことが多い。

・創傷処置におけるスタンダードプリコーションの徹底，皮膚・粘膜の清潔保持，環境整備を行う。

●栄養管理

医師により経口摂取の許可が出たら，開始する。経口摂取ができない期間あるいは十分にできない場合は，輸液・中心静脈栄養，経腸栄養などで適切な栄養補給を行い，術後の回復を助ける。

3 社会復帰に向けた看護

患者・家族が，手術により変化した形態や機能を受容し，変化とともに生活していけるように（生活の再構築），また，自己管理できるように援助する。機能障害・身体の形態変化（人工肛門造設術，乳房切除術，四肢切断術など）を伴う場合は，ボディイメージの変容を受容できるように援助する。話を十分に聞き，つらい気持ちを受けとめる，創部を見る，触れるなど，気持ちの変化に着目して援助する。患者・家族のニーズに合わせて多職種（医療ソーシャルワーカー，理学療法士，作業療法士，退院調整部門の看護師，ケアマネジャーなど）と連携をとり協働で援助する。また，社会資源を活用した支援を行う。

4 術後の主な随伴症状と合併症

手術後は，麻酔の影響や術式により様々な症状が現れる（表 5-16）。症状には術後早期にみられる随伴症状と合併症があるので，術後の経時的な観察が重要である。

●疼痛　術後疼痛は，術後 24 時間以内を最高点（ピーク）として出現するが，2～3 日で軽減する。疼痛が軽減せず継続することで精神的な苦痛を伴うため，一般には鎮痛・鎮静薬を用いて軽減を図る。疼痛の種類・程度，原因を確かめ，疼痛緩和の援助を行う。

(1)　疼痛の種類

・手術操作に伴う疼痛：組織損傷により生じる表在性の痛みである創部痛と，内臓器官の伸展牽引により生じる深在性の痛みである内臓痛がある。

・手術操作が原因ではない疼痛：長時間の同一体位による腰背部，四肢への痛み，チューブ類に伴う牽引時・体動時の痛み，テープ固定での皮膚への刺激による痛みがある。

(2)　疼痛緩和の援助

・安楽な体位の保持：セミファーラー位や側臥位など，疼痛部位の緊張を和らげる体位への変換や，枕・クッションを用いた調整を行う。

・チューブ類の適切な管理：固定部の緊張緩和。

・疼痛増強を回避する方法の説明：咳嗽時や体動時には創部を手で押さえる。

・精神的支援：声かけや援助によって，痛みに対する恐怖心や不安を和らげる

・疼痛により呼吸抑制がみられる場合は，医師の指示による鎮痛薬を使用して除痛

表 5-16 ● 術後の主な随伴症状と合併症

呼吸器系	気道の閉塞，無呼吸，無気肺，肺炎，呼吸抑制，肺虚脱
循環器系	血圧下降，ショック，術後の出血，血圧上昇，不整脈，頻脈または徐脈，心不全
消化器系	悪心・嘔吐，胃拡張，腸管麻痺
神経系	覚醒遅延，興奮，痛み
その他	体温の上昇・下降，乏尿または無尿，全身または局所の痙攣

し，安楽な呼吸ができるように援助する。
・鎮痛薬の使用前後は，血圧，脈拍，呼吸，悪心などの確認と，使用後は効果の確認を行う。

●**口渇** 術中の出血および体液の喪失，術前からの絶飲食により，ほとんどの患者が口渇を訴える。口渇に対しては以下の援助を行う。
①湿らせたガーゼを適度に絞り，含ませる。可能な体位で含嗽(がんそう)を行う。
②口唇の乾燥にはワセリン，リップクリームを塗布する。
③輸液による水分補給を行う。医師に指示された適切な量の点滴を指示された時間で正確に投与する。

●**悪心・嘔吐** 悪心・嘔吐(おうと)は，麻酔薬の影響による腸管の蠕動(ぜんどう)運動の停止やモルヒネなどのオピオイド鎮痛薬の副作用，酸素欠乏あるいは二酸化炭素蓄積，頭蓋内圧亢進(こうしん)などが原因である場合が多い。2～3日以上経過しても症状が消失しない場合は急性胃拡張あるいは機械的イレウスの併発を考えなければならない。悪心・嘔吐に対しては以下の援助を行う。
①吐物の誤嚥(ごえん)を防ぐため，顔を横に向ける。可能であれば側臥位にする。意識がない場合は特に注意し，口腔内・鼻腔内の吸引をする。
②吐物の性状・量を観察し，医師に報告する。
③嘔吐後は含嗽を行い，口腔内を清潔にする。
④空気の入れ換えをして臭気を除去する。

●**腹部膨満** 腹部膨満は，多くの場合，開腹手術に伴う。また，全身麻酔後に起こり，腸内にガスが貯留し排気がなく，腹部が膨満する状態をいう。術後の腸管麻痺(まひ)は生理現象であるが，術後2～3日以上経過しても排ガスがなく腹部膨満感が見られる場合は術後イレウスを疑う。腹部膨満に対しては以下の援助を行う。
①腹部の温罨法(おんあんぽう)を行う。ただし，腹膜炎がある場合は禁忌である。
②左右側臥位またはファーラー位とし，腹筋の緊張を和らげる。
③体位変換や上下肢の運動，早期離床を促す。
④医師の指示により腸蠕動運動促進薬の投与，浣腸(かんちょう)，ガス排気などを行う。
⑤胃チューブにより胃内容物を吸引する。

●**吃逆** 吃逆(きつぎゃく)とはしゃっくりのことで，上腹部の手術操作による横隔膜の痙攣(けいれん)によって起こる。長時間持続するときは心身の疲労をきたすため，深い吸気後にしばらく呼吸を停止させるといったことを行い横隔膜の鎮静を図る。

●**発熱** 手術直後から2～3日以内は，術後吸収熱（手術侵襲に伴う生理的なもので，組織の挫傷，血液，たんぱく質などの発熱物質が原因で起こる発熱）として37～38℃の発熱がみられる。発熱に対しては以下の援助を行う。

①冷罨法（れいあんぽう）を行う。

②創部などに疼痛がないか観察する。術後3～5日以降も創部の疼痛と発熱がある場合は，創感染を疑う。

③体温の変化と一般状態の変化を観察し，関連の有無を確認する。

●**咳嗽と喀痰** 咳嗽と喀痰（かくたん）は，全身麻酔後は気道内分泌物が増加することでみられる。咳嗽と喀痰に対しては以下の援助を行う。

①創部痛を緩和し喀痰の喀出を促す。呼吸器合併症を防ぐ。

②吸入（ネブライザー）やスクイージングを行い，喀痰の喀出を促す。

③含嗽を促す。

④体位変換を行う。

●**術後呼吸抑制と気道閉塞** 全身麻酔中に使用した鎮痛・鎮静薬の遷延や筋弛緩（しかん）薬の作用が十分に拮抗（きっこう）していないことにより，時間が経過してから再び呼吸抑制が起こることがある。術後の鎮痛・鎮静薬使用が呼吸抑制に拍車をかけることもある。

(1) 呼吸抑制

以下に注意する。

①呼吸抑制が高度に起こり気づかないでいると，舌根沈下により気道が閉塞し，酸素欠乏から心停止に至ることがある。

②呼吸抑制が長時間継続する場合は，気管に再挿管し，人口呼吸器に接続する。

③鎮痛・鎮静薬使用後は呼吸状態の変化を厳重に監視する。

④患者が麻酔から完全に覚醒するまでは，枕はせず，気道確保の体位を保持する。声かけや深呼吸を促すなど覚醒刺激を与える。

⑤高齢者は舌根沈下を起こしやすいため，顔を横に傾ける。

⑥麻酔科医・医師の指示により酸素吸入を行う。

(2) 気道閉塞

以下に注意する。

①頸（けい）部を十分に伸展させ，頭部を後屈させる。舌根沈下が改善されない場合はエアウェイを挿入する。

②気道分泌物の吸引を行う。

●**尿閉** 術後の尿閉は，麻酔や鎮痛薬による膀胱（ぼうこう）括約筋の感覚鈍麻や，膀胱留置カテーテルの影響，ベッド上での排尿に慣れないことなど心理的影響によるものが多い。尿閉は尿路感染の要因にもなるため，感染徴候に注意する。尿閉に対しては以下の援助を行う。

①腹圧をかけやすい体位を工夫する。

②環境整備：カーテンやスクリーンなどでプライバシーを守る。

③導尿を施行する。

術後出血　手術後に生じる予期せぬ出血をいう。以下の援助を行う。

①ドレーンからの出血量・性状と，ガーゼあるいはドレッシング材の汚染状況を観察する。

②ドレーンからの排液（出血）が 100mL/ 時間以上・血性排液が続く場合は，術後出血が予測されるため速やかに報告する。

③出血は循環血液量の減少を意味し，ショックを呈するため，血圧の低下や脈拍数増加に注意する。

呼吸器合併症　呼吸器合併症は術後合併症の中で最も頻度が高い。

①無気肺：末梢（まっしょう）気管支が閉塞し，肺胞内に空気がなくなり肺がつぶれた状態をいう。術後に増加した気道内分泌物（喀痰）が創部痛などにより十分に排出されず，肺胞でのガス交換ができなくなった状態である。

②術後肺炎：術後無気肺が改善しない場合に，分泌物内で細菌が繁殖して術後肺炎が起こる。術後肺炎の要因には，無気肺，誤嚥（ごえん），気管挿管による気道粘膜損傷がある。術後肺炎の予防としては以下の援助を行う。

・疼痛（とうつう）の緩和
・横隔膜運動を妨げない体位の保持
・深呼吸や腹式呼吸を促す
・口腔（こうくう）ケア
・早期離床
・体位変換や体位ドレナージ，スクイージングなど喀痰の排出を促す

縫合不全　縫合不全は，通常，消化管や気管などの管腔（かんくう）臓器の吻合（ふんごう）部が十分な癒合を起こさず，縫合部から消化管内容物や気管内容物が露出する状態をいう。要因は，縫合部の血行障害や感染，手術前からの低栄養状態，術前処置が不十分なことなどである。縫合不全の予防としては以下の援助を行う。

①低栄養状態を改善する。

②縫合不全の徴候や症状の経過を観察して，縫合不全を疑う症状（発熱，腹痛，悪心・嘔吐（おうと），ドレーン挿入部の皮膚の発赤・びらんなど）が出た場合は速やかに医師や看護師に報告する。

5. 日帰り手術を受ける患者の看護

日帰り手術とは，手術後の在院期間が 24 時間未満の手術である。原則的に予定手術で，術前の合併症がない健康な患者を対象とする。

1 日帰り手術の利点と欠点

患者にとっての日帰り手術の利点は，休業・欠席期間の短縮や入院費の削減，院内感染の機会の減少などである。また，入院という生活環境の変化が身体的・精神的に負担が大きい高齢者にとっては，早期に日常生活に戻れるという利点があり，近年では，認知症のある高齢者の手術適応例も増えてきている。欠点は，術後の観察時間が短いことから，異常の発見や処置が遅れる可能性があることである。

2 日帰り手術における看護師の役割

●**術前オリエンテーション** 一般に入院手術に準ずる（本節 -2- 5「術前オリエンテーション」参照）。術後は患者自身もしくは家族が看護者となり体調管理を行うことになるため，帰宅後のセルフケアが可能か確認する。

●**手術当日の看護** 患者が来院後，患者識別票（ネームバンド）を装着する。全身状態，術前の食事制限や内服指示が守られているかを確認する。手術室への入室時は，必要書類とともに患者を手術室看護師に引き継ぐ。

●**術中の看護** 手術は，低侵襲のものが多いため問題なく短時間で行われることが多いが，患者の状態やバイタルサインを観察し，安全・安楽に手術が進行するように努める。

●**術後の看護** 手術室看護師から申し送りを受け，患者の状態やバイタルサインを観察する。患者の状態が安定していることを確認し，医師から退院の許可を得る。退院時には，安静度や日常生活上の注意事項，創部のケア，術後処方薬，異常時の対応について説明する。

6. 手術室の設備・環境

1 位置

一般に，手術室は外来部門から離れたところにあり，外科病棟，ICU（集中治療室），中央滅菌材料室，輸血部，検査部に近く，救急部門との位置関係が考慮されていることが望ましい。

2 広さ

医療従事者が作業能率を高めるのにふさわしい広さで，患者にとっても安全な空間が確保されていることが望ましい。

3 手術室

手術室内は，清潔ホール型と回収廊下型に分けられる（図 5-18）。さらに，①非清潔（不潔）区域，②準清潔区域，③清潔区域の 3 つの区域に分けることができる。

①非清潔（不潔）区域：非制限区域で手術室入り口付近にあたる。

②準清潔区域：清潔区域から非清潔区域までの通過区域や器材機器類の保管場所などで，手術室専用のユニホーム・帽子・履物が必要な場所である。

③清潔区域：手術が行われ，滅菌された物品が取り扱われる区域で，手術室専用のユニホーム・帽子・マスクの着用が義務づけられる。

また，近年ではバイオクリーン手術室（清浄度クラスⅠの手術室），内視鏡手術専用室なども併設されるようになっている。

4 空気

感染防止の観点から，手術室が無菌状態を保つよう，室内に入る空気は高性能フィルター（HEPA フィルター）で供給が維持され，換気も十分に行われるようになっている。

室温・湿度は空気調節（空調）装置によって自動的に調整されている。一般に，室温 22～26℃，湿度は 50％が最適とされている。新生児・乳児・高齢者の場合は体温調整が難しいため，室温 26～27℃，湿度 50～60％の環境に整えて低体温を予防する。

これらのことから，手術室の空調は病院全体の空調とは別系統とされる。さらに各手術室の空調系統は独立した非再循環方式となっている。

5 照明

手術室の照明には，室内全体の照明と手術野の照明がある。室内全体の照明は 750～1500 ルクス程度とし，手術野の照明には，一般に無影灯が用いられている。無影灯は広い範囲から光を出して一点を常に一定の明るさで照らすことができ，術野に影のできない照明である（図 5-19）。手術野の照明には 1 万～10 万ルクス以上が必要とされている。

7. 基本的無菌操作

1 手術時手洗い・手指消毒

手術時手洗いは，手袋破損時またはピンホールからの手術野汚染リスクを低減する目的で行う。ポビドンヨードやクロルヘキシジングルコン酸塩の抗菌石けんで洗浄するスクラブ法，予備洗浄（衛生的手洗い）を行った後，持続活性がある消毒薬

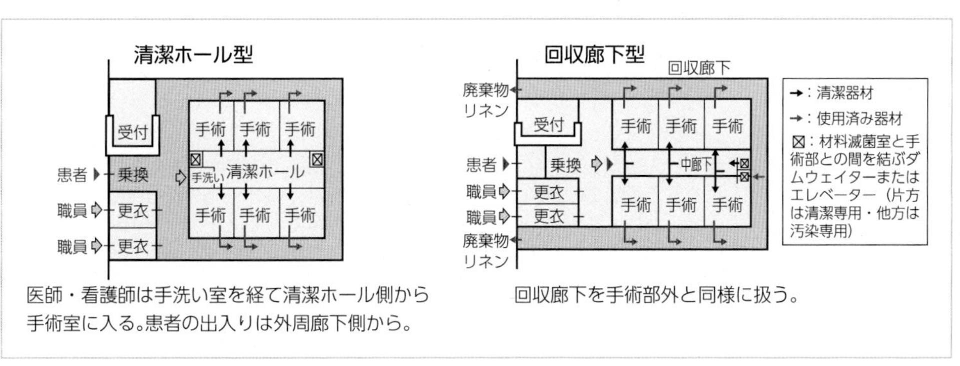

図 5-18 ● 手術室の代表的なタイプ

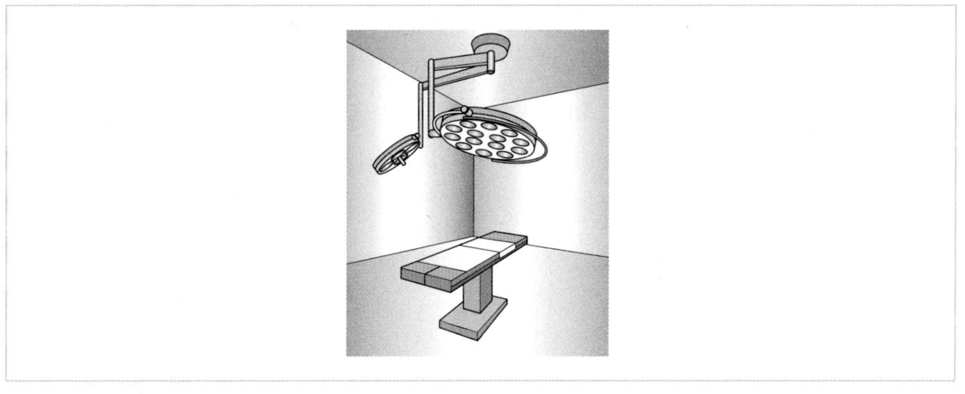

図 5-19 ● 無影灯

を含有するアルコール製剤を擦り込むラビング法（ウォーターレス法），スクラブ法を行った後，アルコール製剤または持続活性がある消毒薬を含有するアルコール製剤で擦式消毒を行う2ステージ法（2段階法）がある。ブラッシングは，皮膚損傷による菌の増殖が懸念されていることから，現在では推奨されていない。

●手術時手洗い：2ステージ法（2段階法）（図5-20）

①爪を切り，指輪，時計をはずす。

②石けんを用いて，汚れや皮脂を取り除く。

③消毒薬をスポンジあるいは手にとり，指先から肘関節上部まで3～5分間摩擦し，流水で指先から肘に向けて洗い流す。手掌・爪部分にのみブラシを使う場合もある。

④消毒薬を手に取り，手首まで手をすり合わせて洗う。

⑤肘が指先より上にならないようにして，流水で流す。

指先が一番清潔な状態にあるように，流水が指先から肘関節に向かって流れるようにするため，指先は肘より低くしない。

⑥滅菌ペーパーで指先から拭き始め，肘関節まで拭き取る。ペーパーを変えてもう

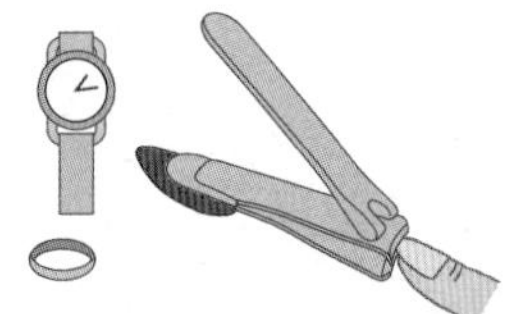

①爪を切り，指輪，時計を外す。

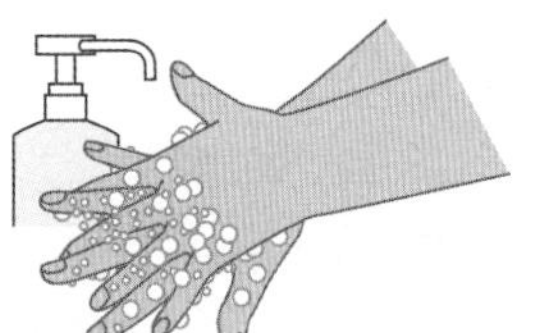

②石けんを用いて，汚れや皮脂を取り除く。

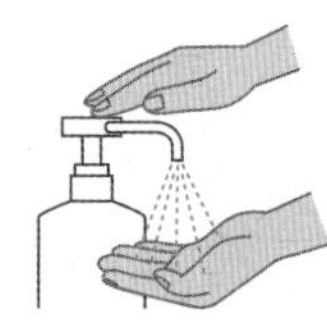

③消毒薬をスポンジあるいは手にとり，指先から肘関節上部まで3～5分間摩擦し，流水で指先から肘に向けて洗い流す。手掌・爪部分にのみブラシを使う場合もある。

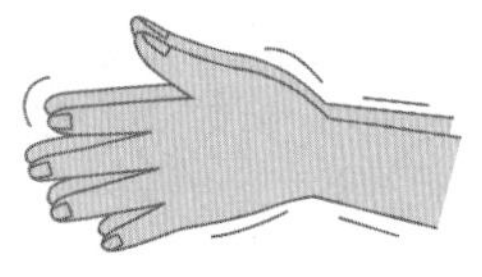

④消毒薬を手に取り，手首まで手をすり合わせて洗う。

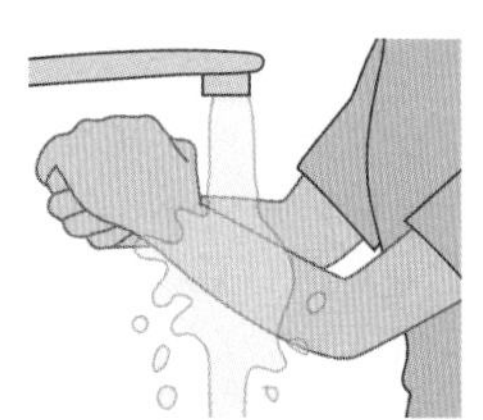

⑤肘が指先より上にならないようにして，流水で流す。指先が一番清潔な状態にあるように，流水が指先から肘関節に向かって流れるようにするため，指先は肘より低くしない。

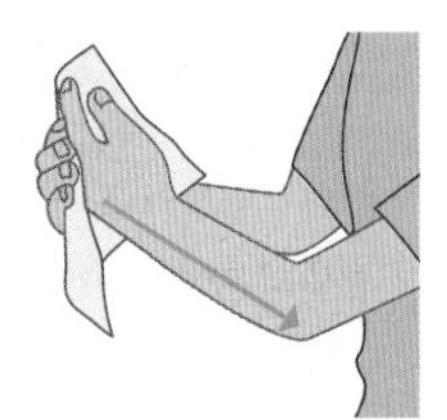

⑥滅菌ペーパーで指先から拭き始め，肘関節まで拭き取る。ペーパーを変えてもう一方も同じ方法で拭く。

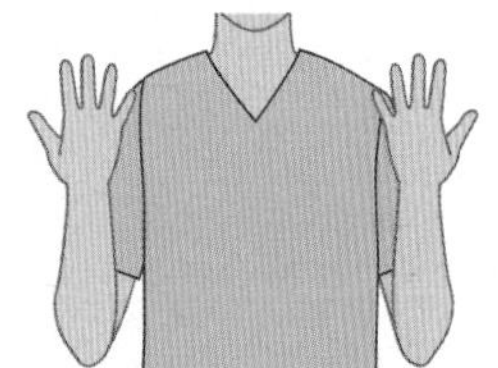

⑦手洗い後は両肘を曲げて，手を腰より高い位置で保持する。

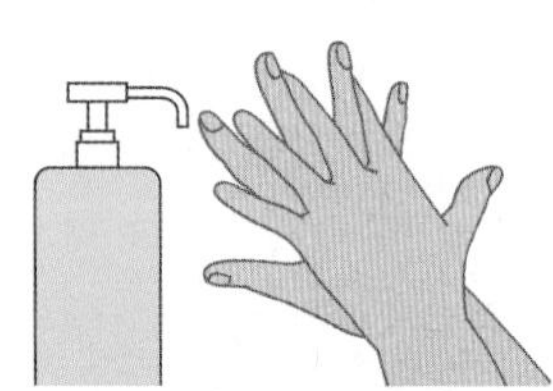

⑧薬液を手指によくもみこむ。

図5-20● 2ステージ法

一方も同じ方法で拭く。

⑦手洗い後は両肘を曲げて，手を腰より高い位置で保持する。

⑧薬液を手指によくもみこむ。

2 ガウンテクニック（滅菌手術衣の着用）

手術野の汚染と医療者の血液・体液曝露（ばくろ）を防止するために滅菌されたガウンを着用する。手術衣の着用は背で合わせるため，介助者を要する。

●ガウンテクニック（図 5-21）

①手術時手洗い施行後，介助者から滅菌ガウンを受け取る。

②ガウンをできるだけ自分のからだから離して開き，両手で襟元を持って床につかないように下に垂らす。

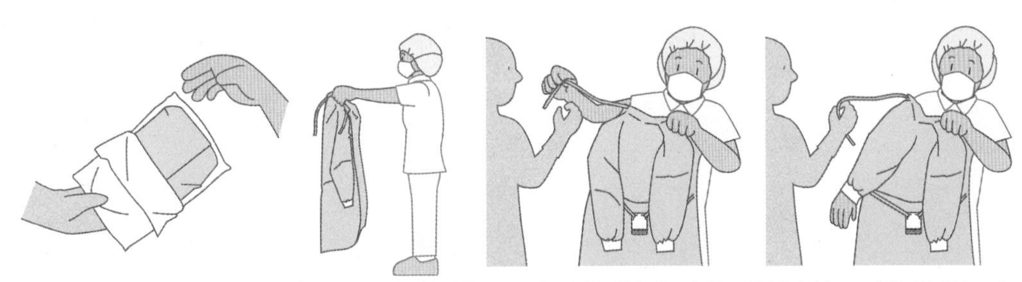

①手術時手洗い施行後，介助者から滅菌ガウンを受け取る。

②ガウンをできるだけ自分のからだから離して開き，両手で襟元を持って床につかないように下に垂らす。

③右手で右側の肩ひもを持って介助者に渡し，右手を袖に通す。

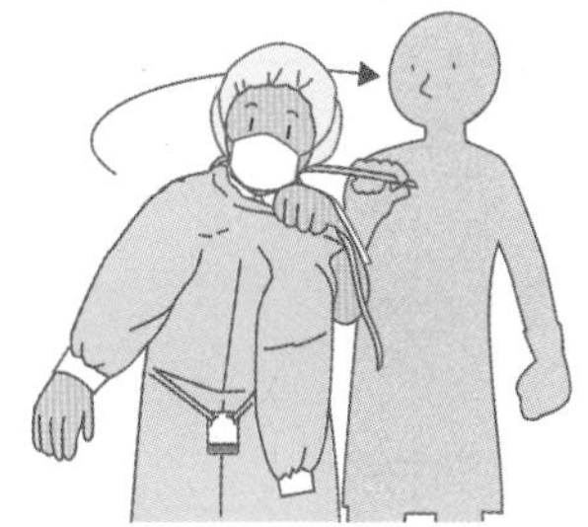

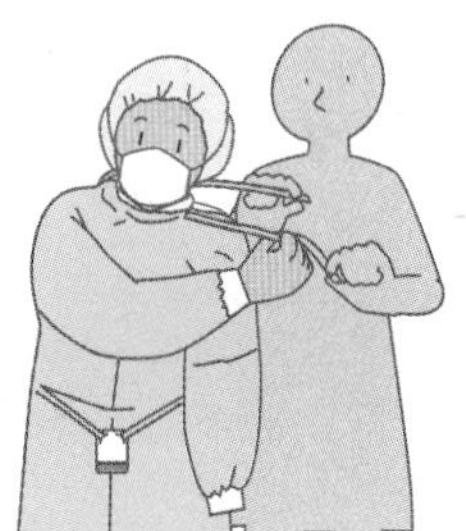

④介助者は後ろにまわり，左側の肩ひもの先端を受け取る。

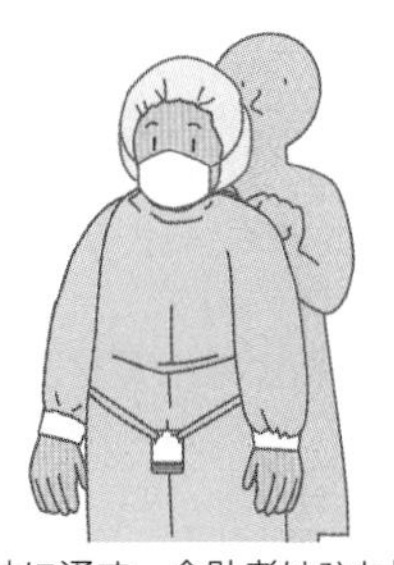

⑤左手を袖に通す。介助者はひも以外に触れないように肩ひもを結ぶ。肩ひもは不潔となる。

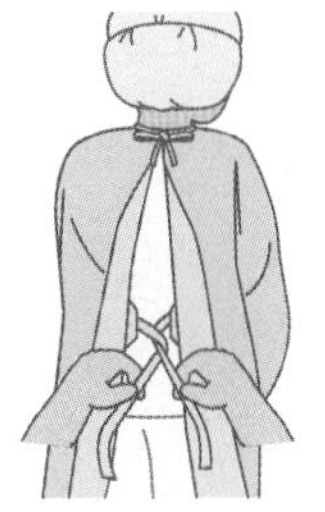

⑥手術衣の表面に触れないように内側のひもを結ぶ。

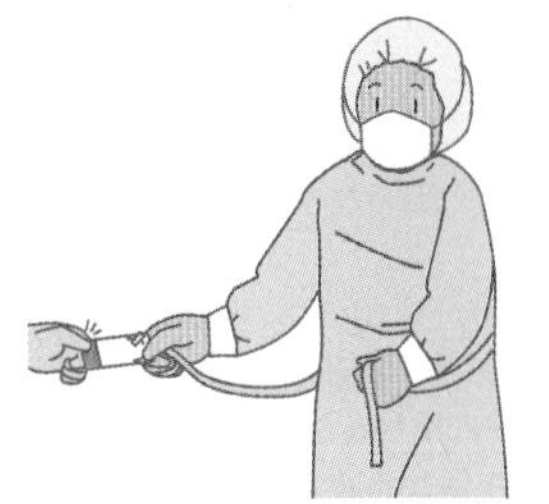

⑦前方にベルトガイドでまとめてある腰ひもの一方を引っぱり出し，一方を介助者に渡す。

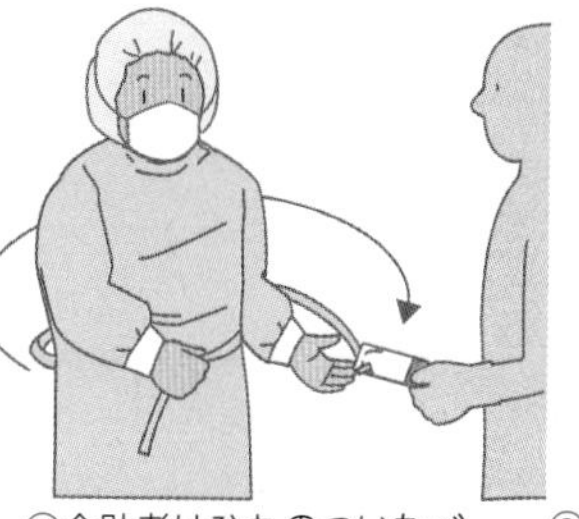

⑧介助者はひものついたベルトガイドを受け取り，後ろから回して術者に返す。

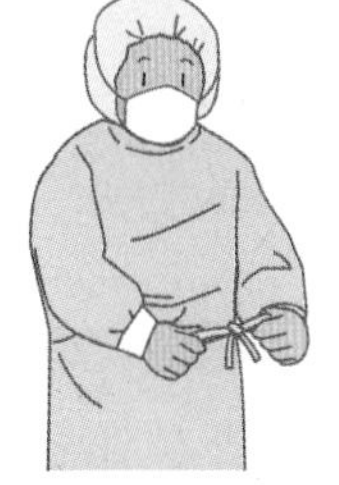

⑨術者はベルトガイドからひもを引き抜いて結ぶ。

手洗い後着用した手術衣は胸部から無菌術野［腰］の高さまでと，前面前腕までを清潔域に保つ。ほかは不潔とみなす。

図 5-21●ガウンテクニック

③右手で右側の肩ひもを持って介助者に渡し，右手を袖に通し，右手で左側の肩ひもの先端を介助者に渡す。
④左手を袖に通し，腕の前で手を組む。
⑤介助者はひも以外に触れないように肩ひもを結ぶ。肩ひもは不潔となる。
⑥手術衣の表面に触れないように内側のひもを結ぶ。
⑦両手で腰ひもをほどき，一方を介助者に渡す。
⑧介助者は腰ひものベルトガイドを受け取る。
⑨腰ひもを後ろから回し，ベルトガイドから引き抜いて手洗い者が結ぶ。

3 滅菌手袋の装着

手洗い後でも皮膚表面は無菌状態ではなく，手洗い後2～3時間で皮脂腺などに潜在している細菌が増殖するため，滅菌手袋（以下，手袋）を装着し，医療者の手から患者に細菌が伝播するのを最小にする。ピンホール，または手術操作時の破損による汚染と血液・体液の曝露を防ぐために，手袋を2枚重ねて着用するダブルグローブが推奨されている。

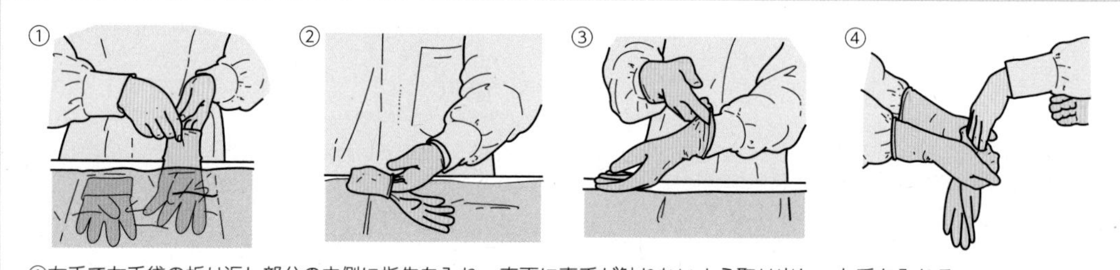

①右手で左手袋の折り返し部分の内側に指先を入れ，表面に素手が触れないよう取り出し，左手を入れる。
②右手袋の折り返し部分に左手を入れて取り出し，右手を入れる。
③折り返し部分を伸ばす。
④介助者のいる場合，介助者は滅菌手袋装着済みなので，素手で触れないようにする。

図 5-22 ● 滅菌手袋の装着方法：オープン方式

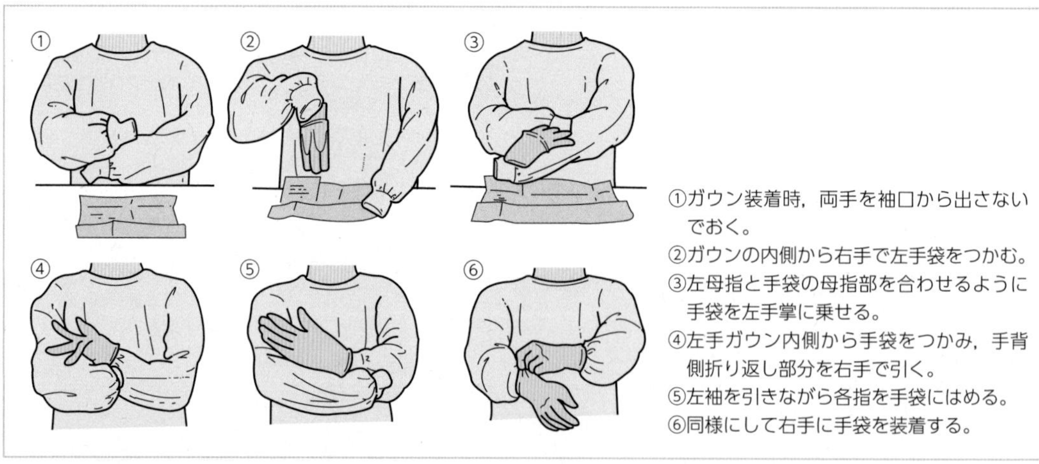

①ガウン装着時，両手を袖口から出さないでおく。
②ガウンの内側から右手で左手袋をつかむ。
③左母指と手袋の母指部を合わせるように手袋を左手掌に乗せる。
④左手ガウン内側から手袋をつかみ，手背側折り返し部分を右手で引く。
⑤左袖を引きながら各指を手袋にはめる。
⑥同様にして右手に手袋を装着する。

図 5-23 ● 滅菌手袋の装着方法：クローズド方式

● **オープン方式・クローズド方式**：装着方法には，オープン方式（図 5-22）とクローズド方式（図 5-23）がある。手洗いをしても滅菌されたわけではないので，装着方式としては，クローズド方式が望ましい。

4 手術野の消毒

術後の創感染のリスクを減少させるため，手術野の汚れ・微生物を広範囲に除去する必要がある。通過細菌と常在細菌の数を可能な限り減少させることを目的として行う。手術部位に適した消毒薬を選択し，皮膚や粘膜に損傷を与えないように注意する。また，薬剤によるアレルギーにも注意する。

Ⅶ 精神療法を受ける患者の看護

精神療法とは，患者と治療者との対人関係をもとに進める治療法の総称である。主に，言語を介した心理的交流をとおして，患者の精神的安定や人格の発達・成熟を促し，社会生活上の問題となる行動や症状の改善を目指す。精神療法を受ける患者の背景は様々で，家族や学校，職場などの社会環境や生活習慣，遺伝的要因などが原因となり多様な症状をきたす。

患者の反応には，あらかじめ予測され，後の治療に役立てることのできるものもあるが，治療の妨げになるものもある。たとえば，治療者が不用意に患者の心理に立ち入り，患者が動揺し感情のコントロールがつかなくなるということも生じ得るし，患者によっては看護師との対人関係が治療に影響を及ぼすこともある。そのため，看護師は自身が患者の治療環境の一部であることを十分に自覚し，患者とかかわらなければならない。

看護師は，精神療法を受けている患者に対し治療が円滑に進み継続できるように支援する。患者が受けている治療の概要を理解し，治療中の患者の様子や変化を治療者にフィードバックしながら互いに情報共有を行う。

看護師は患者との接点が多いため，時には専門家による治療や適切な指導を受ける必要があるか否かをアセスメントし，連絡・調整を行う。患者が望む最善の医療が提供されているか否かの評価を行いながら，長期的にみた患者の利益と，患者を害する恐れのあること，また，倫理的な側面を理解しながらかかわることが必要である。

1．主な精神療法の種類

精神療法は，対象となる患者の数と種類によって，個人精神療法，集団精神療法，家族精神療法などに分類されており，訓練された医師や看護師，心理療法士などにより専門的に行われる。日本においては精神看護専門看護師（1996［平成 8］年日本看護協会認定制度により認定された）としてリエゾン精神看護を専門とする看護師が活躍している。

1 精神療法（個人）

面接を基本とし，患者と治療者の1対1で行われる。患者が精神的に安定することで，病気や障害により生じた様々な問題に対して立ち向かえるように，主体的に対処できるように支える治療法である。また，患者の抱えている「問題のとらえ方」に対し，現実にそった判断ができるようになることを目指す。

支持的精神療法，行動療法，認知療法，催眠療法，自律訓練法，内観療法，芸術療法，精神分析および力動精神療法などがあり，その適応は多様である。

2 集団精神療法

社会の縮図となる集団の中で，参加者の相互作用を介して自分自身の傾向や他者との違いに気づいたり，新たな知識や経験，対処方法などを獲得するなどし，対人関係の改善や現実検討能力を高めることを目指す療法である。治療計画，患者と治療者の間で合意を得た治療目標・契約，治療目標を軸とした効果の評価などの明確な治療的構造をもつものから，そうではない比較的緩やかなものまで，アプローチの方法は多様である。

社会生活技能訓練（social skills training；SST）・心理教育，アルコール依存症の断酒会，心理劇，家族療法などがある。

3 家族精神療法

患者だけではなく，患者とその家族全体をとらえ治療対象とするという特徴をもつ。患者は，家族の関係性における何らかの問題のなかで病気を発症したという考え方をし，IP（identified patient）とよばれる。その家族の情緒的関係，行動レベルでの相互作用を探り，問題の原因となる相互作用の放棄を目指す。家族の機能を理解するには家族看護学を参考にするとよい。

4 特殊精神療法

特定の理論に基づいた治療法として，行動療法，森田療法，催眠療法，箱庭療法，内観療法，精神分析療法，心理劇，クライアント中心療法などがある（本シリーズ第13巻「精神看護」参照）。

2. 精神療法を必要とする患者への援助

精神療法を受けている患者は心理的葛藤から様々な反応を示す。自分の気持ちを打ち明けたことで，それまでの抑圧が弱まり感情のコントロールが一時的に難しくなったり，症状が悪化しているように見えることもある。患者の反応は治療の過程で現れるものであることを理解し，患者の心の変化を注意深く観察し，非審判的，非指示的な態度を保ち，患者の健康的な部分を支えていくことが重要である。患者に関心を向け，患者の話をよく聞き，訴えを受け入れ，そのときの気持ちを理解し，患者と良い人間関係を築くことが重要である。

精神療法には，以下のいくつか共通する基本的援助がある（本シリーズ第13巻「精神看護」参照）。

①支持的援助
②洞察的援助
③表現・カタルシス的援助
④訓練的援助

これらの基本的な援助技術は，精神療法を受けていない患者とのかかわりにおいても重要である。患者が精神的に不安定である場合や身体的疾患による苦痛を伴っている場合は，精神の安寧や身体症状をできるだけ緩和するための，ていねいで心のこもったかかわりが援助になり得る。このようなかかわりを通じて，患者が看護師や医療関係者に尊重されていると実感できることも治療の一助となる。

Ⅷ 検査を受ける患者の看護

1. 検査の目的と種類

医学の進歩とともに，検査の内容や方法は専門分化してきており，病気の診断は極めて正確にできるようになった。病気の診断は，診察（問診，視診，聴診，打診）から得られた情報と臨床検査や内視鏡検査，画像検査などによって得られた情報から判断される。また，情報をもとに個々の患者に適切な治療法が選択され，患者へ説明後，同意を得て治療が進められる。さらに，病気の診断だけではなく，病態の把握，病気の程度，治療の効果や予後の推測をするためにも検査は行われている。

疾病の診断，治療を目的とした検査には，臨床検査（①検体検査：患者から採取した血液・尿・便などの検体材料を検査する，②生体検査：直接患者の身体に器材を当てて行う心電図検査，超音波検査など）と，画像検査（X線，MRI，RI検査），内視鏡検査など様々な種類がある。

このような検査のなかには，患者に苦痛や生活上の制限を強いるものもあるが，看護師は，検査の目的や意義について十分認識したうえで，検査を正確に遂行できるよう介助することが必要である。また，患者の検査に伴う不安や苦痛を最小限にするとともに，危険を及ぼさないように援助する。

ここでは，検査についての一般的な注意事項や看護のポイントを示す。臨床で行われる主な検査については図5-24にまとめたが，それぞれの検査の目的や具体的な援助方法については「成人看護」各巻の中で述べられている。

2. 検査における看護師の役割

検査は，医師が指示を出し，医師または臨床検査技師，診療放射線技師と看護師との医療チームの連携によって進められる。このような医療チームのなかでの看護師の役割は，どの職種よりも患者の身近にいる立場から，検査が安全に確実に進め

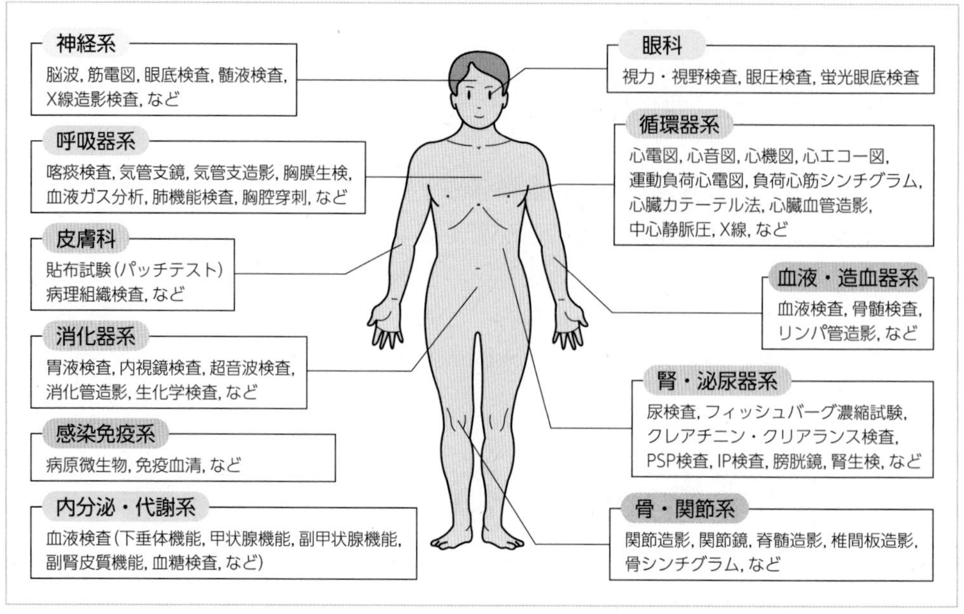

図 5-24 ● 部位別にみる主な検査

られるように介助することである。

①検査が安全かつ正確に実施できるよう，患者を中心として医療チームのなかで調整をとりながら，検査の準備を行う。

②患者が安心して検査が受けられるよう，検査について説明する。

③検査中，患者の不安や苦痛がないように，介助を行いながら，バイタルサインや苦痛の訴えの有無について観察する。

④検査後の患者の状態観察を行い，安静度や副作用の出現に応じた処置・援助を行うとともに，その後の治療や生活が順調に進むよう支援する。

3. 検査を受ける患者への援助

検査における患者の援助を行うにあたり，次のような事項を理解していなければならない。

1 検査の目的の理解

患者の受ける検査が，どのような目的で行われるかを理解し，適切な検査の準備と介助の方法を知る。

2 患者への説明と同意

患者に検査の必要性をわかりやすく説明し，同意を得る（検査の目的・方法・日時・場所・前処置・検査に要する時間・検査後の注意事項などについて)。特に身体に侵襲を加える検査においては，同意文書への署名を求める場合がある。

患者の理解力に応じて，説明内容や方法を工夫する。パンフレットやカードなどを利用すると理解しやすい場合が多い。

検査を受けることをどう受け止めているか，不安や疑問はないか，患者が思っていることを十分話せるように援助する。

3 検査前の準備

検査の方法や内容によって，食事の制限や前処置を必要とするものがある。検査の目的や方法に応じて，最良の状態で検査が受けられるよう準備が必要である。また，各施設によって検査前の準備が異なる場合があるため，方法を確認しながら行う。

1）患者の準備

患者の準備として，以下のことを行う。

①食事：禁飲食を必要とする検査は多く，当日の朝だけの絶食でよいもの，前夜の夕食からの絶食が必要なもの，数時間前から飲水を禁止するもの，数日前から低残渣食など，特別食を必要とするものなどがある。

②薬剤服用の中止などの指示が出ることがある。

③皮膚の準備：皮膚を清潔にしたり，検査に支障がないように除毛が必要な検査がある。除毛を行う際には，皮膚を傷つけないように注意する。

④消化管の準備：医師の指示に応じて，下剤の与薬，浣腸，腸洗浄を行う。

⑤安静：検査後，床上安静が必要であったり，検査部位の可動制限が必要である場合は，その安静がなぜ必要なのかについて患者に説明し，理解と協力を得る。必要に応じて，検査前に床上排泄の練習を行う。

⑥検査の適否の確認：検査前日あるいは当日は，患者が検査を受けられる状況にあるかどうか確認する。たとえば，発熱，上気道感染の症状，極度の不安などがある場合は状況に応じて医師に報告する。患者の状態や検査の種類によっては，検

column

スタンダードプリコーション（standard precaution）

アメリカ疾病管理予防センター（Centers for Disease Control and Prevention：CDC）が1996年に提唱し，2007年に改訂された「病院における隔離予防策のためのガイドライン（guideline for isolation precautions in hospitals）」において推奨されている標準予防策。スタンダードプリコーションでは，①血液，②汗を除くすべての体液，分泌物，排泄物，③傷のある皮膚，④粘膜はすべて感染の可能性があるものとして取り扱う。さらに，症状のある人のくしゃみや咳を感染性呼吸器分泌物として取り扱う「呼吸器衛生／咳エチケット」，注射針・注射器などを単回使用とする「安全な注射手技」，ミエログラム，腰椎穿刺などを行う際にマスクを着用する「特別な腰椎穿刺手技での感染制御策」が追加された。これらに接触する場合，または接触する可能性がある場合には，手指衛生および手袋，ガウン，マスクなどの防護具を使用することによって，患者および医療従事者自身への感染を予防する必要がある。

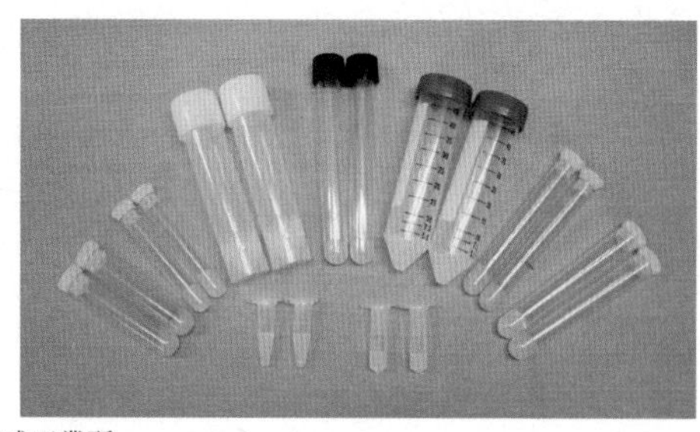

写真提供／有限会社佐藤化成工業所

図 5-25 ● 検体容器

査が中止されることもある。

2）　器械器具の準備

器械器具の準備としては，使用される器械器具の点検や必要物品を事前に確認する。また，検査中に起こり得る副作用，危険性に対する知識をもち，緊急時に対応できる準備も整えておく。

3）　検体の取り扱い

検体の採取・取り扱いについては以下のことに注意する。

● **検体の採取・取り扱い**　検体検査では，検査目的によって採取の方法，時間，採取量，採取容器，保存方法などがすべて異なるため，適切なものを用意し取り扱わなければならない。検体容器には，日付，部屋番号，患者氏名，年齢，性別，検査名，主治医などを記したラベルを貼っておく。その際には患者本人，検査伝票，検体容器を照合し，間違いのないことを確かめながら行う（図 5-25）。

● **スタンダードプリコーション（standard precaution；標準予防策）**　血液，尿や便などの排泄物などを検体として取り扱う場合，または検査の介助を行う際に接触する可能性がある場合は，スタンダードプリコーションに基づいて，手袋やマスクを使用し，医療従事者自身への感染を予防する必要がある。また，引き続き他患者の検査準備や介助を行う際は，着用していた手袋をはずした後，手を洗い，新しい手袋を着用したうえで実施できるよう準備する必要がある。

4 検査中の看護

検査中は患者の安全・安楽を考えプライバシーの保護に十分配慮したうえで，正確で迅速に検査が行われるよう援助が必要である。どのような検査においても患者の不安はあり，痛みや苦痛を伴う検査においては，特にそれらが少しでも緩和されるよう，そばに付き添い，患者の様子を観察し，励ましながらかかわる。

検査中は，患者の訴えや一般状態，副作用の有無について注意深く観察する。患者の変化をとらえ，迅速に対応できるよう，各検査において起こりやすい合併症（表 5-17）や副作用について理解し，対応できる体制をとる。

5 検査後の看護

検査終了後は，患者に終了したことを知らせるとともに，引き続き，一般状態や

表 5-17 ● 主な検査の合併症

検査	合併症
血管造影検査，CT，MRI	造影剤，局所麻酔剤によるアレルギー症状 挿入部動脈の閉塞，血栓症
心臓カテーテル検査	不整脈・心不全・心原性ショック 血管損傷 心筋梗塞
ミエログラフィ	痛み，しびれ 髄膜刺激症状（頭痛，悪心，発熱）
内視鏡検査	痛み，鎮痛剤によるふらつき

副作用の有無について観察する。

検査後も食事の制限や安静の必要がある場合は，指示に応じて適切な援助を行う。

急激な変化や異常が認められた場合には，ほかの看護師や医師に報告し，指示に基づいて処置を行う。

6 検査結果の理解と看護への活用

検査結果や診断および治療方針は，医師から患者や家族に説明される。患者や家族にその結果がどのように伝えられているか，それに対する患者の反応はどのようであるか確認する。看護師は医師に患者の正しい情報を提供することや，結果説明後にくい違いが起こらないよう注意する。検査結果を理解することは，患者の状態を把握することにつながるため，検査結果を活かした看護援助が必要である。

Ⅸ 救急処置を受ける患者の看護

救急時の対応は，いつ，その必要性が生じるかわからない。したがって，すべての看護師は，救急時の迅速かつ的確な判断，適切な処置の方法に精通していなければならない。特に，救急外来や集中治療室（ICU，CCU，SCU など），手術室，ハイケアユニット（HCU）などの急激な病態の変化をきたすことの多い部署では，より高度な知識と技術，冷静な判断が要求される。

1. 救急処置の目的と意義

1 救急処置とは

突発的に発生した外傷や疾病・症状の急変に対して，生命を守り，維持するために行う処置を指す。そのなかでも心肺停止状態にある最重症例に，最優先して行われる救急処置が心肺蘇生法（しんぱいそせいほう）である。

脳の循環が3～5分停止すると低酸素による不可逆的な変化が起こり始めるため，直ちに心肺蘇生を開始する必要がある。実際の現場では，そこまで至らない例や，心肺蘇生法に引き続き必要とされる救急処置も少なくない。代表的な救急処置として以下のようなものがある。

①気管挿管
②酸素投与
③静脈路の確保
④輸血，輸液，救急薬品の投与
⑤中心静脈穿刺（せんし）：急速な輸液・輸血，循環系薬剤投与，中心静脈圧測定，スワン・ガンツ・カテーテル，ペースメーカーリードなどの挿入
⑥動脈カテーテルの挿入：観血的血圧モニタリング，動脈血採血
⑦膀胱（ぼうこう）留置カテーテル
⑧原因による救急処置（心嚢穿刺，胸腔穿刺，胸腔ドレナージ，胃管挿入，胃洗浄，ゼングスターケン・ブレークモアチューブ*挿入，腹腔穿刺，腰椎穿刺，デブリードマン*など）

2 救急処置の目的・意義

目的は，①救命，②生命の維持，③社会復帰を果たすことである。また，救急処置は生命を救うだけでなく，傷害の悪化を防ぎ，苦痛を軽減することにも役立つ。

2. 救急患者・家族の特徴

1 救急患者の特徴

①急激な病態の変化や症状の進行から，救命を最優先とする状況にある。
②全身所見の評価が困難な状況にある。
・意識障害がある場合
・複数の外傷・損傷や疾患がある場合
・恐怖感や混乱により，パニック状態にある場合
③状況把握が困難な状況にある。
・意識消失していた場合では，状況を知る人がいない・わからないといったことから，発症・受傷状況を把握することが困難である。
④緊急度，重症度が常に変化する。
⑤多くのストレッサー（ストレスの原因）にさらされ，様々な心理的ストレス反応を示す。
・突発的な発症・受傷による混乱・不安，死の恐怖
・心の準備がないまま救急処置が施される状況での動揺，いらだち，怒りなど

2 家族の特徴

家族にとっても予期せぬ出来事であるため，現状を理解したり，現状に適応した

＊ゼングスターケン・ブレークモアチューブ：食道静脈瘤破裂による出血の際に，止血に用いるバルーンチューブで，SB チューブと略してよばれる。チューブの先端に2つのバルーンがあり，一方を胃内で膨らませ，もう一方を食道内で膨らませて出血部位を塞ぐもの。

＊デブリードマン：debridement。汚染，異物，壊死，挫滅など，創の正常な治癒を妨げる組織を除去すること。

りできずパニック状態に陥っていたり，強度の不安・恐怖を抱いている場合が多い。また，患者が生命の危機に直面していたり，患者の状態についての情報がない場合では特に心理的動揺が大きい。

3. 救急処置の方法

生命の危機状態に際しては，バイタルサインのチェックを行い，生命維持を最優先に呼吸と循環を維持する処置をする。

心肺蘇生法(しんぱいそせいほう)とは，呼吸停止・心停止の状態にある場合に行われる救命救急処置であり，これには1次救命処置と2次救命処置がある。

1 1次救命処置（basic life support；BLS）とは

1次救命処置は，いつでも，だれでも，どこでも実施できる処置である。緊急時には，医師以外の者が行うことができる基本的な救命処置ではあるが，一般市民が行う1次救命処置と，医療従事者などの心肺蘇生の訓練を十分に受けた者が行う1次救命処置とがある。

ここでは，医療従事者用の成人に対する1次救命処置について述べる。小児・乳児・新生児の1次救命処置は，表5-18を参照。

2 1次救命処置の方法

●状況の確認

倒れている人がどのような状況にあるか，やや離れた場所から観察し，周囲が安全であるかを確認する必要がある。これは，医療施設以外で心肺蘇生を実施する場合，救助する人の2次災害を防ぎ，身の安全を確保するために行う。

●感染防護策

施設外の場合は，血液で汚染されていたり，危険な感染症があることがわかっている場合を除き，感染防護具は着用しなくてもよいが，可能であれば感染防護具を使用することが望ましい。

施設内で心肺蘇生をする場合は，ガウンや手袋，マスクを着用し，スタンダードプリコーション（標準予防策）を行う。

表5-18●小児・乳児・新生児の1次救命処置

	小児・乳児	新生児
胸骨圧迫の部位	胸骨下半分	胸骨下1/3
胸骨圧迫の深さ	前後径の1/3	
回数・速さ	100～120回/分以上	
気道確保	頭部後屈あご先挙上法 (外傷が疑われる場合は下顎挙上法)	
胸骨圧迫と人工呼吸の比率	30：2 (救助者1人)	3：1
除細動	AEDが入手可能であれば，迅速に装着して実施する。機種により異なるが，小児用電極パッドが付属しているものもある。	

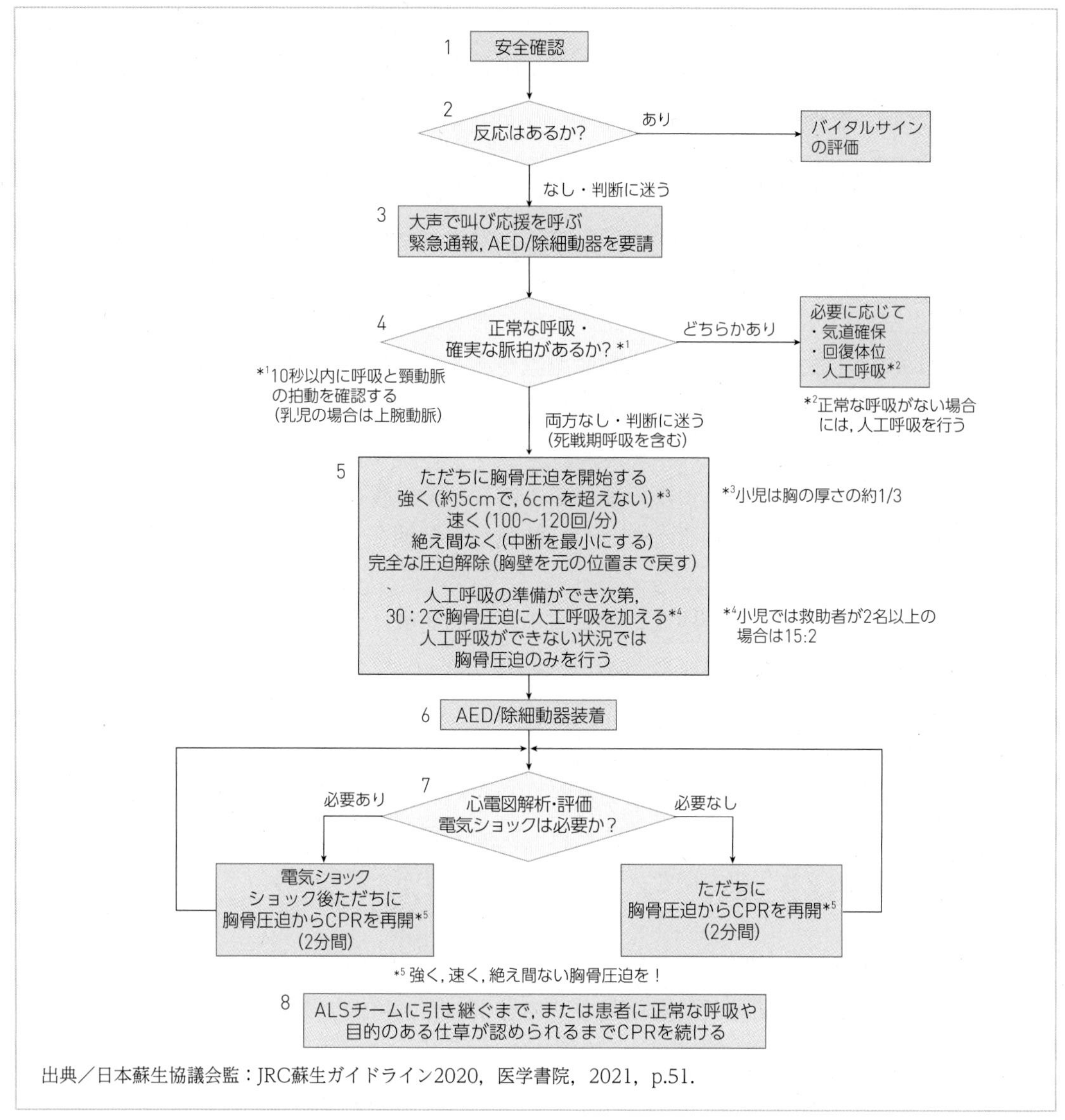

出典／日本蘇生協議会監：JRC蘇生ガイドライン2020，医学書院，2021，p.51.

図 5-26 ● 1次救命処置（医療従事者）

●反応の評価

倒れている人を発見したら，呼びかける，肩をたたくなどの刺激を加えて，意識があるか，反応を確認する。反応がなければ，さらに刺激を強く加えて，確認する。反応がない場合は，図 5-26 の手順に則り，1次救命処置を実施する。

●通報・連絡　施設外では大きな声で叫び応援を呼ぶ。ほかの救助者が来たら119番通報を依頼するとともに，自動体外式除細動器（AED）を持って来てもらうようお願いする。周囲に人がいなければ自分で通報し，AEDの場所を知っている場合はAEDを持ってくる。施設内ではナースコールなどを使用して患者の急変事態を連絡し，同時に人の応援を要請，救急カート・AEDまたは除細動器・医師への連絡を依頼する。この際，施設内であらかじめ決められた通報手段を用いる。

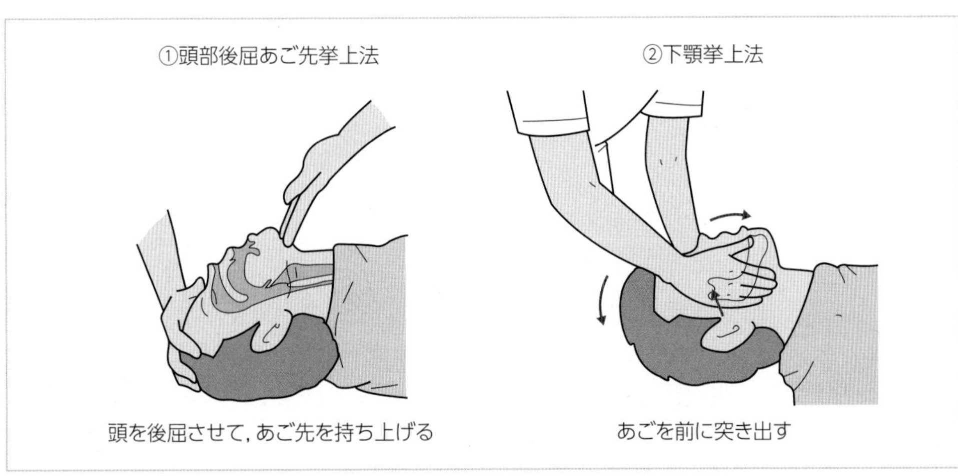

図 5-27 ● **頭部後屈あご先挙上法と下顎挙上法**

● **気道確保（airway）**　意識がない場合，咽喉頭の筋肉が弛緩（しかん）することで舌根が沈下して，気道を塞ぐことになる。こうした気道閉塞を予防する目的で下記の気道確保を実施する。気道確保を実施したら，訓練を受けている医療従事者は患者が呼吸をしているかどうかを，胸と腹部の動きを見て迅速に確認する。一見，呼吸をしているように見えても，死戦期呼吸は下顎があえぐように動いているだけの状態なので，呼吸停止と判断する。また，患者の頸動脈を触知してもよいが，脈拍の確認に 10 秒以上をかけるべきでないとされている。

①頭部後屈あご先挙上法（図 5-27- ①）：片手を前額部に置き，頭部を後方にやさしく後屈させると同時に，反対の手の 2 本の指を顎下に置いて挙上する方法である。

②下顎挙上法（図 5-27- ②）：上記の頭部後屈あご先挙上法が気道確保の基本であるが，訓練を受けた者は，必要時，下顎挙上法を行う。患者の頭部側から両手を下顎に置き，指先で下顎骨をつかんで前方に持ち上げる方法であり，確実に気道を確保できる。頸椎（髄）損傷が疑われる場合は下顎挙上法を用いる。

● **胸骨圧迫（circulation）**　患者の意識がなく，呼吸停止と判断した場合には，直ちに胸骨圧迫を開始する。胸骨圧迫の目的は，胸骨の圧迫と解除を繰り返すことで，胸腔内に圧変化を生じさせて，全身に血液を循環させることである。

①圧迫方法（図 5-28）

・患者を仰臥位（ぎょうがい）とし，胸骨下半分（胸の真ん中）に片手の手掌を置き，その上にもう一方の手を重ねて手を組む。

・救助者の肩が，重ねた手掌の真上になるように垂直に位置し，胸骨が約 5cm 沈むように体重をのせて，強く圧迫する。

・胸骨圧迫時は，同時に適切な圧迫解除が必要である。圧迫後，解除が十分にされないと，静脈還流が減少し，効果的な胸骨圧迫とならない。

・施設内のベッドで実施する場合は，背板を使用するが，その準備による胸骨圧

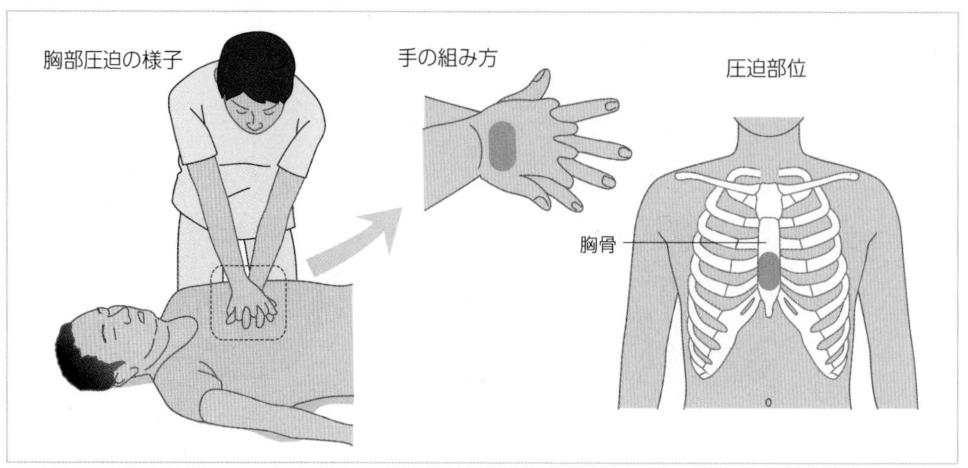

図 5-28 ● **胸骨圧迫**

迫の開始の遅れや中断は最小限になるようにする。

②圧迫の回数と速さ

・胸骨圧迫を 1 人で実施する場合も，2 人で実施する場合も，1 分間に 100～120 回の速さで 30 回行う。

③胸骨圧迫の交替

・1 分間に 100～120 回の速さで 30 回の胸骨圧迫と 2 回の人工呼吸を 5 サイクル実施すると，約 2 分かかる。これを交替の目安とし，同じ速さと力で胸骨圧迫を継続し，質を保つ必要がある。

・交替時の胸骨圧迫の中断は最小限になるようにする。

● **人工呼吸（breathing）** 施設外での人工呼吸による感染の危険性はまれであるとされているが，人工呼吸を実施することに抵抗感がある場合は，胸骨圧迫のみを行ってもよい。人工呼吸に使用される器具（デバイス）には，人工呼吸用フェイスシ

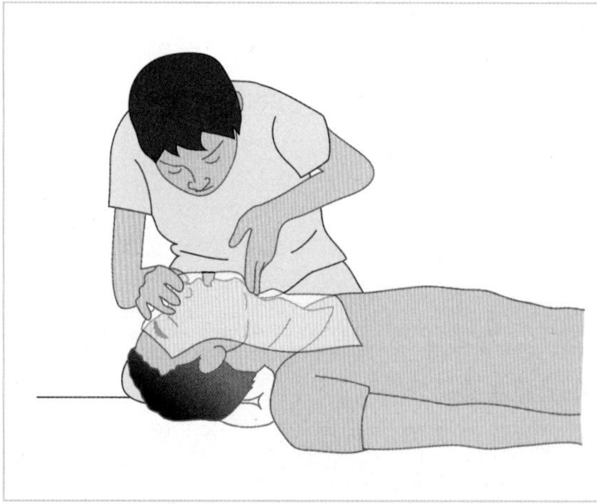

患者の横に位置し，頭部後屈あご先挙上法で気道を確保し，人工呼吸用フェイスシールドで患者の顔を覆って人工呼吸を行う。救助者は一方の手を患者の前額部にあて，頭部を後屈させる。もう一方の手で患者の鼻翼をつまみ，自分の口を大きく開けて患者の口を完全に覆い，患者の胸が挙上する程度の量を 1 秒かけて吹き込む。これを 2 回実施する。

図 5-29 ● **フェイスシールド法**

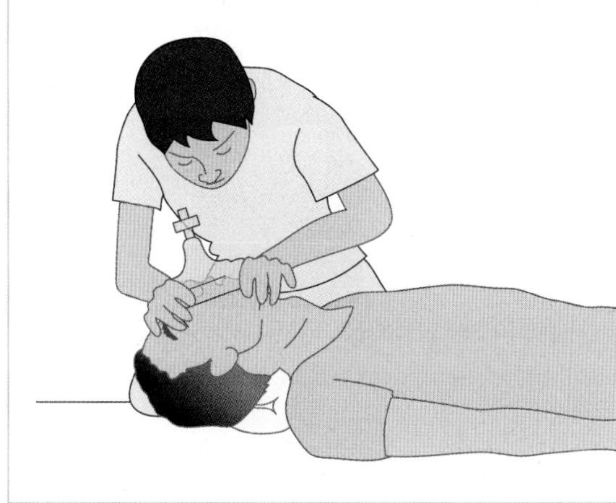

患者の横に位置し，頭部後屈あご先挙上法で気道を確保する。マスクを患者の鼻と口を覆うように置く。前額部にあてた手でマスクの先端を押さえて，下顎側の手でマスクの口元の先端を押さえ，マスクを密着させる。マスクの吹き込み口から患者の胸が上がる程度の量を1秒かけて吹き込む。これを2回実施する。

図 5-30 ● **ポケットマスク法**

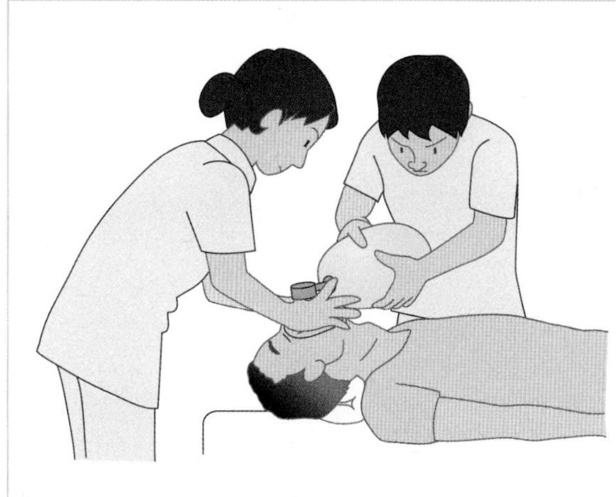

この方法は2人で実施することが望ましい。1人の救助者は下顎挙上法で気道を確保し，両手で患者の顔面にマスクを密着させる。もう1人がバッグを加圧して空気を送り込む。

図 5-31 ● **バッグバルブマスク法**

ールド，ポケットマスク，バッグバルブマスクなどがある。窒息，気道閉塞，溺水，目撃者がいない心肺停止などでは，胸骨圧迫と人工呼吸を実施することが望ましいため，人工呼吸の器具が届いたら速やかに行う。

人工呼吸は，確実に気道確保がなされていないと効果がないため，救助者2名で実施することが望ましい。胸骨圧迫を30回実施した後に人工呼吸を2回行う。①フェイスシールド法（図 5-29），②ポケットマスク法（図 5-30），③バッグバルブマスク法（図 5-31）の3つの方法がある。

●除細動（defibrillation）　除細動は，心室細動（ventricular fibrillation；VF）や脈の触れない心室頻拍（pulseless ventricular tachycardia；pulseless VT）などによって，意識がなく，心筋が無秩序に収縮している状態に，除細動器（図 5-32）を用いて，最小限の電流を流すことで規則的な心臓の収縮に戻すことが目的である。

除細動器の成人用パッドは，小学生以上が適応となる。未就学の小児には未就学

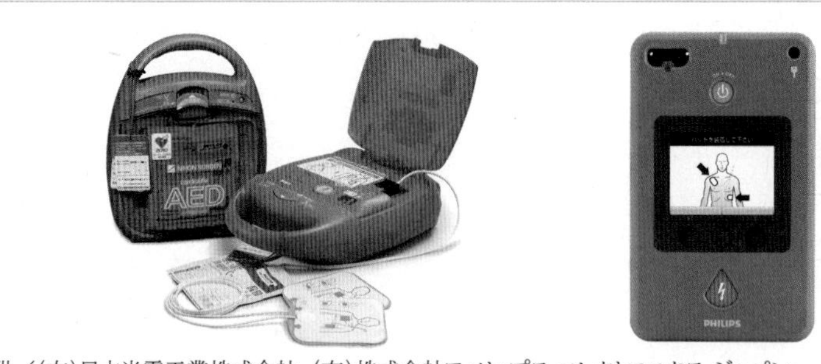

写真提供／(左)日本光電工業株式会社，(右)株式会社フィリップス エレクトロニクス ジャパン

図 5-32 ● **自動体外式除細動器（AED）**

表 5-19 ● **除細動の実施方法**

- 電源を入れ，音声指示に従う。
- 電極パッドとケーブルが接続されていることを確認する。
- パッドを胸骨右縁上方と左乳頭下部に貼る。
- 患者から離れて，心電図解析を待つ。
- 除細動が必要な場合は，周囲の安全（患者のからだに誰も触れていないこと）を確認して，音声メッセージに従って通電（ショック）ボタンを押す。
- 除細動の適応なしのメッセージがあった場合は，直ちに胸骨圧迫を行う。

表 5-20 ● **除細動の注意点**

- 電極パッドを貼付する際，以下の点に注意する。
  ①汗や水は拭き取る。
  ②ネックレスなどの貴金属は可能であればはずす。
  ③胸部の貼り薬や湿布などは剥がす。
  ④体内植込み式心臓ペースメーカーから 3 cm 程度離して貼る。
- 電気ショックを 1 回行った後は直ちに胸骨圧迫を再開する。
- 心肺蘇生法の実施と AED のいずれの実施が遅れても蘇生の可能性が低下するため，① 119 番通報（救急要請），②心肺蘇生の開始，③ AED の操作が重要である。
- 意識が回復しても，2 次救命処置への移行が行われるまで電極パッドは剥がさず電源も切らない。

児用パッドを使用することが望ましいが，ない場合は成人用パッドで代用する。除細動の実施方法と注意点を表 5-19，20 にまとめた。

3 2 次救命処置（advanced life support；ALS）とは

1 次救命処置（BLS）から引き続いて行われる，医療器具や薬品を使用した医師など有資格者によって行われる高次の救命処置である。看護師は，医療機器や処置物品の使用法を熟知し，常に点検・整備しておくとともに，迅速で的確な判断と介助に努める。2 次救命処置の手順を図 5-33 に示す。

4 2 次救命処置の方法

2 次救命処置では，静脈路を確保して，薬の投与，心肺停止の原因の検索，原因に応じた治療を行う。施設内での心肺蘇生であれば，モニター心電図を装着し，直

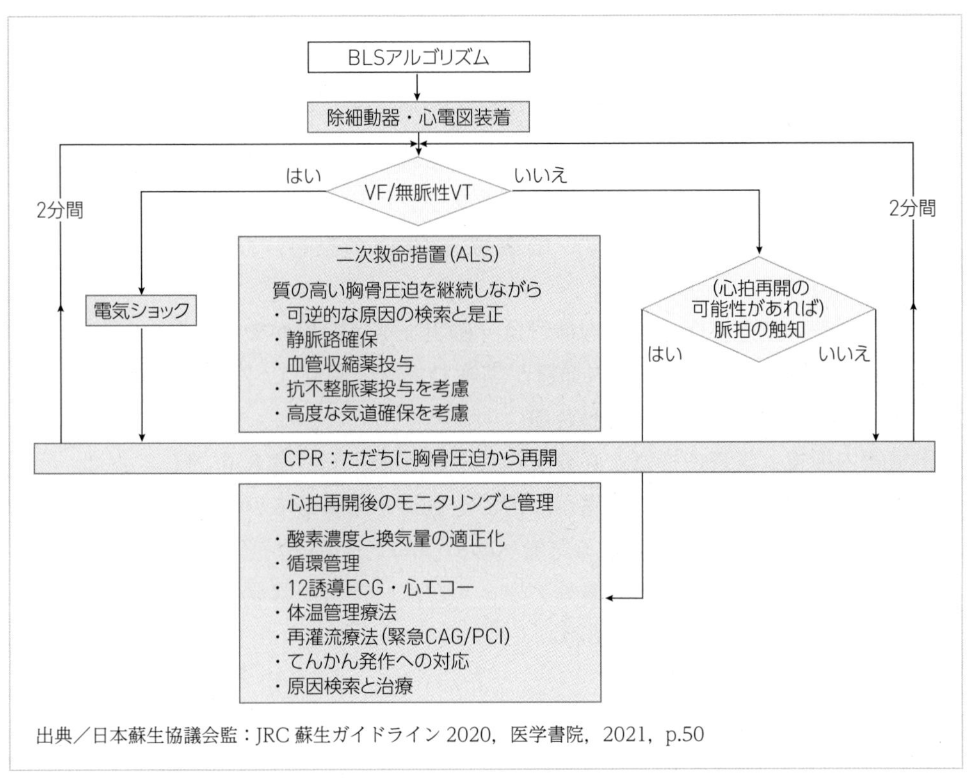

出典／日本蘇生協議会監：JRC 蘇生ガイドライン 2020，医学書院，2021，p.50

図 5-33 ● 2 次救命処置の手順

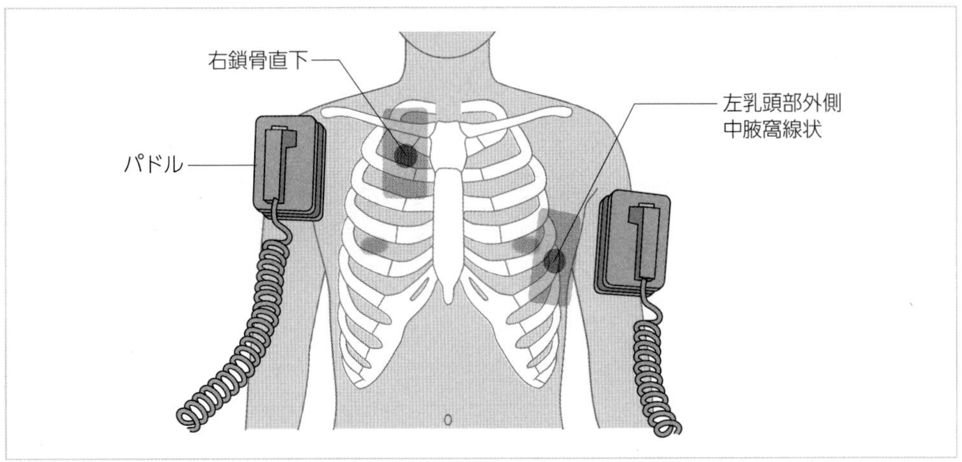

図 5-34 ● 直流除細動

流除細動器を使用する（図 5-34）。

原因の検索と治療　2 次救命処置では，質の高い胸骨圧迫を継続しながら，心肺停止状態に至った原因を検索して，それに応じた治療を行う。

・施設内での急変の場合は，診療録や主治医・担当看護師から情報収集する。

・血液一般検査，動脈血液ガス分析の実施と評価をする。

・原因に応じて，輸液，輸血，緊急薬品を投与する。

静脈路・骨髄路の確保と薬剤投与 心肺停止時では，筋肉注射や皮下注射は，効果の発現が遅いため，使用されることは少ない。確実にすばやく薬剤投与をするには，正中皮静脈などの末梢静脈路か，骨髄路を確保する。状況によっては，中心静脈路を確保する。心肺蘇生時に使用される主な救急薬剤は以下のとおりである。

・血管収縮薬：アドレナリン（エピネフリン）1回1mgを3～5分間隔で投与

・抗不整脈薬：アミオダロン塩酸塩300mgの投与，リドカイン塩酸塩1～1.5mg/kgの投与など

気管内挿管・気道確保 気管内挿管は，確実な気道確保ができる方法である。異物による気道閉塞があり，気管内挿管が実施できない場合は，外科的気道確保として，輪状甲状間膜穿刺・切開が行われる。

①気管内挿管：気管内挿管と必要な物品（図5-35）は，常に準備しておく。

②外科的気道確保：異物や外傷が原因で上気道が閉塞している場合，輪状甲状間膜穿刺・切開（図5-36）による気管への外科的気道確保が必要になる。

③そのほかの方法：経口・経鼻エアウェイ法は，挿入が容易であるが，確実な気道確保の手段ではない（図5-37）。

5 全身状態の観察

心肺蘇生に引き続き，あるいは同時進行で行う。救命を第一に考えた全身管理を

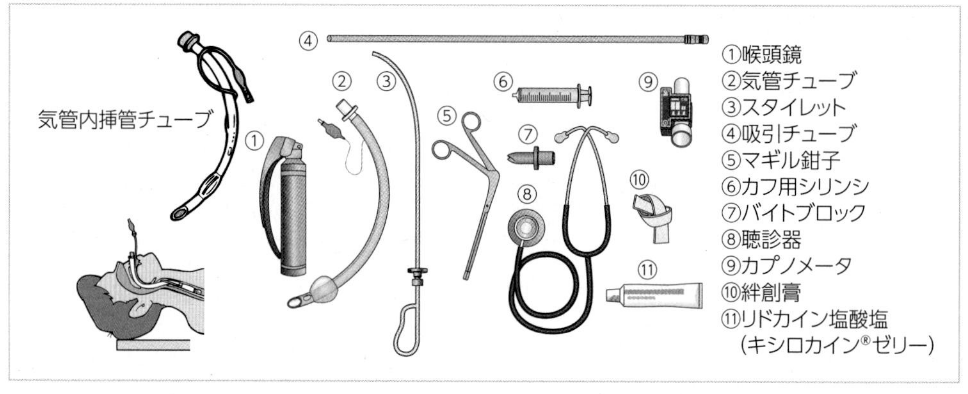

図5-35●気管内挿管と必要物品

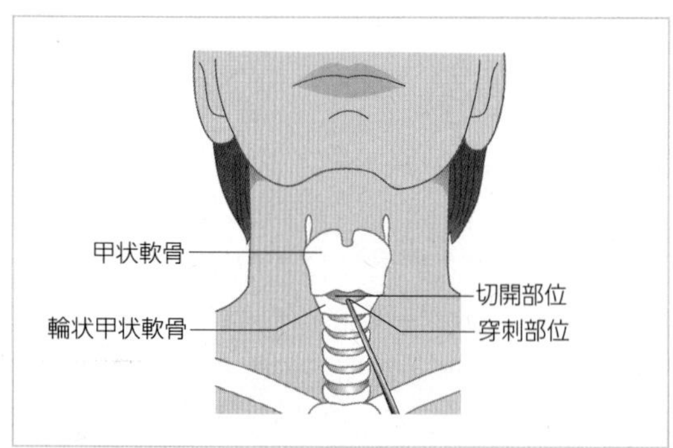

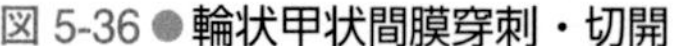
図5-36●輪状甲状間膜穿刺・切開

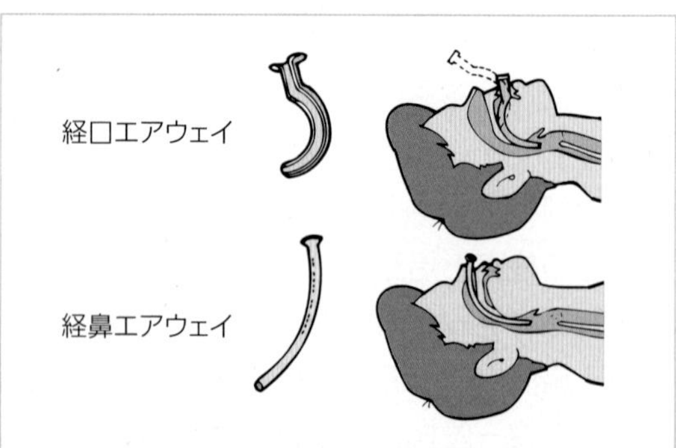

図5-37●エアウェイ法

行いながら，観察を行う（表5-21）。

表5-21 ● **全身状態観察のポイント**

①生命維持機構の状態と程度の把握：心肺蘇生の評価
- 呼吸状態
- 循環状態
- 外出血：動脈出血など出血量が多い場合は，直ちに止血法を行う。

②情報収集
- 患者本人から：簡単な言葉で答えられるように聞く。
- 家族や周囲の人，救急隊などの情報を総合的に判断する。

③外観の観察（図5-38）
- 意識は清明か：意識障害の程度はジャパン・コーマ・スケール（JCS，3-3-9度方式ともいう），グラスゴー・コーマ・スケール（GCS）で表す（第4章-XVI「意識障害のある患者の看護」を参照）。
- 自覚症状の有無：痛みや苦痛
- 瞳孔の状態：形，サイズ，対光反射，左右差などをみる。
- 耳・鼻・口からの排液の有無・性状など
- 外傷・出血の有無
- 頭部・頭皮に外傷や陥没・血腫の有無
- チアノーゼ・黄疸・貧血の有無や皮膚の状態
- 呼吸状態：呼吸音，呼吸の強弱・回数，胸郭の動き，異常呼吸の有無，喘鳴の有無，胸郭の変形・皮下気腫の有無
- 循環動態：発汗・皮膚湿潤の有無，チアノーゼ・頸静脈の腫脹の有無，心音の性状・強弱，動脈の拍動（強さ，リズム，左右差），血圧，浮腫の有無，排尿の状態
- 腹部の状態：腹部膨満・腫瘤の有無
- 腹部の外傷の有無，痛みの有無（圧痛，圧迫した手を離すときに強い痛みを感じるかどうか），腸音・腸雑音の有無
- 四肢の動き，麻痺の有無

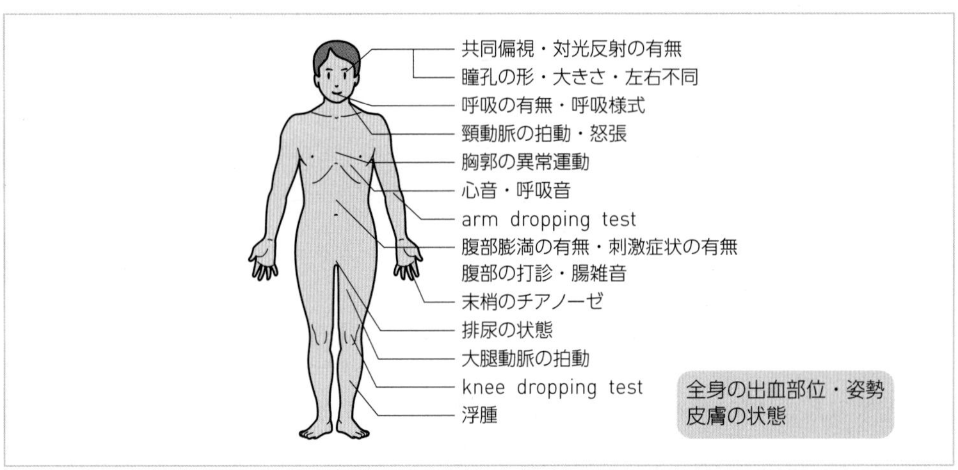

図5-38 ● **全身所見の見方**

4. 救急患者への援助

突然の疾患や事故など，予期しない危機的な状態に置かれた場合，意識のある患者は極度の不安・恐怖・興奮状態となる。看護師は患者の状況や心理状態を理解し，冷静で落ち着いた態度で接する。

意識がない状態で緊急な事態であっても，患者の人間としての尊厳を守り，声をかけ，励ましながら処置を行うことを忘れてはならない。

5. 家族への援助

救急処置を受ける患者の家族は，突然の状況に戸惑い，混乱し，大きな不安を抱えるとともに，最愛の者の“死”に直面する恐怖感をもっている。緊急を要する事態であるほど，家族の不安は大きいため，家族の心理状態を十分理解して対応する。どのような状況下であっても，言葉遣いに注意し，わかりやすい言葉で要点を順序立てて説明するよう心がける。また，状況が変化した場合には，そのつど状況を説明し，質問に対しては誠意ある態度で対応する必要がある。

6. ショックへの対応

ショックとは，原因は何であれ①組織への酸素の運搬不足，②身体の各部位の血流の分布異常の病態が存在し，その病態が急性に発生し，全身の臓器に影響が及んだ状態を示す症候群である。ショックは単一の疾患ではなく病態である。

ショックは予期しないときに突然発生し，かつ進行性である。病態を速やかにとらえて適切に処置をすることが救命には不可欠である。

7. 出血に対する処置

出血は身体の表面からの外出血と身体内部における内出血とに分けられる。また，出血には静脈性出血と動脈性出血とがある。

急速な出血で循環血液量が減少すると出血性ショックを起こす。出血性ショックでは，失われた血液量ばかりでなく，細胞外液量も補充しなければならない。緊急時は，患者の血液型に適した輸血用血液がすぐに使用できるわけではないので，まず輸液を行う。輸液製剤は，血漿(けっしょう)や細胞外液の電解質組成とほぼ近い成分を有する酢酸リンゲル液や乳酸リンゲル液を用いる。健康成人で600mL以上の出血量に対しては，血球成分のある輸血が必要になる。

輸液・輸血時は，表5-22に基づいて実施する。

8. ME機器への対応

医療の高度化に伴い，ME（Medical Engineering，医用工学）機器を取り扱う専門職として，臨床工学技士を配置する施設が増えている。しかし，24時間，患者のベッドサイドでケアをする看護師も，ME機器の使用目的や取扱い方法の知識

表 5-22 ● 輸液・輸血時の注意点

①患者の氏名と指示された内容・量が正確であること。輸血の場合，患者氏名，血液型，輸血の種類，交差適合試験適合の有無と有効期限を確認する。医師と共に確認を怠らないようにする（保存血の有効期間 21 日，血液は強く振ったり，乱暴に取り扱ってはならない）。輸血パックは 1 単位（200mL 採血分）と 2 単位（400mL 採血分）がある。施行したロット番号を記入する。
②点滴ラインの固定は正確に，また，長時間の場合には不自然な体位にならないように体位を工夫する。
③施行中は滴下速度の確認，副作用症状の有無を観察する。異常反応があれば，点滴を一時中止し，医師に報告する。
※副作用アレルギー反応：関節痛，発熱，発疹。
※血液型不適合時の症状：不安感，悪心・嘔吐，胸内苦悶，チアノーゼ，ヘモグロビン尿，乏尿，無尿。
④点滴または輸液セット内に空気を入れてはならない。保存血は輸血用冷蔵庫に保管し，急速輸血の際は，加温装置を使用して，体温程度に温める。
⑤輸液から引き続き輸血を行うときは，必ず輸血専用のセットに取り替える。
⑥輸液施行中は尿意を催すことがしばしばある。患者は遠慮しがちなので，配慮を心がける。
⑦血管痛があれば，疼痛部位を観察して，異常がなければ温湿布する。
⑧宗教上，輸血を拒否する場合があるので，病歴聴取時に聞いておき，輸血施行前の説明を十分に行う。

と技術が求められる。

看護師は以下の点に注意し，ME 機器を使用している患者の苦痛を最小限にしなければならない。

①医療機器は患者にとって，身体的苦痛だけではなく重症感を与え，不安を増強させるため，使用に際して患者・家族に十分な説明をする。
②患者は行動制限を余儀なくされるため，褥瘡（じょくそう）予防，感染防止に努める。
③発語不可能や意識障害により，コミュニケーションの取りにくい患者の場合は，患者の表情や目の動き，会話の反応から，患者の訴え・表現していることを読み取ることが大切である。また，コミュニケーションの方法・手段の工夫を行うことも必要である。
④特に生命維持装置を装着すると，患者自身，死が迫っているのではないかと感じているかもしれない。患者が何を考え，何を望んでいるのかを察知する能力も看護師に求められる。

9. 救急医療体制

現在の救急医療体制は，全国にある医療機関（病院，診療所など）を初期・2 次・3 次救急医療機関に分類し，患者の重症度，医療機関の設備・医療体制により適切かつ迅速な医療行為が行われている（表 5-23）。

表 5-23 ● 救急医療体制

	主な施設	患者の特徴	看護の特徴
初期救急医療	診療所 病院外来 入院施設不要	かぜ，鼻出血，発熱，痙攣（重篤でない）など 小児科・内科の疾患が中心 入院を要しない	多数の受診患者への対応（診察の順番や処置） 迅速な観察・判断 診察の介助・単純な処置 患者・家族への指導 高次施設への移送の手配
2次救急医療	検査・外科治療が可能な病院 入院施設要	かぜ，鼻出血，発熱，痙攣（重篤でない）など 主に初期救急医療機関からの紹介患者	患者の疾患や症状に応じた的確な観察・処置・介助 入院受け入れ 患者・家族への指導 高次施設への移送の手配
3次救急医療	救命救急センター 高度救命救急センター 高次救急センター	重症外傷，脳疾患（クモ膜下出血，脳出血など） 心筋梗塞，重度熱傷など特殊治療を要する重症患者	緊急を要する状況での的確な観察と判断 重症度・緊急度の見きわめと優先度による処置 心肺蘇生法など緊急処置介助 あらゆる場面への事前の的確な準備 生命の危機や死に直面する患者・家族への援助 迅速かつ正確な技術

X ICU の看護

1. ICU の目的と意義

ICU（intensive care unit）とは，集中治療部または集中治療病棟ともいわれ，生命の危機的状況にある重症な患者の救命を目的に，集中した治療・看護を行う部門である。今日では，循環器疾患の管理を主とする CCU（coronary care unit），脳卒中の急性期管理をする SCU（stroke care unit），呼吸管理に重点をおく RCU（respiratory care unit），新生児 ICU として NICU（neonatal ICU）など，専門化した管理が行われている。

● 対象となる患者　ICU でのケアを必要とする患者は，主に表 5-24 に示すような病態の患者である。病状が不安定で生命の危機に瀕している患者に対して，循環・呼吸・代謝の変動を連続的に監視しながら，集中的な治療および全身管理が行われる。

● 設置基準　ICU の施設，設備や運営については設置基準が定められているが，各施設の理念，病院の大きさ，対象疾患，ICU ベッド数，勤務人員などにより工夫されている。厚生労働省は特定集中治療室管理の施設基準を示し，基準に適合しているものは，保険点数上の加算がなされる。

表 5-24 ● ICU の入室適応となる病態・疾患

1．大手術後：開心術，開胸術など
2．重篤な合併症を有する患者の術後：呼吸器系，循環器系など
3．急性心不全（急性心筋梗塞を含む）
4．急性呼吸不全
5．慢性呼吸不全の急性増悪
6．重篤な代謝障害：肝不全，腎不全，重症糖尿病など
7．意識障害，昏睡
8．ショック
9．救急蘇生後
10．多臓器不全
11．急性薬物中毒
12．熱傷
13．破傷風
14．その他

出典／加藤正人監：ICU エキスパートナーシング，改訂第 2 版，南江堂，2004，p.4.

2. ICU の特徴

急性期の重症な患者の病態は変動しやすく，常にきめの細かい観察が要求される。患者の状態変化を見逃さず，正確にとらえることができるよう，最新の医療機器を使ってモニタリングが行われる。1 人の患者に多くの機器類が同時に使用されるため，使用する目的やモニターが示す患者の変化を十分に認識して使いこなすことが大切である。また，生命維持装置の特性と使用方法，異常時の対応について理解し，患者の安全を守るよう努める必要がある。（表 5-25，図 5-39）。

表 5-25 ● ICU で使用する主な機器

①生体監視装置
ベッドサイドモニター，セントラルモニター（心電図，心拍数，呼吸数，体温，動脈圧，肺動脈圧，中心静脈圧，心拍出量など），酸素飽和度モニター
②呼吸器系治療用機器
人工呼吸器
③循環器系治療用機器
除細動器
心補助装置：ペースメーカー，大動脈内バルーンパンピング（IABP），経皮的心肺補助装置（PCPS），補助人工心臓（VAD）
④代謝系治療用機器
血液浄化装置：腹膜透析（PD），血液透析（HD），血液濾過（HF），持続的血液濾過透析（CHDF），血液吸着（HP），血漿交換（PE）
⑤そのほかの治療用機器
輸液補助装置，輸液ポンプ，吸引装置

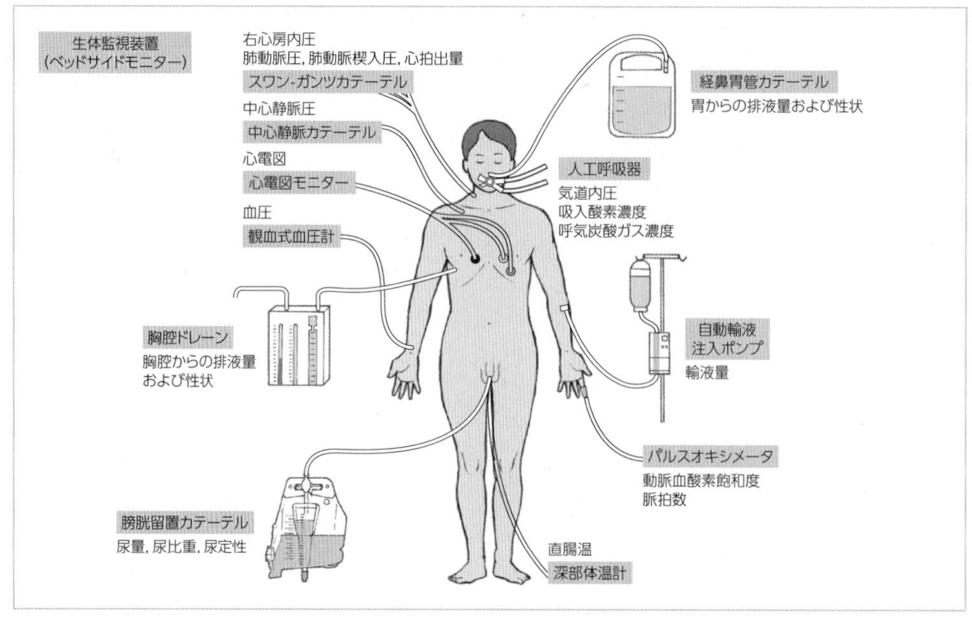

図 5-39 ● 主なモニター項目と測定位置

3. ICU に入室する患者・家族の理解

1 患者の理解

ICU には，疾患や性別・年齢に関係なく患者が入室し，昼夜の区別なく治療や処置が行われる。急激に病状が変化した状態では，患者自身が自分の身に起こっていることを理解できないまま，全身の苦痛や不安・恐怖から混乱した状態になる。さらに生命維持のためのカテーテルやドレーン類，点滴ラインが挿入され，各種の医療機器に囲まれた非日常的な環境に置かれる。治療に伴う行動制限から，生活リズムや時間の感覚を失いやすく，プライバシーも確保されにくい。また，家族との面会も制限され，社会生活から遮断された状態になる。社会や日常的な環境から遮断されることによって，精神状態が不安定になり，せん妄や不安状態，うつ状態など様々な精神症状を引き起こすことがある。看護師はこうした ICU の環境の特殊性を理解し，患者の身体面だけでなく精神面をも観察し，精神症状の出現を未然に防ぐよう努める。

2 家族の理解

家族は患者と同じように，精神的に不安定な状態となる。患者が ICU に入室することにより高度な医療が受けられるという安心とともに，面会制限や患者のそばについていることができない悲しみによって，不安や焦りを感じることがある。また，医療従事者からの説明が不十分であると，不安が増したり，不信感を抱くことにもつながるので，家族との面会を制限しない施設が増えている。

4. ICU 看護の実際

1 生命維持の援助

急性期の重篤な患者は，病状が急激に変化することを理解し，看護師は，正確にバイタルサインのチェックや症状の観察をし，判断する必要がある。また，患者の急変時に落ち着いて対応できるような態度が求められるため，ふだんから１次救命処置，２次救命処置などの技術を習得しておく必要がある。患者の状態を的確に把握するために，次の項目に基づいて情報を収集し，管理を行う。

①循環器系：血圧，脈圧，脈拍数，体温，中心静脈圧，心電図
②呼吸器系：呼吸数，呼吸の深さ，呼吸音，胸郭や腹壁の動き，チアノーゼ，動脈血ガス分圧
③水分出納：時間尿，尿比重，水分出納バランス
④意識レベル
⑤血液検査
⑥そのほか：皮膚の色，冷汗の有無，顔貌，浮腫など

2 日常生活の援助

患者は安静の必要性やモニター類の装着により体動が制限され，日常生活行動を看護師に依存せざるを得ない状態にある。また，全身的苦痛の強い状態やモニター類，医療機器類が装着された状態にあるため，患者の呼吸や循環動態を維持しながら，安全・安楽で素早い援助が必要となる。人工呼吸器を装着している患者では，バッグ・バルブ・マスクを用いて加圧換気をしながら清拭を行うこともある。単なる清拭の技術だけではなく，病態の理解，人工呼吸器に関する知識，バッグ・バルブ・マスクによる換気方法，気管吸引などの技術が必要となる。清潔や排泄（はいせつ），体位変換といったそれぞれの援助の必要性と，患者の状態を考えながら，その時々で最善の方法を考え，実践できるように技術の習得が必要である。

重篤な病状や治療の影響によって，食べるという基本的な行動が制限される患者が多いため，患者の消化管の吸収・代謝能力に合わせた適切な栄養管理を行うことが重要である。経口摂取が不可能である場合は，経静脈栄養で栄養管理を行い，患者の消化管機能が回復し次第，早期に経腸栄養を開始して，合併症予防や代謝・免疫機能の回復促進に努める。看護師は，患者の病態を把握したうえで，指示された経路（経口，経腸，経静脈）から，指示された栄養剤（輸液，栄養剤）が確実に投与されるよう管理する。さらに，静脈栄養では点滴ラインからの感染予防に注意し，経腸栄養ではラインの挿入位置の確認や胃内容物の逆流の有無の確認を行うなど，合併症を予防するための観察・管理が必要である。

3 早期リハビリテーション

重症患者が疾病や治療による身体機能の低下を予防し，社会復帰に向けて速やかに移行できるようにするためには，発症や受傷直後の早期からリハビリテーションを行うことが重要である。急性期の重篤な病態であっても，ICU の治療環境のな

かで生活リズムを調整すること，日常的なコミュニケーションを図ること，家族との交流を促すことは，患者が日常生活リズムを獲得し，精神的活動の活性化を取り戻すことにつながるため重要である。

循環動態が安定してきたら，廃用性の筋力低下を予防するために，臥床(がしょう)中から良肢位の保持や体位変換を行い，四肢の他動運動などの心機能や肺機能に負担の少ない運動を段階的に進める。全身状態の不安定な患者では，心身の負担が大きいことを認識し，心拍数や血圧などの変化をモニタリングしながら行うことが重要である。また，医師，看護師，理学療法士，栄養士などが連携してチームを作り，患者の病態に合わせたリハビリテーションプログラムを作成し，多職種チーム全体でサポートする体制が必要である。

4 感染予防

ICU には様々な部署から重篤な患者が入室するため，病原体持ち込みによる多種多様な感染症を引き起こす可能性がある。身体の抵抗力が低下した患者は，感染症を併発すれば容易に多臓器不全などの致死的な病態に移行する可能性がある。

院内感染を防ぐためには，スタンダードプリコーションに基づく手指衛生，手袋・マスク・ガウンなどの防護用具の使用を徹底することが特に重要である。看護師は，カテーテルの挿入や人工呼吸器の装着などの侵襲的器具の使用・処置の介助をする機会も多いため，日々の患者ケアでは，常に感染予防に留意し，衛生的な療養環境を提供する必要がある。さらに，ICU に従事する全職員が感染予防活動に取り組めるよう教育を徹底し，サーベイランス実施による評価を行うことによって，組織的に感染予防策を徹底することが求められる。

5 精神的援助

1）環境の調整

多くの医療機器に囲まれる ICU の環境のなかでは，患者にとって機械の音や警報音が騒音となる。また，持続的な監視や処置は睡眠を妨げ，時間感覚のずれや見当識障害の誘因となる。看護師は，朝夕のあいさつや月日・曜日を告げたり，時計の設置をするなど時間の経過が感じられるよう工夫する。また，プライバシーが保たれる空間や夜間の照明の工夫，不必要な話し声，足音，物音などによる騒音を防ぎ，夜間の睡眠を十分に確保することが必要である。

2）コミュニケーション

様々な医療機器やライン類に囲まれる閉塞感や家族との面会が制限される状況のなかで，患者は様々なストレスを感じている。気管切開や人工呼吸器装着時は，言葉を話すことさえできない状態にある。自分の気持ちを十分に伝えられない状況は，患者の心理的ストレスをさらに増すこととなる。看護師は，患者からの反応が少なくても，常に患者に語りかけ，会話をもつことで，表情や口・目の動きから，患者の気持ちを理解するよう努力する。また，患者の状態に合わせて，筆談や五十音表を活用するなど，コミュニケーション手段の工夫をすることが必要である。

3）鎮静・鎮痛

鎮静・鎮痛は，ICU の環境や侵襲を伴う治療法によって生じる患者の苦痛を軽減し，様々な精神症状の発症を予防するために重要である。適切な鎮静・鎮痛を行うことは，患者の身体的・精神的安静を保ち，ICU での治療を円滑に行うことにつながる。しかし，過度の鎮静は，咳嗽（がいそう）反射や痰（たん）の喀出を抑制し，呼吸器合併症の要因ともなる。看護師は，鎮静・鎮痛に使用する薬剤の作用や副作用について理解し，適切な鎮静状態が保たれているかを常に観察し評価する必要がある。

6 家族に対する援助

ICU での患者の管理体制は，家族の不安や焦りを感じやすい状況を生む。そのような状況を回避するために，患者の病状と ICU の機能について家族が理解できるよう説明することが大切である。家族は患者の病状や治療についての情報を待ち望んでいるため，毎日の病状説明や手浴，足浴などの清潔ケアを一緒に行うなどの工夫をすることが，家族の不安の緩和や信頼関係の確立につながる。患者への面会時や家族待機室などを利用して，看護師は家族の不安を受け止め，励ましながらかかわる必要がある。

7 医療チームの連携

１人の重症患者に集中的な治療やケアを行うには，医師，看護師，多職種による医療チームが一丸となって取り組む姿勢が必要である。よいチームワークで取り組めるよう，看護師は互いの職種の役割を理解して，患者のカンファレンスを行い，業務範囲や立場を考えた行動をとる必要がある。

また，病院内の各部門とのかかわりにおいても，ICU の機能が有効に発揮されるよう，一般病棟，手術部，検査部，薬剤部，栄養部，事務部門，そのほかの部門と円滑に連携するための調整的な役割を担うことが看護師には求められる。

本章の参考文献

・Strauss. A. L, et al., 南裕子監訳：慢性疾患を生きる；ケアとクオリティ・ライフの接点，医学書院，1987.
・池田義雄，他編：薬の作用・副作用と看護へのいかしかた，第２版，医歯薬出版，1995.
・池松裕子編：患者理解と基本的看護技術〈クリティカルケア看護Ⅰ〉，メヂカルフレンド社，2011，p.7-55.
・井上幸子，他編：看護の方法４〈看護学大系９〉，日本看護協会出版会，1991.
・井上幸子，他編：成人の看護〈看護学大系 12〉，日本看護協会出版会，1991.
・医療情報科学研究所編：臨床看護技術〈看護技術がみえる Vol.2〉，メディックメディア，2013.
・江川幸二：回復意欲を高める看護実践；第 12 回日本クリティカルケア看護学会報告，日本クリティカルケア看護学会誌，13：19-29，2017.
・NTT 東関東病院看護部：ビジュアル臨床看護技術ガイド，第３版，照林社，2015.
・大久保憲，小林寛伊訳：手術部位感染防止ガイドライン 1999；（Ⅰ）手術部位感染：概要，日本手術医学会誌，20（3）：297-326，1999.
・小笠原知枝，他編著：実践にいかす成人看護学，福村出版，1993.
・奥田清，他編：臨床検査・看護マニュアル，メヂカルフレンド社，1984.
・小野寺久監：ナースのためのやさしくわかる手術看護，ナツメ社，2011.
・加藤正人監：ICU エキスパートナーシング，改訂第２版，南江堂，2004.
・香春知永，他編：基礎看護技術，看護過程のなかで技術を理解する，南江堂，2014.
・唐澤久美子，他編：がん放射線治療〈がん看護セレクション〉，学研メディカル秀潤社，2012.
・川島みどり，他監：治療・処置別看護〈臨床看護学叢書３〉，メヂカルフレンド社，1997.
・川野雅資料編：精神看護学Ⅱ精神臨床看護学，第５版，ヌーヴェルヒロカワ，2010.
・草柳かほる，他編著：手術看護；術前術後をつなげる術中看護，第２版，医歯薬出版，2018.
・厚生省保健医療局結核感染症課監，小林寛伊編：消毒と滅菌のガイドライン，へるす出版，1999.

- 国立大学病院集中治療部協議会 ICU 感染制御 CPG 改訂委員会編：ICU 感染防止ガイドライン，第 2 版，じほう，2013，p.16-25.
- 小林寛伊監訳：医療現場における手指衛生のためのガイドライン，2002．http://jaom.kenkyuukai.jp/images/sys%5Cinformation%5C20161124113729-A8B7EAA930D912551E09EF56851F66DCB1D13D661B157735070C7208BB013C62.pdf（最終アクセス日：2020/8/26）
- 小林寛伊，大久保憲訳：手術部位感染防止ガイドライン 1999；（Ⅱ）手術部位感染防止に関する勧告，日本手術医学会誌，20（2）：209-213，1999.
- 坂田三允編：心を病む人の生活をささえる看護，中央法規，2018，p.258-262.
- 全国国民健康保険診療施設協議会：在宅高齢者の口から食べる楽しみの支援の在り方に関する調査研究事業報告書，2016．https://www.mhlw.go.jp/file/06-Seisakujouhou-12300000-Roukenkyoku/0000136675.pdf（最終アクセス日：2020/7/15）
- 高木康編著：看護に生かす検査マニュアル，第 2 版，サイオ出版，2016.
- 竹内登美子編著：術中／術後の生体反応と急性期看護，第 2 版，医歯薬出版，2012.
- 立花亜紀子：手術室の感染対策，インフェクションコントロール，14（3）：206-211，2005.
- 東京女子医科大学病院看護部：よ～くわかる臨床検査の看護；疾患別検査と前・中・後のケア，中央法規出版，2009.
- 中西睦子監：成人看護学；急性期〈TACS シリーズ 4〉，建帛社，2000，p.9-19.
- 中村惠子，他編：救急看護のプラクティス；エマージェンシーケアの基本と技術，南江堂，2004.
- 中村正夫，他監：検査時の看護〈看護必携シリーズ 14〉，学習研究社，1989.
- 日本看護協会：感染管理に関するガイドブック，改訂版，日本看護協会，2004.
- 日本看護協会：静脈注射の実施に関する指針，日本看護協会，2003.
- 日本手術看護学会 手術看護基準・手順委員会編：手術看護業務基準，日本手術看護学会，2017.
- 日本手術看護学会編：手術看護基準，メディカ出版，1999.
- 日本手術医学会編：手術医療の実践ガイドライン，日本手術医学会，2013．http://jaom.kenkyuukai.jp/images/sys/information/20161124113729-A8B7EAA930D912551E09EF56851F66DCB1D13D661B15773560320F3F2FED663C.pdf（最終アクセス日：2020/8/26）
- 日本静脈経腸栄養学会編：静脈経腸栄養テキストブック，南江堂，2017.
- 日本精神科看護技術協会政策・業務委員会監：精神科看護ガイドライン，日本精神科看護技術協会，2011.
- 日本蘇生協議会監：JRC 蘇生ガイドライン 2015，医学書院，2016，p.14-41.
- 任和子，他編：根拠と事故防止からみた基礎・臨床看護技術，第 2 版，医学書院，2017，p.436-469.
- 橋本信也編：新・検査マニュアル〈エキスパートナース MOOK3〉，改訂第 2 版，照林社，1993.
- 古橋正吉：滅菌・消毒マニュアル，日本医事新報社，1999.
- 増野肇：病院における集団療法の役割，日本精神病院協会雑誌，13（3）：5-9，1994.
- 眞弓恵美子，松井祐子：輸液の知識と技術〈新人ナースマニュアルⅠ〉，臨牀看護，31（4）：448-458，2005.
- 満田年宏訳・著：隔離予防策のための CDC ガイドライン；医療環境における感染性病原体の伝播予防 2007，ヴァンメディカル，2007.
- 宮坂和男，他編：放射線科エキスパートナーシング，南江堂，1996.
- 村中陽子，他編：学ぶ・試す・調べる　看護ケアの根拠と技術，第 2 版，医歯薬出版，2013，p.119-123.
- 山門実：ナースのための水・電解質・輸液の知識，第 2 版，医学書院，2010.

学習の手引き

1. 安静療法の目的と意義・弊害をあげ，実施中の注意点について説明してみよう。
2. 食事療法の適応疾患をあげてみよう。
3. 治療食の種類を整理しておこう。
4. 食事療法患者の援助に必要な情報は何か話し合ってみよう。
5. 服薬のアドヒアランスについて説明してみよう。
6. 薬剤の副作用の要因と現れ方について整理しておこう。
7. 小児や高齢者の与薬における注意点をあげてみよう。
8. 輸液療法を実施している患者への影響とそれに対する援助について考えてみよう。
9. 放射線療法にはどのような種類があるか，説明してみよう。
10. 放射線防護の3原則について説明してみよう。
11. 術前の看護の流れを復習し，必要事項を整理しておこう。
12. 術前オリエンテーションについて説明してみよう。
13. 全身麻酔時の介助のポイントについて説明してみよう。
14. 手術時にとられる体位の名称・形と手術内容について復習しておこう。
15. 手術時の手指消毒の手順を復習しておこう。
16. 手術室における看護師の役割についてあげてみよう。
17. 主な手術器材の名称，用途について復習しておこう。
18. 滅菌法，消毒法の違いを説明し，それぞれの方法と手順について復習しておこう。
19. ICU 看護の目的と意義をあげてみよう。
20. ICU に入室する患者の病態と精神面の特徴を説明してみよう。
21. ICU で治療を受けている患者の全身状態の観察項目について復習しておこう。
22. ICU で治療を受けている患者への日常生活の援助について復習しておこう。
23. ICU で治療を受けている患者への早期リハビリテーションの利点と援助方法について説明してみよう。
24. ICU で治療を受けている患者への精神的援助について説明してみよう。
25. 術後の看護の流れを復習し，必要事項を整理しておこう。
26. 術後の体位について，その名称と形，適応を復習しておこう。
27. 早期離床の利点をあげてみよう。
28. 術後の主な随伴症状をあげ，合併症との関連について説明してみよう。
29. 1次救命処置の ABC について述べなさい。
30. 人工呼吸法の種類をあげ，それぞれの手順や注意点を再確認しておこう。また，実際にモデルや人を用いて実技トレーニングを行い，こつを習得しておこう。
31. 2次救命処置の方法について整理しておこう。

第5章のふりかえりチェック

次の文章の空欄を埋めてみよう。

1 安静療法を受ける患者の看護

安静療法は，身体および精神活動による［ 1 ］を最小にする状態を保持することで，疾病や症状の悪化を防ぎ，治癒力やエネルギーの回復を図ることをいう。

安静によって，［ 2 ］が増大するだけでなく，［ 3 ］の産生も少なく，腎仕事量が減少し，負担を最小限にできる。

2 食事療法を受ける患者の看護

食事療法とは，治療法の一つであり，[4]，肝疾患，高血圧性疾患，脳血管障害，心疾患，腎疾患などの[5]に経過する疾患においては重要な治療法である。

食事療法の継続に必要な，患者の[6]を高めるための援助が看護師の重要な役割といえる。

3 薬物療法を受ける患者の看護

[7]とは，専門家の指示に従うということであり，受け身的な行動につながるという考え方である。アドヒアランスとは，専門家の意見も聞いて，納得し，自己決定することであり，[8]につながるという考え方である。

4 輸液療法を受ける患者の看護

輸液は，医師の指示により血液中に直接薬剤を投与する治療法である。患者にとって輸液は，治療の目的だけではなく，[9]や[10]の代わりとしての意味をもつ場合もある。

輸液には，①維持輸液，②[11]，③栄養輸液，④[12]がある。

5 放射線療法を受ける患者の看護

放射線療法とは，放射線を病巣部に[13]することにより，病巣を破壊・縮小させる治療法である。

放射線防護の3原則は，時間・[14]・距離である。

放射線療法による有害事象は，全身症状として[15]，骨髄反応があり，局所症状として[16]，粘膜反応がある。

6 手術療法を受ける患者の看護

食事は，手術前日の夕食後から[17]とし，21 時以降は水分制限となる。

手術当日は排尿を済ませ，[18]・マニキュアは落とし，手術着に更衣する。[19]・眼鏡・コンタクトレンズ・指輪・時計などをはずし，貴重品は家族に預ける。

7 精神療法を受ける患者の看護

精神療法は，個人精神療法，[20]，家族精神療法などに分類されている。

精神療法の基本的な援助技術は，①[21]，②洞察的援助，③表現・カタルシス的援助，④訓練的援助である。

8 検査を受ける患者の看護

検査には，臨床検査（検体検査，[22]）と画像検査，内視鏡検査など様々な種類がある。

検査は，医師が指示を出し，医師または[23]，診療放射線技師と看護師との医療チームの連携によって進められる。

9 救急処置を受ける患者の看護

意識がない場合，咽喉頭の筋肉が[24]することで舌根が沈下して，気道を塞ぐことになるため，[25]を予防する目的で気道確保を行う。

患者の意識がなく，呼吸停止と判断した場合には，直ちに[26]を開始する。

10 ICU の看護

ICU（intensive care unit）とは，[27]にある重症な患者の救命を目的に，集中した治療・看護を行う部門である。

ICU では患者の状態を的確に把握するために，①循環器系，②呼吸器系，③水分出納，④[28]，⑤血液検査などの項目に基づいて情報を収集し，管理を行う。

■ 臨床看護概論

第6章 継続看護と多様な場における看護

▶学習の目標
●地域包括ケア時代の継続看護の意義について理解する。
●継続看護に向けた退院支援に必要な情報について理解する。
●多様な場における看護についての理解を深める。

I 地域包括ケア時代の継続看護

A 看護の継続とは

医療の現状は変化しており，入院期間が短縮され，急性期医療と療養型医療の機能分化が進められている。病院などの施設と地域・在宅への往還において，個別性のある援助が継続し，その人に応じた社会復帰・在宅復帰をかなえることは，看護において重要な役割である。

地域包括ケアシステムは，高齢者の尊厳の保持と自立生活を支援し，可能な限り住み慣れた地域で，自分らしい暮らしを人生の最後まで続けることができるシステムである（厚生労働省）。日本において住まい・医療・介護・予防・生活支援が一体的に提供される地域包括ケアシステムの実現が望まれるなかで，適切な医療体制により，看護を継続し，シームレス（継ぎ目なく）につないだ援助が必要である。

本章では，地域包括ケア時代における継続看護の意義を理解し，多様な場における看護の実際について考えていく。

1. 継続看護の定義

国際看護師協会（international council of nurses；ICN）は1969年にカナダのモントリオールで行われた第14回会議において継続看護（continuing nursing care）を「その人にとって必要なケアを，必要なときに，必要なところで，適切な人によって受けるシステムである」と定義した。また，2011年に作成された日本看護科学学会の学術用語検討委員会による用語集では，「看護の対象となる人々の療養生活における昨日，今日，明日といった継続性と，療養の場の移動や健康状

表 6-1 ● 継続看護の多様的な側面

①一人の人間，あるいは一家族のライフサイクルに沿った継続
②健康のあらゆるレベルに対応した継続
③個から集団，集団から個への必要に応じた継続
④医療機関内での継続
・外来から病棟，病棟から外来への継続
・病棟から病棟への継続
・病棟内の 24 時間の継続
・入院から退院までの継続
⑤１つの医療機関・施設からほかの医療機関・施設への継続
⑥施設内看護と退院後の在宅ケア，または在宅から施設への継続
⑦医療施設と地域の保健機関（保健所や市町村）との連携（予防医学と治療医学の継続）
⑧在宅ケアにおける継続

態の変化に関わらず責任を持って一貫した看護が提供されるという看護の質的な継続性とを意味している」と定義している。

2. 継続看護の多様な側面

いろいろな場所で生活している，あらゆるライフステージや健康レベルにある個人と集団に対して，ライフステージや健康レベルの変化，あるいは看護実践の場の変化をとおして，一貫した目標のもとに，その人にとって必要なケアを引き継ぐ（続ける）看護を継続看護という。この概念には，時間的継続と空間的継続がある。継続看護においては看護実践をどのように継続するかであり，表 6-1 のような多様な側面でとらえることができる。これらの側面から継続看護を多角的にとらえていくことで，一貫した目標に向かい，シームレスなケアの実践につながる。

B 看護の継続が必要な理由

医療の高度化・複雑化・機能分化に伴い，看護の継続がますます重要視されるようになった。その背景には大きく分けて次の 5 点があると考えられる。

①医療の高度化・複雑化・機能分化により，1 か所の医療施設で療養生活まで支える対応ができなくなった。
②疾病構造の変化により長期間の医療提供を必要とする慢性疾患が増加した。
③入院期間の短縮化が進み，療養型施設や在宅への早期移動の必要性が生じている（在院日数の短縮）。
④人口の高齢化に伴い，何らかの障害のために介護が必要な状態で，住み慣れた自宅にとどまりたいというニーズが高まってきた。
⑤自己の価値観で医療の場を選択する人が多くなってきた。

人々の価値観やQOLの多様化により，在宅でのケアを希望するケースがみられ，医療政策として高騰する医療費を削減する一方法としても，入院期間の短縮が求められている。地域包括ケアは，住み慣れた地域で自分らしい暮らしを人生の最後まで続けることを目指している。従来は病院で行われていた医療行為であっても，在宅医療の充実により，自宅で実施する事例も多くなった。たとえば，在宅酸素療法とよばれる自宅における酸素療法や，人工呼吸器を装着して在宅で療養生活をしている人々である。このような人々を援助し，安心して暮らせるようにしていく必要がある。

C 看護を継続するために必要な要件

継続看護が推進されるためには，何が，どのような方法で，だれからだれに継続される必要があるのかを明確にして，それぞれの連携・協働により，実践されなければならない。

1. 情報の共有

看護上必要な情報は，適宜，共有される必要がある。必要な情報をいかに適切に収集し，共有するかということが大切なポイントである。

継続看護の情報に含まれる内容は表6-2のとおりである。日常生活をどのように過ごしているか，病気に由来する問題，客観的なデータ，介助の必要性などについて，確実に伝えていく必要がある。入院生活においても患者を「一人の生活者」としてとらえ，退院後の生活をみすえた情報収集が不可欠である。そのためには，「一人の人」としての患者の日常に関心を寄せ，対象の理解を深めながら，個別性を尊重した看護の姿勢が求められる。

2. 情報を継続して共有する方法

情報を共有するために用いられる手段には，「口頭」と「文書」の2つがある。患者の入院中は，電子カルテや口頭での伝達などによる情報の共有が可能である。

表6-2 ● 継続看護の情報に含む内容

継続看護の情報	例
日常生活の状況	ADL（日常生活動作）の程度，IADL（手段的日常生活動作）のレベル
医学的診断，病気に由来する継続している問題	薬剤管理，糖尿病のインスリン自己管理，心臓ペースメーカーの使用
客観的なデータ	バイタルサイン，疼痛，栄養摂取，排泄の状態など
看護技術を用いた援助の必要性	腹膜透析，創傷管理，ストーマケア，チューブ栄養など
日常生活の方法	生活行動における自立の程度，自助具や装具の使用，介助を要する生活行動

しかし，退院や転院，転棟の場合には，看護要約（看護サマリー）などの文書を用い，必要な情報を確実に継続して共有していくことが望ましい。顔の見える関係性のなかで直接，伝達することが最適であるが，ファックスやメールによる文書の授受のみの場合もある。それらを利用する場合は，個人情報保護のガイドライン等を遵守（じゅんしゅ）し，個人情報が漏洩（ろうえい）しないよう，メールアドレスや番号の確認などに細心の注意を要する。

患者に関する情報が，看護師から看護師へと継続されるのは当然であるが，ヘルスケアチームにおいて，多職種との情報の交換，共有を大切にしていく必要がある。たとえば，リハビリテーションへの意欲が低下している患者の場合，なぜ，意欲低下に至っているのか，理学療法士や作業療法士がもつ情報と看護師が患者の入院生活から得た情報を照合する。その原因をアセスメントすることで，個別性のある解決策につながる。また，患者の今までの人生を知る家族からの情報も必要である。日頃の生活状況について情報収集をする一方，家族との情報を共有することは，患者が，その人らしく医療を受けるために重要である。

D　退院調整

病院の機能分化が進み，さらに診療報酬点数の改定などにも後押しされ，病院の在院日数は短縮化が進み，多様な影響が生じている（図6-1, 2）。このようななかで，入院患者に対して，「入院時から退院調整が始まる」といっても過言ではない。入院時から，入院前の情報を得て退院計画を立て，退院へ向けた指導・助言・退院環境調整が必要になる。**退院調整**とは，入院患者が安心して在宅などへ退院するための退院支援である。つまり退院へ向けて患者，家族，退院場所，退院後の社会活動などの一連の調整を行う必要がある。退院調整は，ヘルスケアチームの医師や医療ソーシャルワーカーなどの関連職種が，専門的な知識を出し合いながら，一丸となって進めていくことが望ましい。

1. 退院計画の立案

退院計画とは，患者がある入院療養環境から別の療養環境に移行できるように，患者・家族と様々な分野の専門家が共にかかわる活動である。退院計画のプロセスには，退院後のヘルスケア継続のための計画立案や，退院計画を実施するうえで必要な患者，家族，地域社会資源の調整などが含まれる。

退院後も様々な医療処置が行われる。たとえば，インスリンの自己注射や服薬などを必要とする患者や，運動機能障害・認知症などのある患者が退院する場合には，キーパーソンとなる人々にも十分な退院指導を行う必要がある。

看護において，退院計画は退院が決まってから作成するものであると誤解されてきた過去がある。しかし，退院計画は，患者が入院したらただちに社会復帰・在宅復帰を視野に入れて作成され，実践を重ねながら精練するものである。退院後の生

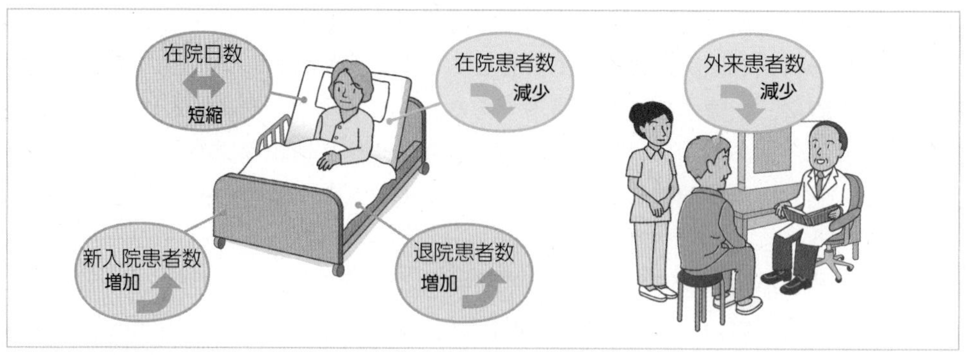

図 6-1 ● 平均在院日数短縮に伴う影響

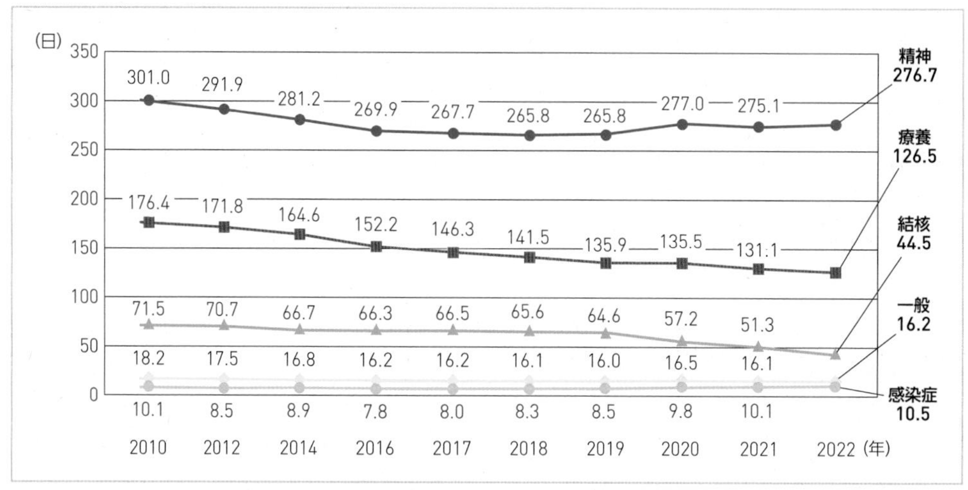

図 6-2 ● 全病床の平均在院日数の年次推移

活を意識においた援助が日々，求められるため，退院が決まるまで計画立案を待つものではない。看護師は「入院患者は退院して地域・在宅に帰っていく人である」という認識を明確にもち，「入院時から退院調整が始まる」「入院時から退院計画を進める」という考えが大切である。

2. 退院計画の立案・実施

退院計画の立案にかかわる人は，医師や看護師といった医療従事者だけではなく，ケアマネジャーや医療ソーシャルワーカーを含む，ヘルスケアチームのメンバー全員である。さらに，適切な時期に患者本人やキーパーソンとなる家族などの参加を促すことは，退院後の生活をスムーズにし，個別性を踏まえた看護の継続につながる。退院計画に携わる人は，地域における保健・医療・福祉システムの全容を理解し，利用可能な社会資源を把握する必要がある。また，訪問看護制度，介護保険制度，身体障害者手帳に関する制度，在宅療養に関する制度などの関連法規について精通し，情報収集能力，コミュニケーション能力，退院指導，関係機関との調整や

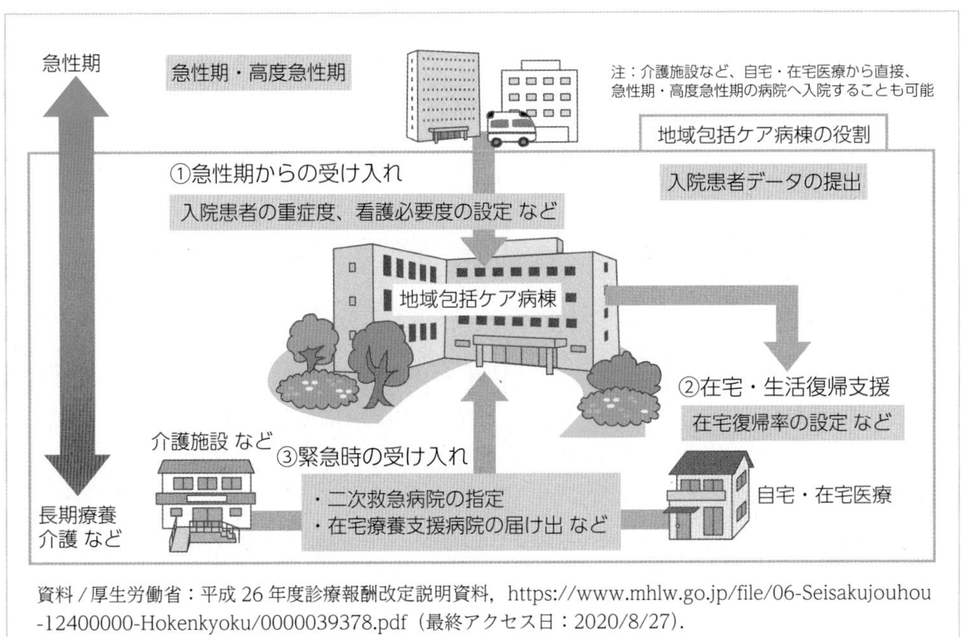

資料／厚生労働省：平成 26 年度診療報酬改定説明資料，https://www.mhlw.go.jp/file/06-Seisakujouhou-12400000-Hokenkyoku/0000039378.pdf（最終アクセス日：2020/8/27）．

図 6-3 ● **地域包括ケア病棟のイメージと要件**

判断・実行する能力が求められる。

退院調整は，日本における急速な高齢化，在宅医療の展開と連動し，2008（平成 20）年度から診療報酬加算が認められ，加速的に進んだ。退院調整部門の設置と看護師あるいは社会福祉士が配置されていることと規定され，病院には「地域連携室」や「地域連携センター」などを設置した病院も多い。さらに病院では，退院調整看護師を配置し，退院調整活動*を行っている。また，2014（平成 26）年の診療報酬改定から地域包括ケア病棟（病床）*の設置が認められ（図 6-3），在宅や介護施設への社会復帰・在宅復帰に向けて具体的な退院調整を担っている。

認知症高齢者などは意思決定ができない人として，退院計画にかかわるメンバーに加えない事例がみられることは否めない。意思決定ができないと決めつけず，部分的な確認や理解ができるように工夫し，意思決定を支えることが重要である。患者自身の個別性を踏まえて，意思を尊重した退院調整，退院支援が望まれる。

3. 退院指導の実際

退院計画の立案にあたり，目標をどこに置くのかは重要なポイントである。通常，成人は，患者の日常生活動作（ADL）を高め，自立してセルフマネジメントができるように目標設定する。高齢者や慢性疾患，障害のある患者の場合，病気と共に

＊**退院調整活動**：患者と家族が望む退院後の療養生活が送れるように，病気や障害がその人に及ぼす影響をアセスメントし，多角的かつ長期的な視野に立って多職種チームで支え，整える活動である。

＊**地域包括ケア病棟（病床）**：急性期治療を経過し，病状が安定した患者に対して，保険診療上最大 60 日間の入院療養を継続して，在宅や介護施設への社会復帰・在宅復帰を行う病棟（病床）のことである。

表 6-3 ● RUMBA の法則

①現実的な：Real	どんな場合でも現実的な目標であること
②理解可能な：Understandable	だれもが理解できる目標であること
③測定可能な：Measurable	測定できる目標であること
④行動表現的に：Behavioral	具体的に行動できる目標であること
⑤達成可能な：Achievable	達成が可能な目標であること

生きる患者の意思を踏まえて，生活の質（QOL）の保証と自立を視点に目標設定する。いずれにしても目標は，看護目標の目標設定に用いる表現の５つの要件であるRUMBAの法則（表 6-3）を用いて，step by step および small step で設定する。

1 退院指導の原則

退院計画を進めるにあたり，計画的・段階的にきめ細かな退院指導が必要である。退院指導は，退院後に必要な治療や看護がシームレスに継続され，患者にとって安心・安全でその人らしい日常生活を送るために行うものである。そのためには，表 6-4 の原則が守られることが大切である。入院中の患者は，看護師の観察や援助が24時間なされている。しかし，退院して自宅に戻った場合には，自立した行動や自己管理ができなくなるリスクもあり，だれに支援を依頼するのかの判断や交渉も必要になる可能性がある。そのため，退院後の患者の生活を現実的にイメージして，患者および患者家族と共有し，何がどこまでできて，何ができないのか，それはどのように補うのか，共に具体的な生活像を想起しながら調整を進めることが大切である。

2 退院指導計画の立案・実施と評価

退院指導計画立案の手順とそれぞれのポイントを述べる。

第１段階：アセスメント，第２段階：指導目標（看護目標）を明確に設定，第３段階：その人に合った指導内容と方法を選択し，実践・評価する，の３段階である。永きにわたり，患者指導という言葉が用いられてきたが，一方的に知識を詰め込んだり，指導するのではなく，患者の今までの経験や意思を尊重して進めていくことが肝要である。そのため，患者指導とはよばず，「学習支援」として共に学びながら，援助として指導を展開する考え方が必要とされている。

退院指導計画の立案・実施と評価は，一般的な「看護過程」と同様である。対象理解を深める思考過程と，患者に応じた援助を実践し，評価する実践過程を往きつ

表 6-4 ● 退院指導の原則

①実際に生活が行えるよう具体的で実現可能な指導であること
②指導を受ける患者（療養者）や支援する家族の学習能力や理解力に合ったものであること
③指導を受ける患者（療養者）や支援する家族が知りたい内容であること

戻りつ往還的なプロセスをたどりながら，個別性に迫る援助を展開していく。

第１段階の情報収集により，看護の必要性を判断し，次に第２段階の目標設定を行う。この段階の目標である指導目標は，指導の成果として患者の状況をできるだけ測定・評価できる言葉で表す看護目標でもある。たとえば，インスリン導入となった高齢者が退院する場合，「血糖コントロールのためのインスリン療法の必要性が述べられる」「インスリンが指示どおりに注射できる」などの目標が設定される。

第３段階「指導内容と方法の選択」では「インスリンの自己注射」があげられる。しかし，どうやって注射をするのかという方法論だけでは療養生活で起こり得る事象には対応できず，インスリン療法を確実に継続していけない可能性がある。インスリン療法とは何のために行うのか，どんな点に留意していく必要があるのか，どんなときに医療機関を受診する必要があるのか，シックデイの対応なども含めて確認する必要がある。患者を支えるキーパーソンはだれかを把握し，どの程度の支援が望めるのか，ほかのサービス資源は必要ないのかなどをアセスメントし，実践計画については，状況に応じて適宜修正を繰り返していくことが患者にとっての望ましい支援につながる。それは，社会復帰・在宅復帰後の生活者としての患者の生活を豊かにし，QOL向上につながる。

Ⅱ　多様な場における看護

A　医療施設における看護

1．医療施設の特徴

1　医療施設の種類と機能

医療施設の代表は病院である。一定の機能を有する病院は特定機能病院や地域医療支援病院とよばれ，高度な最先端医療や専門医療を提供したり，地域の病院や診療所を後方支援する役割を担っている。また，災害拠点病院，感染症指定医療機関など，災害時や感染症発生時に医療の中心となる病院も整備されている。

もう一つの代表的な医療施設に診療所がある。病院や有床の診療所が減少傾向にあるなか，無床の診療所は増加しており，多くの看護師が就業している。近年，かかりつけ医機能が推奨されており，人々の生活に身近な存在である診療所が果たす役割は大きい。

2　医療施設内外の連携の重要性

看護は患者と共にあるものであり，場や人が変わっても継続されなければならない。たとえば病院内では，外来から内科病棟へ，内科病棟から外科病棟へ，さらに手術部から集中治療室へと治療に伴う移動や，検査のための放射線科への移動などがある。同じ病院内であっても，患者に現在どのような治療がなされ，どれくらいのケアが必要であるか，患者の自立度がどれくらいかなどの状況について，看護師を含めチームで情報共有し，連携・協力してケアを継続することが重要であり，それにより患者は安全で安心な療養生活を確保できる。たとえば，慣れない検査室で，患者は知らない臨床検査技師に手を貸してほしいと言えず，移動時に転倒することもある。このようなことが起こらないように医療従事者間でケアを継続する意識が求められている。

また，日本における少子高齢化の進展は著しく，医療提供体制にも大きな影響を及ぼしている。医療は病院完結型から地域完結型へと変化している。住み慣れた地域で最期まで自分らしい暮らしを続けるために地域包括ケアシステムが推進されるなかで，病院には病床機能の分化と連携が求められている。急性期病院と慢性期病院，リハビリテーション病院，診療所など医療施設間にとどまらず，介護施設や福祉施設との連携が重要となってくる。

2. 医療施設における看護の実際

医療施設では看護人員に限りがあるなかで，多くの患者への看護が提供され，その安全と安寧を守っている。より良く，円滑な看護を提供するために，看護単位や看護ケア提供システムが整えられている。どのように看護単位を区分するか，どの看護ケア提供システムを選択するかは，医療施設の理念や，患者の特性，看護職の構成などによるため，組織によって異なる。

看護ケア提供システムは看護提供方式，看護方式とよばれることもあり，患者受け持ち方式，チームナーシング，プライマリーナーシング，機能別看護方式などがある。医療施設で働く看護師は，一人だけで看護を提供することはできない。そのため，看護職によるチームを作り協働することになるが，そのチームの形や役割分担を示しているのが看護ケア提供システムである。どの看護ケア提供システムにあっても，患者情報や治療方針などを共有し，チームで看護を提供する。看護師一人ひとりが，看護ケア提供システムの機能と個々の役割や位置づけを理解することが重要であり，そのことが患者をトータルにとらえること，安心で安全な，継続した看護を提供することにつながる。

このように，各看護単位において看護ケア提供システムが十分機能することが，医療施設における看護実践の基本となる。さらに，病院には組織横断的に活動する医療チームが存在しており，高い専門性をもつ医療職や看護職が活躍している。たとえば，栄養サポートチーム（nutrition support team；NST）や褥瘡（じょくそう）管理チーム，緩和ケアチームなどである。看護師はこれらの医療チームと連携することで，患者により良いケアを提供することが求められる。

B 外来看護

1. 外来看護の特徴

1 外来看護の特徴

外来とは病院や医院に設置され，外（在宅や施設など）から来て医師の診察・治療とそれに伴う看護を受ける場所である。在院日数の短縮が進んでいる現状では，さらに外来における看護の重要性が増している。様々な疾患を抱えた患者の大多数は，入院患者ではなく外来通院患者であり，また，入院患者も外来を経由して入院するというのが一般的な流れである。一方，入院していた患者が退院後も継続した医療が必要な場合に通院する場所も外来である。したがって，24 時間をとおして看護を継続して行う病棟とは，看護のポイントが異なる。つまり，外来においては，短時間で適切なアセスメントをし，十分な対応をしなければ，患者が抱えている問題を見いだすことができないため，次回の受診までその問題を解決することができない。言い換えれば，次回受診時まで，患者はその問題を抱えたまま生活をすることになるのである。

外来診療の状況について「2 時間待ちの 3 分診療」という言葉を聞いたことがあるだろうか。現在多くの病院では，予約診療を行って，待ち時間の減少を図ろうとしているが，毎日大勢の患者が病院の外来を訪れるため，待ち時間は今なお長く，問題の解決には至っていない。さらに，診療の介助を行う看護師が，受診した患者とその療養生活や健康状態についてじっくりと話す時間を設けることも非常に難しいのが実情である。その短い時間のなかで効率的な，また効果的なアセスメントを行うことができるかは，重要な課題である。

この課題を達成できるか否かは，いかに効果的な情報の収集を行うかにかかっている。退院後の患者であれば，病棟からのサマリーを十分に把握しておくことで，言語的コミュニケーションのみならず，非言語的に患者のサインを見逃すことなくアセスメントすることができ，適切な看護を提供していくことが可能となる。最近は外来看護記録を残し，外来看護相談や地域連携室において継続的な指導や相談に役立てている施設もある。

2 外来看護の目標

外来の看護は，患者本人が自分の疾病や障害を受け止め，その疾病や障害と共に生活できることや，日常生活の留意点を十分に理解し，定期的に受診をしたり，必要な食事療法や薬物療法，運動療法，生活管理を続けていけるようにすることが目標となる。そのためには，患者本人が自分自身の力で生活を継続できるように援助することは言うまでもないが，その本人の努力を支える家族への援助も忘れてはならない。

3 患者会や家族会，ボランティアと看護の継続の必要性

慢性的な疾病や難病をもちつつ生活している人々やその家族は，日常生活を常にコントロールしていく必要がある。たとえば，食事療法や薬物療法，運動療法を患者とその家族のみで続けていくことは簡単なことではない。毎週決まった日に受診することだけでも，自力で動けない人やその家族にとっては，大変な努力を要することなのである。そして，その努力や意欲が長い期間にわたって継続できるようにするためには，同じ立場にある患者会や家族会で互いを支え合う効果が大きい。互いの体験を分かち合い，共感したり，励まし合ったり，知恵を出し合うことで，医療の専門家から受ける以上に療養生活上の知恵や心の支えが得られる場合がある。外来看護師は，患者会や家族会あるいは地域の療養ボランティアなど，地域の情報を収集しておき，地域の看護師，病棟の看護師，訪問看護師などと情報を共有して協力しつつ，患者どうしの仲間づくりができるような働きかけをすることも，重要な役割である。

また，先に述べたように，通院に介助を必要とする場合，家族の負担を軽減するために介護タクシー，ヘルパーやボランティアを活用することもある。患者が介護保険の情報を得ているか，保険によるサービスが適用されているか確認することが大切である。また，最近はボランティアの育成が盛んであるが，健康障害がある人へのボランティア教育を含め，社会全体がボランティアへの意識に目覚めることができるように働きかけていく役割も看護師に期待されている。

2. 外来看護の実際

1 短時間での判断と介入

看護職がチームを組み，24 時間常に看護を実践する病棟とは異なり，外来で患者に対応する時間は限られている。外来看護師は短時間で患者の身体，表情，言葉や検査データからアセスメントを行い，状態の変化を察知，予測することで看護を提供する。外来患者のなかには病状が悪化している患者や緊急性の高い患者も含まれており，重症度や緊急度を判断することが重要となる。また，患者がそれぞれの生活のなかで治療やセルフケアを継続できるよう，患者の病状，疾患や症状の理解状況から看護介入の必要性を判断する。患者自身が自分の体の変化に気づけるように指導を行い，早期治療や重症化予防につなげることが大切となる。

2 高い専門性の発揮

医療技術の進歩に伴い，外来でも高度な治療や侵襲性(しんしゅうせい)の高い検査・手術が行われるようになった。これまで入院により提供されていた医療が，外来通院で提供されるようになったのである。また，在院日数の短縮化や生活習慣病患者の増加などにより，高い医療ニーズをもちながら外来に通院する患者が増えている。たとえば，病名告知を受ける患者や，治療に関する意思決定を必要とする患者，自己管理能力が確立していない患者，器具や装置を用いた治療を継続する患者などである。外来ではこれら個々の患者に対応した専門性の高い看護を提供することが求められてお

り，外来看護師が患者との面談，オリエンテーションや指導を行えるよう機能やスペースを拡充する病院が増えている。

また，看護専門外来を開設する病院もある。スキンケア外来，糖尿病看護外来，フットケア外来，がん看護外来，リンパ浮腫外来，助産師外来などがあり，専門看護師や認定看護師，学会認定看護師らが中心となり専門性の高い看護を実践している。

3 情報共有と連携

電子カルテの導入に伴い，継続サマリーの紙運用が廃止されるなど，病棟と外来との患者情報の共有方法にも変化が生じている。病棟と外来が電子カルテを使って患者情報を共有し，どこからでも患者情報にアクセスできるようになったとはいえ，外来患者すべてのカルテ内容を詳細に把握することは不可能といえる。継続したかかわりが必要な患者の情報を共有するために，外来看護師は担当する診療科や病棟のカンファレンスに参加する場合もある。他部署の看護師や多職種が参加するカンファレンスに参加することが，患者を多角的にとらえる力を強化し，早期介入やサービスの調整など外来看護の充実につながる。

また，地域包括ケアシステムが推進されるなか，外来看護には，病院と在宅，病院と地域をつなぎ，患者が継続した医療やケアを受けられるようにする役割が求められる。複合的なニーズをもつ患者が必要なケアを受けるために，多職種がそれぞれの専門性を発揮し，多機関で連携することが必要となる。外来看護師には，医療と生活の両方の視点を持つ専門職として，コーディネーターの役割が期待される。

C 地域・在宅看護

1. 地域・在宅看護の特徴

1 地域看護とは

地域看護は，市町村保健センターや保健所を中心とした行政機関における保健予防活動を主とした「公衆衛生看護」と，地域で生活する在宅療養者やその家族への看護活動を主とした「在宅看護」を含む，地域における看護活動全体を示すものととらえることができる[1)]。そのため，地域看護の対象は，地域で生活するすべての人，つまり子どもから高齢者まですべてのライフステージにある人，そして健康な人から疾病や障害を抱える人まで様々である。さらにその対象は，個（本人および家族）だけでなく，集団や組織，地域全体へと有機的に変化する。地域看護が必要とされる場面は，地域の人々の健康レベルに応じて変化する。健康レベルが高い場合は，健康増進や疾病予防に焦点を当てて健康教育などが実施され，健康レベルが低い場合は，医療や福祉との連携により看護が行われる。

今日の地域看護の実践の対象，場，方法は多様な広がりをみせており，これまでの４領域（行政看護，産業看護，学校看護，在宅看護）のみでは十分説明できなくなってきている。看護職の対象である人々の生活においては，多様性・複雑性が増すと共に，継続性，包括性を保障し，生活の質の向上を図ることが重要になってきている。保健師はいうまでもなく，看護師・助産師の働く場は，今後益々地域に広がると予想され，看護職は多職種と連携し，地域の人々やコミュニティと協働しながら，効果的な看護を創造することが求められている。したがって，看護職には地域で展開する看護に対する理解が不可欠であり，看護職に共通する基盤としての地域看護学の定義を改めて明確にする必要がある（地域看護学の再定義について，日本地域看護学会，2019）。

「成人病」の名称が「生活習慣病」と変更（1996〔平成8〕年）され，人々の疾病構造が感染症から生活習慣病へと大きく変化したことにより，地域看護の重要性がいわれるようになった。准看護師の多くは，病院などの施設で看護ケアを行っているが，生活習慣病などの慢性疾患をもつ人々は地域で生活しており，生活の場での看護や生活に目を向けた看護を行うことが地域看護の意図するところである。

2 在宅看護とは

在宅看護は，病院や施設での看護と異なり，看護ケアを提供する場は，在宅療養者が暮らす生活の場である。在宅看護を提供する訪問看護師は，在宅療養者や家族がその人らしい生活を送るために在宅療養者と家族が持つ力を最大限に引き出し，セルフケア機能を向上させるために様々な看護ケアを行っている[2)]。つまり，在宅療養者や家族が主体性をもち，病気や障害を自己管理し，必要な資源を活用して生活できるよう看護を行う。その対象者は，地域で暮らすあらゆる健康レベル，年齢の人であるが，主に高齢者，難病患者（児），身体・精神障害者（児）である。

在宅療養者は自宅での療養生活を基本としているが，病状が悪化した場合は，病院に入院することもある。また，入院以外では，通所施設や施設入所に移行することもあり，在宅療養者や家族の状況に応じて療養の場所が変化しても，十分な支援や看護が受けられるようにしていく必要がある。

在宅看護において訪問看護を提供する機関には，訪問看護ステーション，病院の訪問看護部や診療所などがあり，そこに従事している看護職の多くは准看護師・看護師である。

訪問看護の提供は，年齢や疾病，障害の程度にかかわらず，医療保険制度および介護保険制度に基づいて，主治医が訪問看護の必要性を認めた対象者である。いずれの保険を利用する場合も，主治医からの訪問看護指示書が提出されている必要がある。訪問看護の利用は，利用者（在宅療養者・家族）に対してサービス内容などを説明し協議したうえで，訪問回数や内容を取り決め，契約書を取り交わしてからサービス開始となることを忘れてはならない。

2. 地域・在宅看護の実際

1 地域看護の実際

近年，少子高齢化といった人口構成や核家族，単身世帯の増加といった世帯構成の変化により家族形態が多様化し，疾病や障害をもつ人々の療養・生活の場は，流動的で変化しやすくなっている。たとえば，病院・施設から在宅へ，その逆といった変化である。このように人々の療養の場が病院から地域へ，地域から病院へと変化しても，一人ひとりへの看護を中断せずにケアやサービスが継続されることが今後も重要となってくる。

地域看護では，人々の生活の場が変化した際に，対象者の疾病や生活との関係を把握するだけではなく，生活を支えている環境要因（社会・経済・心理的要因等）や保健医療システム（施設の状況・体制，制度，法律）などにも注目する。さらに，保健・医療・福祉のそれぞれの専門職とヘルスケアチームが連携し，組織的に対象者にかかわっていくことが必要になる。たとえば，糖尿病患者が自宅での療養行動（食事・運動・薬物療法）や通院を継続できるようするために，外来での支援だけでなく，患者が住んでいる自治体の保健師と医療連携パスなどを活用して連携するといったことである。

また，常に予防の視点から，①疾病の発症を予防し，健康の保持・増進を目的とした一次予防，②疾病の早期発見・治療，重症化予防のための二次予防，③罹患（りかん）した疾病の増悪（ぞうあく）や合併症の予防，障害からの回復を図るリハビリテーションを行う三次予防，に力を入れて地域看護活動を行うことが求められる。たとえば，入院患者や外来患者に対する予防的なケアや個別の健康相談・療養上の指導，患者の退院までの支援などである。

2 在宅看護の実際

在宅看護において訪問看護師は，在宅療養者を受け持ち，在宅で看護を提供するという特徴をもち，下記のような看護を行う。

①在宅療養者の健康状態や日常生活の支援：療養者の健康状態の観察・測定・療養指導・服薬管理・医療処置，日常生活援助としては，対象者のニーズに応じた食事・排泄・更衣・入浴の介助，清潔援助や移動介助，住環境の整備など。
②家族への支援：家族の健康管理，介護指導。
③ケアマネジメント：サービスの紹介や調整。

具体的には，脳血管疾患発症後の後遺症のための自立支援が必要な人，酸素療法や人工呼吸療法など医療器具を装着したまま生活する人，ターミナルケアを必要とする人などへの看護である。たとえば，脳血管疾患発症後の療養者は，家族が仕事に出ている日中は自宅で過ごすことになる。そのため，訪問看護師は，主治医の指示により，バイタルサインの確認，歩行訓練を主体としたリハビリテーションの実施，内服管理などの看護を訪問先で行う。また，ケアマネジャーを通じて，ホームヘルパーによる訪問介護や通所介護などのサービスの調整を促すことも重要である。さらに，家族が介護に伴う生活の変化に適応し，仕事と介護の両立ができ，疲労が蓄積しないよう支援することも必要になる。

D 介護関連施設

1．介護関連施設の連携と看護の特徴

准看護師・看護師は，医療施設だけでなく，介護保険施設（介護老人保健施設，指定介護老人福祉施設，居宅サービス事業所，居宅介護支援事業所など）や社会福祉施設においても活動している。このことは看護を継続するうえでとても重要である。介護保険施設や社会福祉施設で就業する准看護師は，准看護師全体の 29%以上であり，病院の 36%，診療所の 33%に次いで多い（2020（令和 2）年 12 月現在）。つまり，様々な施設で看護ケアを提供する准看護師どうしが，患者（療養者）の状態に共通の認識をもつことが容易であるということである。このメリットを大いに活用してほしい。

介護関連施設と医療機関で互いの施設見学や施設研修があると，双方の看護の共通点と相違点がわかり，理解がより深まる。特に高齢者が利用する介護老人保健施設や指定介護老人福祉施設とは，患者（療養者）が行き来する機会が多い。常日頃利用する施設同士では，互いに顔の見える関係を築き，看護サマリーの記載内容も互いに協議し決定できるようになるとよい。看護サマリーの記載内容としては，①必要な日常生活援助，リハビリテーション法，②１日の生活法・健康管理法（たとえば朝の体操や散歩の習慣，食事や清潔，排泄習慣など），③家族やキーパーソンの支援とかかわり，④本人の生きがいや価値観，⑤終末期ケアへの要望などがあげられる。

2. 介護関連施設における看護の実際

介護関連施設に勤務する准看護師・看護師の役割として，施設に入所・通所している高齢者（利用者）の健康管理や服薬管理がある。介護職が利用者の日常生活をサポートするのに対し，准看護師・看護師は，医療や看護の面からサポートすることが必要である。さらに，准看護師・看護師は，医師と利用者との間で様々な調整を行い，安全で質の高いサービスを提供するために介護福祉士やリハビリテーションを担当する作業療法士，理学療法士などのほかのスタッフとも連携を図ることが求められている。つまり，介護関連施設における様々なスタッフと，チーム医療を行う一員として常にコミュニケーションを取り，利用者にサービスを提供しているのである。

文献

1）金川克子編：地域看護学総論①〈保健学講座 1〉，メヂカルフレンド社，2004，p.35-36.
2）水戸美津子編：在宅看護〈新看護観察のキーポイントシリーズ〉，中央法規出版，2014，p.33.

本章の参考文献

・金子努：「地域包括ケア」とは何か；住み慣れた地域で暮らし続けるために必要なこととは，幻冬舎，2018.
・飯田澄美子，他編：地域看護学概論〈保健学講座 1〉，メヂカルフレンド社，1997，p.16-17.
・厚生労働省：看護基礎教育検討会報告書，看護師養成所の運営に関する指導ガイドライン「別表 13；准看護師に求められる実践能力と卒業時の到達目標（案）」，2019. https://www.mhlw.go.jp/content/10801000/000477816.pdf（最終アクセス日：2020/8/27）
・厚生労働省：看護基礎教育検討会報告書，看護師養成所の運営に関する指導ガイドライン「別表 4；准看護師教育の基本的考え方，留意点等」，2019. https://www.mhlw.go.jp/file/05-Shingikai-10803000-Iseikyoku-Ijika/0000099698.pdf（最終アクセス日：2020/8/27）
・厚生労働省：地域包括ケアシステムの実現に向けて. https://www.mhlw.go.jp/stf/seisakunitsuite/bunya/hukushi_kaigo/kaigo_koureisha/chiiki-houkatsu/（最終アクセス日：2020/8/27）
・厚生労働省：平成 26 年度診療報酬改定説明資料. https://www.mhlw.go.jp/file/06-Seisakujouhou-12400000-Hokenkyoku/0000039378.pdf（最終アクセス日：2020/8/27）
・厚生労働省：平成 30（2018）年医療施設（動態）調査・病院報告の概況. https://www.mhlw.go.jp/toukei/saikin/hw/iryosd/18/dl/02sisetu30.pdf（最終アクセス日：2020/8/27）
・塩田美佐代：デキる外来看護師とは；これからの外来看護師に求められるもの，看護展望，45（5）：10-13，2020.
・田中滋監：地域包括ケアサクセスガイド，メディカ出版，2020.
・谷眞澄，他：日本赤十字社伊勢赤十字病院の概要と地域包括ケアシステム構築時代における当院の役割，看護展望，43（4）：27-33，2018.
・長江弘子編著：生活と医療を統合する継続看護マネジメント，第 2 版，医歯薬出版，2018.
・日本看護科学学会学術用語検討委員会第 9・10 期委員会：看護学を構成する重要な用語集，日本看護科学学会，2011，p.21. https://www.jans.or.jp/uploads/files/committee/yogoshu.pdf（最終アクセス日：2020/8/27）

学習の手引き

1. 継続看護が重要視されるようになった背景について説明してみよう。
2. 継続看護の意味を上述の背景に沿ってよく理解しておこう。
3. 継続する情報，方法，対象についてまとめてみよう。
4. 慢性腎不全患者についての継続されるべき看護の情報を考えてみよう。
5. 退院指導計画を立てるときのポイントを段階ごとに復習しておこう。
6. 在宅ケアにおける訪問看護の重要性について理解しておこう。
7. 外来看護の問題点と対策について話し合ってみよう。

第６章のふりかえりチェック

次の文章の空欄を埋めてみよう。

1 退院調整

退院調整とは，入院患者が安心して在宅などへ退院するための［ 1 ］である。

2 外来看護

外来とは病院や医院に設置され，外（［ 2 ］や［ 3 ］など）から来て医師の診察・治療とそれに伴う看護を受ける場所である。

3 地域・在宅看護

地域看護の対象は，［ 4 ］，つまり子どもから高齢者まですべてのライフステージにある人，そして健康な人から疾病や障害を抱える人まで様々である。

在宅看護は，病院や施設での看護と異なり，看護ケアを提供する場は，［ 5 ］が暮らす生活の場である。

特論：治療法概説

■ 治療法概説

第1章 薬物療法

学習の目標

- 薬物療法の特徴と目的について学ぶ。
- 薬物相互作用，用法・用量，さらには薬物治療モニタリングなどについて理解する。
- 服薬アドヒアランスとノンアドヒアランスについて学ぶ。
- 各種の薬物療法を適用臓器別，薬効別に理解する。

I 薬物療法の目的とその特徴

A 薬物療法の目的

薬物療法は様々な治療法の一部である。その目的は，種々の薬物の効果を生かし，心身の病の原因の緩和や患者を苦痛や死などの危機的状況から解放することにある。外科療法に比べて患者個体への侵襲が少ないため，病気の治療に率先して利用されている。

従来，治療は病気を治し生命を延長させることを最大の目的としてきたが，現在では治療を受ける患者の満足感ともいえる**生活の質**（quality of life；QOL）も重要視することが治療の目的に加えられている。

それは薬物療法においても同様である。たとえば，がんの患者に対して強力な抗悪性腫瘍薬を投与し，がん細胞が消滅しても，その有害作用により患者が苦しむ場合には患者のQOLを低下させることとなり，適切な薬物療法とはいえない場合がある。現在は，がんそのものに伴う症状や治療による有害作用に対しての予防策，症状を軽減させる治療である支持療法も進歩している。

薬物療法に求められるものは，極力少ない個体への侵襲をもとに患者のQOLを低下させずに病気を治し，あるいは病気を悪化させず，ときには生命を延長させることともいえる。

B　薬物療法の特徴

●**薬と副作用**　薬物療法は薬物を用いて病気を治療するものであり，外科療法のような生体組織の切除といった直接的な方法とは異なる。しかし，薬物を個体に投与することは異物を個体に入れることであり，ある意味では侵襲ともいえる。そのため，薬物投与後に発現する**副作用**により回復不能な障害を引き起こしたり，ときには生命を落とすこともある。

●**薬物療法の選択**　可能な限り個体に対する影響を小さくするような薬物投与方法の検討や，薬物の開発においても正常細胞への影響を少なくするような改良が加えられ，薬物療法は進歩しつつある。

しかし，薬物療法は万全の治療法ではなく，あくまでも治療法の一つであり，ほかの治療法との相違を生かし臨床で使用し，評価されるものである。特に薬物療法は単独に用いる治療法ではなく，ほかの治療法と併用されることで，より効果的な治療効果をもたらすこともある。

C　薬物療法の種類

病気の診断方法がいくつかに分類されるように，薬物療法も病因に基づく療法である**原因療法**と病因ではなく症状に基づく**対症療法**に分けられることが多い。使用される薬物も原因療法あるいは対症療法のいずれかに含まれる。しかし，薬物を使用目的により，この２つに分類することは不可能である。たとえば，薬物には生体機能の調節を司(つかさど)る，あるいは生体の調節機能に何らかの影響（たとえば促進あるいは阻害）を与えることで病状を改善するものもある。その場合，病気の発生に直接関連する療法と考えると原因療法に含まれ，病状を回復またはある病気の発生を抑える意味でとらえると対症療法に含まれるからである。

Ⅱ　薬物療法の進め方

A　薬物療法を行う際の留意点

1．薬物の選択

薬物療法は，選択した方法によってもたらされる利益と危険性，もしくは薬物療法を行わない場合の危険性を，十分検討したうえで選択する必要がある。

診断が確定し，十分な検討のもとで薬物療法が選択された後に重要なことは，対象となる患者にとって最適な薬物を選択することである。

特に現在は多種類の医薬品が使用可能な状況にあり，それらのなかから**患者の病態**と**薬物の特性**をもとに選択を行う。選択の際，いくつか考慮すべき点がある。たとえば投与される薬物については，投与経路，投与量，剤形などを検討する必要がある。**患者の要因**としては，年齢，性別，既往歴，薬物アレルギーの有無，医薬品による副作用の経験の有無，臓器障害の程度，薬歴などがある。治療を要する疾患については病状の重篤度や合併症の有無などがあり，それらを含め十分に考慮したうえで投与する薬物を選択する必要がある。

さらに薬物は，通常**主作用**により分類・使用されるが，薬物が有する作用は主作用以外にも多岐にわたることが多く，未知の作用が**副作用**として発現することもある。薬物を生体に投与した場合，思いがけない作用の発現の可能性も常に念頭におく必要がある。

2. 用法・用量の設定

薬物を選択した後，検討すべき課題は用量ならびに用法の決定である。いずれの

表 1-1 ●用法に注意を要する医薬品（代表的な例）

服用回数	服用時期	薬効	一般名
1か月1回	食間（空腹時）起床時	骨粗鬆症治療薬	イバンドロン酸ナトリウム水和物 リセドロン酸ナトリウム
1週1回	食間（空腹時）起床時	骨粗鬆症治療薬	アレドロン酸ナトリウム水和物 リセドロン酸ナトリウム
1日1回	朝食前	抗結核薬	リファンピシン
	昼食前	食欲抑制薬	マジンドール
	夕食後	HMG-CoA 還元酵素阻害薬	シンバスタチン，プラバスタチンナトリウム，フルバスタチンナトリウム
	就寝前	睡眠導入剤	ゾピクロン，トリアゾラム，ブロチゾラム
		下剤	センノシド
1日2回	朝・昼食後	利尿薬	トリクロルメチアジド，フロセミド
	朝・夕食後または就寝前	H_2 受容体拮抗薬	ファモチジン，ラニチジン塩酸塩
	朝・夕食直後	非ステロイド性消炎鎮痛薬 抗真菌薬	スリンダク イトラコナゾール
1日3回	毎食前	アルドース還元酵素阻害薬 制吐薬	エパルレスタット ドンペリドン，メトクロプラミド
	毎食前または毎食間 毎食直前	漢方製剤 α-グルコシダーゼ阻害薬 グリニド系薬	葛根湯など アカルボース，ボグリボース，ナテグリニドなど ナテグリニド，ミチグリニド，レパグリニド
	毎食直後	消化酵素製剤 EPA 製剤	サナクターゼ配合薬 イコサペント酸エチル
1日5回		抗ウイルス薬	アシクロビル（成人投与）

資料／折井孝男：図解　医薬品情報学，改訂４版，南山堂，2019，p.222. を基に作成.

薬物にも厚生労働省が承認した用法・用量が定められている。

1 用法の設定

用法の検討においては薬物の特徴を生かし，薬物治療に有効な**投与回数**や**投与間隔**，**投与方法**を設定する必要がある。たとえば1日1回投与の薬物には，就寝前に使用する催眠薬や緩下薬，駆虫薬などがある。ほかには製剤的な工夫により作用の持続を図った薬物などが多種類用いられている。特に用法は，個々の薬物ごとに体内における薬物動態をもとに定められるが，作用の持続性を高めたり，副作用の発現を防ぐために，製剤的に剤形の工夫がなされている（表1-1，2）。

剤形とは，薬物を使用目的や用途に合わせて適切な形に製剤化したものである。

①内服薬：**錠剤**，**カプセル剤**，**散剤**，**液剤**など
②外用薬：**軟膏剤**，**坐剤**，**貼付剤**，**点眼剤**など
③注射剤

たとえば，ある薬物を異なる種類の剤形に加工した場合，剤形Aでは血液中の薬物濃度が低いうちに体内から排泄され治療に有効な濃度に達していないが，剤形Bは，薬物が治療に有効な濃度に留まる時間が長く効率がよい。剤形Cは治療に有効な濃度以上に薬物の濃度が高くなり副作用が現れやすい状態といえる。

したがって，用法を設定するときには，投与する薬物の特性と投与される患者に合わせた剤形や投与方法を，総合的に検討する必要がある（表1-3）。

2 用量の設定

●**有効量と中毒量**　厚生労働省によって承認された用量は，標準的な投与量であり，

表1-2●特殊な用法の医薬品（代表的な例）

一般名	用法・用量
アジスロマイシン水和物	空腹時，単回経口投与で効果（感受性菌に対して有効な組織内濃度）一週間持続
オセルタミビルリン酸塩	1日2回　5日間経口投与
アレドロン酸ナトリウム イバンドロン酸水和物 ミノドロン酸水和物 リセドロン酸ナトリウム水和物	起床時に十分量（約180ml）の水とともに経口投与する。なお，服用後少なくとも30分（イバンドロン酸ナトリウム60分）は横にならず，水以外の飲食ならびにほかの薬剤の経口摂取も避けること（本剤は水以外の飲料（カルシウム，マグネシウムなどの含量の特に高いミネラルウォーターを含む），食後およびほかの薬剤と同時に使用すると，本剤の吸収を妨げることがあるため，起床後，最初の飲食前に服用する。）
テガフール・ギネラシル・オテラシルカリウム配合カプセル剤	1日2回　28日間連続経口投与　14日間休薬　これを1コース期間として投与を繰り返す（臨床検査値異常など安全性に問題なければ休薬期間を短縮できるが，少なくとも7日間は休薬する）
メトトレキサート	関節リウマチ：通常，1週間単位の投与量6mgを1回または2～3回に分割投与。分割投与する場合，初日から2日目にかけて12時間間隔で投与。1回または2回分割投与の場合は残りの6日間，3回分割投与の場合は残りの5日間は休薬。これを1週間ごとに繰り返す。適宜増減するが1週間単位の投与量として16mgを超えない
ラニナミビルオクタン酸エステル水和物	単回吸入

資料／折井孝男：図解　医薬品情報学，改訂4版，南山堂，2019，p.222を基に作成．

表 1-3 ● 注射剤における代表的な物理的配合変化

配合変化の原因	代表的な配合例（一般名）	現象・対応など
溶解性	イミペネム水和物，シラスタチンナトリウム	本剤は 0.5g の溶解に 100mL 以上の溶解液が必要である。
	ジアゼパムなど	ジアゼパムは非水溶性溶媒（プロピレングリコール，ベンジンアルコールなど）で溶解されており，水溶性溶媒（生理食塩液など）と混合すると析出するため，ほかの注射剤と混合または希釈しない。
	ドキソルビシン塩酸塩，注射用エピルビシン塩酸	凍結乾燥製剤であるドキソルビシン塩酸塩などは，注射用水は容易に溶解するが，極少量の生理食塩液に溶解すると赤色綿状の沈殿（ゲル状の浮遊物やコロイド状の沈殿物）が生じ溶解しにくくなる。これは生理食塩液中のナトリウムイオンならびに塩素イオンによりドキソルビシン分子が疎水化を起こし，ドキソルビシン分子どうしが積み重なり（スタッキング），生理食塩液に対する溶解速度が遅くなる現象である（スタッキング現象）。したがって，生理食塩液で溶解する場合には 7mL 以上の生理食塩液で速やかに溶解し振とうする必要がある。
吸着	インスリン製剤，G-CSF 製剤，タンパク製剤など	タンパク製剤などでは，ポリ塩化ビニル（PVC）製素材などの輸液ラインの内壁表面に薬剤が付着する吸着が報告されている。吸着は薬剤が輸液ライン通過開始後より始まり，短時間で飽和となり臨床上有害事象となることは少ないと考えられている。
収着	硝酸イソソルビド製剤，ニトログリセリン製剤など	ニトログリセリン製剤などでは，PVC の表面だけでなく素材内部へ溶け込む収着といわれる現象が起こる。この現象は比較的時間を要し，点滴速度が遅いほど，またエクステンションチューブが長いほど高くなり，含量の数十%が溶け込む報告もあり，治療効果に影響が出る可能性がある。これは，輸液セットの素材である PVC へ柔軟性を加える目的でテキカされている可塑剤に薬剤が溶け込むことによる。このような場合，可塑剤を含まないポリブタジエンやポリエチレンのような材質を使用した輸液セットを使用する。
溶出	アルプロスタジルアルファデックス，エトポシド，エノシタビン，シクロスポリン，タクロリムス水和物，テムシロリムス，パクリタキセル，プロポフォール，ミコナゾール，脂肪乳剤，総合ビタミン剤など	注射剤の添加剤として界面活性剤（加溶化剤：レシチン，ダイズ油，ポリオキシエチレン硬化ヒマシ油，ポリオキシエチレンヒマシ油，ポリソルベート 80）を含む薬剤は，PVC 製の輸液セットの可塑剤であるフタル酸ジ 2 - エチレヘキシル（DEHP）を溶出させる。DEHP は精巣毒性を有する一般毒性物質として，耐容 1 日摂取量（TD1）40 ～ 140 μg ／ kg ／日が設定されている。細菌では，DEHP 以外の可塑剤トリトメリット酸トリ 2 - エチルヘキシル（TDTM）を使用した PVC 製の輸液セット（DEHP フリー製品）が販売され溶出による影響は減少したが，収着は DEHP と同程度起こると考えられている。

（化学的配合変化については省略する。）

資料／折井孝男：図解　医薬品情報学，改訂 4 版，南山堂，2019，p.234 を基に作成.

ある患者集団に対して効果が最も得られ，なおかつ副作用が最も少ない量が用量として認可されている。したがって，標準的な用量を使用しても効果が得られなかったり，逆に薬物の作用が強く現れ，副作用を引き起こす可能性もある。通常，使用される薬物の多くは，有効性を発現する量（**有効量**）と副作用を引き起こす**中毒量**が離れていることが多い。

しかし，強心薬であるジギタリス製剤や抗てんかん薬などの一部では，有効量と中毒量が接近しているため，投与された患者個々に体内の薬物濃度を測定しながら，薬物の投与量の検討を行い，薬物療法を進める必要がある。

●**小児や高齢者の用量**　年齢による用量の調節や特殊な病態において用量調節を必要とする場合もある。特に小児や高齢者では十分な用量の検討が必要となる。

小児の場合は発育途上にあり，成人とは異なる生理的特性を把握したうえで，決定すべきである。実際には成人量を基準として年齢，体重，体表面積比などをもとに算出される。**フォン・ハルナック（von Harnack）の換算表**が使用されることが多い（表 1-4）。

高齢者の場合，加齢とともに成人とは異なる生理的特性を有するようになる。特に肝臓における薬物の処理能力の低下や，腎臓からの薬物の排泄（はいせつ）が遅延（ちえん）することにより，薬物の作用が強く発現し副作用につながるおそれが強い。したがって，高齢者への投与は慎重に用量を決定すべきである。たとえば，認可された用量の 1/2

表 1-4 ● 小児薬用量計算式

1）年齢から算出する方法

Young 式

$$\text{小児薬用量} = \frac{\text{年齢}}{\text{年齢} + 12} \times \text{成人量}$$

Augsberger 式*

$$\text{小児薬用量} = \frac{\text{年齢} \times 4 + 20}{100} \times \text{成人量（2 歳以上）}$$

*年齢から計算できるようにした体表面積法の近似法

2）体重から算出する方法

Clark 式

$$\text{小児薬用量} = \frac{\text{体重（ポンド）}}{150} \times \text{成人量（2 歳以上）}$$

3）体表面積から算出する方法

Crawford 式

$$\text{小児薬用量} = \frac{\text{体表面積}\ (m^2)}{\text{成人の体表面積}\ (m^2)} \times \text{成人量}$$

von Harnack 表（Augsberger 式に基づく）

未熟児	新生児	1/2 歳	1 歳	3 歳	7 ½歳	12 歳	成人
1/10	1/8	1/5	1/4	1/3	1/2	2/3	1

未熟児，新生児の項を追加

体表面積の計算方法

Du Bois 式　体表面積（cm^2）＝体重（kg）$^{0.425}$ ×身長（cm）$^{0.725}$ × 71.84

または

log 体表面積（cm^2）＝ 0.425 × log 体重（kg）＋ 0.725 × log 身長（cm）＋ 1.8564

から投与を開始し，患者の病状の変化と副作用の発現の有無などを観察しながら必要に応じて徐々に増量し，用量を個々の患者ごとに調節していくことが大切である。

●**特殊な病態と用法・用量**　**肝機能障害**や**腎機能障害**などを有する特殊な病態では，それらの患者に対する薬物投与は慎重に進める必要がある。

肝臓は薬物の代謝を司る臓器であり，薬物の大半は肝臓で処理され尿あるいは便中に排泄される。肝臓に障害がある患者では，投与された薬物が十分に処理されず体内にとどまる場合があり，薬物の作用が強く発現する可能性がある。

一方腎臓は，薬物の排泄に強いかかわりを有する臓器である。腎機能が障害されている場合では，薬物の蓄積による副作用を予防するために，投与量を十分に検討する必要がある。特に腎機能の評価指標であるクレアチニン・クリアランス（Ccr）をもとに投与量を設定している薬物もあり，患者の検査値をもとに必要に応じてCcrを算出し用量を設定する。血清クレアチニン値（Scr）をもとにクレアチニン・クリアランス（Ccr）を指定する式（Cockcroft-Gault 式）は次のとおりである。

予測 Ccr ＝（140 －年齢）×（体重）/（72 × Cscr）（男性 =1.0，女性は× 0.85）
(mL/ 分)　　　　　　　　　　　　(kg)　　　(mg/dL)

推算糸球体濾過量（estimated GFR；eGFR）は血清クレアチニン値をもとに，年齢・性別を考慮して算出される（18 歳以上に適用）。eGFR は体表面積が 1.73m^2 の標準的な体型（170cm，63kg）に補正した場合の GFR（mL/ 分 /1.73m^2）が算出されるため，標準的な体格と大きく異なる場合は必ず体表面積補正をしない mL/ 分として腎機能を評価する。

eGFRcreat（mL/ 分 /1.73m^2）=194 × Cr$^{-1.094}$ ×年齢$^{-0.287}$（女性は× 0.739）
[Cr：血清 Cr 濃度（mg / dL）]

また，**血液透析**や**腹膜透析**を施行中の患者では，透析による薬物の除去により薬効が得られない場合もあり，個々の薬物の特性を十分把握したうえで，投与設計を立てることが重要である。

3. 薬物相互作用

薬物療法で使用される薬物は単独で投与されることもあるが，多くの場合，数種類が併用されることが多い。特に何種類もの疾患を合併している場合では，1 種類の薬物しか使用していないことはきわめてまれである。また，薬効の相加効果や相乗効果を期待する場合や，副作用を軽減させる目的で薬物を併用することがある。

●**相加効果と相乗効果**　薬物相互作用とは 2 種類以上の薬物を併用した場合に，互いにそれぞれの薬物の作用に影響を及ぼすことを指すが，なかには飲食物と薬物との相互作用に注意すべき場合もある。薬物相互作用は，併用により薬物の作用が増強する場合と減弱する場合とがある。特に，増強する場合では併用後に現れる効果が個々の薬物の効果を加えた場合（**相加効果**）と，それ以上に強力な効果となる場合（**相乗効果**）がある。

相互作用の機序は大きく2つに分類され，①薬物が体内に取り込まれた後，吸収，分布，代謝，排泄のいずれかの過程において併用した薬物の影響により変化が生ずる場合，②薬物が作用を発現する受容体において併用した薬物の影響により，受容体への結合力が変化し薬物の作用に強弱の変化を及ぼす場合である。

●**薬物・薬物の相互作用**　薬物の相互作用による重篤な副作用発現の代表例は，1993（平成5）年秋に発生した，抗ウイルス薬であるソリブジンと抗悪性腫瘍薬5-FUの併用によるソリブジン事件である。ソリブジンにより5-FUの代謝が阻害され，その毒性が増強し血液障害による死亡例が出現した。

このように薬物の併用は，時として重大な問題を生じかねないため，有害な相互作用の発生を防ぐためにも各種薬物の併用における注意点を把握し，的確な判断を行った後に薬物の併用を行うべきである。

●**薬物・飲食物の相互作用**　薬物と飲食物との相互作用も注意すべき問題である。①飲食物の影響で薬物の作用が増強または減弱する場合（ワルファリンと納豆，カルシウム拮抗薬とグレープフルーツ，テトラサイクリン系抗菌薬と金属カチオンを多く含む牛乳など），②飲食物の成分に対して薬物が影響を及ぼし，飲食物による生理的な変化を起こす場合（MAO阻害薬とチラミンを多く含むチーズなど）がある。

特にワルファリンにより血液凝固系のコントロールを行っている患者では，ビタミンKを含む納豆やクロレラの摂取により，ワルファリンの効果が減弱し，重大な事態を招くおそれがあるため，患者に対する十分な服薬指導が必要となる。

4. 薬物治療モニタリング（TDM）

薬物治療モニタリング（therapeutic drug monitoring；TDM）とは，薬物による中毒作用などの副作用を発現させずに効率よく薬物治療が行えるよう，薬物治療に関する様々な因子（血中濃度，臨床検査値，臨床症状，遺伝情報など）をもとに，当該薬物の最も適切な治療濃度域に血中濃度が到達するよう薬物の投与量，投与方法を患者ごとに調整する方法である。

しかし，すべての薬物に対して行われる方法ではなく，臨床現場でTDMを行う薬物は限られている。特に血中濃度と治療効果の関係が明らかであり，また，治療に有効な血中濃度域と中毒（副作用）を発現する血中濃度域がわかっている薬物で実施される。

5. 服薬アドヒアランス

患者が指示どおり服薬を行う（服薬遵守），あるいは使用することを**服薬アドヒアランス**とよび，指示どおりの服薬を行わない場合を**ノンアドヒアランス**とよぶ。

●**アドヒアランス**　アドヒアランスとは，患者が能動的に治療に参加できることであり，患者のセルフケア能力，社会心理的な状態，患者・医療スタッフ間の人間関係などを重視したものである。すなわち，服薬率を高めるためには，「医療スタッフの指示をいかに守らせるか」だけではなく，薬剤・患者・医療スタッフのそれぞれの因子を総合的に考え，「患者が参加し実行可能な薬物療法を計画・実行すること」が必要である。

ノンアドヒアランスの理由としては，飲み忘れ，副作用が心配なため，症状がよくなった，薬剤が多い，自分で調節をしているなど様々である。

●**ノンアドヒアランス** ノンアドヒアランスは患者に不利益を生じさせる。たとえば，薬物治療を受けているのに望んだ効果が得られず，治療期間の延長，医療費の無駄などが生じる。また，薬物療法を行う医師にとっても，患者の治療方針が立てにくいといった面で不都合が生じる。

●**ノンアドヒアランスへの対策** 薬物療法を効率よく進めるうえで，ノンアドヒアランスに対する対策が必要となる。服薬アドヒアランス対策として取り上げているのは，患者に適した服用方法の設定である。患者の日常生活パターンのなかに服用時間を組み込み，飲み忘れや使い忘れを防ぐことが大切である。ほかに錠剤やカプセル剤など固形の剤形が服用困難な患者では，同一の成分である散剤や液剤などに変更するなど，患者に合わせた剤形の選択も求められる。

さらに患者に対する情報提供を密にすることも必要である。使用する薬物の必要性や服用方法，使用方法など患者の理解力に合わせ十分に説明することで，自己判断による服薬中止や自己調節，副作用を恐れたノンアドヒアランスなどが減少することが期待される。

●**服薬指導** 患者への服薬に関する説明は，**服薬指導**や**服薬説明**とよばれる。

患者に対して服薬指導を行う場合に注意すべき点は，患者に対する説明や指導内容を事前に医療スタッフ間で話し合い情報を共有しておくことである。抗悪性腫瘍(しゅよう)薬や麻薬，精神神経系作用薬などは，医療スタッフ間で説明がくい違うことがあってはならない。また，患者の疑問や不安をよく聞き，それらを解消することで，薬物療法に関する説明や指導内容を受け入れやすい状況をつくり上げることが可能となる。

6. 薬歴

薬歴とは患者に処方，使用された薬物の服用（使用）歴であり，患者が過去に経験した薬物アレルギーや薬物による副作用の経験の有無，薬物依存などに関する情報も網羅(もうら)されている。

薬歴の目的は，薬物療法における医師の処方意図を把握し，患者情報を効率よく入手することである。さらに薬物療法を進めるうえで，患者の薬歴に基づいて薬物相互作用や重複投薬，投薬禁忌(きんき)などのチェックを行うことで，良質な薬物療法の提供が可能となる。

●**薬歴の作成** 薬歴作成においては，患者へのインタビューにより患者からの情報の把握を行うことが第一歩である。患者から得られる情報には患者の思い違いや記憶違い，理解不足などから生じる誤ったものも含まれていることを理解する。このほか，主治医や薬剤師，看護師，患者の家族などより得られた患者の情報を総合して判断することが必要となる。また，患者が医師や薬剤師，看護師に話していない情報を，ほかの医療職に話している場合がある。内容によりほかの医療スタッフと早急に共有化すべき情報もある。

●**薬歴の内容** 薬歴作成における患者インタビューの具体的な内容は次のとおりである。

①**新規患者**：患者の体質，薬物アレルギー歴，副作用の経験の有無，妊娠の有無，授乳の有無，ほかの医療機関の受診歴および処方薬，薬局で購入している一般用医薬品，健康食品など，たばこやアルコール，コーヒーなどカフェインを多く含有する飲料など嗜好（しこう）品の情報，生活習慣や職場の環境などを聞き取る。

②**再来患者**：服薬アドヒアランスや副作用の発現の有無，薬物の服薬および使用にあたって不都合なことはないか，新規インタビュー以降に受診したほかの医療機関や薬局などに関する情報などをインタビューする。

Ⅲ 薬物療法と薬物

薬物療法において使用される薬物を，原因療法ならびに対症療法いずれかに分類することができないことはすでに述べた。薬物は多種多様の作用を有しており，主となる作用により作用を及ぼす器官ごとに分類されることが多い。本項では主要な薬物に関して，その特徴を中心に簡単に解説する。

A 神経系作用薬

神経系に作用する薬物は大きく２つに分類される。主に中枢（ちゅうすう）神経に作用する薬物と末梢（まっしょう）神経に作用する薬物である。

1. 中枢神経作用薬

1 全身麻酔薬

全身麻酔薬は中枢神経系に作用して可逆的に意識を喪失（そうしつ）させ，すべての感覚をなくす薬物である。肺から吸入させることで作用が発現する**吸入麻酔薬**と静脈注射による**静脈麻酔薬**が用いられる。

●**吸入麻酔薬** 吸入麻酔薬にはハロタン，亜酸化窒素（笑気ガス），イソフルラン，デスフルラン，セボフルランなどがある。吸入麻酔薬を使用して外科的手術などを行う場合は，麻酔の深さを一定に保ちつつ麻酔持続時間を調節する必要がある。

●**静脈麻酔薬** 静脈麻酔薬は作用の発現は速いが，血中濃度を簡単に調節することができず，一度投与すると過剰に麻酔がきいた場合の対応が困難となる。チオペンタールナトリウム，チアミラールナトリウム，ケタミン塩酸塩，ドロペリドールなどが使用されている。

2 催眠薬

催眠薬は睡眠薬ともいわれ，入院，外来を問わずよく使用される薬物である。従来**バルビツール酸系薬物**が使用されていたが，呼吸抑制作用が強く，身体的・心理的依存などが問題となり，バルビツール酸系に比べて薬物依存や耐性，副作用の面で安全性が高い**ベンゾジアゼピン系薬物**が用いられるようになっている。

高齢者への投与では代謝能力の低下などにより作用が長時間持続することで，覚醒時のふらつき，昼間の眠気，倦怠感などが発現しやすく，薬物の選択ならびに投与量の設定を十分検討する必要がある。

●**睡眠薬の副作用**　睡眠薬の副作用で問題となるものは耐性，薬物依存，離脱症状，一過性健忘などである。

①**耐性**：薬物を使用しているうちに効果が徐々に減弱することであり，催眠薬の体内半減期が短いほど耐性の発現が早期に認められる。耐性が認められた場合は，一時服薬を中止させるかほかの薬剤に変更する。

②**離脱症状**：催眠薬を突然中止した場合に入眠障害や悪夢，いらいらなどが発現する。

③**一過性健忘**：①服薬から入眠までの行動を記憶していない，②入眠後，睡眠の途中で一時的に起きたときの行動を記憶していない，③翌朝覚醒してから一定時間内の行動を記憶していないなどの症状が発現する。

3 抗不安薬

マイナートランキライザーとよばれ，心身症，不眠，肩こり，不安，神経症などに使用される。主に**ベンゾジアゼピン系薬物**とその類似薬である**チエノジアゼピン系薬物**が使用される。

情動運動と関連のある大脳辺縁系に分布するベンゾジアゼピン受容体に作用して，不安･緊張の緩和，筋弛緩作用，鎮静作用などの発現や各種症状を消失させる。ベンゾジアゼピン受容体への結合が飽和状態となると，それ以上は脳への作用は及ぼさないが，過量使用の場合は，必要に応じてベンゾジアゼピン受容体拮抗薬のフルマゼニルを投与する。副作用としては,一般的にベンゾジアゼピン系薬物は眠気，ふらつきがみられることがあるため，自動車の運転や機械の操作などに従事しないよう指導する。

4 抗てんかん薬

抗痙攣薬ともよばれ,てんかんにおける痙攣発作を防ぐ働きがある。てんかんは，突発的で過剰な神経細胞の放電により生じる発作（反復性）を主とする慢性の疾患であり，原因や臨床症状は様々である。

薬物治療を行う際は，てんかんの発作のタイプに合わせた薬物の選択と，血中薬物濃度を定期的に測定し，副作用を防ぎ効率のよい治療を行うことが大切である。

エトスクシミド，カルバマゼピン，ゾニサミド，バルプロ酸ナトリウム，フェノバルビタール，フェニトイン，プリミドン，クロナゼパム，トリメタジオン，ガバペンチン，トピラマート，ラモトリギン，レベチラセタムなどが使用される。

5 鎮痛薬

主に中枢（ちゅうすう）に作用し鎮痛効果が強力な薬物である**オピオイド**（**医療用麻薬**）と**非オピオイド系鎮痛薬**がある。非オピオイド系鎮痛薬には，オピオイド拮抗（きっこう）性鎮痛薬，抗炎症作用や解熱作用を併せもつ**非ステロイド性抗炎症薬**（**NSAIDs**）があり，臨床でよく用いられている。

がん患者への鎮痛薬の使用にあたっては，WHO が具体的な方法を提示している（WHO 3 段階除痛ラダー）。これによれば，必ず①非オピオイド系鎮痛薬を用い，②適切な量を用いても痛みが残存する場合は弱オピオイド（コデインリン酸塩など）を追加，③それでも効果が不十分なときは，強オピオイド（モルヒネ，オキシコドン，フェンタニル）に切り替えることを基本としている。

●**オピオイド系鎮痛薬**　オピオイドは，オピオイド受容体を介して痛覚を抑制し，優れた鎮痛効果を示す。主な副作用である悪心（おしん）・嘔吐（おうと），眠気（ねむけ），腸管運動抑制による便秘，過量投与による呼吸抑制などが問題となる。表 1-5 に主要なものをまとめた。オピオイド拮抗性鎮痛薬として，オピオイド受容体の部分アゴニストであるペンタゾシン，ブプレノルフィン塩酸塩などが様々な疼痛に対して汎用（はんよう）されている。

●**非オピオイド系鎮痛薬**　非ステロイド性抗炎症薬（NSAIDs）は，シクロオキシゲナーゼ阻害によるプロスタグランジン（PGs）合成阻害作用により抗炎症作用，鎮痛作用が発現する。解熱作用は体温調節中枢におけるシクロオキシゲナーゼ（COX）阻害作用による PGs 合成阻害により発現する。

注意を要する副作用は**アスピリン喘息（ぜんそく）**である。アスピリンをはじめとする NSAIDs により生じる喘息を指し，PGs 合成阻害により生じる反応であるため，NSAIDs のいずれかで喘息を経験した患者ではほかの NSAIDs でも発現する可能性があり，十分な注意が必要となる。

表 1-5 ● オピオイド系鎮痛薬の種類

モルヒネ	内服薬，坐剤，注射剤と種々の剤形があり，また内服薬では持続型に加工した製剤もあり患者個々に適した投与が可能である。
フェンタニル	モルヒネの約 80 倍の鎮痛作用を有するが，作用時間が短い。経皮吸収型の貼付（ちょうふ）剤や注射剤が臨床的に用いられている。
オキシコドン	モルヒネよりも経口投与時に代謝の影響を受けにくく，生体内利用率や腎機能への影響において優れている。
コデインリン酸塩	モルヒネの約 1/10 の鎮痛作用しかないが，鎮咳（ちんがい）作用に優れている。
トラマドール	オピオイド作用およびモノアミン再取り込み阻害作用によって，鎮痛効果を発揮する非麻薬性鎮痛剤である。
メサドン塩酸塩	ほかの強オピオイド鎮痛剤で治療困難な中等度から高度の疼痛を伴う各種がんにおける鎮痛に使用され，ほかの強オピオイド鎮痛剤から切り替えて使用する。

表 1-6 ● NSAIDs 以外の鎮痛・解熱薬

ピリン系	スルピリン（ピリン過敏症の患者にはスルピリンは投与禁忌(きんき)である）
アニリン系（非ピリン系）	アセトアミノフェン（フェナセチンの代謝産物でありよく用いられている）
麦角アルカロイド系	エルゴタミン酒石酸塩，ジヒドロエルゴタミンメシル酸塩などは片頭痛治療薬として使用される
トリプタン系	セロトニン受容体に作用し，片頭痛治療に用いられる。スマトリプタン，ゾルミトリプタン，エレトリプタン，リザトリプタン，ナラトリプタンなど

また，**胃腸障害**の発現頻度が高く，胃痛，食欲不振などの自覚症状から，胃・十二指腸潰瘍(かいよう)まで引き起こされる場合がある。特に高齢者の場合は，前駆(ぜんく)症状のないまま消化性潰瘍が悪化し，突然の出血や下血，胃穿孔(せんこう)などが生じる場合があるため注意を要する。NSAIDs のなかで，炎症関連細胞などで発現が増大する COX-2 を選択的に阻害するものは，これらの副作用が少ないと考えられている。

●非ステロイド性抗炎症薬以外の鎮痛・解熱薬　NSAIDs 以外の鎮痛・解熱薬には表 1-6 のものがある。

6 抗精神病薬

向精神薬は主に精神面に作用する薬物の総称で，抗精神病薬や抗うつ薬，抗躁薬以外に抗不安薬，催眠薬，抗てんかん薬など幅広い領域を含む。そのなかで，主に統合失調症の治療に使用される薬物を抗精神病薬とよぶ。

ドパミン受容体の遮断(しゃだん)作用を有し作用を発現するものが多いが，抗コリン作用による口渇(こうかつ)，便秘，尿閉などの副作用が高頻度で発現する。

構造式により表 1-7 に分類される。それぞれの薬物間で作用の強弱に相違がみられる。いずれの薬物でも錐体(すいたい)外路症状の発現に注意を要する。

7 抗うつ薬

抗うつ薬には化学構造上三環を有する**三環系抗うつ薬**（ノルトリプチリン塩酸塩，アミトリプチリン塩酸塩，アモキサピン，イミプラミン塩酸塩，クロミプラミン塩酸塩など）と，四環を有する**四環系抗うつ薬**（マプロチリン塩酸塩，ミアンセリン塩酸塩，セチプチリンマレイン酸塩など），そのほか（トラゾドン塩酸塩など），また**選択的セロトニン再取り込み阻害薬**（**SSRI**）であるフルボキサミンマレイン酸塩，パロキセチン塩酸塩水和物，塩酸セルトラリン，**セロトニン・ノルアドレナリン再取り込み阻害薬**（**SNRI**）であるミルナシプラン塩酸塩，デュロキセチン塩酸塩，ノルアドレナリン作動性・特異的セロトニン作動性抗うつ薬（NaSSA）であるミルタザピンが使用される。

三環系や四環系の薬物は，セロトニンとノルアドレナリンの再取り込みを阻害して抗うつ作用を発現するが，抗コリン作用を有するため口渇(こうかつ)，便秘，尿閉などが発現しやすい。一方，SSRI は抗コリン作用や心毒性をもたない利点を有しているが，末梢(まっしょう)のセロトニン神経系の刺激による悪心(おしん)・嘔吐(おうと)，食欲不振などの症状が発現する。

表 1-7 ● 向精神薬の分類

フェノチアジン系薬物	クロルプロマジン，レボメプロマジン，トリフロペラジンマレイン酸塩，プロペリシアジン，ペルフェナジンなど
ブチロフェノン系薬物	ハロペリドール，ブロムペリドール，チミペロンなど
ベンズアミド系薬物	スルトプリド塩酸塩，ネモナプリド，スルピリド，チアプリド塩酸塩など
セロトニン・ドパミン遮断薬（SDA）	リスペリドン，ペロスピロン塩酸塩水和物，ブロナンセリン，パリペリドン
多受容体作動薬（MARTA）	クエチアピンフマル酸塩，オランザピン（糖尿病既往歴には禁忌），クロザピン
ドパミン受容体部分作動薬（DPA）	アリピプラゾール
その他	ピモジド，クロカプラミン塩酸塩水和物，モサプラミン塩酸塩，オキシペルチン，ゾテピンなど

表 1-8 ● 代表的なパーキンソン病治療薬

ドパミン受容体作動薬	レボドパ，アマンタジン塩酸塩，ブロモクリプチンメシル酸塩，ペルゴリドメシル酸塩，タリペキソール塩酸塩，プラミペキソール塩酸塩水和物，カベルゴリン，ロピニロール塩酸塩など
副交感神経遮断（抗コリン）薬	トリヘキシフェニジル塩酸塩，ビペリデンなど
モノアミン酸化酵素（MAOB）阻害薬	セレギリン塩酸塩（覚醒剤原料：脳内のドパミン分解を抑制，レボドパを併用）
カテコール-O-メチルトランスフェラーゼ（COMT）阻害薬	エンタカポン（レボドパの血中での分解を防ぐ）
レボドパ賦活薬	ゾニサミド

SNRIは抗コリン作用や心毒性が同様に軽減され，悪心も少ない。

8 パーキンソン病治療薬

パーキンソン病は大脳基底核にある黒質－線条体ドパミン作動性神経が変性してドパミンが減少し，その結果，錐体外路系のドパミン作用とアセチルコリン作用のバランスが崩れ，アセチルコリン作用のほうが優位な状態にあると考えられる。振戦，筋固縮（きんこしゅく），無動，姿勢反射障害を特徴とする疾患である。

治療にはドパミンを増加させる薬物あるいはアセチルコリン作用を抑制する薬物が使用される（表1-8）。

2. 末梢神経作用薬

末梢神経に作用する薬物には，局所に作用しその周辺の知覚神経伝導を遮断（しゃだん）する局所麻酔薬と末梢神経系に働く薬物がある。末梢神経系は**体性神経**（遠心性，求心性）と**自律神経**（遠心性，求心性）に分けられ，さらに遠心性の自律神経は**交感神経**と**副交感神経**に分類される。主な神経伝達物質は**アセチルコリン**と**ノルアドレナリン**であり，各種臓器の受容体に神経伝達物質が働き，様々な臓器の反応を引き起こす。それぞれに対する作用により末梢神経系の薬物は分類され，コリン作動薬，抗コリン薬，アドレナリン作動薬，抗アドレナリン薬，自律神経節遮断薬，神経筋接合部遮断薬などがあり，様々な疾患の治療に使用される。

●**コリン作動薬**　コリン作動薬は，コリン類似の薬物（アセチルコリン塩化物やベタネコール塩化物，ピロカルピン塩酸塩など）が直接受容体を刺激して平滑筋を収縮させるものであり，手術後の腸管麻痺や麻痺性イレウス，便秘などの治療に使用される。ほかに，排尿困難に使用される薬物や，縮瞳や眼圧低下作用を期待して緑内障の治療用の点眼薬として用いられる薬物もある。

●**コリンエステラーゼ阻害薬**　コリンエステラーゼ阻害作用によりシナプス間隙のアセチルコリンの濃度を高める薬物である。ネオスチグミンやアンベノニウム塩化物，ジスチグミン臭化物，ピリドスチグミン臭化物，エドロホニウム塩化物などがある。重症筋無力症の診断・治療用に用いられる。

●**抗コリン薬**　抗コリン薬は受容体を遮断し副交感神経の抑制作用を現す。平滑筋の運動を抑制する作用を有するため鎮痙薬として使用される（消化管の痙攣性疼痛，痙攣性便秘など）。胃酸分泌抑制作用により消化性潰瘍治療薬としても使用される。気管支喘息に対しては，気管支拡張薬として局所使用される薬物もある。また散瞳薬も含まれる。

●**アドレナリン作動薬**　アドレナリン作動薬は**交感神経刺激薬**ともよばれ，作用する受容体の種類がα，βに分かれる。分類としては，α，β，αとβ両方に作用する薬物がある。さらにαはα_1，α_2，βはβ_1，β_2に選択性を有し作用する薬物と選択性を有さない薬物がある。したがって，作用する受容体の種類により，薬物の働きならびに適応となる疾患が異なる。

①**α受容体刺激薬**：血管収縮刺激作用を有し，低血圧の治療や局所的な血管収縮作用に基づく鼻閉や結膜充血に用いられる。

②**β受容体刺激薬**：主にβ_1受容体に作用を及ぼす薬物は強心薬として使用され，心収縮力の増大や心拍数を増加させる。β_2受容体刺激薬物は，気管支喘息治療のため気管支拡張作用が利用される。

●**抗アドレナリン薬**　抗アドレナリン薬は**交感神経遮断薬**ともよばれ，遮断する受容体の種類により現れる作用は異なり，各種疾患に使用される。α_1受容体遮断薬は血管拡張作用を有するため，血圧降下薬や末梢循環改善薬として使用される。また，α_1受容体のサブタイプのなかで前立腺に対する親和性が強いタムスロシン塩酸塩は，前立腺肥大に伴う排尿障害の治療に使用される。β受容体遮断薬は，高血圧や不整脈の治療薬として用いられる。

B 循環器官作用薬

1. 強心薬

心不全の治療薬のなかで，心筋の収縮力を増強させるものを**強心薬**とよぶ。

●**ジギタリス製剤** ジゴキシン，メチルジゴキシン，デスラノシドなどのジギタリス製剤は強心配糖体ともよばれ，うっ血性心不全に有効な薬物である。しかし，ジギタリス製剤は排泄（はいせつ）が遅いためジギタリス中毒を発現しやすく，消化器症状，視覚障害，不整脈発現に注意する必要がある。さらに，血中カリウム濃度が低い場合には，ジギタリス中毒を引き起こしやすい。低カリウム血症を生じやすいサイアザイド系利尿薬やループ利尿薬の併用時には，必要に応じてカリウムの補給を行う。血中薬物濃度において中毒域と有効域が接近しているため，投与中は血中濃度を測定し，中毒域に達していないかチェックすることが大切である。

●**カテコールアミン系薬物** カテコールアミン系薬物も使用されるが，そのなかでノルエピネフリン前駆体（ぜんくたい）であるドパミン塩酸塩，ドブタミン塩酸塩は心拍数増加作用や不整脈誘発作用が少なく，微量持続注入器を使用して急性心不全患者などへ投与される。ドパミンのプロドラッグであるドカルパミンは，カテコールアミンの持続投与からの離脱を目的として内服薬として使用され，体内でドパミンに変換される。

●**そのほかの強心薬** ほかの強心薬には**キサンチン系薬物**として気管支拡張にも使用されるアミノフィリン，ジプロフィリンなどがある。また，**ホスホジエステラーゼ阻害薬**であるオルプリノン塩酸塩水和物，ミルリノンは急性心不全で使用される。これらの薬物は細胞内ホスホジエステラーゼを阻害し，心筋細胞内のサイクリックAMPの分解抑制作用により心筋の収縮力を増強させる。ホスホジエステラーゼⅢを特異的に阻害する薬物としてオルプリノン塩酸塩水和物，ミルリノンが使用される。ホスホジエステラーゼ阻害作用と心筋収縮たんぱくカルシウム感受性増強作用を併せもつピモベンダンは，内服薬であるが急性効果も期待でき，急性心不全ならびに慢性心不全に使用される。

β_1受容体刺激薬であるデノパミンはドブタミン塩酸塩に類似の作用を現し，心拍出量を増加させ末梢血管抵抗を減少させるため，血圧は変化しないとされる。内服薬として使用される。

ほかに心房性ナトリウム利尿ポリペプチド製剤であるカルペリチドが使用される。

2. 抗不整脈薬

心臓は毎分60～70拍の規則的な拍動を続けている。心筋細胞の電気的な刺激により持続した拍動が続けられるが，この規則的な拍動が乱れた状態を**不整脈**とよび，電気的な刺激の発生と伝導がうまくいかない場合に発現する。

表 1-9 ● 抗不整脈薬の分類

Ⅰ群 (Na チャネル遮断薬)	・Ⅰa：キニジン硫酸塩水和物，プロカインアミド塩酸塩，ジソピラミド，シベンゾリンコハク酸塩，ピルメノール塩酸塩水和物 ・Ⅰb：リドカイン塩酸塩，メキシレチン塩酸塩，アプリンジン塩酸塩 ・Ⅰc：プロパフェノン塩酸塩，フレカイニド酢酸塩，ピルシカイニド塩酸塩水和物
Ⅱ群（交感神経遮断薬［β遮断薬］）	プロプラノロール塩酸塩，アテノロール，メトプロロール酒石酸塩
Ⅲ群（活動電位持続時間延長［再分極遅延薬］）	アミオダロン塩酸塩，ソタロール塩酸塩，ニフェカラント塩酸塩
Ⅳ群（Ca 拮抗薬）	ベラパミル塩酸塩，ジルチアゼム塩酸塩，ベプリジル塩酸塩水和物

不整脈は大きく2つに分けられ，徐脈性（じょみゃくせい）と頻脈性（ひんみゃくせい）の不整脈があるが，主に薬物療法の対象となるのは**頻脈性不整脈**である。したがって，不整脈の治療に使用される抗不整脈薬は，心臓に発生する異常な刺激や伝導を抑える作用があり，不整脈の種類により効果が得られる薬物は限られる。

抗不整脈薬は，その主作用が強く現れることにより，心不全の誘発や増悪（ぞうあく），不整脈の悪化や新たな不整脈の発生（催不整脈作用）などが重篤（じゅうとく）な副作用として発現する。

抗不整脈薬は，細胞の電気生理的効果に基づいて表 1-9 のⅠ～Ⅳ群に分けられる（Vaughan Williams 分類）。それぞれの治療薬は表 1-9 のとおり大別されるが，より合理的に抗不整脈薬を使用するために，Sicilian Gambit の作用機序別一覧表が提唱されている。

3. 血管拡張薬

●**冠血管拡張薬**　冠血管拡張薬は，狭心症の治療や予防に使用される。冠血管拡張薬は，心臓を取り巻く血管を拡張させることにより心筋への血液量を増加させ，心筋の酸素不足を回復させる。主に硝酸薬が使用される。狭心症では，**ニトログリセリン舌下錠**がよく用いられる。これは速効性があり発作時に有効であり，舌下投与後1～2分で作用が発現するが，投与後数分から10分後でも胸痛が消失しなければさらに追加する。それでも症状が消失しない場合は，心筋梗塞を疑う必要がある。このほか，狭心症には**β遮断（しゃだん）薬**が使用されるが，主な作用は心臓のβ受容体遮断による心臓の収縮力や心拍数の増加を抑制し，心筋の酸素消費量を減少させ狭心症の発作を予防することである。また，発作予防には**硝酸イソソルビド**も作用が持続するため使用される。ニトログリセリン，硝酸イソソルビドは，ともに工夫された剤形の製品が市販されており，舌下錠，舌下噴霧用のスプレー，外用の貼付（ちょうふ）薬などがある。

●**降圧薬（高血圧治療薬）**　高血圧の治療の目的は，血圧を適切に下げることで脳卒中や心血管障害などの合併症の発現を予防することである。血圧を下げる目的で使用される薬物が降圧薬である。高血圧の薬物療法は長期間にわたる薬物の使用が必要となるため，単に血圧を下げる面のみで薬物を選択するのではなく，血清脂質や糖代謝，電解質に与える影響や飲み忘れや副作用の発現に注意し，患者の QOL を低下させない薬物の選択が必要となる。

①**降圧利尿薬**：降圧利尿薬は，ナトリウムと水分の貯留を減らすことで血圧を下げる作用を有する。利尿作用が発現するため，服薬は朝や昼までに済ませ，夕方の服薬は夜間排尿を引き起こすため避ける。サイアザイド系（ヒドロクロロチアジド，トリクロルメチアジドなど）やループ利尿薬（フロセミド，アゾセミド，ブメタニドなど）ではカリウムの排泄に注意し，必要に応じてカリウムの補給を行う。逆にカリウム保持性利尿薬（スピロノラクトン，トリアムテレン，カンレノ酸カリウム，エプレレノンなど）では高カリウム血症に注意する。

②**交感神経抑制薬**：交感神経抑制作用を有する薬物には，中枢性交感神経抑制作用を有するクロニジン塩酸塩，メチルドパ水和物，グアナベンズ酢酸塩などのほかに，**α 遮断薬**，**β 遮断薬**がある。

・α 遮断薬：α 遮断薬は，主に血管収縮を起こす α_1 受容体を遮断することで血管拡張作用を発現させる。プラゾシン塩酸塩，ブナゾシン塩酸塩，テラゾシン塩酸塩水和物，ウラピジルやドキサゾシンメシル酸塩があり，脂質代謝や糖代謝に影響を与えず，心拍出量も変化させないので，合併症を有する場合に使用される。また，腎障害にも使用される。副作用としては，起立性低血圧やめまい，失神，頭痛などが知られている。

・β 遮断薬：β 遮断薬は，心臓の β 受容体を遮断して心筋の収縮力を低下させ，心拍数と心拍出量を減少させることで血圧を低下させる。β 受容体には β_1，β_2 の 2 つがあり，β_1 受容体は主に心臓に分布し，β_2 受容体は気管支や血管に分布している。β_2 受容体が遮断されると，気管支喘息や末梢循環不全が生じることがある。β 遮断薬には，β_1 選択性のある薬物（アテノロール，メトプロロール酒石酸塩，ビソプロロールフマル酸塩など）と，β_1 選択性のない薬物（プロプラノロール塩酸塩，ナドロール，ピンドロール等）があり，さらに α 遮断作用を併せもつ薬物（アロチノロール塩酸塩，カルベジロール，ラベタロール塩酸塩，アモスラロール塩酸塩など），血管拡張作用を併せもつ薬物（ニプラジロール，チリソロール塩酸塩，ベバントロール塩酸塩など）がある。副作用は，心不全や徐脈，気管支喘息，末梢循環障害，糖代謝異常，中枢神経症状（悪夢，睡眠障害など）など多岐にわたる。

●**カルシウム拮抗薬**　カルシウム拮抗薬は，血管平滑筋の細胞内へのカルシウムイオンの流入を妨げることで，血管平滑筋を弛緩させる作用を有する。ニフェジピン，ニカルジピン塩酸塩，ニルバジピン，ニトレンジピン，アムロジピンベシル酸塩など多くの種類がある。副作用としては軽微なものが多く，顔面紅潮やのぼせは一過性で服薬を継続するうちに消失することが多い。最近は飲み忘れを防ぐために，1 日 1 回あるいは 1 日 2 回の服薬で十分な降圧効果が得られる薬物も多い。

●**アンジオテンシン変換酵素阻害薬（ACE 阻害薬）**　レニン－アンジオテンシン（RA）系を抑制する効果とブラジキニンおよびプロスタグランジン，NO 産生促進により降圧効果をもたらす。また，臓器保護作用をもつ。

アンジオテンシン変換酵素阻害薬（ACE 阻害薬）にはカプトプリル，エナラプリルマレイン酸塩，アラセプリル，デラプリル塩酸塩などがあり，軽症から重症高血圧まで幅広く使用される。作用は生理的な昇圧物質であるアンジオテンシンⅡの濃度を低下させるために，アンジオテンシンⅠからⅡに変換させる酵素（ACE）を阻害し血圧を下げる。

副作用としては，ブラジキニンの作用増強による空咳の発現が高頻度でみられる。空咳は投与 1 週間から数か月以内で出現するが，中止することで速やかに消失する。また，血管性浮腫といった上気道閉塞を伴う重篤な副作用の発現も知られる。

●**アンジオテンシンⅡ受容体拮抗薬（ARB）**　アンジオテンシンⅡ受容体拮抗薬は，アンジオテンシンⅡの受容体に拮抗することで降圧効果を発現させる。ACE 阻害薬と同じく心臓，脳，腎臓保護作用が示されている。ACE 阻害薬とほぼ同じ効果が期待され，空咳の発現が少ないという利点がある。ロサルタンカリウム，カンデサルタンシレキセチル，バルサルタン，テルミサルタンなどが臨床導入されている。

●**ARB・利尿薬配合剤**　ロサルタンカリウム・ヒドロクロロチアジド配合，カンデサルタンシレキセチル・ヒドロクロロチアジド配合，バルサルタン・ヒドロクロロチアジド配合，テルミサルタン・ヒドロクロロチアジド配合，イルベサルタン・トリクロルメチアジド配合剤がある。

●**レニン阻害薬**　アリスキレンフマル酸塩は酵素レニンを直接阻害する。

4. 脂質異常症治療薬

脂質異常症は，血清のコレステロールやトリグリセリドが正常域以上に高値を示した状態を指す。脂質異常症は，動脈硬化性疾患である。狭心症や心筋梗塞などの冠動脈疾患の危険因子となる。そのため脂質異常症を治療することで動脈硬化を予防し，冠動脈疾患の発症を防ぐことが可能となる。

●**HMG-CoA 還元酵素阻害薬**　コレステロール合成の律速酵素である HMG-CoA 還元酵素の阻害薬には，プラバスタチンナトリウム，シンバスタチン，フルバスタチンナトリウムなどがある。肝臓においてコレステロールが HMG-CoA から作られるのを抑制する作用を有し，血中コレステロールを低下させる。コレステロールは夜間に合成が亢進するため，服薬は夕食後が望ましいとされている。重篤な副作用として横紋筋融解症が知られており，服薬後に全身倦怠感や筋肉痛，脱力，茶褐色尿（ミオグロビン尿）が発現していないか患者に確認する必要がある。発現時期としては，数週，数か月以降に好発する。

●**フィブラート系薬物**　核内受容体である PPAR の特異的リガンドである。

トリグリセリドを低下させる薬物においては，フィブラート系薬物が代表的であり，クロフィブラートやクリノフィブラート，ベザフィブラート，フェノフィブラートがある。脂肪組織におけるリポたんぱくリパーゼ（LPL）を増加させ，トリグリセリドを分解させる作用を有する。副作用としては，HMG-CoA 還元酵素阻害薬と同様，横紋筋融解症の発現に注意する必要がある。

尿中排泄型は，腎障害時慎重に投与する。ベザフィブラートとフェノフィブラートは腎障害に禁忌である。

●**陰イオン交換樹脂製剤**　コレスチラミン，コレスチミドなどが使用される。

腸内で胆汁酸と結合し，小腸での再吸収を阻害する。

●**小腸コレステロールトランスポーター阻害薬**　小腸からの食事および胆汁中のコレステロール吸収を阻害し，血中コレステロールを低下させる。エゼチミブが用いられている。

C 呼吸器官作用薬

1. 鎮咳薬

咳は，気道内より異物や分泌物を外に排出するための防御反応であり，その反応を抑制することにより咳を鎮める薬物が鎮咳薬である。

●**麻薬性鎮咳薬**　咳中枢に強力に作用する麻薬性鎮咳薬としてコデインリン酸塩水和物が使用されるが，モルヒネと同様に延髄化学受容体の刺激による悪心・嘔吐，腸管運動抑制による便秘が副作用としてみられる。

●**非麻薬性鎮咳薬**　咳中枢に作用する非麻薬性の鎮咳薬には，デキストロメトルファン臭化水素酸塩水和物やチペピジンヒベンズ酸塩，ジメモルファンリン酸塩などがある。鎮咳作用はコデインリン酸塩水和物に匹敵する薬物もある。

●**その他**　気管支拡張作用による鎮咳作用を示す薬物もあり，喘息治療に使用される。

2. 去痰薬

喀痰は，気道内に分泌された分泌物を主成分とし，これに線毛運動により異物を取り込んだもので，気道から口腔へ排出される。気道内に炎症が発生した場合に気道分泌物は性状や量が変化するが，粘稠な痰に変化した場合で咳を伴うときに咳を鎮咳薬で止めるとさらに痰が増加し，細菌感染や窒息を招くおそれがある。この場合に去痰薬が使用され，セネガやキキョウエキス，桜皮エキス，ブロムヘキシン塩酸塩，アンブロキソール塩酸塩などにより気道分泌を促進し粘稠な痰を希釈する，あるいは，カルボシステインにより痰の性状を変化させ，粘度を低下させて痰を排出させる。

3. 気管支喘息治療薬

気管支喘息は，気管支平滑筋が痙攣・収縮し，気道内の粘液分泌が亢進し，粘稠な分泌物の貯留，粘液栓形成に加え，血管拡張や毛細血管透過性亢進により粘膜浮腫が生じ気管や気管支が狭窄することで，喘鳴，咳を伴う発作性呼吸困難となった状態である。

アレルギー反応や心理的要因，感染などが原因とされる。アレルギー反応においては，室内の塵やカビなどが特異的抗原となり抗原抗体反応の発現により化学伝達物質が遊離され，気管支平滑筋収縮が発生し気道狭窄となる。

気管支喘息の治療として，気道平滑筋の痙攣には気管支拡張作用を有する薬物が使用され，アレルギー反応には抗アレルギー薬や副腎皮質ホルモン，トロンボキサン合成阻害薬などが使用される。

● **β_2アドレナリン受容体刺激薬**　β_2アドレナリン受容体刺激薬は，気管支平滑筋に存在する交感神経β_2受容体を刺激することで平滑筋を弛緩・拡張させ，呼吸を楽にする。しかし，骨格筋のβ_2受容体への作用により，手指の震えが生じ，手先の細かい作業ができなくなることがある。また，心臓のβ_1受容体を刺激することで動悸や頻脈などの副作用が発現し，大量投与では不整脈や心停止といった重篤な副作用が生じる。吸入薬は速効性を有するため急性発作の処置に使用されるが，フェノテロール吸入薬の過剰投与が疑われる死亡例も報告されており，投与において過剰投与とならないよう十分な注意が必要である。サルブタモール硫酸塩，ツロブテロール塩酸塩，フェノテロール臭化水素酸塩，プロカテロール塩酸塩水和物などが使用される。

● **キサンチン誘導体**　キサンチン誘導体は，気管支内の気管支拡張物質であるサイクリックAMPを分解する酵素を阻害し，サイクリックAMP濃度を増加し気道平滑筋を弛緩させる。主な薬物は**テオフィリン**と**アミノフィリン**で，アミノフィリンはテオフィリンの0.8倍の効力を有する。テオフィリンは有効血中濃度域（10～20 μg/mL）が狭く，この濃度域を超えると消化器症状や動悸，不整脈などの副作用が発現するため，患者個々に適した投与量・投与期間を設定する必要があり，血中薬物濃度を測定しモニターする必要がある。

● **抗アレルギー薬**　アレルギー反応に使用される抗アレルギー薬は，眠気を発現させる抗ヒスタミン作用を有するケトチフェンフマル酸塩やアゼラスチン塩酸塩，オキサトミド，オロパタジン塩酸塩などと，抗ヒスタミン作用を有さないトラニラスト（メディエーター遊離抑制薬），レピリナスト，ペミロラストカリウム，ラマトロバン（トロンボキサンA_2受容体拮抗薬），スプラタストトシル酸塩（Th2サイトカイン阻害薬），プランルカスト水和物，クロモグリク酸ナトリウムなどが使用される。抗ヒスタミン薬（第一世代）の副作用として，中枢神経抑制作用（眠気，めまい，倦怠感など），抗コリン作用（口渇，尿閉，便秘，頻尿など），消化器症状（悪心，嘔吐など）があるが，第二世代抗ヒスタミン薬は，血液－脳関門通過性が低いため，中枢神経系副作用，抗コリン作用は少ない。

● **副腎皮質ホルモン薬**　副腎皮質ホルモン薬は，強力な抗炎症作用を有し，経口，吸入，注射で使用されるが，長期投与による副腎皮質機能低下が問題となる。吸入薬では口腔内に残存した薬物による口腔内カンジダ症を防ぐために，吸入後のうがいは不可欠である。

D　消化器官作用薬

1. 胃・十二指腸潰瘍治療薬

消化性潰瘍(かいよう)では，弱くなった胃・十二指腸の粘膜に，**胃酸**や**ペプシン**などの消化酵素が作用してびらんや潰瘍が発生する。胃酸やペプシンなどは**潰瘍攻撃因子**とよばれ，粘膜を保護する防御因子とのバランスが崩れたときに消化性潰瘍が生じるともいわれる。薬物治療は**攻撃因子の抑制**と**防御因子の増強**により行われるが，消化性潰瘍の原因にヘリコバクター・ピロリという好酸性グラム陰性杆菌(かんきん)が関与するとされ，抗菌薬投与による除菌を行う治療が試みられている。

●**攻撃因子抑制薬**　胃酸の分泌は胃壁細胞にあるヒスタミン H_2 受容体，ムスカリン受容体，ガストリン受容体に刺激が加わり塩酸が分泌される。したがって，胃酸のような攻撃因子を抑制するためには，受容体遮断(しゃだん)により酸分泌を抑制する必要がある。攻撃因子を抑制する薬物には胃酸分泌を抑制するヒスタミン H_2 受容体拮抗薬（H_2 ブロッカー），プロトンポンプ阻害薬（PPI）などと，胃酸を中和し症状を和らげる制酸薬がある。

①**ヒスタミン H_2 受容体拮抗薬**：ヒスタミン H_2 受容体拮抗薬は酸分泌抑制効果が強く，一般用医薬品としても販売されている。シメチジン，ラニチジン塩酸塩，ファモチジンなどが使用されるが，副作用の種類が多く，血液障害，精神・神経障害など重篤(じゅうとく)なものが報告されており，高齢者や腎機能障害患者では減量して投与するなど慎重な投与を要する。

②**プロトンポンプ阻害薬**：プロトンポンプ阻害薬は，壁細胞にあるプロトンポンプを阻害することで胃酸分泌を最終段階で止めるため，酸分泌抑制効果はヒスタミン H_2 受容体拮抗薬より強力である。オメプラゾール，ランソプラゾール，ラベプラゾールナトリウム，エソメプラゾールマグネシウム水和物が使用されている。

③**制酸薬**：制酸薬として乾燥水酸化アルミニウムゲルや水酸化マグネシウムが，抗ペプシン薬としてスクラルファートなどが使用される。

●**防御因子増強薬**　防御因子増強薬として多くの種類の薬物が使用されるが，主な作用は類似しており，胃粘膜の血流増加，粘液分泌(ぶんぴつ)増加，内因性プロスタグランジン増加などにより防御因子を増強させる。

2. 下剤，止瀉薬

1 下剤

下剤のなかでも作用が緩(ゆる)やかで発現までに時間がかかるものを，**緩下薬**(かんげ)とよぶことがある。下剤は慢性的な便秘以外に食中毒や薬物中毒，腸の検査などに使用される。硫酸マグネシウムや酸化マグネシウムは腸内の水分や電解質を増加させ作用を発現させる。腸粘膜に働き刺激を与え排便を促す薬物は，植物成分のセンナエキス，ダイオウやヒマシ油などである。

ルビプロストンは，腸管内への腸液の分泌を増加させ，便を柔軟化，排便を促進する。

2 止瀉薬

下痢を止める薬物を止瀉薬とよぶ。腸管の運動を抑制する薬物はモルヒネやコデインリン酸塩水和物のような**オピオイド**と，ロートエキスのような**抗コリン作動薬**がある。また，腸管運動抑制と腸分泌抑制作用を有するロペラミド塩酸塩が頻用される。ほかに，粘膜に皮膜をつくり，刺激から保護する収斂薬としてタンニン酸アルブミンや次硝酸ビスマスが使用され，腸内細菌叢の乱れを整える**整腸薬**として乳酸菌などが使用される。

3. 制吐薬

悪心・嘔吐は原因により中枢性，末梢性に分けられる。中枢性に発現する場合では延髄背側にある嘔吐中枢への直接刺激や，大脳皮質を介する刺激，延髄背側の最後野にある化学受容器引金帯（CTZ）のドパミン受容体を介し，隣接する嘔吐中枢を刺激させ嘔吐が誘発される。末梢性に発現する場合は反射性に発生する嘔吐であり，脳・脊髄神経系疾患であるメニエール病や緑内障，消化器系疾患や急性心筋梗塞により引き起こされる。

抗悪性腫瘍薬の投与による嘔吐は，消化管腸クロム親和性細胞からセロトニン（5-HT）が放出され，CTZ や迷走神経末端，消化管神経終末に存在するセロトニン受容体に結合することにより引き起こされる。

● **5-HT_3 受容体拮抗薬** 5-HT_3 受容体拮抗薬は，迷走神経末端に存在する 5-HT_3 受容体を阻害し，嘔吐中枢への刺激伝達を抑制し，強力な制吐作用を発現させる。グラニセトロン塩酸塩，アザセトロン塩酸塩，オンダンセトロン塩酸塩水和物，ラモセトロン塩酸塩，パロノセトロン塩酸塩などが使用される。

● **ニューロキニン 1（NK_1）受容体拮抗薬** ニューロキニン 1（NK_1）受容体拮抗薬としては，アプレピタント（内服）とホスアプレピタントメグルミン（注射）がある。サブスタンス P の受容体である NK_1 受容体拮抗薬であり，抗悪性腫瘍薬投与に伴う遅発性の悪心・嘔吐の予防に有効である。

● **フェノチアジン系薬物** 精神神経用薬であるフェノチアジン系薬物は CTZ に作用し，ドパミン拮抗作用により強力な制吐作用を発現させる。クロルプロマジン，プロクロルペラジン，ペルフェナジンなどが使用されるが，錐体外路症状や抗コリン作用などが発現しやすい。

● **ドパミン拮抗薬** メトクロプラミド，ドンペリドンが使用される。CTZ に存在する D_2 受容体を拮抗することで作用を現す。

4. 肝疾患治療薬

肝炎の原因はウイルス性，アルコール性，薬剤性，自己免疫性，代謝性などがあり，そのうち約80%がウイルス性である。C型慢性肝炎に対してはインターフェロン（IFN）が主に用いられているが，リバビリンとの併用療法，コンセンサスIFN，PEG-IFNの導入により治療成績は向上している。C型慢性肝炎治療では，PEG-IFN，リバビリン，プロテアーゼ阻害薬の3剤が併用されるが，プロテアーゼ阻害薬は，テラプレビルよりも副作用がより少ないシメプレビルナトリウムが用いられる。IFNおよびリバビリンを必要としない経口薬のみによるC型慢性肝炎の治療であるアスナプレビルとダクラタスビルとの併用療法は，C型慢性肝炎，C型代償性肝硬変のIFN療法が困難な患者や，IFN療法が無効であった患者に用いることができる。B型慢性肝炎にはIFNのほか，エンテカビル水和物，ラミブジンやラミブジンとアデホビルピボキシルの併用などが行われている。肝庇護薬としてグリチルリチン，ウルソデオキシコール酸，小柴胡湯も有用である。肝硬変時には利尿薬が腹水，浮腫に有効であるほか，ラクツロースや分枝鎖アミノ酸製剤を肝性脳症に対して用いる。

5. 胆道疾患治療薬

胆道疾患には胆石溶解薬としてウルソデオキシコール酸，ケノデオキシコール酸，オッディ筋の機能異常にはフロプロピオンなどが頻用される。

6. 膵疾患治療薬

膵疾患では膵炎が重要であり，進行すると他臓器へ波及し多臓器不全をもきたす。たんぱく分解酵素阻害薬としてガベキサートメシル酸塩，カモスタットメシル酸塩，ナファモスタットメシル酸塩などによる治療が行われている。

E　内分泌作用薬

1. 糖尿病治療薬

●糖尿病　膵臓から分泌されるホルモンであるインスリン分泌の欠乏やインスリン作用の不足により，血糖が一定レベル以上に上昇している状態をいう。膵臓から分泌されるインスリンは，筋肉・脂肪組織で糖の燃焼や利用を高めたり，肝臓でのグリコーゲン分解の抑制，糖からグリコーゲンへの合成を促進させるなどの働きにより血糖を低下させる。高血糖が持続すると網膜症，腎症，神経障害などを合併し，また大血管症の危険因子となることから，血糖の適正なコントロールが糖尿病では重要となる。糖尿病は，大きく**1型糖尿病**（インスリン依存型；IDDM）と**2型糖尿病**（インスリン非依存型；NIDDM）に分けられ，1型では**インスリン**の投与が不可欠である。インスリンは，経口投与では分解されるため皮下注射で投与される。かつてはブタやウシの膵臓から抽出したものを精製して使用していたが，現在は遺伝子工学で生み出された生合成ヒトインスリンを使用している。

2型糖尿病では，**経口血糖降下薬**が使用される。主に膵臓のβ細胞からのインスリン分泌を促進し，血糖を下げる。スルホニル尿素（SU）薬（トルブタミド，グリベンクラミド，グリクラジド，グリメピリド），速効型インスリン分泌促進薬（ナテグリンド，ミチグリニドカルシウム水和物）などが使用される。膵臓のインスリン分泌を介さずに血糖を下げる薬物には，ビグアナイド薬のメトホルミン塩酸塩，ブホルミン塩酸塩がある。

●**低血糖**　糖尿病の治療中，患者に最も注意させるべき副作用は**低血糖**である。冷汗，動悸，頭痛，手足の震え，脱力感などに始まり，さらに進行すると異常行動，意識消失，痙攣，深い昏睡に陥る。症状に気づいたときの対応など，低血糖に関する患者指導は重要である。α-グルコシダーゼ阻害薬服用時の低血糖に対してはブドウ糖（10g）の服用が必要である。

●**血糖値のコントロール**　血糖値のコントロールにかかわるホルモンには，膵臓α細胞から分泌されるグルカゴン，小腸から分泌されるインクレチンなどがある。インクレチンには，GLP-1（グルカゴン様ペプチド1）とGIP（グルコース依存性インスリン分泌刺激ポリペプチド）の2種類がある。

最近ではインクレチン関連薬として，ヒトGLP-1（グルカゴン様ペプチド1）アナログ製剤であるリラグルチド，エキセナチド，リキシセナチドや，インクレチン分解酵素であるDPP-4（ジペプチジルペプチダーゼ-4）を阻害するシタグリプチンリン酸塩水和物，ビルダグリプチン，アログリプチン安息香酸塩，などが実用化されている。さらに，腎臓におけるブドウ糖の再取り込みを抑制し，糖の尿中排泄を促進することで，血糖値を下げる選択的SGLT-2（sodium-glucose co-transporter2，Na^+／ブドウ糖共輸送体2）阻害薬が開発された。

2. ホルモン製剤

1 副腎皮質ホルモン製剤

副腎は腎臓の上端にある内分泌腺で，髄質を皮質が取り囲む形態をとり，髄質からは交感神経作動物質の**アドレナリン**，**ノルアドレナリン**が分泌され，皮質からはアルドステロンなど**鉱質コルチコイド**と，コルチゾルなど**糖質コルチコイド**が分泌される。これらはステロイド骨格を有するため**ステロイド**とよばれる。

糖質コルチコイドは生命維持には不可欠なホルモンで，血中に一定濃度は常に存在している。薬物として使用する場合は種々合成された合成ステロイド（プレドニゾロン，メチルプレドニゾロン，ベタメタゾンなど）が使用され，抗炎症作用，免疫抑制作用，抗アレルギー作用などを目的に多種多様の疾患の治療に用いられる。剤形も内服薬，外用薬，注射剤があり疾患に適した剤形が選択される。

副腎皮質ホルモンの生理的な作用が副作用として発現し，体重増加，ムーンフェイス，不眠，血圧上昇，血糖上昇，免疫抑制による感染症など多岐にわたる症状が出現する。なかでも感染症の増悪や消化管出血などは，重篤な副作用に発展する場合があるため注意を要する。

また，長期大量使用は副腎の萎縮を招く。そのためステロイドの投与を急に中止すると急性副腎皮質機能不全となり，生命が危険な状態となる。投与中止の際は，徐々に投与量を減量するテーパリングが必要となる。

2　甲状腺機能異常治療薬

甲状腺ホルモンは，全身の臓器細胞にある受容体を介して，成長・発育作用，熱を産生する作用，代謝調節作用，心筋代謝促進，心拍出量・脈拍数の増加など様々な生理作用を発現させる。

●**甲状腺ホルモン製剤**　甲状腺ホルモン製剤は，甲状腺機能低下症，慢性甲状腺炎などに使用される。生理活性を有する甲状腺ホルモンは，トリヨードサイロニン（T_3）とサイロニン（T_4）があり，T_3 は T_4 の約４倍の活性を有する。血中半減期は，T_3 は約１日と短いが T_4 は約６日間持続する。生体内で甲状腺より分泌されるホルモンは，T_4 のほうが T_3 より多く，標的臓器で T_3 に変換する。甲状腺ホルモンの投与により動悸，不整脈，不眠，発汗などが副作用としてみられる。

●**抗甲状腺薬**　甲状腺機能が亢進した状態に対して使用される薬物は，抗甲状腺薬のプロピルチオウラシル，チアマゾールである。いずれも甲状腺に取り込まれ甲状腺ペルオキシダーゼを阻害し，甲状腺ホルモンの合成を抑制する。直接的な分泌抑制作用は有さないため，抗甲状腺薬を投薬後，甲状腺内の貯蔵ホルモンがなくなる2～４週間後より作用が発現し始める。血液障害（無顆粒球症など）の副作用に注意を要する。

F　化学療法薬

1．抗菌薬，抗真菌薬，抗ウイルス薬

●**抗菌薬**　抗菌薬は作用機序により分類されることが多い。

微生物の細胞に特異的に存在する細胞壁の生合成を阻害する薬物は，β ラクタム系（ペニシリン系，セフェム系，モノバクタム系，カルバペネム系）薬剤やホスホマイシンなどがある。細胞壁は哺乳動物の細胞に存在しないため，一般的にヒトに対する毒性は少ないとされる。

脂質とたんぱく質を基本成分とする細胞膜に作用し障害を与える薬物は，ポリペプチド系，ポリエン系であるが，細胞膜はヒト細胞にも存在するためヒトに対する毒性が強いとされる。

細菌の細胞内核酸合成を阻害する薬物は，抗結核薬であるリファンピシンや，合成抗菌薬とよばれるニューキノロン系である。

細菌のたんぱく合成にかかわるリボソームと結合し阻害する作用を有する薬物

表 1-10 ● 主な抗真菌薬

ポリエン系薬物	アムホテリシン B，ナイスタチン
アゾール系薬物	ミコナゾール，フルコナゾール，ホスフルコナゾール，イトラコナゾール，ボリコナゾールなど
キャンディン系薬物	ミカファンギンナトリウム，カスポファンギン酢酸塩

表 1-11 ● 主な抗ウイルス薬

単純ヘルペスウイルスに対する作用	アシクロビル，バラシクロビル塩酸塩，ファムシクロビルやビダラビン
サイトメガロウイルスに対する作用	ガンシクロビル，バルガンシクロビル塩酸塩，ホスカルネットナトリウム水和物
ヒト免疫不全ウイルスに対する作用	ジドブジン，ラミブジン，インジナビル硫酸塩，サキナビルメシル酸塩，リトナビルなど

は，アミノグリコシド系，マクロライド系，テトラサイクリン系，リンコマイシン系などがある。アミノグリコシド系薬物は腎障害や聴器毒性を発現するため，血中薬物濃度を測定しモニタリングを行いながら使用する必要がある。

● **耐性菌**　抗菌薬の濫用(らんよう)は耐性菌増加の原因となる。近年，ペニシリン耐性肺炎球菌（PRSP），多剤耐性緑膿菌（MDRP），メチシリン耐性黄色ブドウ球菌（MRSA），バンコマイシン耐性腸球菌（VRE）などの出現が問題となっている。このうちMRSA にはバンコマイシン塩酸塩，テイコプラニン，アルベカシン硫酸塩，リネゾリド，ダプトマイシンが使用されている。

● **抗真菌薬**　主な抗真菌薬として表 1-10 が使用される。

● **抗ウイルス薬**　主な抗ウイルス薬には，表 1-11 がある。

2. 抗悪性腫瘍薬

悪性腫瘍(しゅよう)に対する薬物療法は副作用が強く，特に多くの固形がんでは化学療法による十分な治療は難しく，手術療法や放射線療法などに加えて使用されることが多い。抗悪性腫瘍薬は，作用機序や薬物の由来により分類されることが多く，薬物により適応がん種が異なる。いずれも毒性が強く，主に骨髄抑制，消化器系障害などが高頻度で発現し，致死的な障害を引き起こす場合もあり，投与中は患者を十分に観察する必要がある。

1 アルキル化薬

アルキル化薬は，濃度依存性の薬物で DNA 塩基と反応し，DNA 複製や転写を阻害する。シクロホスファミド，イホスファミド，ブスルファン，ニムスチン塩酸塩などがある。

2 代謝拮抗薬

代謝拮抗(きっこう)薬は細胞の代謝経路に取り込まれ，DNA 合成阻害作用を発現させるが，生体内の物質と類似の性質により作用が現れるため，正常細胞に対する発育も阻止する。

①**葉酸代謝拮抗薬**：メトトレキサート，ペメトレキセドナトリウム水和物など

②**プリン代謝拮抗薬**：メルカプトプリン水和物，フルダラビンリン酸エステル，クラドリビン，ネララビンなど

③**ピリミジン代謝拮抗薬**：フルオロウラシル，テガフール，ドキシフルリジン，シタラビン，エノシタビン，ゲムシタビン塩酸塩，カペシタビンなど

④**そのほか**：L-アスパラギナーゼなど

3 抗がん性の抗生物質

抗がん性の抗生物質には，ドキソルビシン塩酸塩，エピルビシン塩酸塩，ダウノルビシン塩酸塩，ピラルビシン塩酸塩，ブレオマイシン塩酸塩などがある。

4 微小管阻害薬

ビンカアルカロイド系の抗がん剤には，ビンクリスチン硫酸塩，ビンブラスチン硫酸塩，ビンデシン硫酸塩，ビノレルビン酒石酸塩がある。

タキサン系の抗がん剤ではパクリタキセル，ドセタキセル水和物が汎用(はんよう)されている。

5 トポイソメラーゼ阻害薬

エトポシドは，ポドフィロトキシンの半合成誘導体である。ほかにイリノテカン塩酸塩水和物，ノギテカン塩酸塩も使用される。

6 ホルモン類

ホルモン類には，乳がんの治療に用いるタモキシフェンクエン酸塩，トレミフェンクエン酸塩，エストロゲン合成に関与するアロマターゼを阻害するアナストロゾール，乳がんや前立腺がん治療に用いるゴセレリン酢酸塩，リュープロレリン酢酸塩，抗アンドロゲン薬のフルタミド，ビカルタミド，クロルマジノン酢酸エステルがある。

7 白金化合物

白金化合物にはシスプラチン,シスプラチンの副作用を改善したカルボプラチン,ネダプラチン，オキサリプラチンなどがある。

8 分子標的治療薬

がん細胞の浸潤(しんじゅん)，増殖，転移などに関係する因子に作用することを目指して創薬された薬剤である。小分子化合物には，イマチニブメシル酸塩，ゲフィチニブ，エルロチニブ塩酸塩などがある。モノクロナール抗体には，トラスツズマブ，ペルツズマブ，リツキシマブ，オファツムマブなどがある。

また最近ではニロチニブ塩酸塩水和物，ダサチニブ水和物，サリドマイド，血管新生阻害剤であるベバシズマブ，上皮成長因子受容体（EGFR）モノクロナール抗体であるセツキシマブ，パニツムマブが臨床導入されている。さらに，放射免疫療法薬であるイブリツモマブチウキセタン配合（ゼヴァリンイットリウム［^{90}Y］，ゼヴァリンインジウム［^{111}In]）がある。

G 泌尿器・生殖器官作用薬

1. 排尿困難治療薬

排尿困難は，排尿開始後になかなか排尿が終わらない，あるいは排尿しようとしても排尿開始までに時間がかかる状態である。前立腺肥大や前立腺がん，神経因性膀胱，尿道結石，中枢神経障害など，前立腺や膀胱，尿道，神経系の異常により発現する。薬剤性の場合もあり，抗コリン薬の投与を受けている患者にみられることがある。治療には**植物エキス製剤**や**アミノ酸配合剤**，**コリン作動薬**（ベタネコール塩化物など），**α 遮断薬**が使用される。特にα遮断薬であるタムスロシン塩酸塩，ナフトピジルは，降圧作用が弱く使いやすい。シロドシンは，前立腺の緊張を除き，尿道抵抗を改善する。

2. 頻尿・尿失禁治療薬

排尿回数が 1 日 10 回を超えるような状態を**頻尿**とよぶ。原因は，尿路に異常が認められないが頻尿が発現する神経性頻尿以外に，膀胱結石や妊娠などによる外からの圧迫，膀胱壁萎縮による膀胱の容量減少，膀胱や前立腺，尿道の炎症や神経因性膀胱により膀胱利尿筋の反射が亢進した場合，糖尿病などにより尿量が増加した場合などがある。原疾患による頻尿では原疾患の治療が優先されるが，頻尿を改善する薬物も使用される。

尿失禁は，膀胱に尿を保持できず漏らしてしまう状態である。尿道括約筋に障害がある場合と，腹圧性（緊張性）尿失禁，反射性尿失禁，切迫性尿失禁，溢流性尿失禁などが知られる。

薬物療法に使用される薬物には，膀胱過敏状態を改善するフラボキサート塩酸塩，コハク酸ソリフェナシン，膀胱平滑筋に直接作用し，収縮を抑制するプロピベリン塩酸塩，膀胱運動抑制，排尿調節作用を有するオキシブチニン塩酸塩などである。過活動膀胱における尿意切迫感，頻尿，および切迫性尿失禁に対してコハク酸ソリフェナシン，イミダフェナシンが用いられる。さらには，新しい過活動膀胱治療薬として，選択的β_3アドレナリン受容体作動薬であるミラベグロンが使用される。

3. 子宮収縮薬

子宮収縮薬は，子宮筋の緊張を高め子宮運動や収縮を促進させることにより，分娩誘導や分娩後の弛緩子宮出血に使用される。脳下垂体後葉ホルモンである**オキシトシン**や**プロスタグランジン**（PGE_2，$PGF_{2}\alpha$）などが使用されるが，オキシトシンと異なりプロスタグランジンは妊娠，非妊娠を問わず子宮収縮作用および子宮頸部軟化作用を有する。プロスタグランジン E_1 誘導体は，強力な子宮収縮作用と子宮頸部軟化作用を有することより，人工中絶に腟坐薬として使用されている。エルゴメトリンマレイン酸塩，メチルエルゴメトリンマレイン酸塩などは持続的な子宮収縮を起こすため，分娩後の子宮出血に使用される。

H　血液系作用薬

1．貧血治療薬

貧血は，赤血球数あるいは赤血球に含まれる**ヘモグロビン**（血色素）の含有量が減少した状態であり，血液による酸素輸送能が低下する。赤血球は幹細胞から細胞分裂により生じるが，この赤血球の新生は，組織酸素分圧が低下したときに腎臓から放出される**エリスロポエチン**により刺激される。腎不全患者ではエリスロポエチンの生成不足により腎性貧血が発現するため，遺伝子組み換え型薬物のエリスロポエチンを補給する。

貧血のなかで大半を占めるのが鉄欠乏によるヘモグロビン合成阻害に伴う貧血であり，慢性的な出血をきたす消化管出血や腫瘍などによることが多い。鉄の補給のために，内服薬または注射剤の**鉄剤**が使用される。内服薬の副作用としては，胃腸障害が高頻度で発現する。巨赤芽球性貧血は，ビタミン B_{12} や葉酸の欠乏により発現するため，ビタミン B_{12} や葉酸を投与する。

2．血液凝固阻止薬

血液凝固阻止薬は，血液の凝固を防止または遅延させる作用を有し，血栓症の治療や播種性血管内凝固症候群（DIC）の治療，手術後の血栓症予防などに使用される。

1　血栓溶解薬

血栓溶解薬は血栓症が発症した早期段階に投与し，直接血栓溶解作用を発現させ，局所の虚血性の組織障害を最小限にする目的で使用される。血栓溶解薬として使用されるのが，直接プラスミノーゲンを活性化する働きのあるウロキナーゼや，プラスミノーゲンの活性化に加えてフィブリン親和性を有するアルテプラーゼ，モンテプラーゼなどの組織プラスミノーゲンアクチベータ（t-PA）である。重篤な出血が問題となるため，十分な監視下での投与が望ましい。

2　抗凝固薬

抗凝固薬は，血栓塞栓症の再発予防や，血栓塞栓症の急性期に血栓の進展を防ぐために使用される。

①**ヘパリン**：速効性があり注射剤として使用されるヘパリンは，血中アンチトロンビンⅢ（AT Ⅲ）と複合体を形成し，活性化した血液凝固因子と複合体が結合することで凝固反応を阻害する。また，低分子ヘパリン（ダルテパリンナトリウムなど）はヘパリンと比べ APTT の延長が軽度で出血のリスクが低い。

②**ワルファリン**：ワルファリンは経口の抗凝固薬であり，ビタミン K に拮抗し肝

臓でのビタミンK依存性血液凝固因子を阻害し，抗凝固作用を現す。血液凝固能の検査結果に基づいて投与量を慎重に設定するが，ワルファリンは薬物相互作用を発現しやすいため，ほかの薬物と併用する場合には事前に相互作用の可能性があるか否かを確認し，投与後も出血管理を十分に行う必要がある。納豆やクロレラ，青汁など，ビタミンK含有食物の摂取を禁止する。

③**合成Xa阻害薬**：エドキサバントシル酸塩水和物，リバーロキサバン，アピキサバン。

④**トロンビン直接阻害薬**：ダビガトランエテキシラートメタンスルホン酸塩

抗凝固薬の主な副作用は出血である。投与禁止疾患を確認したうえで投与を開始する。

3 抗血小板薬

血小板の凝集を阻害し血小板機能を低下させることにより，血栓の発現を阻害する薬物が抗血小板薬である。**シクロオキシゲナーゼ阻止作用**を有するアスピリン，**プロスタグランジン I_2 誘導体**のベラプロストナトリウム，**ホスホジエステラーゼ阻害薬**のシロスタゾールやジピリダモール，そのほかには，チクロピジン塩酸塩やサルポグレラート塩酸塩，クロピドグレル硫酸塩，プラスグレル塩酸塩などが使用されている。

なかでも使用頻度の高い**アスピリン**は，消化器症状の発現に注意を要する。プロトンポンプ阻害薬のランソプラゾール（タケプロン®カプセル15，タケプロン®OD錠15），エソメプラゾールマグネシウム水和物は「低用量アスピリン投与時における胃潰瘍(かいよう)又は十二指腸潰瘍の再発抑制」の効能追加の承認を得ている。また，チクロピジン塩酸塩では投与1～2か月後以内にみられる肝機能障害，血液障害に注意する必要がある。ジピリダモールやシロスタゾールは，血管拡張作用を有するため，動悸(どうき)，頭痛などが発現する。

3. 止血薬

止血薬は，消化管出血，外傷出血，出血性素因などで使用される。**血管強化薬**であるカルバゾクロムスルホン酸ナトリウム，**血液凝固因子関連薬**のフィトナジオン（ビタミンK），トロンビン，**抗プラスミン薬**であるトラネキサム酸などがある。

4. 白血球減少治療薬

化学療法薬などによる白血球減少に対して，フィルグラスチム，レノグラスチム，ナルトグラスチムなど**顆粒球コロニー刺激因子**（**G-CSF**）などが使用される。G-CSFは好中球前駆(ぜんく)細胞に特異的に働き，分化・増殖を促進し成熟好中球の機能を亢進(こうしん)する。

副作用としては，使用中に発熱や強い骨痛が生じることがある。

学習の手引き

1. 薬物療法の目的，特徴とは何か理解しておこう。
2. 薬の作用と副作用の関係，相加効果と相乗効果とは何か説明してみよう。
3. 看護師が患者に服薬の説明をすることはどんな意味があるのか話し合ってみよう
4. 主な薬物について，作用器官・薬効，対象となる主な疾患ごとにまとめておこう。
5. 化学療法とは何か整理しておこう。

第１章のふりかえりチェック

次の文章の空欄を埋めてみよう。

1 薬物の選択

薬物は，通常主作用により分類・使用されるが，薬物が有する作用は［ 1 ］以外にも多岐にわたることが多く，未知の作用が［ 2 ］として発現することもある。

2 用法の設定

用法の検討においては薬物の特徴を生かし，薬物治療に有効な［ 3 ］や投与間隔，［ 4 ］を設定する必要がある。

3 薬物相互作用

薬物相互作用は，併用により薬物の作用が増強する場合と減弱する場合とがある。特に，増強する場合では併用後に現れる効果が個々の薬物の効果を加えた場合（［ 5 ］）と，それ以上に強力な効果となる場合（［ 6 ］）がある。

4 服薬アドヒアランス

患者が指示どおり服薬を行う（［ 7 ］），あるいは使用することを服薬アドヒアランスとよび，指示どおりの服薬を行わない場合を［ 8 ］とよぶ。

治療法概説

第2章 手術療法

▶学習の目標
- 手術療法の目的と特徴について学ぶ。
- クリニカルパスのメリット，デメリットを理解する。
- 麻酔の種類と適応，さらに術後合併症への対応などについて学ぶ。
- 系統臓器別の手術療法の術式や適応などについて学ぶ。

I 手術療法の目的

手術は，疾病（しっぺい）の治療を目的として人間の身体にメスやはさみを使い，肉体を損傷させるため，苦痛を伴いつつも病から癒（いや）す治療法である。本来，身体を傷つけることなく，疾病の治療ができればよいが，手術によってでしか治すことのできない疾病は多い。特に腫瘍（しゅよう）や先天性形態異常の多くは手術で治る。また，外傷，炎症，循環障害，あるいは腸閉塞のような通過障害や穿孔（せんこう），出血などの緊急手術を行わないと救命できない疾病も多い。

このように多くの疾患には，最良の治療として手術が行われる。手術によって疾患の部位を取り除く，または修復し，患者の状態を改善することで，生命を延長し，社会復帰が可能になる。最近の手術の技術や医療器具の進歩，そして麻酔法の発達により，新生児から高齢者まで，かなり安全に行えるようになってきた。

しかし，手術は生体の損傷ともいえるため，生命を脅（おびや）かすこともありうる。そのため，手術を受ける患者・家族にとっては，手術に対する不安や恐怖は計り知れないものがある。また，臓器の損失による身体的変化や社会復帰への不安は，その人の社会的立場や生活環境だけでなく，人生観を変えてしまうことがある。

II　術前検査と手術の決定

A　術前検査

検査の準備　安全に手術を行うには，過不足のない範囲で適切な術前検査を行うことが大切である。すでに外来において行っている検査もあるが，入院後に必要な検査も多くある。また，検査結果によっては，もう一度同じ検査を行わなくてはならないこともある。検査をスムーズに行うには，患者に必要性をよく説明し患者の理解を得て，施行することが大切である。

検査物の取り扱い　検査物の誤認・取り違い，検査物の破損・破壊を起こさないよう，検査物を正しく取り扱い，正確な検査結果を得られるようにする。検査は時間や費用を要し，しかも患者に苦痛を与える場合が多く，同じ検査をやり直す必要が生じないようにすることも，術前の患者に不安を与えないために大事なことである。

一般検査　患者の全身状態を把握し，手術の決定や術後管理を目的とした検査である。栄養状態，呼吸，循環，腎機能をはじめとした総合的体力の判定のための検査でもある。体重，身長の測定，体温，循環（脈拍，血圧），呼吸，肺活量，尿量ならびに比重，便，水分摂取状態，心電図，X線検査，脳波，基礎代謝（たいしゃ），薬物過敏反応テストなどがある。

特殊検査　疾患の精密診断により，疾病の進行状況・程度を知り，手術適応や手術術式の決定のための資料とする。必要な検査は，疾患により，また疾病の程度や治療法により，それぞれ異なる。

B　手術のクリニカルパス

1　クリニカルパスとは

クリニカルパス（あるいはクリティカルパス，以下パス）は1950年代から工業生産の管理技法として用いられてきた歴史がある。医療においては，1985年にアメリカのカレン・ザンダーによって導入された。わが国でも，多くの病院で入院する患者への検査や手術，診療に広く用いられている。

パスは，検査や手術ごとに各病院で独自に作成されているが，それぞれの入院治療を効率よく行うために総合的に作成された診療過程全体のチャートである（図2-1）。手術のパスには，術前・術後に行う検査，処置，食事など入院中のすべての診療行為が記載されるので，医師，看護師，薬剤師，栄養士などすべての医療者はパスに従って管理・看護すれば，検査漏れ・処置忘れや連絡ミスもなく安全に診療できる。患者も患者用パスで説明を受ければ，入院中にどのような経過をたどり，

	入院当日〜手術前前日	手術前日	手術当日	術後 1 日目
治療・処置			胃チューブ 14F 挿入 バルーンカテーテル留置	
検査	胸・腹 X-P，血算・生化，感染症，ECG，Spiro，検尿，Echo，CT，GIF，MDL，EUS		胸・腹 X-P	胸・腹 X-P 血算・生化
薬	常用薬の確認	下剤（15 時マグコロール） 不眠時　眠剤	GE150mL（AM6 時） 抗菌薬（手術中）→	――
既往歴	既往歴の確認			
活動	フリー →	――●	2 時間ごとの体位変換	立位
栄養・食事	常食または特別食	夕食　流動	絶飲食 → 点滴持続 →	―― ――
排泄			排便（性状，回数，有無） 腹部症状 → 尿量 → 胃チューブ（性状，量）→	 ―― ―― ――
呼吸・循環・体温			麻酔覚醒状態 → 呼吸，血圧 → 脈拍，体温 → 水分バランスの観察 → O_2 吸入（帰室後 6 時間，深呼吸，排痰励行，ネブライザー）→	● 4 検 ―― 4 検 ―― ―― ――
安全・安楽			疼痛，Line 確認 → ベッド柵，NsCall 確認	――
創部・皮膚	パッチテスト		創，ドレーンの観察 → 皮膚障害の有無 → （殿部，創周囲）	―― ――
清潔	隔日入浴	除毛，入浴，洗髪		清拭
教育・指導	手術前オリエンテーション（看護師，医師） 呼吸訓練（ネブライザー，呼吸訓練器，深呼吸）→	手術前オリエンテーション（麻酔医） ――●	家族への手術内容の説明	
書類	治療計画書，手術承諾書	手術申込み書		
心理	不安，不穏などの確認 →	――	――	――

図 2-1 ● 胃幽門側切除術のクリニカルパス（例）

	2日目	3～5日目	6日目	7日目	8日目	9～10日目	11～14日目	15日目	16日目 退院
	バルーンカテーテル抜去	エピ抜去（4日目までに）	胃チューブ抜去	全抜糸	ドレーン全抜去				
		胸・腹X-P 血算・生化（3日目）	術後透視	血算・生化		胸・腹X-P（10日目）			
		●（3日目）							
	トイレ歩行								
		●	水分可	第1病日食	第2病日食	以後2日上がり→ 第3病日食	第5，第7	全粥	全粥
		ロックまたは抜針				●			
									●
									●
				●					
			●						
		3検 ●							
		3検	2検						●
				●					
		●（3日目）							
		●（3日目）							
			●						
		●（3日目）							
					●				
					●				
		清拭（隔日）			シャワー可				
			食事指導				服薬指導 食事指導	生活指導	
									●

いつ退院になるかがあらかじめ理解できる。

2 パスに対する誤解

患者によって病態が異なるので，パスですべてを規定することは間違った治療を行うことになるのではないか，医師の裁量権を奪うことになるのではないか，あるいは看護師の判断力を低下させるのではないかという疑問もある。しかし，常にパスのとおりに診療しなければならないということはまったくない。パスはあくまで正常に経過する場合の標準的な治療スケジュールであり，基本目標にすぎないと考えるべきである。

患者の病態が少しでも標準と異なるならば，その病態に合わせてパスの治療内容も変えるべきであり，パスから逸脱する**バリアンス**（variance）が発生するのは当然であると考えるべきである。たとえば，鼠径（そけい）ヘルニアや腹腔鏡下（ふくくうきょうか）胆摘術などではバリアンスは少なく，パスのとおりに退院することがほとんどであるが，食道がんや胃がんではバリアンスとなる患者が多くなる。しかし，バリアンスの発生を減らすために，パスに縛られる必要はない。むしろバリアンスを発見し，対策を早期に考え，発生した異常を迅速に治療を開始することが重要である。

3 パスで患者は納得

看護師は，患者に外来や入院当日にパスを詳しく説明する。医師も看護師も入院後の診療はパスに従って行うため，患者は術前の検査，処置のみではなく，手術後どのように回復するかの経過を一目でわかる。たとえば，手術後はいつから歩き始め，胃ゾンデ（胃管）はいつ抜かれ，ドレーンはいつ抜去されるか，水分摂取開始はいつなのか，流動食がいつ始まりいつ粥食になるのかという予定もわかる。患者がパスを読むことで，入院中の患者の行動予定が立てられる。

患者は手術を前に不安に陥るが，パスがあることで，初めて入院する，あるいは初めて手術を受ける患者でも，不安感を減じることができる。ただし，パスの予定から日数がずれる場合も少なくなく，バリアンスが起こる可能性のあることも患者に伝える必要がある。実際，入院中にバリアンスが起こった場合には，患者にはパスと異なる経過になった理由と対策を説明する必要が生じる。

4 パスのメリット

●**良質で均一的な医療の提供**　パスには多くのメリットがある（表2-1）。利点（アウトカム，outcome）としては，安定した良質で，均一的な標準的医療を患者に提供できることである。パス導入以前は，入院後の検査や処置は医療者の個人的な都合，恣意的（しいてき）な理由で延期になることもあった。しかし，パス導入には，医師と看護師が手術後もパスに基づき，毎日の診療をチェックするため，指示が抜けたり多すぎるという心配もない。また，毎日の診療が効率よく行われ，不要に入院期間が長くなる必要はない。このようにパスを導入することによって，同じ疾患（しっかん）の患者には特別な事情がない限り良質で効率のよい安定的な医療を提供できるのである。

●**医療費の軽減**　パスによる治療・看護を進めることで，無駄に長い入院期間はなくなる。このため，在院期間の短縮，不要な検査や処置が少なくなり，入院中の医療

表 2-1 ● パスのメリット

1）治療の質が向上する
2）標準的な治療が提供できる
3）術前・術後管理がシステム化できる
4）医療従事者の協調性が向上する
5）医療資源が節約できる
6）ミスが減り安全性が向上する
7）患者の満足度が向上する
8）入院期間が短くなる
9）無駄な検査が減る
10）入院費用が安くなる

費も減少する。このように医療費の軽減と入院期間短縮の見地からパスが注目されている。しかし，病院経営のためにパスが必要なのではない。患者への治療の質向上，標準的治療の提供，術前・術後管理のシステム化，医療従事者の協調性向上，医療資源節約，安全性向上，何よりも患者の満足度の向上のためにも，術前・術後の管理にはパスが重要なのである。

Ⅲ 麻酔の種類とその施行に伴う診療

麻酔（aneshesia）とは，何か。現在でも麻酔が生じる機序などは不明で，どのような状態なのかわかっていない。Anesthesia の語源はギリシャ語で An ＝ No, Esthesia ＝ Feeling の合成で感覚の欠如と言う意味である。

麻酔は手術に対する痛みを取り除くだけでなく，患者に安全な手術が行われるように，全身管理をするために行われる。

具体的に麻酔に要求されるものは，全身麻酔では①**疼痛**（とうつう）**の消失**（鎮痛，除痛），②**意識の消失**，③**有害な神経反射の抑制**，④**筋緊張の消失**（筋弛緩）である。これらを麻酔の 4 要素という（鎮痛，鎮静，不動の 3 つをあげることもある）。このなかでも最も求められるのは鎮痛である。鎮痛なき鎮静はないとも言われる。

麻酔は意識の消失を伴う**全身麻酔**と，痛みの伝達を遮断することで鎮痛し，意識を残す**局所麻酔**に大別される。

A 全身麻酔

1. 全身麻酔の要素

全身麻酔は，**鎮静**，**鎮痛**，**筋緊張消失**，**有害神経反射**の抑制の 4 つを達成することが要求される。

意識を消失させて気管挿管など気道を確保するまでを**麻酔導入**といい，麻酔導入後から手術終了までの麻酔薬の投与を**麻酔維持**，手術終了から意識状態を戻すまでを覚醒という。全身麻酔は麻酔導入－麻酔維持－覚醒の経過をとる。

2. 全身麻酔の導入

予定手術の麻酔の導入の際にはまず点滴の確保が必要となる。ただし小児では点滴の痛みに耐えられないこともあるので吸入麻酔などで意識を消失させてから点滴を確保する場合もある。

循環，気道に問題がない場合は，プロポフォールなどの静脈麻酔とロクロニウムなどの筋弛緩薬を静脈内投与し，麻薬を用いて鎮静をして，麻酔導入を行う。

緊急手術で絶飲食していない（フルストマック），もしくは気道系に問題がある患者では，状態に応じて様々な方法で導入がされる。陽圧換気をせずに輪状軟骨を押して（cricoid pressure）気管挿管する迅速導入，意識ある状態で気管挿管する意識下挿管，気管支ファイバーを用いたファイバー挿管などがある。

3. 全身麻酔の維持

麻酔薬の種類により，①吸入麻酔，②静脈麻酔，③粘膜・筋肉内・経口投与による麻酔に分類される。現在ではいくつかの麻酔薬と麻酔補助薬を併用する**バランス麻酔**が行われる。単独の麻酔薬で行うより量が減少し，覚醒も容易となり，副作用も問題になりにくい。

バランス麻酔は鎮痛薬，鎮静薬，筋弛緩薬，吸入麻酔薬，神経遮断薬，局所麻酔薬などを組み合わせて，利点を生かし，副作用を極力避け，安全な麻酔といわれている。

単独の麻酔薬で，全身麻酔の 4 つの要素をすべて完璧に満たすものはない。1 つの麻酔薬のみで麻酔を行うと使用量が増加しがちで，副作用が問題になりやすい。

4. 全身麻酔における気道確保

1 マスクによる気道確保

小児の鼠径ヘルニア手術，子宮内容除去術などのような短時間の予定手術で行う。麻酔科医による気道確保が必要で，気管と食道の分離ができないので，麻酔中に嘔吐した際には誤嚥の危険がある。麻酔科医の手で気道を確保する必要がある。

2 気管挿管による気道確保

気管内に気管チューブを挿入して行う。全身麻酔で最も多く使用され，最も確実な気道確保である。

食道と気管を分離して，嘔吐しても気管に吐物が入るのを防止できる。陽圧換気が容易となり，気道内の分泌物も容易に吸引できる。

カフ付き気管チューブ（図 2-2a），カフなし気管チューブ（図 2-2b）がある。以前は小児ではカフなしチューブが使用されていたが，最近では小児でもカフ付きのチューブ（マイクロカフ）も使用されている。原則，大人ではカフ付きを使用する。このほか，図 2-2 に示した典型的な気管チューブ以外に，閉塞しにくいラセン入りチューブ（スパイラルチューブ）がある。これは曲げを強くしても閉塞しにくいため，腹臥位などで使用される。また耳鼻科，口腔外科などで使用される特殊に折れ曲がった形状のサウスポーラチューブ，レイチューブなど特殊なチューブがある（図 2-3）。

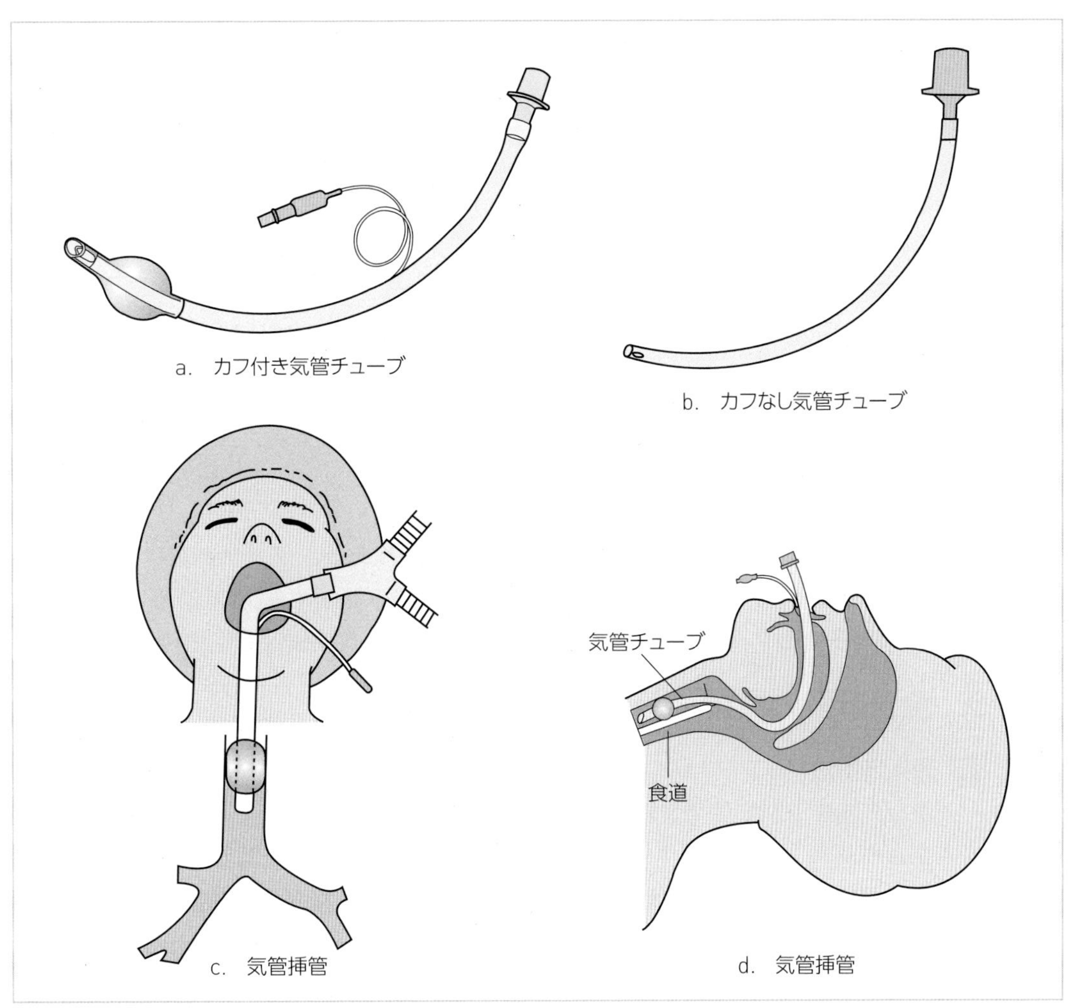

図 2-2 ● 気管挿管

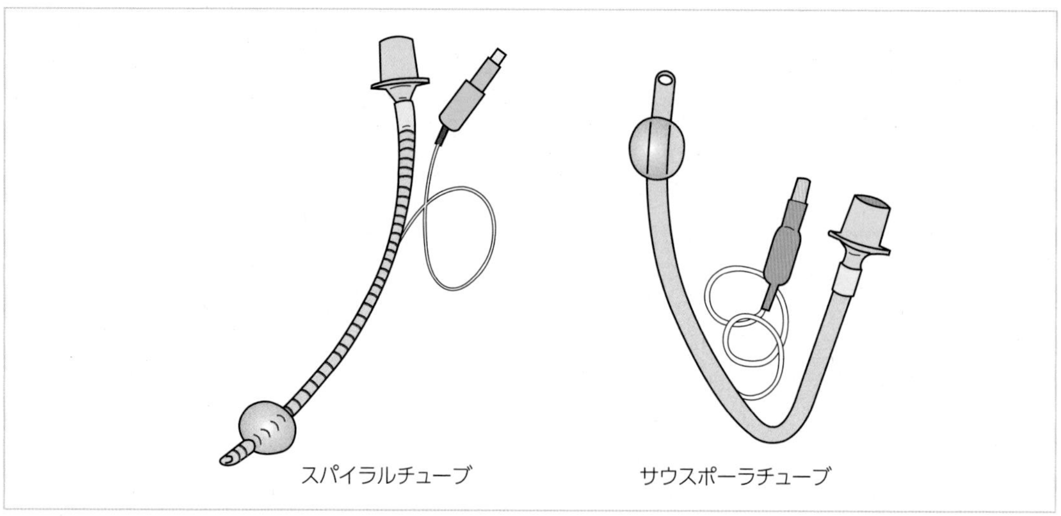

図 2-3 ● スパイラルチューブとサウスポーラチューブ

一般的には口腔を通す，経口気管チューブだが，鼻腔を通して挿管（経鼻挿管）する経鼻気管チューブもある。

3 声門上器具（ラリンジアルマスクなど）による気道確保（図 2-4）

声門上器具の代表的なものが喉頭マスクといわれる，喉頭をマスクで覆うことで換気を可能とする。最も多く使用されているのがラリンジアルマスク（Laryngeal mask airway；LMA）で 1981 年にイギリスの Brain により発明された器具で，1988 年に日本で臨床使用が可能となっている。

現在，わが国でも多く使用されている。マスク麻酔と気管挿管の中間のような存在である。気管挿管に比べて，口唇・歯の損傷や咽頭痛が少なく，挿入時の刺激も少なく，挿入時に筋弛緩も必ずしも必要でない。自発呼吸を残した麻酔管理には便利である。ただし，食道と気管の分離が完全ではないため，胃内容物の逆流の可能性がある場合には禁忌となる。ラリンジアルマスクにはクラシック，プロシール（図 2-4），フレキシブル，ファーストラックなど数種類ある。プロシールはドレーンチューブがあり，そこから胃管を挿入し，内容物の吸引も可能である。ほかにも i-gel など多くのマスクがある。いずれも緊急時の気道確保にも使用可能である。

5. 全身麻酔の種類

1 吸入麻酔法

現在，臨床麻酔で使用されている吸入麻酔薬は揮発性麻酔薬（セボフルラン，デスフルラン，イソフルラン）と小児などの導入にまれにガス麻酔薬（亜酸化窒素［笑気］），ほかに通常に使用される酸素，空気などがある。揮発性麻酔薬は通常液体で，気化器を使用して気体として使用する。揮発性麻酔薬は単独使用されることは少なく鎮痛薬（フェンタニル，レミフェンタニル）と併用される。さらに十分な筋弛緩が得られないときには筋弛緩薬も併用される。術後の鎮痛も考慮して，硬膜外麻酔

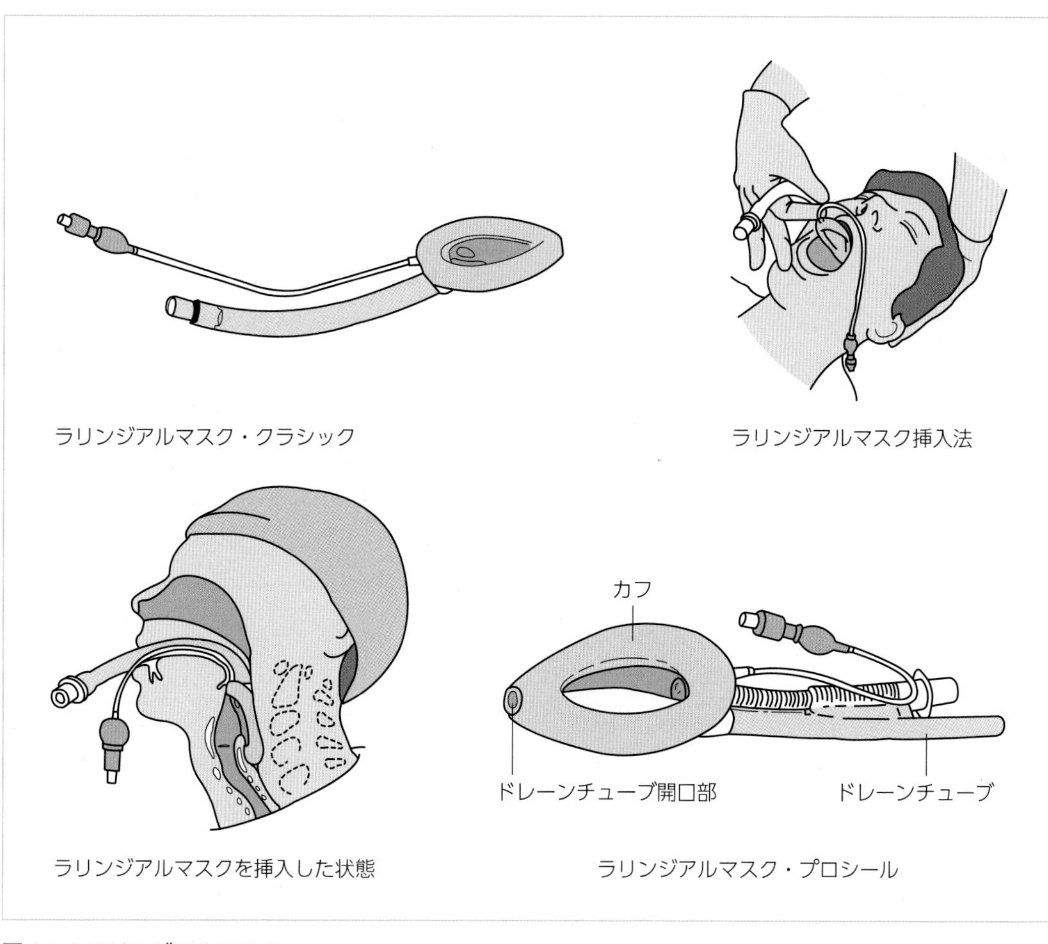

図 2-4 ● ラリンジアルマスク

や神経ブロックなど局所麻酔法を併用して用いられることもある。レミフェンタニル塩酸塩が登場して以来，亜酸化窒素を併用することは少なくなった。

1）吸入麻酔薬の特徴

①肺から吸収された麻酔薬は肺から排泄され，一部代謝される。
②投与濃度を変えることで直ぐに麻酔の深さを調節できる（調節性が良い）。
③正確な麻酔濃度の維持のため，高価な装置が必要となる。
④排気ガスが環境を汚染する可能性がある。
⑤体内で代謝を受け，生じた代謝産物が毒性を有し，補体結合などにより抗原性を有することがある。

2）理想的な吸入麻酔薬

①手術中安定した麻酔深度を維持でき，鎮痛と鎮静作用をもつ。
②麻酔の導入，覚醒が速い。
③心筋抑制がなく，循環器系が安定し血圧変動などが少ない。
④アドレナリンなどのカテコールアミンに対する心臓の感受性亢進がない。
⑤気道刺激性がなく，気管支収縮を起こさず，気道内圧を上昇させない。

⑥生体内代謝率が低く，肝臓，腎臓などへの臓器障害を起こさない。
⑦術後の悪心・嘔吐などを起こさない。
⑧筋弛緩薬，鎮痛薬，鎮静薬と相乗効果がある。

2 静脈内麻酔法

1) 静脈麻酔薬の種類と適用

静脈麻酔薬は静脈内に投与して麻酔作用を有するものと麻酔の補助作用を期待して投与されるものがある。このなかにはバルビツール酸系（チオペンタールナトリウム，チアミラールナトリウム），ベンゾジアゼピン系（ジアゼパム，ミダゾラムなど），プロポフォール，デクスメデトミジンなどの鎮静薬，解離性麻酔薬といわれるケタミン，鎮痛を主として鎮静作用もある麻薬性鎮痛薬：オピオイド（フェンタニル，レミフェンタニル，モルヒネ，ペチジンなど），麻薬拮抗性鎮痛薬（単独ではオピオイド作動薬だが，ほかのオピオイドと併用で拮抗作用を示す：ペンタゾシン，ブプレノルフィンなど）がある。

バルビタール系，ベンゾジアゼピン系の鎮静薬，ケタミンなどの静脈麻酔薬は，静脈内に投与してから意識消失までが速やかで円滑なので麻酔の導入に多く使用されてきた。短時間の手術，検査，局所麻酔法の補助にも使用された。

従来の静脈麻酔薬は吸入麻酔薬に比べて調節性が悪く，長時間投与で覚醒が遅れた。しかし近年，プロポフォール，レミフェンタニルなど調節性がよく，持続的静脈内投与が可能，長時間使用しても覚醒が速やかな静脈麻酔薬ができたため，静脈麻酔薬で麻酔を維持することも多くなっている。

2) 静脈内麻酔法の種類

⑴バルビツール酸誘導体による麻酔

バルビツール酸誘導体には多くの種類があるが，麻酔では主にチオペンタールとチアミラールが用いられる。これらは作用発現が早く，（20 秒以内で意識が消失），作用時間が短いため（15 分程で覚醒），全身麻酔の導入で用いられる。導入後は吸入麻酔薬で全身麻酔を行うことが多い。抗痙攣（けいれん）作用や頭蓋内圧低下のために脳外科手術で用いられることもある。ヒスタミン遊離作用や痛覚刺激に敏感になることもあり，気管支喘息やアレルギー性疾患患者には敬遠される。ごく短時間の処置（関節の脱臼整復など），鎮痛薬と併用し短時間手術（子宮内容除去術など）に使用されることもある。

⑵ベンゾジアゼピン類による麻酔

多くの種類があるが，主に，ミダゾラムが使用される。鎮静を目的に使用され，意識消失後は吸入麻酔薬で全身麻酔を行うことが多い。抗痙攣作用があり，局所麻酔薬によって起きる痙攣の治療などに使用されることもある。心臓麻酔での導入に循環抑制を抑える目的で使用されることもある。

近年，レミマゾラムベシル酸塩（アネレム）が開発され，全身麻酔の導入および維持に使用されるようになった。

⑶プロポフォールによる麻酔

プロポフォールは速やかに麻酔導入ができ，さらに投与後の覚醒も速やかである。脂溶性で溶媒に大豆油，卵黄を含むため，これらにアレルギーのある患者には使用できない。静脈内投与時に血管痛があるため，リドカインなどをあらかじめ使用することもある。鎮痛効果はないが，多幸感があるため，覚醒後患者が気持ち良かったということもある。

⑷全静脈麻酔法（total intravenous anesthesia；TIVA）

吸入麻酔薬なしに静脈麻酔薬のみで行う麻酔法である。静脈麻酔薬のプロポフォールと超短時間作用型のオピオイド鎮痛薬レミフェンタニルは調節性が良く，長時間投与しても投与を中止後，速やかに血中濃度が低下するため麻酔からの覚醒が速い。筋弛緩が必要な場合はロクロニウムが使用される。麻酔中は酸素と空気を混合して35％前後の酸素濃度で人工呼吸管理がされる。これは古くから施行されていたNLAから発展した麻酔ともいえる。

⑸ニューロレプト麻酔（NLA）

NLAは強力な鎮静薬neuroleptics（ハロペリドール，ドロペリドールなど）と強力な鎮痛薬analgesics（フェンタニル，モルヒネなど）を併用した麻酔である。両者を静脈注射すると患者はぼんやりとした状態で周囲に対してまったく無関心となり，反射も弱まり，少しくらいの手術操作に反応しなくなる。これをニューロレプトアナルゲジア（NLA）といい，別名「眠りなき全身麻酔」とよぶ。このような状態の患者に笑気による吸入麻酔を併用すると，意識はなくなり，手術が可能となる。これをニューロレプト麻酔（NLA-笑気併用麻酔）という。NLAの変法である大量モルヒネ麻酔と大量フェンタニル麻酔は心機能抑制が少なく，以前は心臓手術の麻酔によく用いられた。

3 筋肉内麻酔

筋肉内投与による鎮痛・鎮静薬として以前は各種（ブプレノルフィン，ドルミカム）使用されていた。現在は暴れて非協力的な患者や小児の麻酔導入にケタミンがまれに使用されているのみである。

6. 特殊な全身麻酔

1 低血圧麻酔

麻酔薬による麻酔法の分類ではない。血圧を薬剤によって低下させる麻酔法である。麻酔法に特に指定はなく，安定した麻酔深度が得られ，血圧の調整をしやすい吸入麻酔薬を使用することが多い。

血管拡張させて血圧を維持することで，脳動脈瘤や出血しやすい手術で，出血量を減少させる目的で行われてきた。主に自律神経節遮断薬（トリメタファン）が使用されていたが，脳動脈瘤では術中の低血圧（収縮期血圧90 mm Hg以下）は術後の血管攣縮を引き起こすといわれ，低血圧麻酔は回避されるようになった。そのほかの手術（乳がん，脊椎手術など）でも熱メス（加熱メスシステム）などのデバ

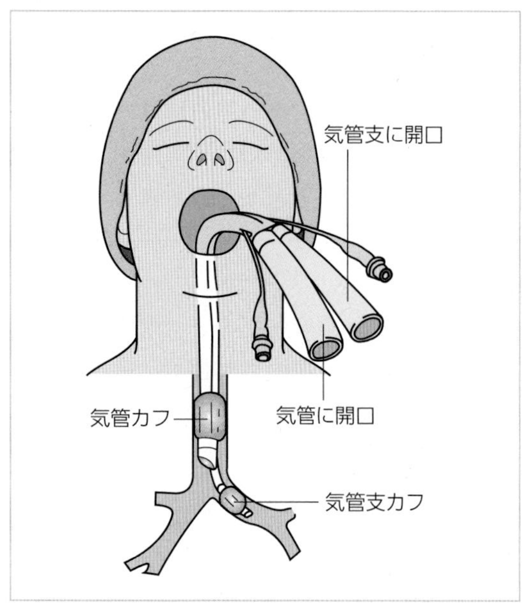

図 2-5 ● **ダブルルーメンチューブ**

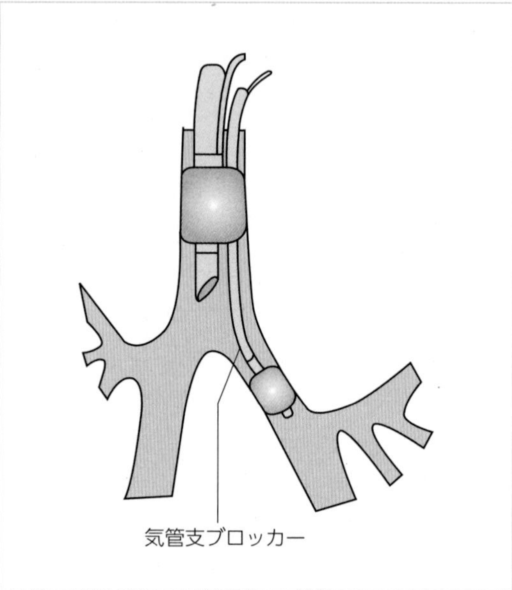

図 2-6 ● **気管支ブロッカー**

イス，術式，インプラントの進化，低侵襲化で血管拡張薬を使用した低血圧麻酔は減少している。現在低血圧麻酔法が認められている血管拡張薬はニトログリセリン，ニトロプルシドなど少なく，麻酔薬（吸入麻酔薬や麻薬など）そのもので低血圧維持が容易となっている。

2 分離肺換気

麻酔薬による分類ではない。麻酔中に左右の肺を別々に換気，もしくは片方のみを換気し，麻酔を行う。通常はダブルルーメンチューブ（二重の管をもつ，図 2-5）を使用する。症例によっては気管支ブロッカーを使用する（図 2-6）。術中は術野でない肺を換気し，術野肺は換気せず，動きを止める。片肺で換気するので片肺換気という。

●適応

①対側の肺からの血液，分泌物の流入阻止（肺出血，膿胸など）。

②開放気道があり，換気困難を防ぐため（気管支漏，気管形成を伴う手術，気管損傷など）。

③一側の肺胞洗浄のため（肺胞たんぱく症など）。

④術野確保，手術を容易にするため（胸部内視鏡手術，開胸肺手術，食道切除術，肺動脈瘤手術，胸椎手術など）。

7. 全身麻酔に使用する薬物

1 吸入麻酔薬

吸入麻酔薬はガス麻酔薬と揮発性麻酔薬に分類される。

1）ガス麻酔薬

常温常圧で気体である。現在，臨床で使用されるガス麻酔薬は**亜酸化窒素（笑気）**のみである。

●特徴

①無色，無臭，刺激性なし。
② 50%以下では意識消失せず，通常 65%前後で使用される。
③常温常圧下で気体となり，高圧医療用ボンベ*に液体で保管される。
④単独では痛み刺激に無反応にできず，麻酔補助薬として吸入麻酔薬とともに使用される。
⑤筋弛緩作用はない。
⑥体内の閉鎖腔の内圧を上昇させるため，気胸，腸閉塞，空気塞栓，嚢胞性疾患がある場合は使用を控える。
⑦体内では代謝されない。
⑧環境破壊につながる懸念がある。以前は多用されていたが，長短時間作用の麻薬（レミフェンタニル）の出現で使用されなくなっている。一部小児の導入などに使用される

2）揮発性麻酔薬

揮発性麻酔薬で現在使用されているのはセボフルラン，デスフルランのみ（ごくまれにイソフルラン）である。

セボフルラン，イソフルランは常温で液体である。デスフルランは中間体である。セボフルラン，イソフルランはプラスチック，ガラス容器に入っている。デスフルランはアルミ缶に入っている。

呼吸器系の作用として，中枢・末梢の化学受容体を介し，低酸素，高炭酸ガスに対する呼吸応答を減弱させる。呼吸抑制はデスフルラン＞イソフルラン＝セボフルランで強い。揮発性麻酔薬には一般的には気管支拡張作用があるが，デスフルランは例外的に気道抵抗が増す。循環器系では，血管拡張作用があり，用量依存性に心筋抑制がある。脳神経系には酸素代謝を低下させ，脳血管拡張作用（デスフルラン≧イソフルラン≧セボフルラン）があるが，麻薬を併用した麻酔では，脳圧上昇も軽度であり問題にならない。

●セボフルラン（マイラン）の特徴

①刺激臭はなく，小児の緩徐導入に使用される。筋弛緩薬の増強作用があり，単独でも筋弛緩作用がある。気管支拡張作用もあるため，気管支喘息やアナフィラキシーで気管支収縮のある患者にも使用しやすい。
②麻酔の導入，覚醒が速い。

＊**医療用ガスボンベ**：酸素はボンベ内に気体で蓄えられる。医療用ガス配管の識別色は，亜酸化窒素が青，酸素が緑，空気が黄色である。ガスボンベの識別色は国際規格 ISO ＋ 32，高圧ガス取締法，医療用ガス配管識別でそれぞれ異なる。医療現場では識別のため医療用ガスボンベの識別色を，酸素は黒＋緑（上 1/2 以内に重ねる），亜酸化窒素は灰色（1/2 以上）＋青（上 1/2 以内に重ねる），二酸化炭素は緑としている。

③体内で代謝されるのは2～3%である。
④代謝物に無機フッ素が含まれ，一過性の血中無機フッ素の上昇があるが，腎障害は起こさない。
⑤麻酔器の炭酸ガス吸収装置のソーダライムと反応し腎障害を起こすコンパウンドAを生成する。ただし通常使用量では臨床的に問題になる濃度には達しないので術後の腎機能には影響がない。半減期は1.1年である。
⑥レミフェンタニルの持続静脈内投与と併用されることが多く，その際は1～2％の濃度で使用される。

●デスフルランの特徴

①刺激臭があり，気道刺激性が高いため，麻酔導入に単独で使用することはできない。
②沸点が23.4℃とほかの揮発性麻酔薬に比べて低い（セボフルラン：58.5℃，イソフルラン：48.5℃）。そのため気化器は特殊な構造をしている。
③麻酔の導入・覚醒が速やかである。麻酔深度の調節は容易である。セボフルランより数分覚醒が速く，3時間以上継続使用しても覚醒の遅延がないため長時間麻酔にも良い。覚醒後の喉頭，咽頭反射の回復も速い。ソーダライムとの反応もない。
④気道刺激性があり，単独使用では息こらえ，咳嗽（がいそう）が出現するため，小児の緩徐導入には適さない。
⑤ほかの揮発性麻酔薬とほぼ同等の筋弛緩作用がある。
⑥麻酔維持中に急激に吸入濃度を上げると，頻脈が出現することがある。
⑦体内で代謝される割合は，0.02%と少なく，ほとんど代謝されない。
⑧半減期14年で環境負荷が大きく，使用する濃度が，3～9%と高いため，使用量が多くなりやすい。閉鎖麻酔，極低流量麻酔（ガス流量：0.5～2L/分）とすることが望ましい。
⑨レミフェンタニルの持続静脈内投与と併用されることが多く，その際は3%前後の濃度で使用される。

2 筋弛緩薬

アセチルコリン受容体（Ach受容体）に作用し筋弛緩状態を生じさせる。Ach受容体に対する作用の違いから，脱分極性と非脱分極性筋弛緩薬に分類される。非脱分極性筋弛緩薬のロクロニウムはベクロニウムより作用発現が速く，拮抗薬であるスガマデクスとの親和性が高い。

1）脱分極性筋弛緩薬

Ach受容体に結合し，持続的な脱分極を起こす。脱分極性筋弛緩薬はAch受容体と結合して筋収縮を起こすが，続いて筋弛緩状態となる。臨床で使用されているのはスキサメトニウムのみである。

●スキサメトニウムの特徴

①作用発現が1分以内（挿管時使用量：1～1.5mg/kgで30秒～1分）で最も早く，

持続時間も 5 分程度と短い。

② Ach 受容体に結合し，細胞膜を脱分極させる。そのため一過性の筋収縮（纖維束攣縮）が生じ，Ach と異なり分解されず，受容体と結合したままとなり，持続的な脱分極となり，筋弛緩状態となる。纖維束攣縮により，術後筋肉痛が生じることもある。

③血清カリウム値が 0.5～1.0mEq/L 上昇する。広範囲熱傷，外傷，神経筋疾患，神経損傷による片麻痺・対麻痺，腎不全患者では高カリウム血症による不整脈，心停止の危険がある。

④成人で投与 20 分後から約 0.5kgの咬筋張力の増加があり，咬筋攣縮を起こしていると考えられる。幼少児でも起こる。

⑤腹筋の纖維束攣縮により胃内圧の上昇が起こり，まれに 40cmH_2O に達する。

⑥眼圧が 5～10mmHg 位上昇する。開放性眼外傷時には注意を要する。

⑦悪性高熱を誘発することがある。

⑧洞性徐脈，不整脈，心停止が起きることがある。

⑨纖維束攣縮，カリウム値の上昇，胃内圧上昇，眼圧上昇などを抑制させるため，少量の非脱分極性筋弛緩薬を投与（プレクラリゼーション）することがある。

2）非脱分極性筋弛緩薬

アセチルコリンと競合的に Ach 受容体に結合して（競合的阻害），アセチルコリンの作用を阻害することで筋弛緩状態を起こす。Ach 受容体は 70％が筋弛緩薬に占拠されると臨床的筋弛緩作用が生じ，90％が占拠されると単収縮反応が消失する。つまり筋弛緩効果が減弱しても Ach 受容体がある割合占拠されていると，筋弛緩薬の追加は少量でよい。

筋弛緩薬はシナプス前の Ach 受容体にも作用して，アセチルコリンの放出を阻害することで連続刺激を行うと収縮高の減衰がみられる。

日本において臨床使用されている非脱分極性筋弛緩薬は，主としてベクロニウム臭化物，ロクロニウム臭化物である。

ベクロニウム臭化物　2019 年 12 月に販売中止を公表され，在庫も限られる。特徴は以下である。

① 0.1mg/kg投与で作用発現時間は 2~3 分，効果持続時間は約 60 分である。

②代謝産物が 50~70% の効力があり，胆汁，腎臓から排出される。肝・腎機能障害がある患者に投与する場合は作用の遅延の注意を要する。

③循環系には作用しない。

ロクロニウム臭化物　名前の由来は rapid onset curonium：作用発現が早い（ちなみに力価が低い筋弛緩薬ほど作用発現が速くなる）。特徴は以下である。

① 0.9mg/kg 投与での作用発現時間は約 1.5 分であり，効果持続時間は約 60 分である。

②蓄積性がなく，持続静注投与に適している。

③循環系に対する作用はない。

いずれの非脱分極性筋弛緩薬は作用発現時間と効果持続時間は投与量に依存する。投与量を増せば作用発現時間は減少し，効果持続時間は延長する。

非脱分極性筋弛緩薬の効果は時間の経過とともに減弱し消失する。自発呼吸があっても，非脱分極型筋弛緩薬の多くが，Ach 受容体を占拠している可能性がある。安全に抜管するためには筋弛緩状態をモニターし必要であれば拮抗薬を投与する。

筋弛緩薬に対する反応は，筋肉による差異がある。横隔膜と咽頭の筋群が，非脱分極性筋弛緩薬に最も高い抵抗性を示す。したがって喉頭展開時に声門が弛緩していれば，全身に筋弛緩効果が及んでいると考えて良い。

●**筋弛緩の拮抗**　筋弛緩薬の拮抗には，抗コリンエステラーゼ薬（ネオスチグミンメチル硫酸塩とエドロホニウム塩化物）とスガマデクス（シクロデキストリン）の2種類の薬剤が使用されている。スガマデクスの登場で抗コリンエステラーゼ薬の使用は少なくなった。

●**古典的拮抗**　抗コリンエステラーゼ薬はアセチルコリンを分解させる酵素：アセチルコリンエステラーゼの作用を阻害して，アセチルコリンの濃度を上げ，筋弛緩作用を拮抗する。抗コリンエステラーゼ薬を投与するとムスカリン作用*（副交感神経刺激作用：気道分泌の増加，徐脈など）が出現する。これを避けるためアトロピン（抗コリン薬）を併用する。気管支喘息の患者では，抗コリン薬で気管支痙攣発作が誘発されることがあるので，投与をしないで自然回復を待つ場合もある。深い筋弛緩状態におけるネオスチグミンによる拮抗は再弛緩の可能性があるので注意を要する。ネオスチグミン 0.04～0.05mg/kgとアトロピン 0.01～0.02mg/kgを混合して緩徐に静脈内投与する。

●**スガマデクス**　日本では2010年に臨床使用が開始された。ロクロニウムやベクロニウムに対して，包み込むように三次元の立体構造として結合（包接という）拮抗する。構造はシクロデキストリンと呼ばれる8個の糖が環状の立体構造を作り，内側に疎水基が並び，その中心にステロイド核をもつ非脱分極性筋弛緩薬を結合することで，筋弛緩拮抗薬として作用する。特徴は以下である。

①ロクロニウムとの結合性が最も高く，ベクロニウムとも比較的よく結合する。それ以外の筋弛緩薬との結合は弱い。臨床では前述2薬の筋弛緩の拮抗にのみ使用する。

②用量依存性にロクロニウムと結合し筋弛緩効果に拮抗する。2～4mg/kgを登用した場合，効果発現はネオスチグミンよりも速い。

③深い筋弛緩状態での拮抗が可能である（16mg/kgなど大量投与する）。

④効果発現が早い（ロクロニウム 0.6mg/kg投与後，スガマデクス 8mg/kg投与で約3分）。

⑤ムスカリン作用はない。

＊**ムスカリン作用**：アセチルコリンの生理作用のうち平滑筋，分泌腺，心臓に存在するムスカリン様受容体を介して起こる効果をムスカリン様効果（作用）という。ムスカリン様受容体が刺激されると心拍数の低下，唾液などの分泌腺からの分泌亢進，気管支収縮，縮瞳などが起こる。

⑥アレルギー反応が報告されているため，投与後の患者観察を行う。

3 鎮痛薬

前投薬，術中の麻酔補助薬，術後の鎮痛(ちんつう)薬として使用される。

モルヒネ塩酸塩，フェンタニルクエン酸塩，レミフェンタニル塩酸塩，ペチジン塩酸塩など麻薬施用票を必要とする**麻薬性鎮痛薬**と，ブプレノルフィン塩酸塩，ペンタゾシン塩酸塩などの麻薬施用票を必要としない**麻薬拮抗性鎮痛薬**が使用されている。

麻酔中に使用することが多いのは**フェンタニルクエン酸塩**と**レミフェンタニル塩酸塩**であり，それぞれ次のような特徴がある。

●フェンタニルクエン酸塩の特徴

①モルヒネの 50～80 倍の力価のある合成麻薬である。

②作用発現時間は 3~4 分で，持続効果時間は 40~60 分である。

③呼吸抑制作用は強い。

④循環系の抑制が弱いので，心疾患合併や心臓血管外科手術患者の麻酔に適している。

●レミフェンタニル塩酸塩の特徴

①フェンタニルと同程度の力価である。

②作用発現時間はフェンタニルより速く，1 分程度である。

③体内で速やかに代謝されるので作用持続時間が短く，蓄積性がない。

④調節性が良く，持続投与で使用する。

⑤持続投与後，投与を中止すると血中濃度が速やかに低下する。持続投与後に血中濃度が半減する時間は約 3 分で，持続投与していた時間に影響は受けにくい。持続時間が短いため，ほかの鎮痛法を併用しないと麻酔覚醒直後に患者が強烈な痛みを感じることがある。

⑥腎機能障害，肝機能障害をもつ患者でも投与量を減らす必要がない。

4 ベンゾジアゼピン系鎮静薬

多くの薬物があるが，ジアゼパム，ミダゾラムがよく使用されている。超短時間作用型のレミマゾラムも使用され始めている。抗不安作用，鎮静作用，睡眠作用をもつ。投与量が多くなると呼吸抑制が起こる。

単独の使用では循環系に対する抑制は弱いが，麻薬や亜酸化窒素を併用すると低血圧が生じるときがある。

●ジアゼパムの特徴

①水に不溶性で，血管刺激性があり，静脈内投与時の血管痛が強い。

②健忘(けんぼう)作用が強い。

●ミダゾラムの特徴

①水溶性で，血管刺激性はなく血管痛は起こらない。

②作用持続時間がジアゼパムより短く連続投与することもある。

5 プロポフォール

プロポフォールは，現在広く臨床使用されている静脈麻酔薬である。適応は全身麻酔の導入および維持，局所麻酔や検査時の鎮静，集中治療における鎮静である。特に全静脈麻酔（total intravenous anesthesia；TIVA）で使用され，増加している。

プロポフォールは室温では水に不溶のため，ダイズ油，濃グリセリン，精製卵黄レシチンからなる白色の乳濁液の製剤として投与する。その特徴は以下のとおりである。

①作用発現時間，作用持続時間ともに短い。麻酔導入時，就眠量を約20秒で投与すると，30～60秒で意識が消失する。麻酔維持には持続投与を行う。
②持続投与後に投与を中止すると，速やかに血中濃度が低下する。投与中止後に血中濃度が半減する時間は持続投与時間にあまり影響されない。
③呼吸抑制作用は強い。
④循環系の抑制作用もあり，心拍出量の減少，血圧の低下を起こす。
⑤制吐作用があり，術後の悪心（おしん）・嘔吐（おうと）を抑制する。
⑥大部分が肝臓で代謝されるが，肝機能障害患者でも使用可能である。
⑦製剤の注入時に血管痛があり麻酔導入に使用する際には注意が必要である。
⑧製剤には防腐剤などの抗菌性添加物を含んでおらず，また，脂肪乳剤のため汚染される細菌が増殖しやすいので，無菌的に取り扱い，開封後は直ちに使用する必要がある。
⑨長期間大量に投与すると横紋筋融解，代謝性アシドーシス，高カリウム血症，心筋症などプロポフォール注入症候群を起こす。小児では死亡例が報告され，小児への長期大量投与は禁忌である。

8. 全身麻酔中合併症

1 呼吸器系合併症

1) 気道閉塞

原因 全身麻酔時には顎（あご）の筋が弛緩して舌根部で閉塞を起こす。マスクによる気道確保やマスク麻酔で問題になる。気管挿管（そうかん）をしていても，チューブの屈曲，異物や分泌物（ぶんぴつ）（痰，血液）によるチューブ内腔（ないくう）の閉塞，過膨張したカフによる気道閉塞があり得る。

病態 気道閉塞が起こると，自発呼吸時では狭窄（きょうさく）によるいびきなどの音が出現し，完全に閉塞すると呼吸時の胸壁の動きが消失する。吸気時に胸部が陥没（かんぼつ）し腹部が膨隆する，いわゆるシーソー運動がみられることがある。調節呼吸中は気道内圧が上昇する。

2) 喉頭痙攣

原因 浅い麻酔のときに声帯部を刺激すると喉頭（こうとう）が閉じて（喉頭閉鎖）しまうことがある。これを喉頭痙攣（けいれん）という。本来は気道を防御するための反射である。機械的な刺激だけでなく，口腔内の分泌物の存在や咳反射を契機に起こることがある。小児の吸入麻酔薬による緩速導入やマスクによる気道確保による麻酔のときに問題になる。

●**予防・治療**　原因を除いて，マスクで軽く陽圧をかけていると自然に軽快することが多い。低酸素状態に陥る危険があれば，スキサメトニウム塩化物水和物のような速効性の筋弛緩薬を投与すれば解除されて換気可能になる。原因を取り除くとともに，麻酔を深くして予防する。気管チューブの抜管時や回復室でも起こる危険がある。

3）呼吸抑制

●**原因**　全身麻酔薬は，程度の差はあるが，いずれも呼吸抑制を起こす。中枢神経の抑制による換気量の低下が主原因である。

●**予防・治療**　自発呼吸で麻酔維持を行う場合は，呼吸状態を十分にモニターし，必要に応じて補助呼吸・調節呼吸を行う。筋弛緩薬を使用する場合は，呼吸運動は停止するので，当然調節呼吸を行う必要がある。

4）低酸素血症

●**原因**　以下のものが考えられる。

①吸入酸素濃度が不適切で，投与する酸素濃度が低い。

②麻酔薬の呼吸抑制の影響や人工呼吸器の設定が不適切なために換気量が少ない。

③気道確保が不適切で，気道閉塞が存在するか，気管チューブの位置が悪い。

④肺機能障害，気道分泌物が多く肺の一部が換気されない無気肺，心不全による肺水腫など，肺そのものに問題がある。

⑤ショック状態で末梢の血流障害があるなど，肺から組織への酸素の運搬が減少している。

●**予防・治療**　原因となる異常を改善する。

5）気管支痙攣

●**症状**　喘息発作と症状は同じである。

●**予防・治療**　喉頭痙攣とは異なり，筋弛緩薬は効かない。気管支拡張薬・ステロイドの投与など気管支喘息と同様の治療を行う。麻酔が浅いことが原因となることもあるので，麻酔を深くすることも治療の一つである。

6）誤嚥

●**原因**　嘔吐物が肺内に入ることをいう。誤嚥の量と酸性度により症状は異なる。重篤な場合は低酸素血症により早期に死亡する。肺水腫や誤嚥性肺炎を起こす危険がある。誤嚥は，麻酔導入時，気管挿管が完了する前に嘔吐した場合，マスクやラリンジアルマスクなど気管と食道の分離が完全でない気道確保により全身麻酔を行っている最中に嘔吐した場合，気道反射が不十分な状態で気管チューブを抜管したとき嘔吐した場合などに起こしやすい。

●**症状**　喘鳴，頻脈，低酸素血症，自発呼吸のある場合は頻呼吸である。

●**予防・治療**　緊急手術患者で経口摂取後間もないときに麻酔を行う場合は，誤嚥防止のために特に配慮が必要である。

治療は，気管挿管による気管吸引，気管支ファイバーによる観察と気管吸引，呼吸管理，循環管理，肺水腫や肺炎に対する治療などである。

2 循環器系合併症

1）血圧上昇

●原因　麻酔中の血圧上昇の原因は，①浅麻酔（麻酔が浅いこと），②術中使用した薬物，③術前からの高血圧，④褐色細胞腫*などが多い。

●予防・治療　麻酔深度が手術の刺激に比べて浅い場合は，麻酔を深くする。低血圧に対して使用した治療薬が効きすぎた場合は，一過性なので，高度な血圧上昇でなければ経過を観察すればよい。

術前から高血圧が十分治療されていない場合，血圧が変動しやすい傾向がある。必要に応じて血管拡張薬（カルシウム拮抗(きっこう)薬やニトログリセリン，ニトロプルシドナトリウム水和物）を投与する。

褐色細胞腫が疑われる場合は，血管拡張薬，α 遮断(しゃだん)薬，β 遮断薬の投与など積極的に血圧と心拍数を調節する。

2）血圧低下

●原因　①循環血液量の減少（出血，脱水），②静脈・動脈の血管拡張・緊張低下（血管拡張薬の投与，麻酔の効果），③心拍出量の低下（麻酔薬過量，心筋梗塞(こうそく)，不整脈，手術操作など）などである。

●予防・治療　原因を明らかにして，輸液・輸血の増量，昇圧薬の投与，原因疾患に対する治療などを行う。

3）徐脈

●原因　50～60/分の徐脈は麻酔中しばしばみられる。心疾患のない患者で，50～60/分で症状がなければ経過観察をする。50/分以下の場合，症状がある場合，心疾患があり徐脈(じょみゃく)が好ましくない場合などでは治療する。50/分以下になる徐脈の原因は，①房室ブロックなどの不整脈や急性心筋梗塞などの心疾患，②迷走神経反射（眼球圧迫，腹膜牽引(けんいん)，挿管操作），③低酸素血症，④薬物（抗コリンエステラーゼ薬，β 遮断薬）などである。

●予防・治療　アトロピン硫酸塩水和物を投与する。反射の原因となる操作を中止する。原因疾患の治療。アトロピン硫酸塩水和物が無効な場合，イソプレナリン塩酸塩の投与やペースメーカー挿入が必要となる。

4）頻脈

●原因　100～160/分の洞性頻脈の原因は，①循環血液量減少による低血圧状態，②浅麻酔（手術刺激に対して麻酔が浅いときを含む），③低酸素血症，④高二酸化

＊**褐色細胞腫**：副腎髄質由来の腫瘍をいう。大部分は良性で2～5％が悪性である。腫瘍細胞がカテコールアミンを多量に含む。持続的に，または発作性に血中にカテコールアミンが放出されて，頻脈，高血圧，発汗，動悸，頭痛が出現する。

炭素症，⑤発熱，⑥薬物（アトロピン硫酸塩水和物，カテコールアミンなど），⑦合併する疾患（悪性高熱症，褐色細胞腫，心筋梗塞（こうそく），肺梗塞など）などである。

●**予防・治療**　原因を明らかにして治療する。輸液・輸血を行い，麻酔を深くする。呼吸を適正に維持する。合併する疾患に対する治療を行う。β遮断（しゃだん）薬，抗コリンエステラーゼ薬，ジギタリス製剤などの脈を遅くする薬物の投与が必要な場合もある。

5）不整脈

●**原因**　心房性期外収縮・接合部調律は麻酔中しばしばみられ，循環動態に問題はないことが多く，たいていは経過観察でよい。心室性期外収縮は，過度の交感神経刺激状態，低酸素血症，高二酸化炭素症，心筋虚血（きょけつ）に関係することが多い。

●**予防・治療**　接合部調律で血圧低下が起こる場合は，洞調律に戻す目的でアトロピン硫酸塩水和物投与を行う。心室性期外収縮は，単発で，出現頻度の少ないもので心筋虚血に関係しない場合は，麻酔深度を適正にし，適正換気を確保して経過を観察する。心筋虚血が原因の場合は冠血管拡張薬による治療を開始するとともに，リドカイン塩酸塩の持続投与を開始する。心室性期外収縮のうち，形の異なる期外収縮が出現する（多源性），多発する場合や連発するもの，T波に一致して出現するものは重篤（じゅうとく）な期外収縮で，速やかにリドカイン塩酸塩による治療を開始する必要がある。

6）空気塞栓

●**原因**　静脈内に空気が入ると，右心房を通り右心室から肺動脈，さらに肺毛細血管に至り，肺毛細血管を閉塞し血流を遮断する。その結果，低血圧，低酸素，不整脈を起こし，重症な場合，心停止を起こす。これを空気塞栓（そくせん）という。頭頸部（とうけいぶ），骨盤内の大きな静脈を操作する手術で，手術部位が心臓より高位にある場合に空気塞栓の危険が高い。脳外科の座位手術では特に注意を要する。

●**予防・治療**　空気の流入部位と思われる部位を生食ガーゼで覆（おお）うなどして流入を防ぐ。亜酸化窒素投与を中止して100％酸素とする。空気が右心房にとどまるように体位を左側臥位（そくがい）にし，頭部を低くする。不整脈や血圧低下に対する治療を行う。中心静脈カテーテル（central venous catheter：cvc）が挿入されている場合は，吸引して血液と空気を抜く。

3　代謝系合併症

1）悪性高熱症

●**原因・症状**　骨格筋のカルシウム代謝の異常によって起こる重篤な合併症である。全身の代謝が亢進し，熱，炭酸ガス，乳酸の産生が異常に増加する。頻脈，発熱，筋硬直，横紋筋融解*によるミオグロビン尿（褐色尿），高二酸化炭素症，代謝性

＊**横紋筋融解**：筋細胞の代謝異常や筋細胞膜のたんぱく異常により筋細胞が破壊されて筋細胞成分が大量に細胞外に放出されることをいう。ミオグロビン尿症の原因となる。悪性高熱症ばかりでなく，感染症，熱中症，骨格筋の挫滅（災害時の挫滅症候群），中毒などでも起こる。

アシドーシス，高カリウム血症，急性腎不全などを症状とする。遺伝性疾患である。悪性高熱症は揮発性麻酔薬によって誘発され，特に吸入麻酔薬とスキサメトニウム塩化物水和物を併用すると起こりやすいとされる。原因不明の頻脈，スキサメトニウム塩化物水和物投与後の筋硬直，発熱（0.5℃/15 分以上の上昇）などが出現したら悪性高熱症を疑う。

●**予防・治療** 吸入麻酔薬の投与中止，100％酸素投与，ダントロレンナトリウム水和物投与，患者の冷却，代謝性アシドーシス・高カリウム血症・不整脈の治療，十分な輸液と利尿薬による腎保護，手術の中止などである。特効薬のダントロレンナトリウム水和物の早期投与が可能になり，死亡率は 10％まで減少した。

2） 低体温

●**原因** 全身麻酔中は低体温が起こりやすい。特に開腹術や開胸手術など体腔が露出する手術で手術時間が長時間に及ぶ場合は，低体温になりやすい。低体温による合併症は末梢循環不全，血液凝固異常，不整脈の出現，麻酔からの覚醒遅延，術後感染の増加などである。

●**予防・治療** ①患者の露出部位をできるだけブランケット・タオルで覆う，②ベッドにあらかじめ温水循環式の保温マットを敷いておく，③温風式の体温維持装置を使用する，④輸液・輸血を十分加温する，⑤加温した吸入気を投与する。

4 そのほかの合併症

1） アレルギー反応

●**原因** 手術中に投与する薬物すべてにアレルギー反応を起こす危険がある。輸血もアレルギー反応を起こす危険がある。全身麻酔中は原因不明の低血圧で発症することがある。全身性に紅斑，蕁麻疹が出現する。重篤な場合は低血圧，頻脈，気管支痙攣，溶血，血液凝固異常，急性腎不全が出現する。

●**予防・治療** 昇圧薬による循環管理をはじめ，十分な補液，利尿薬による腎保護などを積極的に行う。

B 局所麻酔・区域麻酔

1. 局所麻酔の分類（図 2-7, 8）

1 表面麻酔

粘膜の表面に局所麻酔薬を滴下・塗布・噴霧・貼付して行う。局所麻酔薬の剤形として，液体以外にゼリー状，スプレー型，絆創膏型がある。

手術を行う部位の皮膚（皮下および皮内）または粘膜に局所麻酔薬を注射して行う。

2 浸潤麻酔

手術を行う部位の皮膚（皮下および皮内）または粘膜に局所麻酔薬を注射して行う。

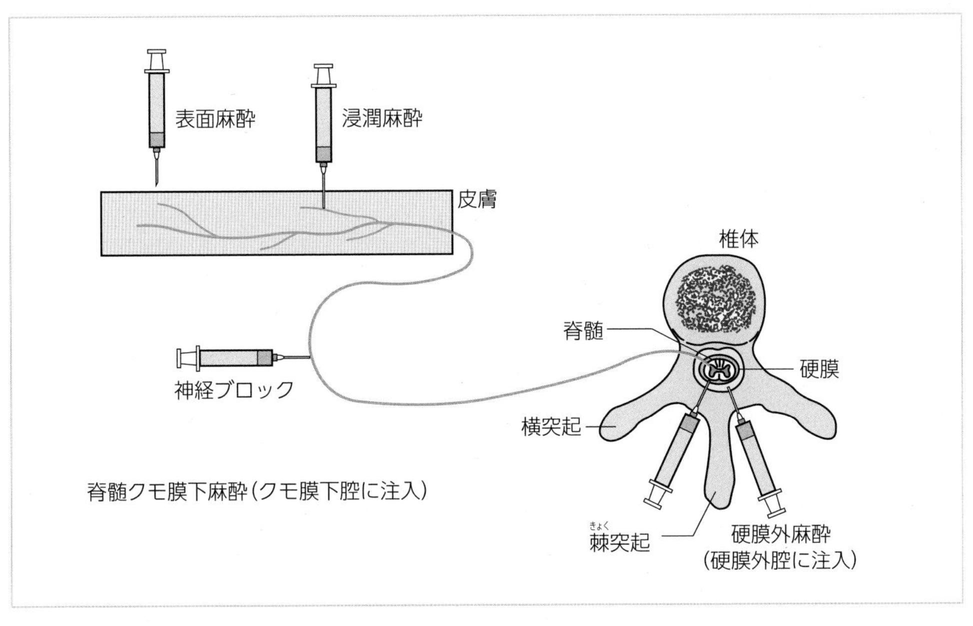

図 2-7 ● **局所麻酔法の分類**

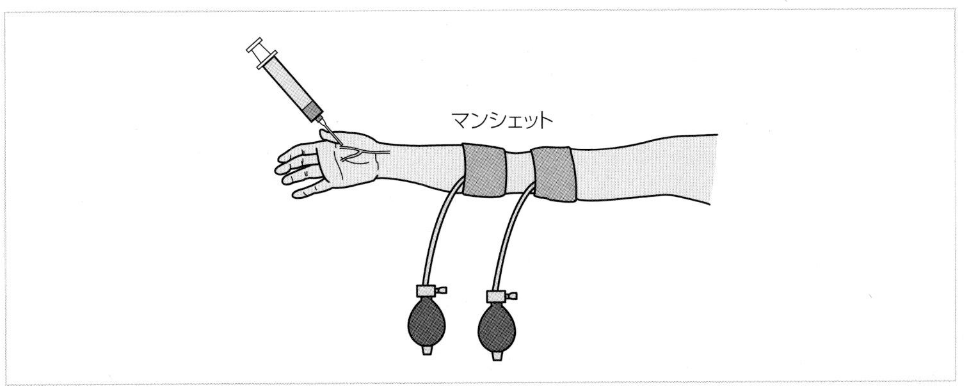

図 2-8 ● **経静脈内局所麻酔法（ビヤー・ブロック）**

3 神経ブロック

手術部位を支配する神経または神経叢（そう）の近くに局所麻酔薬を注入して神経伝導を遮断する。1 つの末梢神経をブロックする単一末梢神経ブロック以外に，神経叢をブロックする神経叢ブロックや，中枢でブロックする脊髄クモ膜下麻酔や硬膜外麻酔も神経ブロックに含まれる。超音波装置（エコー）を用いて，神経を可視化し，局所麻酔薬を注入する超音波ガイド下神経ブロックは多く行われている。

4 経静脈内局所麻酔法（ビヤー・ブロック）

上肢・下肢の手術に行われることがある。手術部の近位部に二重の駆血帯（くけつたい）マンシェットを巻いて，手術部位の静脈内に局所麻酔薬を注入して行う。

2. 局所麻酔に使用する麻酔薬

1 機序，構造，物理生化学的性質

局所麻酔薬は，神経膜のナトリウムイオンの通過を抑制することにより活動電位を減少させて神経伝導を遮断する。

現在，臨床で使用される局所麻酔薬は，ある一定の構造をもち，脂溶性芳香族(ほうこうぞく)残基－中間鎖－水溶性アミノ基の 3 つの部分よりなる。中間鎖の構造によりエステル型とアミド型に分類される。エステル型は血漿(けっしょう)中の酵素により分解され，アミド型は肝臓で分解される（表 2-2）。

局所麻酔薬は水溶液中でイオン化型と非イオン型に分離して，両者がある割合で存在し，その割合はそれぞれの局所麻酔薬固有の定数（解離係数）と溶解している水溶液の pH により決定される。

神経ブロック効果は解離係数，たんぱく結合性，脂肪への溶けやすさ（脂溶性）などの局所麻酔薬の物理生化学的性質の影響を受ける（表 2-3）。

①解離係数は 7.4～9.5 で，7.4 に近いほど麻酔作用発現が速い。
②脂溶性は麻酔効果の強さに関係し，脂溶性の高いものにはより作用が強い。
③たんぱく結合性は麻酔の効果持続時間に関係し，結合性が高いほど持続時間が長い。

表 2-2 ● 日本における局所麻酔薬の主な臨床使用

エステル型	プロカイン塩酸塩：浸潤麻酔，伝達麻酔 テトラカイン塩酸塩：クモ膜下脊髄麻酔
アミド型	リドカイン塩酸塩：浸潤麻酔，伝達麻酔，硬膜外麻酔，クモ膜下脊髄麻酔 メピバカイン塩酸塩：浸潤麻酔，伝達麻酔，硬膜外麻酔 ブピバカイン塩酸塩水和物：浸潤麻酔，伝達麻酔，硬膜外麻酔，クモ膜下脊髄麻酔 ロピバカイン塩酸塩水和物：浸潤麻酔，伝達麻酔，硬膜外麻酔 ジブカイン塩酸塩：クモ膜下麻酔

表 2-3 ● 臨床でよく使用される局所麻酔薬の神経ブロック効果と物理生化学的性質

	神経ブロック効果			物理生化学的性質			
	力価	作用発現時間	作用持続時間	脂溶性	解離係数	たんぱく結合性	
弱い							
プロカイン塩酸塩	1	遅い	短い	0.6	8.9	5.8	エステル型
中程度							
メピバカイン塩酸塩	2	速い	中間	1	7.6	77	アミド型
リドカイン塩酸塩	4	速い	中間	2.9	7.7	64	アミド型
強い							
テトラカイン塩酸塩	16	遅い	長い	80	8.5	76	エステル型
ブピバカイン塩酸塩水和物	16	中間	長い	28	8.1	95	アミド型
ロピバカイン塩酸塩水和物	16	中間	長い		8.1	94	アミド型

そのほか，神経組織以外の組織への浸透性，血管拡張作用などが麻酔効果に影響する。

2 麻酔の進行

局所麻酔薬により末梢神経が遮断されると，①血管を支配する神経の遮断（末梢血管の拡張と皮膚温の上昇），②温覚や痛覚の消失，③固有感覚の消失，④触覚，圧覚の消失，⑤運動神経の遮断（運動麻痺）の順に麻酔が進行する。

局所麻酔薬の使用濃度を調節することにより，知覚神経のみを遮断することが可能である。

3 局所麻酔薬への血管収縮薬の添加

局所麻酔薬にしばしば血管収縮薬であるアドレナリンまたはフェニレフリン塩酸塩を添加することがある。

投与部位の血管収縮が起こり血流が減少するため局所麻酔薬の血管内への吸収が遅れて，より多くの局所麻酔薬の分子が神経膜に作用する。したがって，麻酔の効果や作用持続時間が延長する。血管への吸収の遅れは血中濃度の上昇を抑制するので，局所麻酔薬中毒の防止のうえで有利である。

陰茎ブロック，指ブロック，指の付け根や中手骨部のブロックなど側副血行がない部位の神経ブロックでは，血行障害を起こす危険があるので血管収縮薬を添加してはならない。

4 局所麻酔薬の血管内への吸収

投与部位により血管内への吸収は異なる。血管の豊富な部位では吸収されやすく，血中濃度が上昇しやすい。

同じ量の局所麻酔薬を投与した場合，最高血中濃度は，肋間神経ブロック＞仙骨麻酔＞硬膜外麻酔＞腕神経叢ブロック＞皮下浸潤麻酔の順である。

5 局所麻酔薬の胎盤通過性

産科麻酔で局所麻酔薬を使用する場合に問題になる。一般に脂溶性が高いものは胎盤を通過しやすく，たんぱく結合性の高いもの，イオン化型は通過しにくい。ブピバカイン塩酸塩水和物は胎盤通過性が低い。

3. 局所麻酔薬中毒とアレルギー反応

1 局所麻酔薬中毒

●**原因**　組織内の急激な局所麻酔薬濃度の上昇によって起こる。一般に局所麻酔薬の血漿濃度が一定濃度以上に達したときに局所麻酔薬中毒が起こる。特に心臓，脳が標的器官となり，中枢神経症状，心血管系症状を呈する。症状は一般的に刺激症状が現れ，痙攣発作の開始とともに抑制症状へと移行する（図 2-9）。

●**症状**　通常，不安，多弁，多動，悪心，視力障害，耳鳴，筋の攣縮，振戦，不穏，興奮，痙攣発作など中枢神経系の刺激症状がまず出現する。

血中濃度の上昇が進行すれば中枢神経全体を抑制し，昏睡と循環抑制，呼吸停止が起こる。

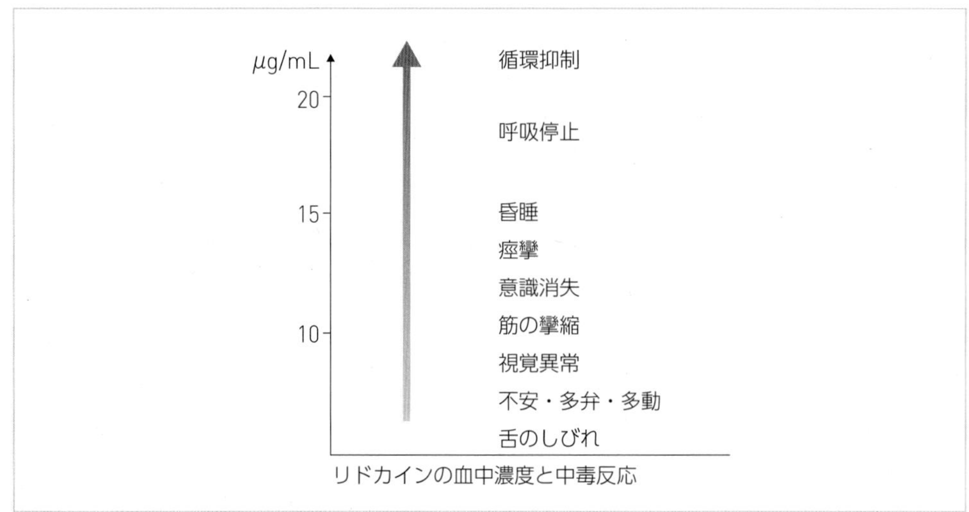

図 2-9 ● リドカインの血中濃度と中毒反応

心血管系の症状は初期には中枢神経を介した機序により頻脈（ひんみゃく），血圧上昇がみられる。進行すれば心機能を直接抑制して，血圧低下，徐脈，心停止など循環虚脱となる。血管内注入の場合は，いきなり意識消失，呼吸停止，心停止が起こることがある。

痙攣発作は直接の死因になることはなく，呼吸や循環の抑制が直接死因になる。報告では局所麻酔薬そのものの致死量は痙攣発作誘発量の 4～5 倍とされる。一般にリドカイン塩酸塩，ブピバカイン塩酸塩水和物では心停止による死亡が多く，プロカイン塩酸塩，テトラカイン塩酸塩，メピバカイン塩酸塩では呼吸抑制による死亡が多いとされる。たんぱく結合性の高いブピバカイン塩酸塩水和物による心停止は蘇生させにくいといわれる。

● **治療**　①初期症状を早期に診断する，②痙攣に対してジアゼパム 5 ～10mg 静注する，③そのほか，酸素吸入，必要に応じて人工呼吸を行う。昇圧薬投与による循環管理を適宜行う。

2 アレルギー反応

局所麻酔薬の副作用で免疫反応が関与するアレルギー反応は非常にまれである。プロカイン塩酸塩などのエステル型にみられ，リドカイン塩酸塩などのアミド型にはまれである。エステル型では，その基本構造の一部がたんぱく質と結合しやすくハプテンとして抗原性を呈する。アミド型では，市販バイアル中の添加物によるとされる。

● **症状**　局所過敏反応は皮膚症状が主体で，紅斑（こうはん），蕁麻疹（じんましん），浮腫（ふしゅ），皮膚炎を呈する。全身過敏反応（アナフィラキシーショック）では全身に及ぶ紅斑，蕁麻疹，浮腫に加え気管支痙攣（けいれん），低血圧をきたす。

● **治療**　アナフィラキシーショックの治療に準じる。

4. 手術室でよく行われる局所麻酔法

1 脊髄クモ膜下麻酔・サドルブロック

1）脊髄クモ膜下麻酔の方法

脊髄クモ膜下麻酔はクモ膜下腔に局所麻酔薬を注入して脊髄神経をブロックする麻酔法である（図 2-10）。会陰部のみをブロックする脊髄クモ膜下麻酔をサドルブロックという（麻酔範囲が乗馬のときサドルに接触する部分だけとなる）。

脊髄下端は第 1 腰椎上縁に位置するので，穿刺針による脊髄損傷を避けるために，穿刺は通常第 2～3 腰椎間，第 3～4 腰椎間，第 4～5 腰椎間で行う。穿刺に際して必要な体表の目標は**ヤコビー線**である。これは左右の腸骨稜を結ぶ線で第 4 腰椎の棘突起または第 4～5 腰椎間を通る（図 2-11）。

体位は通常は側臥位で行う（図 2-12）。座位は会陰部のみの麻酔を行うサドルブロックの場合，しばしば使用される（図 2-12）。

●**高比重液，等比重液，低比重液**　髄液は無色透明で比重は 1.003～1.010 である。注入する局所麻酔薬の比重を髄液の比重と比較して，これより高い場合を高比重液，等しい場合を等比重液，低い場合を低比重液と分類する。

テトラカイン塩酸塩（テトカイン®），ジブカイン塩酸塩，リドカイン塩酸塩（キシロカイン®）では高比重液が使用されることが多い。ブピバカイン塩酸塩水和物では等比重または高比重液を使用する。テトラカイン塩酸塩は結晶（粉末）で，10％ブドウ糖に溶解すれば高比重，生理食塩水または患者の脊髄液に溶解すれば

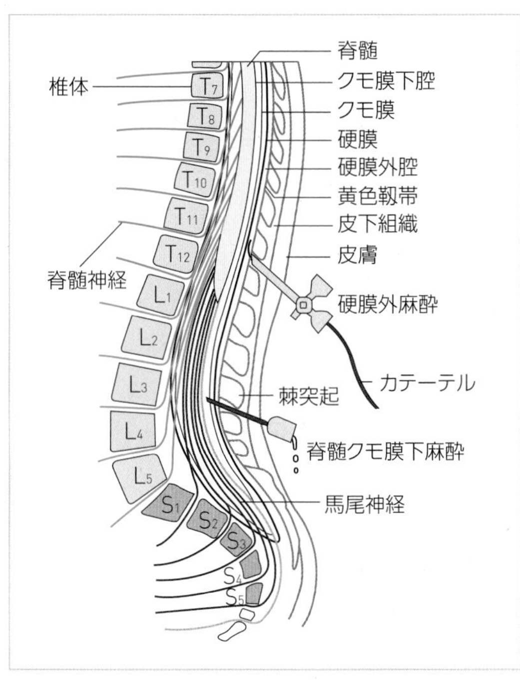

図 2-10● 脊髄クモ膜下麻酔と硬膜外麻酔

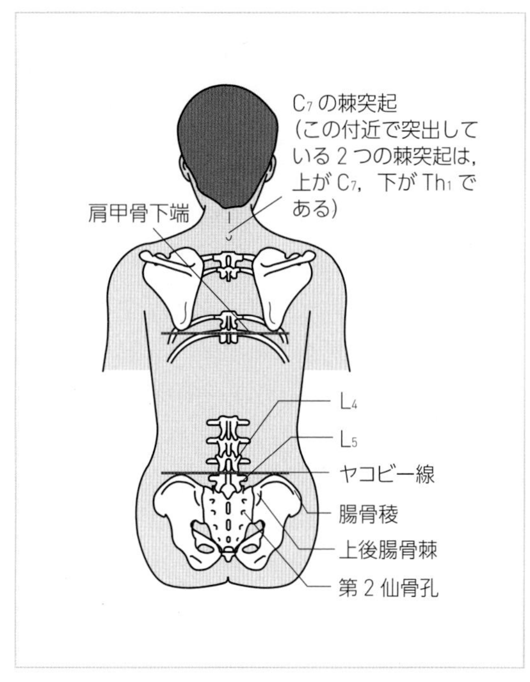

図 2-11● 穿刺時の位置を定める体表の目安

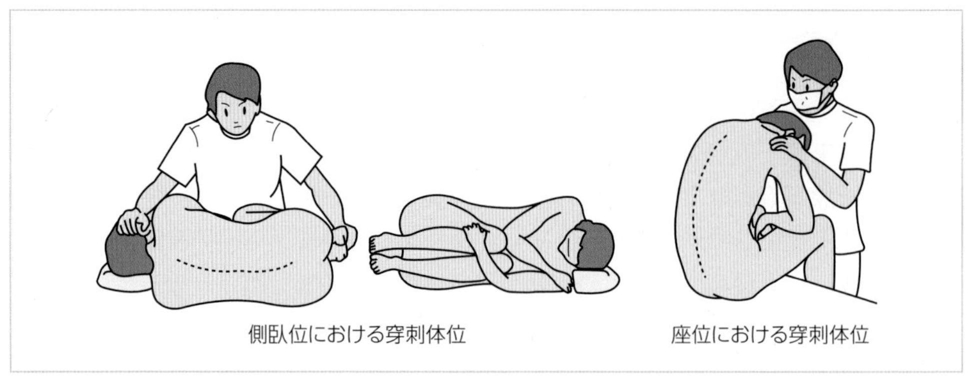

図 2-12● 脊髄クモ膜下麻酔穿刺時の体位

等比重，蒸留水に溶解すれば低比重となる。

高比重液では側臥位の穿刺の場合，重力の関係で局所麻酔薬は下側に効きやすい。麻酔薬の効果が固定されるまで体位をそのまま側臥位に維持すれば，下になっているほうの半側のみ麻酔となる。薬液注入直後に仰臥位（ぎょうがい）にすれば通常は両側が麻酔されるが，片効きになることもまれにあるので，通常は高比重では手術する側を下にする。等比重液または低比重液では手術する側を上にすることが多い。下肢（かし）の骨折で患側を下にできない場合，等比重液または低比重液は骨折部位を上にした側臥位がとれるので便利である。

●麻酔レベル　麻酔レベルの高さは注入する麻酔薬の量，比重，体位，注入速度などにより決定される。麻酔の持続時間は使用する局所麻酔薬の種類，局所麻酔薬に添加する血管収縮薬の有無による。

脊髄クモ膜下麻酔に使用する局所麻酔薬にアドレナリン 0.1～0.2mg 程度を添加すると，テトラカイン塩酸塩，ジブカイン塩酸塩では作用持続時間が約 1.5 倍に延長する。もともと作用持続時間が長いブピバカイン塩酸塩水和物の作用持続時間は延長しない。

使用する局所麻酔薬の量を決定する一定の基準はない。脊椎（せきつい）のクモ膜下腔の容積は体重より身長に相関するので，麻酔薬の必要量も身長に関係するとされ，身長をもとにした計算式を使用する施設もある。体型，年齢，必要な麻酔レベルを考慮して決定することが多い。肥満した人，妊婦，高齢者では麻酔レベルが上昇しやすいので，一般に 20～50%少なくする。

麻酔レベルを判定する際に使用される脊髄（せきずい）神経による知覚支配の皮膚分節を示す（図 2-13）。また手術部位と必要な麻酔レベルを示す（表 2-4）。

下腹部手術，会陰部手術，下肢手術で 1 ～2 時間程度のものに使用される。ただし，クモ膜下腔にカテーテルを留置して持続脊髄クモ膜下麻酔にすれば長時間手術も可能ではあるが，持続脊髄クモ膜下麻酔は感染・神経損傷などの危険が 1 回法より高く，また，持続硬膜外麻酔が広く行われている現状では，あえて持続脊髄クモ膜下麻酔を行うことはあまりない。

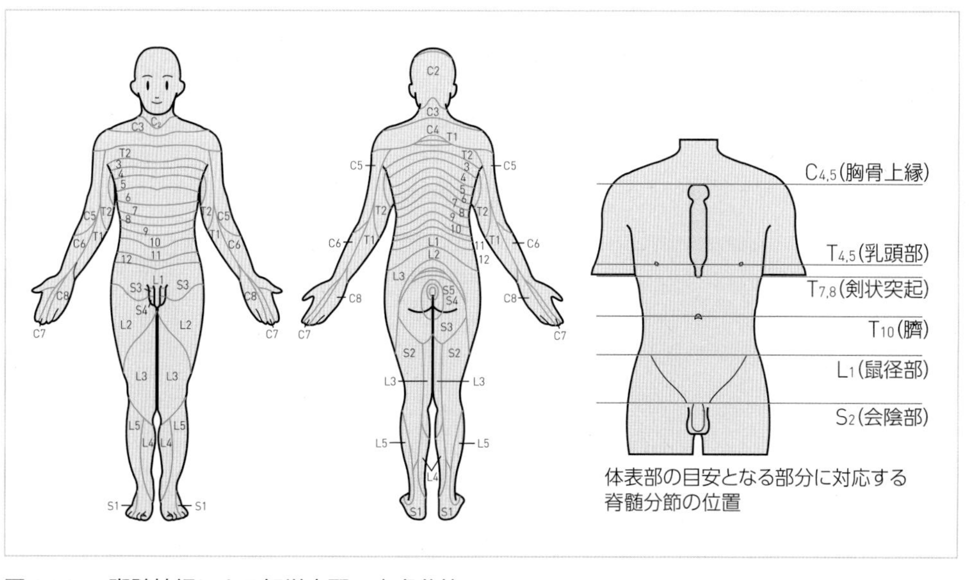

図 2-13 ● 脊髄神経による知覚支配の皮膚分節

表 2-4 ● 脊髄クモ膜下麻酔における手術部位と最低限必要な麻酔レベル

手術部位	麻酔レベルの高さ
下腹部	T_6 まで
下肢	T_{12} まで
股関節	T_{10} まで
子宮	T_{10} まで
膀胱・前立腺	T_{10} まで
精巣	T_8 まで

2）脊髄クモ膜下麻酔中の合併症

■血圧低下

●**原因**　脊髄クモ膜下麻酔により当然の結果として起こる生理的変化であるが，高度になることがあり注意を要する。主原因は交感神経が脊髄クモ膜下麻酔によって急激にブロックされるため，末梢血管が拡張し，また，心臓への静脈血還流が減少して，血圧が低下する。

●**予防・治療**　治療は下肢の挙上を行う，血圧を上昇させる薬物（エフェドリン塩酸塩またはネオシネジンフェニレフリン塩酸塩）の投与，輸液速度を速くするなどである。脊髄クモ膜下麻酔前に輸液を予防的に 500～1000mL 投与することもある。

妊婦では子宮により下大静脈が圧迫されて血圧が低下することがあり，仰臥位低血圧症候群といわれる。治療として妊娠子宮を手で左方へ移動させる。

■徐脈・不整脈

●**原因**　麻酔が上部胸椎レベルまで及び心臓交感神経がブロックされれば当然，徐脈が起こるが，それ以外に迷走神経を介する反射を介した高度な徐脈，不整脈，心停止などが起こる危険性が指摘されている。

●**予防・治療** 脊髄クモ膜下麻酔時の徐脈には早期に積極的にアトロピン硫酸塩水和物を投与する。

■**呼吸困難感**

●**原因** 麻酔レベルが上部胸部まで及ぶと，腹壁や胸壁の動きに対する感覚がなくなり，呼吸困難感を感じることがある。横隔膜を支配する横隔神経がブロックされない限り呼吸が問題となることはない。

●**予防・治療** 握力をチェックして正常，軽度の握力低下なら横隔神経のブロックはないと判断してよい。この場合は，患者によく説明し安心させるのが最良の治療法である。

■**悪心・嘔吐**

●**原因** 大部分が血圧低下により起こる。

●**予防・治療** 血圧を正常化する，酸素を投与するなど，血圧低下に対する治療を行う。

■**無呼吸**

●**原因** 高度な血圧低下による脳血流減少や麻酔が高位まで広がることによる横隔神経ブロックを原因として起こる。

●**予防・治療** 直ちにマスクによる気道確保を行い，呼吸を補助するとともに血圧を正常化させる。

3) 麻酔終了後合併症

■**脊髄クモ膜下麻酔後頭痛**

●**原因** 1～2日後，座位，立位で出現する頭痛で，脊髄クモ膜下麻酔後の5 %前後の患者で起こる。髄膜炎による頭痛ではないことを確認することが重要である。

穿刺した硬膜の穴から髄液が漏出して脊髄圧が低下し，その結果脳の硬膜が引っ張られ頭痛を起こすと考えられている。太い針を使用した場合には発症する割合が高くなる。統計的に若い（20～30歳代）女性に起こりやすい。

●**予防・治療** 予防は細い穿刺針を使用することである。従来から使用されているクインケ型より硬膜の損傷が少ない先端（鉛筆のとがった芯のような先端）をもつ穿刺針も市販されている（図2-14）。

治療は安静，鎮痛薬の投与，十分な補液である。通常，数日で軽快することが多い。頭痛がひどい場合や持続する場合は，硬膜外腔に自己血を注入して穿刺による穴を塞ぐ自己血パッチを行う。

■**そのほかの合併症**

神経学的後遺症（穿刺針による神経損傷・脊髄の血流障害，局所麻酔薬による脊髄障害などが原因として推定されている），髄膜炎，腰痛などが合併症として報告されている。

2 硬膜外麻酔・仙骨麻酔

1) 硬膜外麻酔の方法

硬膜外腔に局所麻酔薬を注入して脊髄神経を麻酔する（図2-10参照）。頸椎から

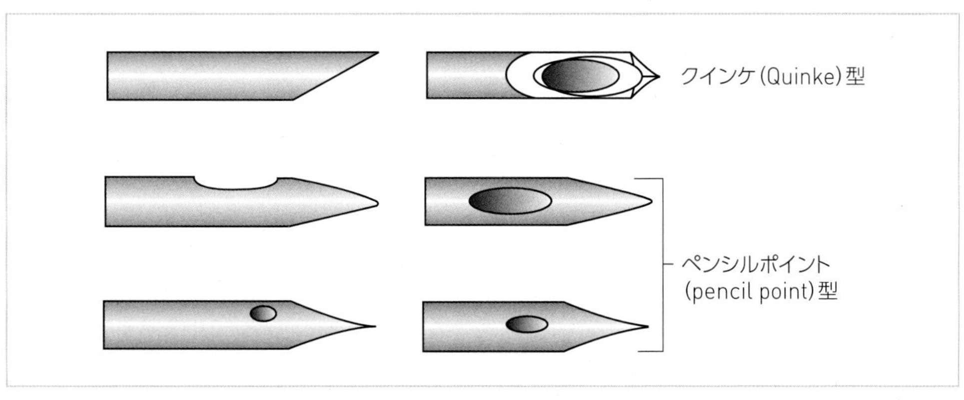

図 2-14● **脊髄クモ膜下麻酔用穿刺針の先端**

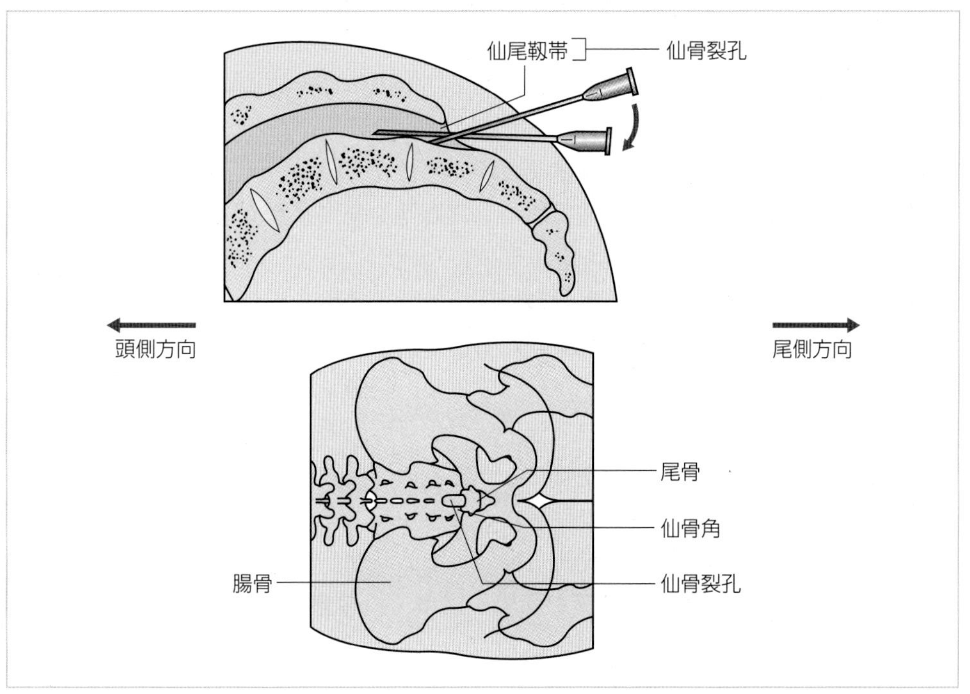

図 2-15● **仙骨硬膜外麻酔**

仙骨まで広い範囲で行うことができる。

穿刺部位により頸部硬膜外麻酔，胸部硬膜外麻酔，腰部硬膜外麻酔，仙骨硬膜外麻酔（図 2-15）に分類される。また局所麻酔薬の投与方法により，1 回注入法とカテーテルを使用する持続法（**持続硬膜外麻酔**）に分類される。

硬膜外麻酔の作用機序は，①硬膜外腔で脊髄神経に作用する，②硬膜を浸透して脊髄腔内で脊髄の神経細胞に作用する，などが推定されているが，依然として不明な点も多い。

●**手術方法と麻酔**　頭部・顔面以外の手術の麻酔に使用することができる。すなわち胸部から下肢までの手術に使用する。

胸部・上腹部手術では通常，全身麻酔と併用する。下肢や下腹部手術では硬膜外麻酔単独でも麻酔可能である。

全身麻酔に併用すると全身麻酔薬の使用量を減じることができ，麻酔からの覚醒が速やかである。また，術後鎮痛に使用可能で，術中から術後鎮痛を考慮した麻酔管理が可能である。

●**術後鎮痛**　術後鎮痛に局所麻酔薬と併用して，麻薬であるモルヒネ塩酸塩，フェンタニルクエン酸塩を硬膜外に持続投与する方法が広く行われている。

術後痛を軽減する目的で，手術前から手術中に脊髄への痛みの伝達を抑制するために鎮痛法を行うことを**先取り鎮痛法**という。

吸入麻酔薬のみの全身麻酔薬では痛みを認識することを抑えることはできるが，手術部位からの痛みの情報が脊髄へ伝達されるのを防止できず，脊髄に痛みの情報が蓄積されて，術後疼痛を増強するメカニズムが明らかになった。

手術中から硬膜外麻酔を行えば脊髄への痛みの伝達を防止することが可能で，術後痛を効果的に抑制できると考えられて，様々な研究が行われている。動物実験では証明されたが，臨床研究では依然として定まっていない。

●**脊髄クモ膜下麻酔との比較**　技術的には脊髄クモ膜下麻酔より難しい。特に頸部や上部胸部での硬膜外穿刺は難しい。

脊髄クモ膜下麻酔に比べて大量の局所麻酔薬を使用するが，麻酔が完成するまで時間がかかる。麻酔の効果は一般的に脊髄クモ膜下麻酔より弱いとされる。

交感神経ブロックにより血圧が低下するが，脊髄クモ膜下麻酔に比べて緩徐に低下し，その程度も総じて脊髄クモ膜下麻酔より軽度である。循環血液量の減少した患者では高度な血圧低下が起こることがあるので注意が必要である。麻酔が高位に及び，心臓交感神経がブロックされると徐脈が起こる。

●**麻酔効果の発現**　麻酔効果の発現（発現までの時間，麻酔の広がり，麻酔効果持続時間）は，使用する局所麻酔薬の種類・濃度・投与量，患者の年齢・身長・体格，穿刺部位・体位などの影響を受ける。

穿刺部位と注入量を考慮すれば必要な範囲だけブロック（分節麻酔）できる。また，使用濃度を考慮すれば感覚神経のみをブロックして運動神経を温存すること（分離麻酔）も可能である。

2）硬膜外麻酔の実際

●**持続硬膜外麻酔**　臨床での麻酔は通常，持続硬膜外麻酔を行う。

体位は主に側臥位で行う。座位で行うこともある。

17～18 Gの硬膜外針を使用して，硬膜外腔にカテーテルを留置する。硬膜外穿刺法にはメディアン・アプローチ（正中法）とパラメディアン・アプローチ（傍正中法）とがある（図 2-16）。腰部ではメディアン・アプローチを行うことが多い。胸部以上ではメディアン・アプローチは腰部より難しく，しばしばパラメディアン・アプローチを行う。

硬膜外腔は脂肪組織や粗な結合組織で満たされ，静脈叢が存在する。硬膜外腔は

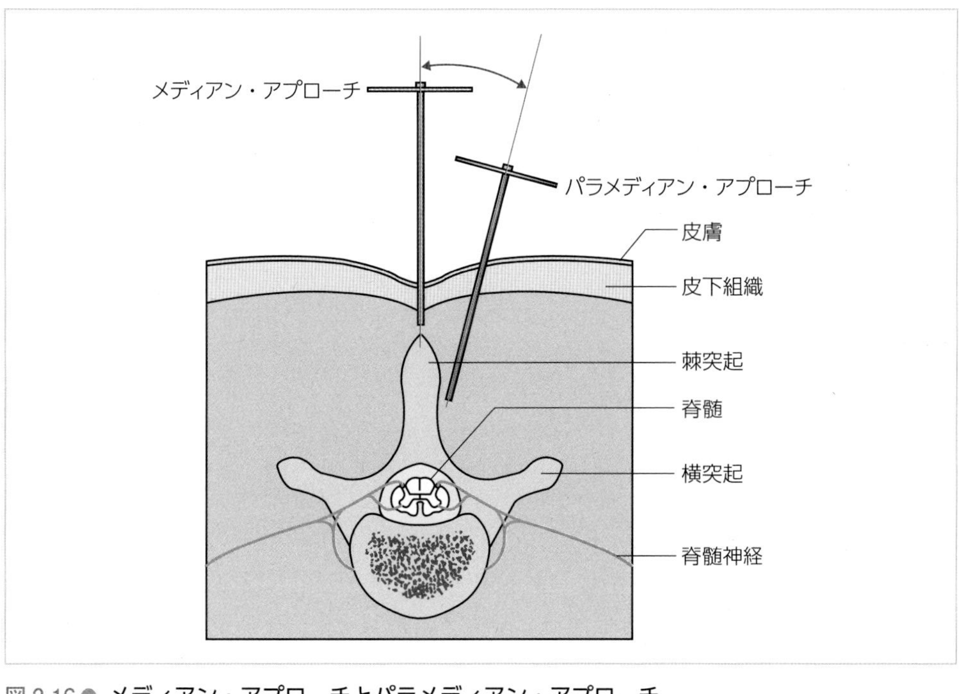

図 2-16● **メディアン・アプローチとパラメディアン・アプローチ**

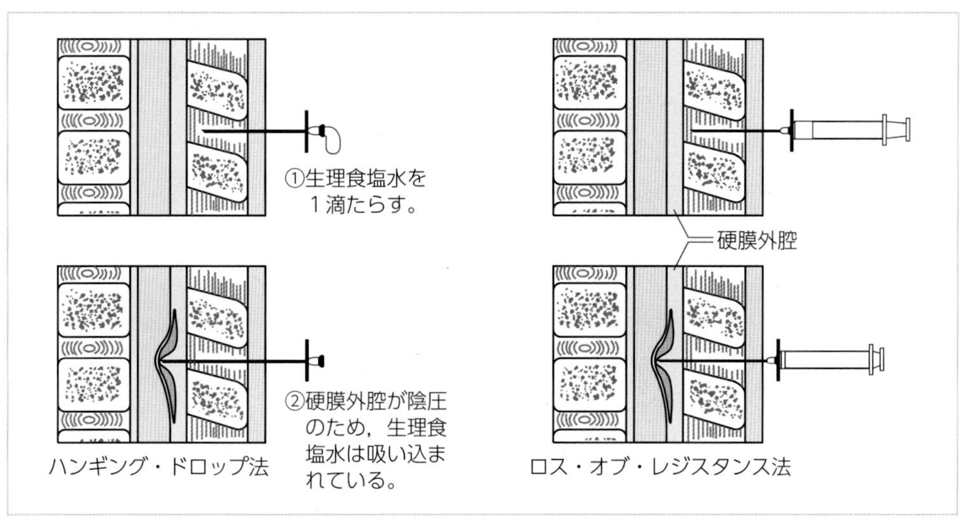

図 2-17● **ハンギング・ドロップ法とロス・オブ・レジスタンス法**

体位や部位により差はあるが，穿刺体位では一般に弱い陰圧を呈する。このような硬膜外腔の特徴を考慮して，硬膜外腔へ針が入ったことを確認するのにロス・オブ・レジスタンス法（抵抗消失法）またはハンギング・ドロップ法（懸滴法）（図2-17）を使用する。

カテーテル挿入時にカテーテルが硬膜外腔の血管内に入る可能性や，クモ膜下腔に挿入される可能性もあるので，カテーテル挿入後は脊髄液や血液の逆流がないことを確認する。

●**1回注入法** 1回注入法ではカテーテルを留置しない。

①1回注入による硬膜外麻酔では針先を硬膜外腔に留置した後，また持続硬膜外麻酔では硬膜外腔にカテーテルを挿入した後，脊髄液や血液の逆流がないことを確認した後，さらに試しにアドレナリン添加の局所麻酔薬2～3 mLをテストドースとして注入する。

②もし，針先またはカテーテル先がクモ膜下腔にあれば，数分以内に脊髄クモ膜下麻酔として麻酔作用が出現する。また，針先またはカテーテル先が血管内にあれば，添加したアドレナリンの効果により心拍数が急に増加する。

●**麻酔薬の量と時間** 通常，メピバカイン塩酸塩1～2％，ロピバカイン塩酸塩水和物0.2～0.75%，リドカイン塩酸塩1～2％が使用される。ブピバカイン塩酸塩水和物0.25～0.5%も使用される。臨床におけるデータでは，ブピバカイン塩酸塩水和物やロピバカイン塩酸塩水和物はメピバカイン塩酸塩やリドカイン塩酸塩より作用持続時間が長い。

運動神経をブロックする必要がある場合はメピバカイン塩酸塩やリドカイン塩酸塩では2％を使用する。穿刺部位，患者の年齢・体格により異なるが，1分節を麻酔するのにおおよそ1～3 mLの注入を必要とする。初回量は硬膜外麻酔単独の場合は10～20mLで，追加量はその50～80%で45～60分間隔である。また，必要とする麻酔範囲に達するまで3～5 mLを5～10分おきに分割投与することもある。分割投与は予期しない血管内投与やクモ膜下腔投与による合併症を防止するうえで，また高度な血圧低下を防止するうえで有用である。

全身麻酔に併用する場合は3～5 mLを45～60分ごとに投与する。

一般に高齢者や妊婦では20～30%投与量を減じる。

3) 合併症

■全脊椎麻酔

●**原因** 硬膜外麻酔には比較的大量に局所麻酔薬を使用するので，誤ってクモ膜下腔に注入されると脊髄全体が麻酔されることになる。

●**予防・治療** 局所麻酔薬注入後，患者は呼吸困難を訴えるとともに意識が消失し，呼吸が停止する。気道確保，人工呼吸など呼吸管理を行うとともに，補液や昇圧薬による血圧維持などの循環管理を行い，麻酔効果が消失するのを待つ。処置が迅速で適切であれば，麻酔効果が消失すれば，通常，後遺症は残らず回復する。

■局所麻酔薬中毒

●**原因** 硬膜外腔には静脈叢があり，注入された局所麻酔薬が静脈内に吸収されて，血中濃度が上昇する。極量以上に大量に局所麻酔薬を使用した場合に局所麻酔薬中毒が起こる危険がある。

■局所麻酔薬の血管内注入

●**原因** 硬膜外の静脈に局所麻酔薬を誤って注入すると，局所麻酔薬の血中濃度が急激に上昇して局所麻酔中毒が起こる。注入量が大量な場合は，いきなり痙攣（けいれん），意識消失，呼吸停止，心停止が起こる。

■血腫

●**原因**　硬膜外腔は静脈叢に富んだ腔で，その損傷により出血が起こる。凝固機能に異常があれば血腫となり，脊髄を圧迫して神経麻痺などの症状が出現する。

■感染

●**原因**　穿刺時の皮膚消毒が不完全な場合，穿刺器具の滅菌が不良の場合に起こる。皮下膿瘍，硬膜外膿瘍を形成することがある。初発症状は穿刺部位の痛み，発赤，膿性滲出液である。

●**予防・治療**　皮膚消毒が完全で器具の滅菌不良がなければ，手術前後の数日，短期間では感染の危険は少ない。長期に硬膜外カテーテルを留置する場合，感染を起こしやすい患者（たとえば糖尿病患者）では注意が必要である。

■そのほかの合併症

脊髄損傷，神経損傷などの合併症がある。

3 神経叢ブロック

臨床麻酔で主に行われるのは，上肢・肩の手術に対して行われる腕神経叢ブロックである。ブロックを行う部位により，斜角筋間法，鎖骨上法，腋窩法に分類される（図 2-18）。

鎖骨上窩からアプローチする方法としてクーレンカンプ法が有名である。

4 末梢神経ブロック

臨床麻酔でよく行われる末梢神経ブロックには，膀胱腫瘍手術で脊髄クモ膜麻酔・硬膜外麻酔に併用して行う下肢内転防止のための閉鎖神経ブロック，小児の鼠径ヘルニア手術で全身麻酔に併用して行う術後痛軽減のための腸骨鼠径・腸骨下腹神経

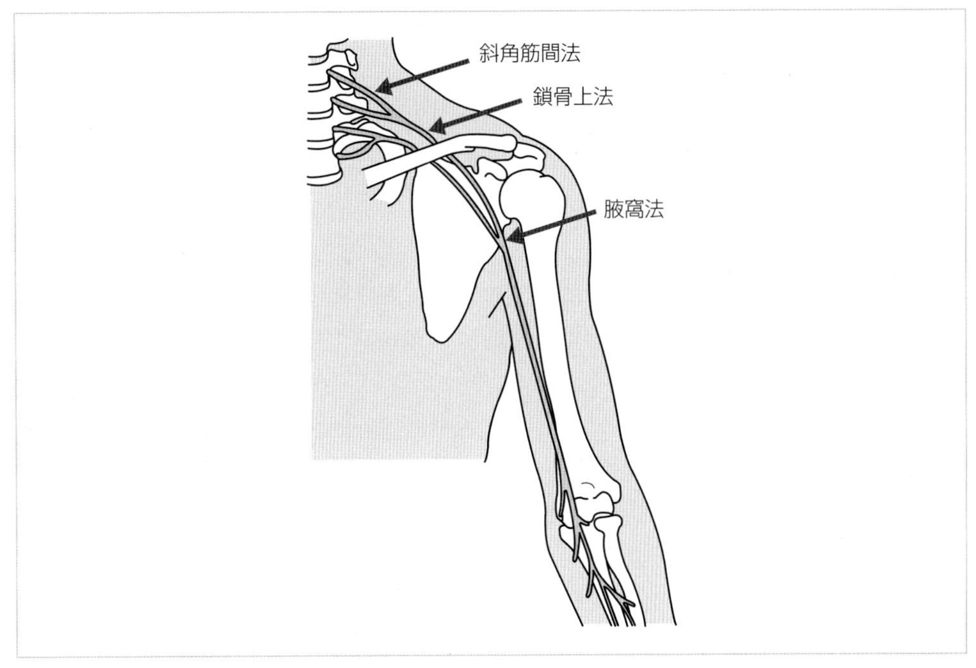

図 2-18● 腕神経叢ブロックの３つの経路

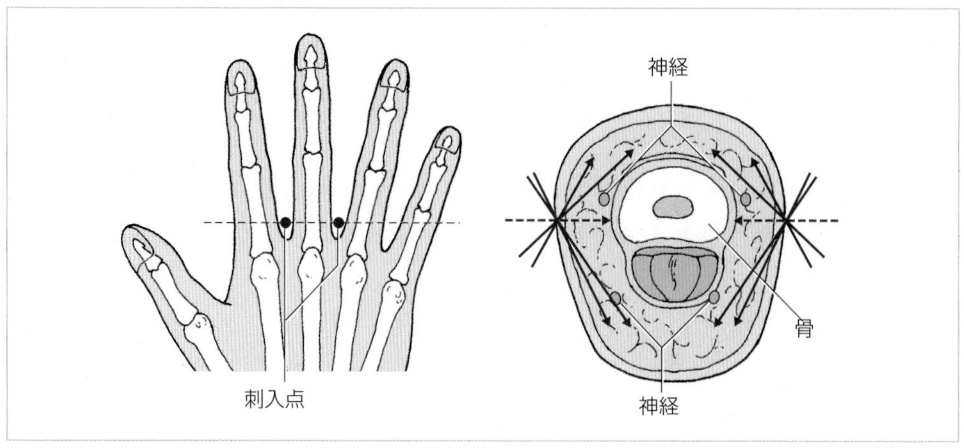

図 2-19● オーベルスト法

ブロックがある。

指の手術に，指部で行う神経ブロックをオーベルスト法という（図 2-19）。

5 超音波エコーガイド下神経ブロック

神経叢ブロックや末梢神経ブロックは，これまで体表の部位を目印に盲目的に行われてきた。そのため神経ブロックの安全性と確実性に問題があり，積極的に行う麻酔科医は多くはなかった。しかし最近，超音波診断装置の進歩に伴い，小型で高解像度の機種が臨床で使用されるようになり，超音波エコーガイド下神経ブロックを行うことが多くなった。画像でブロックする神経を特定し，穿刺針の刺入や薬液の注入をリアルタイムで観察することで，安全性と確実性は格段に向上している。

C 術前訪問と患者状態の評価

1. 術前訪問の目的

- 手術患者の外科的問題ばかりでなく合併する内科的な問題を把握して，患者の状態を評価する。
- 麻酔管理のための術前，術中，術後の方針（麻酔計画）を決定する。
- 患者と面接して，患者との意思の疎通，コミュニケーションを確立する。
- 麻酔について患者に説明する。

2. 患者状態の評価

病歴，臨床検査，診察（理学的検査）に基づいて行う。

1 病歴

病歴では，手術対象となる疾患の経過を把握する。手術部位，手術術式などを理解することは麻酔管理に必要である。

合併する内科的疾患や既往歴に注意する。循環器疾患（高血圧，狭心症，心筋梗（こう）

塞，不整脈），呼吸器疾患（喘息，肺気腫，肺機能異常），肝臓疾患，腎臓疾患，内分泌疾患（糖尿病，甲状腺機能異常），アレルギー（薬物，食物）について検討する。専門医のコンサルトが必要になることがある。

手術歴がある場合は，可能であれば麻酔経過を麻酔チャートによりチェックする。気道確保，気管挿管困難の有無，麻酔薬に対する反応などについての情報は有用である。

2 臨床検査

術前評価のために必要なルーチンの検査について一定のものはない。それぞれの施設で決めた検査をルーチン検査として行い，異常が見つかった場合，症状がある場合などは必要に応じて検査を追加する。

一般的には血液型，血算，生化学検査（電解質，尿素窒素，血清クレアチニン，血糖，肝機能），尿検査，血液凝固機能検査，胸部X線検査，安静心電図をルーチン検査として行う。

感染性疾患のチェックを，患者間の交差感染の防止と医療従事者への感染防止のために行う。

そのほか，必要に応じて，循環機能検査（心エコー，負荷心電図，心臓カテーテル検査），呼吸機能検査，血液ガス測定，腎機能検査などを追加する。

3 診察

1）身体診査（視診，打診，触診，聴診）

頭部から四肢まで身体全体を診察する。

開口，歯の状態，頸部の関節の可動域に注意する。これらは気道確保に関する評価のうえで重要である。下顎の発達は気管挿管の難しさに関係する。グラグラしている歯は気管挿管の際，抜ける可能性がある。

心臓と肺の聴診は必ず行う。

局所麻酔を予定している場合は穿刺部位を，モニタリングのためにカテーテルの挿入を予定している場合には挿入部位を診察し，異常がないことを確認する。

2）評価によく使用される評価分類

① NYHA 分類（表 2-5）：おおよその心機能を示すのに使用される。

表 2-5 ● 心疾患患者の重症度およびその心機能予備力に関する分類（ニューヨーク心臓協会：NYHA）

1度：	心疾患はあるが，日常の生活活動で疲労・心悸亢進・息ぎれ・狭心症状などをきたさず，身体活動を制限する必要がない。
2度：	心疾患はあるが安静時には何も症状はない。しかし，普通の身体活動で疲労・心悸亢進・呼吸促迫・狭心症状などが起こる。軽度の身体活動の制限が必要である。
3度：	日常生活活動を軽度に制限しても，疲労・心悸亢進・呼吸促迫・狭心症状などが出現する。中等度ないし高度の身体活動の制限を要する。
4度：	高度の運動制限をしても心不全や狭心症状があり，安静を守らない場合には症状が増悪するもの。

表 2-6 ● ヒュー・ジョーンズの分類

Ⅰ度：同年齢の健康者と同様の労作ができ，歩行，階段の昇降も健康者並にできる。
Ⅱ度：同年齢の健康者と同様に歩行できるが，坂，階段の昇降は健康者並にできない。
Ⅲ度：平地でさえ健康者並には歩けないが，自分のペースなら 1.6km 以上歩ける。
Ⅳ度：休みながらでなければ約 46m 以上歩けない。
Ⅴ度：会話，着物の着脱にも息切れがする。息切れのため外出できない。

表 2-7 ● 術前状態についての米国麻酔学会分類

1	正常健康者 例：鼠径ヘルニア，子宮筋腫で他に障害のないもの
2	軽度の系統的疾患を有する患者 例：本態性高血圧，軽度糖尿病，高度肥満，貧血，新生児，80 歳以上の老人。NYHA 分類の 1～2 度に属するもの
3	高度の系統的疾患を有し，日常生活は制限されているが，動けないほどではない患者 例：心筋梗塞の既往歴，狭心症，重症糖尿病，肺機能の中～高度障害。NYHA の 3 度に属するもの
4	重度の系統的疾患を有し，生命に危険のある患者 例：心臓，肺，肝臓，腎臓，内分泌疾患の進行した状態。NYHA の 4 度に相当
5	手術をしてもしなくても，24 時間以上生存が期待できない重症患者 例：動脈瘤破裂で高度のショック状態にある者，広範な心筋梗塞で急拠バイパス手術を行う場合
E	緊急手術の場合は上記のクラス番号の次に E の文字を入れる。 例：2 E

②ヒュー・ジョーンズの分類（表 2-6）：おおよその呼吸機能を示すのに使用される。
③米国麻酔学会の患者分類（表 2-7）：総体的な麻酔リスクを示す指標として使用されることが多い。

3. 患者との面接

狭心症，気管支喘息など麻酔管理に重大な影響を及ぼす既往歴（きおうれき）について，患者に再確認する。外科疾患に関係しない過去の内科疾患や身体症状を，主治医に話していないことはしばしばみられる。麻酔の観点から病歴を取り直す。

家族の麻酔歴に注意する。家族の麻酔歴に原因不明の麻酔死などの異常がある場合は，注意が必要である。遺伝性疾患である悪性高熱症に注意する。

説明の目的は，①患者の不安を軽減するため，②麻酔に関するインフォームドコンセントを得るためである。

● **主な説明内容**　患者の不安を軽減させるためには，麻酔について十分に説明し，質問に答えて，患者の信頼を得ることが重要である。説明する主な内容は以下のとおりである。

①予定している麻酔の手順や，術中使用するモニターについて
②麻酔に関係して起こる可能性のある合併症について

③絶飲食の必要性や絶飲食の時刻について
④前投薬の目的とその時刻について
⑤常用薬についての指示

4. 常用薬

高血圧や不整脈などの循環器疾患のための治療薬，糖尿病のためのインスリンや血糖降下薬，副腎皮質ホルモンまたは副腎皮質ステロイド，甲状腺機能に影響する薬物などの常用薬は，術直前まで服用を継続させることが多い。

精神疾患のための治療薬（向（こう）精神薬）のうち，モノアミン酸化酵素阻害薬や三環系抗うつ薬は，麻酔中の不整脈・血圧異常と関係するため術前より中止したほうがよいとされる。

実際的には常用薬について，個々の症例で服用の中止，または継続について検討する。その際，必要に応じて専門医に相談し，薬物の服用の中止による症状の悪化，代替薬への変更，麻酔中に予想される問題などを勘案（かんあん）して決定する。

副腎皮質ホルモンまたは副腎皮質ステロイドを服用している患者では，周手術（術前から術後の期間）補充療法が必要となる。

5. 前投薬

前投薬とは，手術室に入室する前に病棟で投与される薬物で，麻酔科医より処方される。

患者の不安の軽減，血管確保時や局所麻酔時の鎮痛，麻酔の円滑な導入，主麻酔薬の節減，代謝の抑制などの目的で，鎮静薬（ミダゾラム，ジアゼパム，ヒドロキシジン塩酸塩など），鎮痛薬（ペンタゾシン，ペチジン塩酸塩，モルヒネ塩酸塩など）を投与する。

気道内分泌減少，有害反射の抑制の目的で抗コリン薬（アトロピン硫酸塩水和物，スコポラミン臭化水素酸塩水和物など）を投与する。

麻酔導入時に誤嚥の危険が高い患者（肥満，妊婦，逆流性食道炎を合併している患者，緊急手術で胃内容の存在する患者）では，胃酸分泌量および酸度の減少の目的でヒスタミン受容体遮断薬（H_2 ブロッカー）を投与する場合もある。

6. 経口摂取の制限

●経口摂取制限の必要性　正常な状態では，口腔内の食物は気管内には入らないように反射機構が働く。しかし，麻酔中はこのような反射機構は作動しない。また，麻酔により気道反射も消失するため，異物が気道内に入っても咳嗽（がいそう）などの防御反射が起こらない。

通常，胃内容が食道内から口腔内に逆流することは嘔吐（おうと）以外には起こらない。麻酔状態では胃と食道との逆流防止機構が働かず，胃の内容物が食道や口腔内に逆流する危険がある。

表 2-8 ● 日本麻酔科学会のガイドラインによる術前絶飲食時間

摂取物	絶飲時間（時間）
清澄水	2
母乳	4
人工乳・牛乳	6

胃内容が存在すると，嘔吐や逆流が起こった場合，酸度の高い胃液が肺内に入り，誤嚥性肺炎を起こす危険がある。その危険を少なくするために手術前は絶飲食にする。

●絶飲食時間 日本麻酔科学会は 2012（平成 24）年 7 月に絶飲食に関するガイドラインを発表した。このガイドラインの適応は，全身麻酔，区域麻酔，鎮静・鎮痛を要する待機的手術患者であり，消化管狭窄（きょうさく）患者，消化管機能障害患者，気道確保困難が予想される患者，緊急手術患者，およびリスクの高い妊婦（例：陣痛のある場合，胎児心拍数に異常のある場合）などは，患者の状態に合わせた絶飲食を行う。ガイドラインには清澄水（せいちょうすい），母乳，人工乳・牛乳について以下のように記載されている（表 2-8）。

- 清澄水について：清澄水の摂取は年齢を問わず麻酔導入 2 時間前まで安全である。清澄水とは水，茶，アップルあるいはオレンジジュース（果肉を含まない果物ジュース），コーヒー（ミルクを含まない）を指す。
- 母乳について：母乳の摂取は麻酔導入 4 時間前まで安全である。
- 人工乳・牛乳について：人工乳・牛乳の摂取は麻酔導入 6 時間前まで安全である。

このガイドラインでは固形食の摂取について明確な絶食時間が示されていない。固形食のうち軽食については，欧米のガイドラインでは摂取から麻酔導入までは 6 時間以上空けることとしている 。ここで指す軽食とは「トーストを食べ清澄水を飲む程度の食事」である。揚げ物，脂質を多く含む食物，肉の場合は 8 時間以上空ける必要があるとされる。

●フルストマック 緊急手術となる患者では，定時手術と異なり胃内容が存在する状態で麻酔をかける必要がある。このような患者を**フルストマック**であるといい，麻酔に際して誤嚥（ごえん）性肺炎のリスクが高いので特別な配慮が必要である。

Ⅳ 主な領域の手術療法

A 消化器

1．食道

1 術式

食道の手術は疾患の部位により術式が異なる。食道は部位により，頸部食道，胸部食道，腹部食道に分かれる（図 2-20）。頸部食道は，食道の入口にあり，頸部食道だけの手術では開胸や開腹も必要とせず，頸部だけの手術でよい。しかし，病巣が下部の胸部食道に及べば，開胸手術や開腹手術も必要となる。

胸部食道の手術では，開胸操作が必要となる。しかし開胸のみで部分的に食道を切除し縫合するだけで終わることは少なく，多くは胸部食道を切除して，さらに開腹して再建する必要がある。胸部食道の上部や中部では右開胸となるが，下部食道では左開胸となることが多い。呼吸機能の低下のためにどうしても開胸手術が不可能な場合は，腹腔内と頸部から手指で胸部食道の周囲を剝離，食道を抜去する方法（非開胸食道抜去法）も行われる。

食道がんは深達度が浅くても早期にリンパ節転移を起こしやすいため，深達度に応じて十分なリンパ節郭清を行う必要がある。

食道がんに対しては，鏡視下食道切除術も近年広く行われている。手術侵襲は少ないものの，高度の熟練を要する手技である。

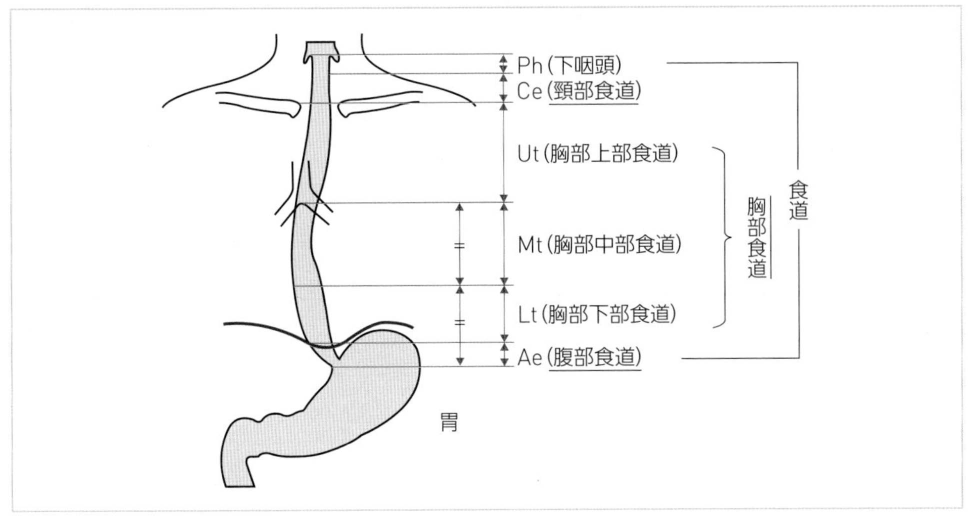

図 2-20 ● 食道の占居部位

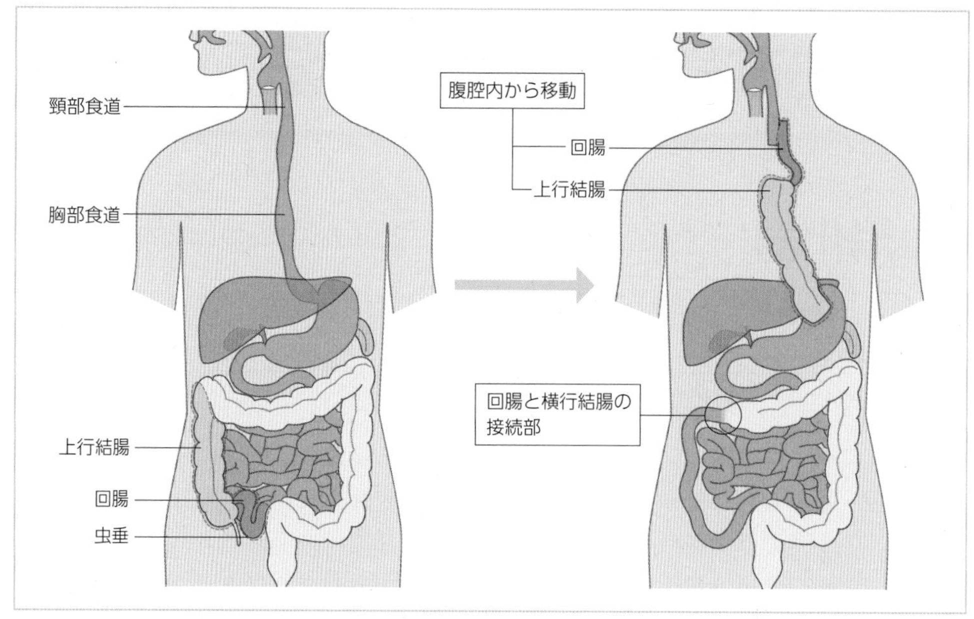

図 2-21 ● **食道の回結腸再建術**

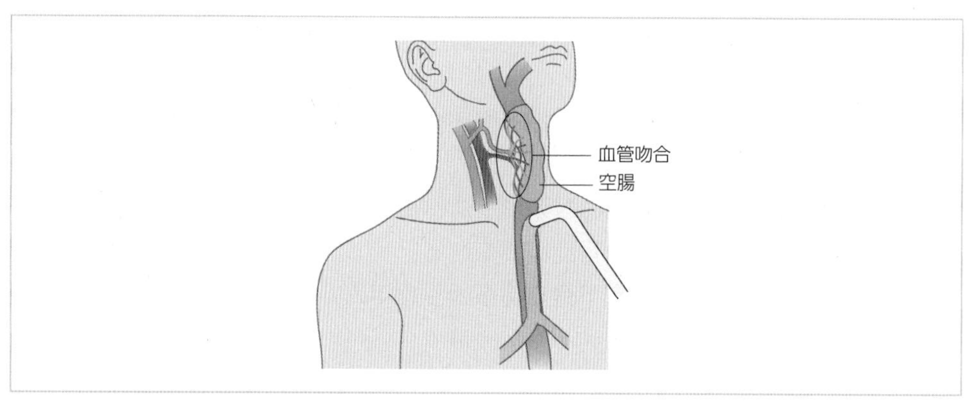

図 2-22 ● **遊離空腸移植術**

2 切除後の再建

食道を部分的にわずかに切除する場合は食道の両端を縫合すればよいが，多くの場合は胃や腸管を食道の代用にして吻合する。再建臓器には，胃，空腸，結腸が使われるが，胃を用いるのが，吻合箇所も少なく，最も容易である。胃を使えない場合は大腸を再建に用いる（図 2-21）が，小腸では手術がさらに難しくなる。小腸を使う方法には，そのまま有茎の空腸を用いる方法と，栄養血管を切離して，頸部で血管吻合を行う遊離空腸移植術（図 2-22）がある。また，食道切除後の再建経路は，胸壁前，胸骨後，胸腔内，後縦隔があり（図 2-23），それぞれに長所・短所があるので，適宜使い分けられる。

3 食道がん手術の合併症

食道がんの手術では，手術時間が長いこともあり，創感染，呼吸器合併症，縫合

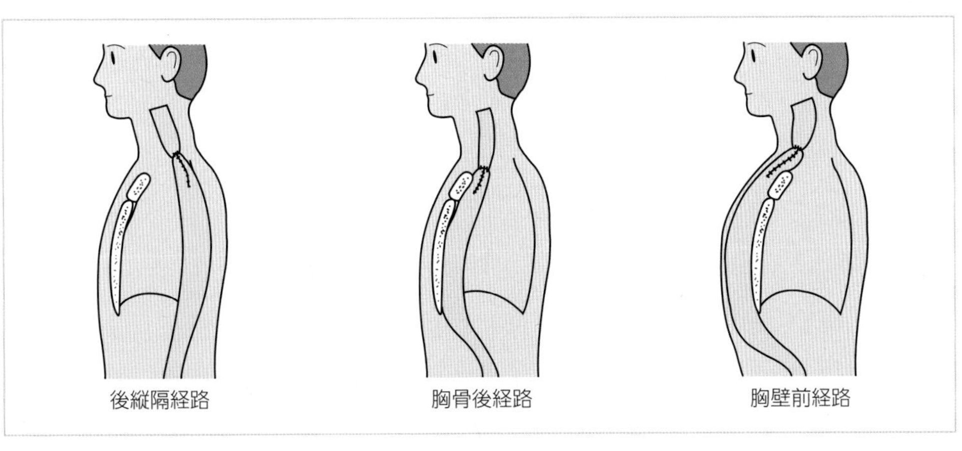

図 2-23 ● **食道切除後の再建経路**

不全，反回神経麻痺による嗄声，吻合部狭窄，挙上腸管壊死などの術後合併症に注意が必要であり，ICU での慎重な術後管理を要する。

2．胃

1 術式

胃の手術では，内視鏡により病巣を切除する内視鏡的粘膜切除術（endoscopic mucosal resection；EMR）や内視鏡的粘膜下層剥離術（endoscopic submucosal dissection；ESD）と，手術により開腹し切除する方法がある。最近では腹腔鏡を補助的に用いて小さな開腹創で胃を切除する手術（腹腔鏡補助下胃切除術；laparoscopy-assisted gastrectomy；LAG）も行われている。

胃の切除術式は，切除範囲から，胃全体を切除する胃全摘術，胃の近位側を切除する噴門側胃切除術と，遠位側を切除する幽門側胃切除術がある（図 2-24）。それぞれの切除術式により再建方法も異なる。胃全摘術後の再建方法にはルーワイ法（Roux-en-Y 法）が行われることが最も多い。噴門側胃切除術後の再建には食道と残胃を直接吻合する方法と，間に空腸を移植する空腸間置法が行われる。最も多い

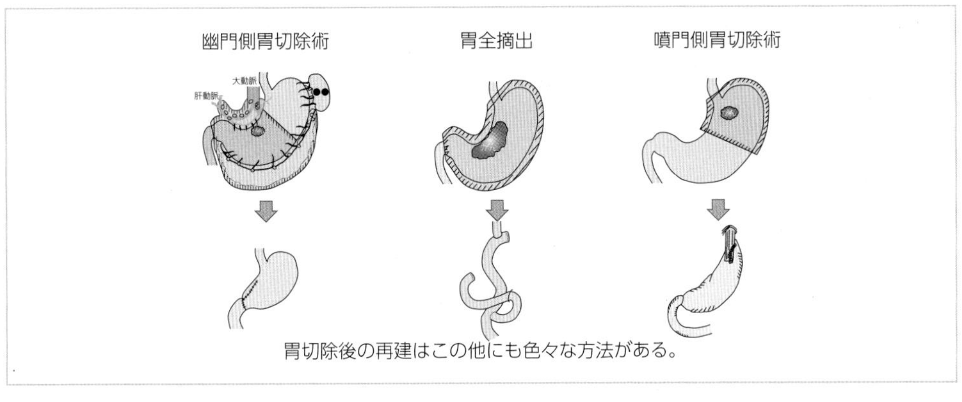

図 2-24 ● **胃の切除術式**

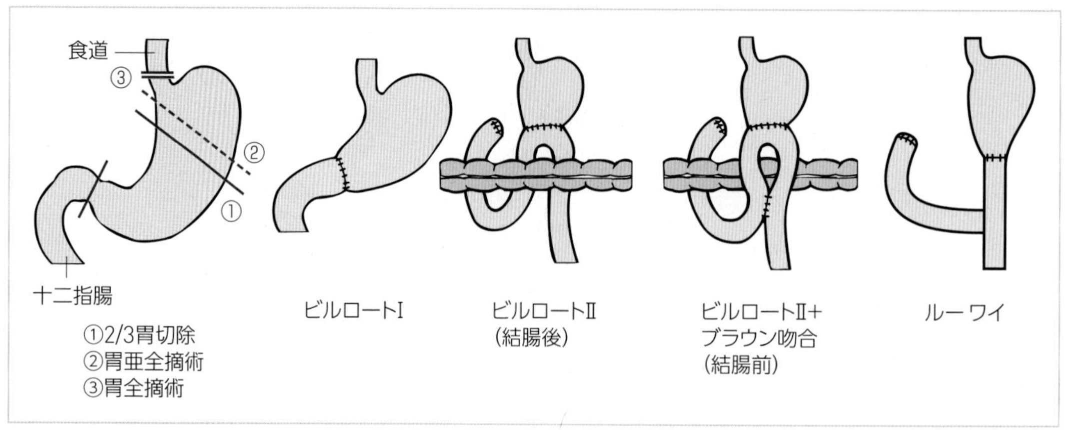

図 2-25 ● **胃切除後の再建法**

幽門側胃切除術後の再建法はビルロートⅠ法とビルロートⅡ法が代表的であるがルーワイ法も行われている（図 2-25)。

2 胃がんの手術

胃切除術は胃がんをはじめとする悪性腫瘍に行われる。胃潰瘍や胃ポリープで胃切除術が行われることは少ない。胃ポリープに最も多い過形成性ポリープはがん化することは極めて少ないので内視鏡で切除するか，経過観察でよい。また胃潰瘍は，出血や穿孔や狭窄を合併しない限り抗潰瘍薬による治療でよく，手術適応となることは少なくなってきた。胃がんでの切除手術では，局所切除，根治切除，拡大根治切除でがんを切除する。しかし，開腹しても切除不能で試験開腹やバイパス吻合術しか行えないこともある。また，切除可能でも根治的切除（治癒切除）ができずに肉眼的に明らかにがんが遺残する姑息的切除（非治癒切除）に終わることもある。

胃がん手術では最近は腹腔鏡を用いる手術がよく行われている。腹腔鏡下幽門側胃切除術（laparoscopic distal gastrectomy；LDG)，腹腔鏡下噴門側胃切除術（laparoscopic proximal gastrectomy；LPG)，腹腔鏡下胃全摘術（laparoscopic total gastrectomy；LTG）が腹腔鏡で行われている。腹腔鏡手術では，これまでの開腹手術に比べて，①手術創が小さい，②術後の回復が早い，③侵襲が小さい，④感染が少ない，⑤出血量が少ない，⑥モニター画面で術者全員で手術を確認できる，⑦画像で手術記録が残せる，などの利点があり，ステージⅠの早期胃がんには腹腔鏡手術で行われるようになっている。

3 胃切除後の合併症

胃切除後の合併症としては，感染，出血，縫合不全，膵液漏，吻合部狭窄などのほかに，胃切除後症候群として，ダンピング症候群，吻合部潰瘍，無胃性貧血，ビタミン B_{12} 欠乏症（大球性貧血)，逆流性食道炎，輸入脚症候群などがある。

3．小腸

小腸疾患は，「出血」「狭窄」「腫瘍」「炎症性疾患」に大別される。腹部 CT，小

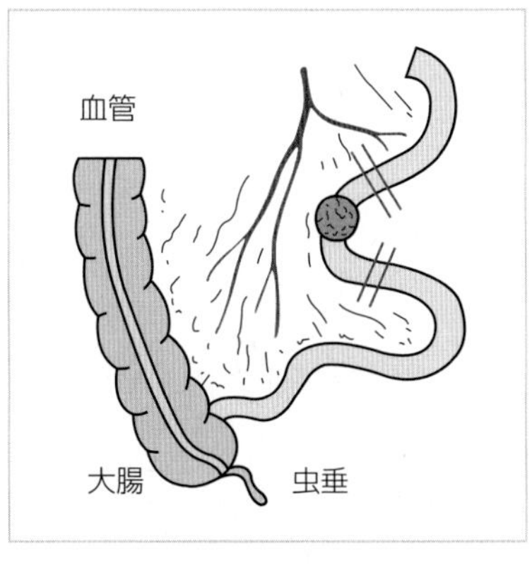

図 2-26 ● **小腸切除術**

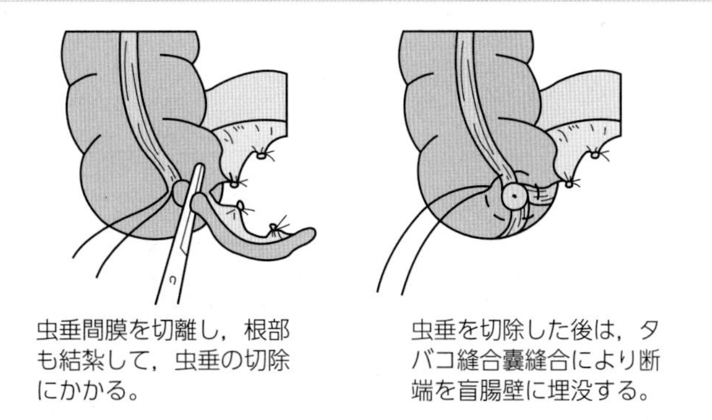

図 2-27 ● **虫垂の切除**

腸内視鏡，小腸造影により質的診断を行う。まずは内視鏡治療を試みるが，内視鏡治療では治らない出血や，腫瘍，絞扼性イレウスに対して，小腸切除術が行われる（図 2-26）。

4．虫垂

虫垂炎は，炎症が軽度の場合は，抗菌薬を投与し経過を観察する。症状が改善しない場合は虫垂切除を行う。抗菌薬で治癒した場合でも，繰り返す場合や患者の希望があれば待機的に虫垂切除を行う。最近は腹腔鏡下に虫垂を切除する腹腔鏡下虫垂切除術が主流である（図 2-27）。

5．大腸

大腸は手術の部位により，回盲部切除，結腸右半切除，横行結腸切除，下行結腸切除，S 状結腸切除，低位前方切除，腹会陰式直腸切断術などが行われる。腹腔鏡手術とは「腹腔鏡」というテレビカメラで腹部を見ながら行う手術のことである。従来の「おなかを切る手術」は開腹術とよぶが，腹腔鏡手術は開腹術と比べて非常に小さな創で済むために患者の術後の痛みが少ないことと，それにより回復が早いことが最大の長所である。小さく浅い病巣のときには内視鏡的にポリペクトミー，EMR（endoscopic mucosal resection, 内視鏡的粘膜切除術), ESD（endoscopic submucosal dissection，内視鏡的粘膜下層剥離術）が行われる（図 2-28）。

6．肛門

肛門の 3 大疾患は痔核，裂肛，痔瘻である。痔核は肛門衛生，生活指導のほか，軟膏，坐薬による治療を行う。それでも改善しない場合，結紮（けっさつ）切除術，注射療法などの手術を行う。裂肛は軟膏，坐薬による治療で改善しない場合，皮膚弁移動術や括約筋切開術を行う（図 2-29）。痔瘻に対する手術には，切開開放術，瘻管くりぬき術，シートン法がある。

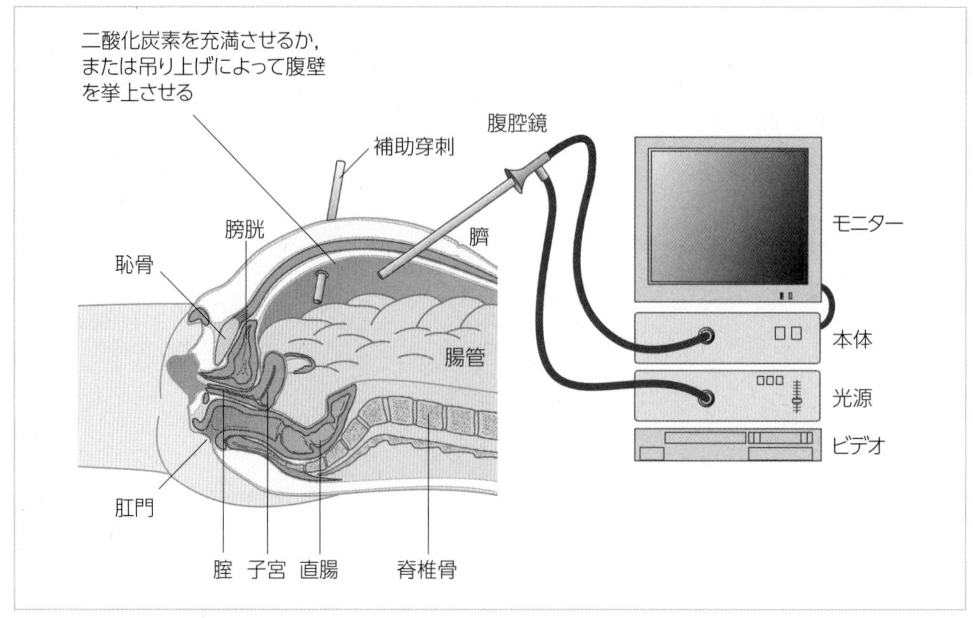

図 2-28 ● **大腸の腹腔鏡手術**

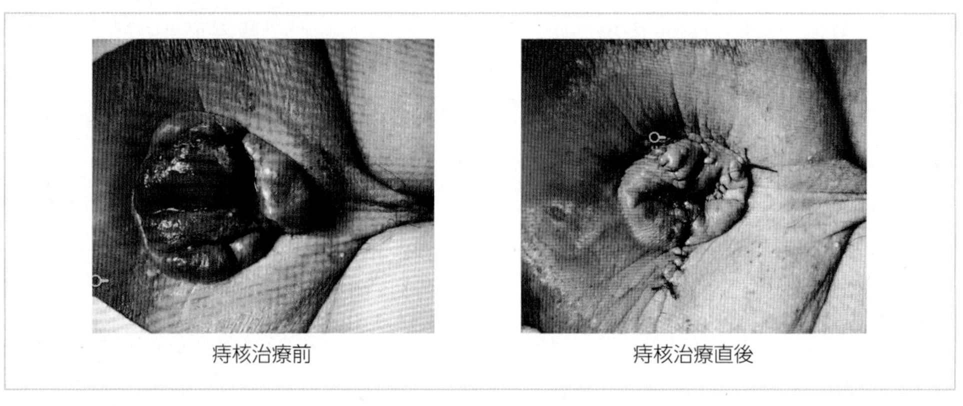

図 2-29 ● **痔核治療**

B　心臓血管

1. 手術の種類と体外循環

心臓大血管手術には正中切開，右開胸，左開胸，小切開がある。このなかで正中切開が選択されることが多い。心臓手術と胸部大動脈瘤（りゅう）の手術では，多くの症例で**体外循環**による補助手段が用いられる。ほかの領域の手術とは異なり，体外循環に付随する問題があるため，術後管理にも多くの影響を与える。図 2-30 に人工心肺のしくみを示す。一方，体外循環を使用しないオフポンプ冠動脈バイパス手術が主流となり，血管治療ではステント技術が進歩したことは特筆すべきである。このた

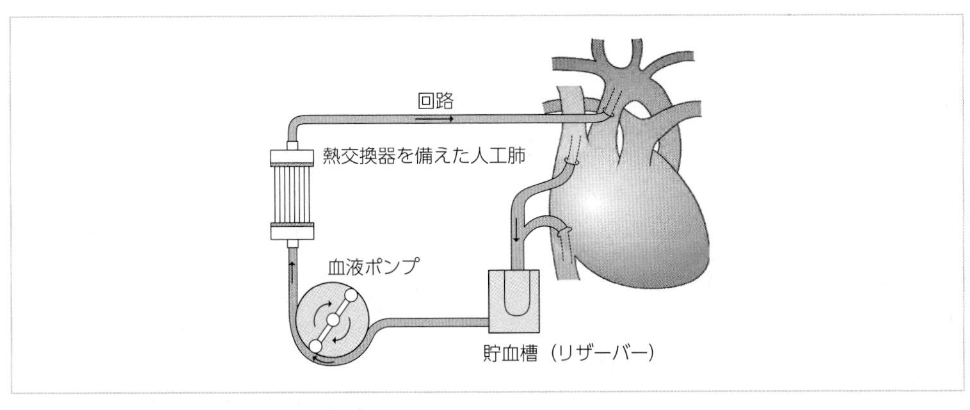

図 2-30 ● 人工心肺のしくみ

め心臓血管手術の治療体系も変わりつつある。

2. 正中切開，体外循環使用開心術

弁膜症，冠動脈バイパス手術，先天性心疾患の手術の大半と胸部大動脈瘤の一部は正中切開で行われる。

1 体位およびモニター

体位は仰臥位である。低体温体外循環中は，末梢循環不全により，頭髪部や踵の褥瘡，腓骨神経麻痺などが起こることがある。枕などのあて物には，注意が必要である。

①心電図，②動脈圧（橈骨動脈），③スワンーガンツカテーテルによる肺動脈圧，肺動脈楔入圧，右心房圧，心拍出量，④経食道エコー，⑤膀胱温あるいは直腸温などがモニターされ，血行動態の変化が逐次わかるようにする。

2 胸骨正中切開による心臓への到達（図 2-31）

①皮膚切開は一般に，胸骨上縁から剣状突起の下までメスで行う。
②皮下組織と胸骨の骨膜まで，胸骨の正中を電気メスで切開する。
③腹直筋も一部切開する。
④ストライカーにより胸骨を縦断，胸骨断端と骨髄の止血を行う。
⑤心膜切開および吊り上げにより心臓前面を露出し術野を確保する（図 2-32）。

冠動脈バイパス手術の場合には，この時点までにバイパスに使用する血管（内胸動脈，大伏在静脈など）を採取する。

3 体外循環の開始

①体外循環中血液が凝固防止のため，ヘパリンカルシウムを投与する。
②**人工心肺**装着のため，上行大動脈に巾着縫合を置き，送血用カニューレを挿入し固定する。大腿動脈を使用する場合もある。
③脱血用カニューレを静脈系に挿入する。右心房 1 本脱血，上大静脈と下大静脈への 2 本脱血，大腿静脈よりの脱血がある。
④この時点で体外循環が開始される（図 2-33）。

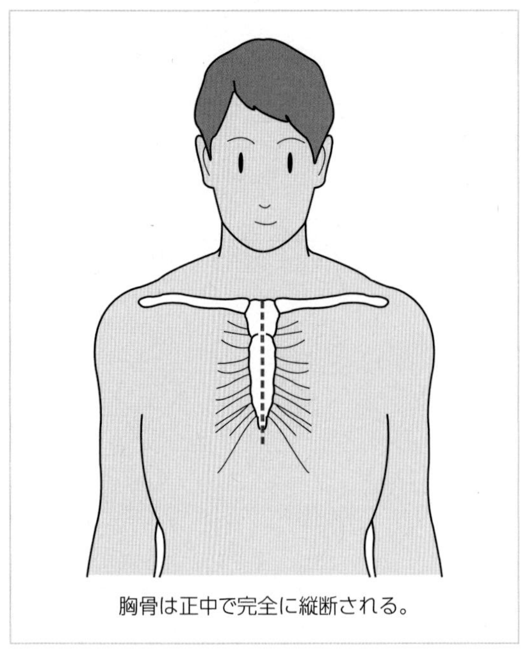
胸骨は正中で完全に縦断される。

図 2-31 ● **胸骨正中切開**

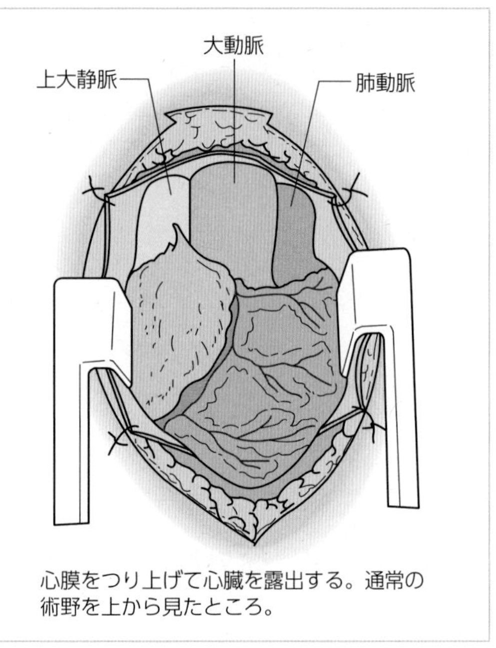

心膜をつり上げて心臓を露出する。通常の術野を上から見たところ。

図 2-32 ● **心臓前面の露出**

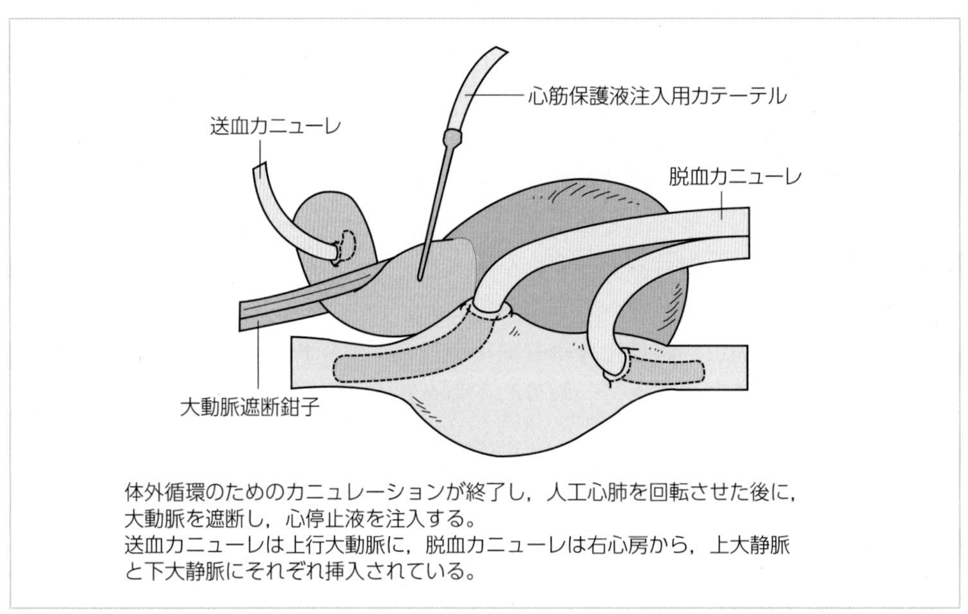

体外循環のためのカニュレーションが終了し，人工心肺を回転させた後に，大動脈を遮断し，心停止液を注入する。
送血カニューレは上行大動脈に，脱血カニューレは右心房から，上大静脈と下大静脈にそれぞれ挿入されている。

図 2-33 ● **人工心肺の装着**

必要に応じ左心室が過伸展しないようにベントチューブを左心房，あるいは左心室に挿入する。

4 大動脈遮断，心停止，心筋保護

上行大動脈を送血カニューレより中枢側で鉗子（かんし）により遮断する。これにより冠動脈に血液が流れなくなる。あらかじめ大動脈遮断鉗子より中枢側に固定して置いた

針より，高濃度のカリウムが入っている心筋保護液を注入して心停止とする。この処置により心筋の酸素消費量が減少する。

心筋保護液は，一定時間ごとに冠動脈に灌流し心筋を保護する。ベントや心筋保護の方法は，手術の内容により多少異なる。

5 心臓手術

手術手技は疾患と手術内容によりそれぞれ異なる。詳しくは成書を参照されたい。

6 人工心肺離脱

心臓の手術が終了したら，心腔内の空気を十分に除去し，大動脈遮断を解除し冠動脈の血流を再開する。自己心拍が再開しない場合は（心室細動の状態），直流除細動を行う。良好な心拍が得られ，患者の体温が正常に戻ったならば，人工心肺を停止する。ヘパリンカルシウムをプロタミン硫酸塩により中和し，正常な血液凝固状態とする。

7 止血閉胸

出血がないことを確認し閉胸する。胸骨は鋼線を用いて閉じ，腹直筋と胸骨の上の組織，皮膚を縫合する。

3. 左開胸手術

胸部大動脈瘤や動脈管開存症，大動脈縮窄症などの場合，この方法で手術が行われる。胸部大動脈瘤の手術には，下行大動脈遮断中に部分体外循環や左心バイパスなどの補助手段がとられる場合が多い。

4. 右開胸手術

心房中隔欠損症，あるいは弁置換手術において行われることがある。弁置換は通常正中切開で行われるが，再手術など癒着が強い場合に右開胸で行われることがある。いずれも体外循環が用いられるが，大腿動静脈にカニュレーションする場合が多い。

5. 小切開手術

近年，低侵襲手術が試みられ，胸骨を完全に縦断せずに一部切開したり，小開胸で手術をする方法も標準化されつつある。創部の治癒が早く，社会復帰も早いと考えられている。ロボットによる手術も行われるようになった。

C 呼吸器

呼吸器外科が扱う疾患は，胸部の腫瘍や疾患であるが，頭側は頸部，尾側は横隔膜で境される腹部の間である。主たる臓器は肺と縦隔（両側の肺で囲まれる中央部分を縦隔という）であるが，心臓と食道は特殊であり，縦隔から除かれる。頻度が多い疾患は肺がん，転移性肺腫瘍，自然気胸，縦隔腫瘍（胸腺腫など）などである。

1．麻酔法

呼吸器外科手術の麻酔はおおむね全身麻酔で行われ，術後の疼痛管理に硬膜外麻酔を併用することがある。肺の手術は片肺を虚脱させて手術を行うため，ほかの手術と異なる全身麻酔が必要である。全身麻酔には気管内挿管し，人工呼吸器を用いるが，左右別々に換気できる分離肺換気法を行う。通常気管内にいれるチューブと異なり，特殊なチューブが必要である（図 2-34）。人工呼吸器を介してチューブから空気が流れていると，肺は胸壁に接し，呼吸に合わせて動き，膨らんでいるため，肺を切除することは不可能である。そのため右肺を手術する際には左肺だけに空気を送り，右肺に流れる空気をせき止め，右肺は萎んで動かない状態にする（図 2-34）。

2．開胸法（アプローチ法）

手術を行うために胸腔内に到達するアプローチ法として3つ挙げられる。①開胸，②胸腔鏡，③ロボット支援下手術である。

1 開胸

術野を直視しながら行う基本的な方法である。皮膚切開に合わせて直下の筋肉を切開し，非常に狭い肋骨の間を切開する必要がある。さらに視野を確保するため，肋骨の間を拡げる開胸器をかけて手術を行う。腫瘍の位置や進展範囲に応じて，これまで最適な術野を得るために様々な方法が考案されてきた。開胸法とは切開法と胸腔への到達法の組み合わせで考える。

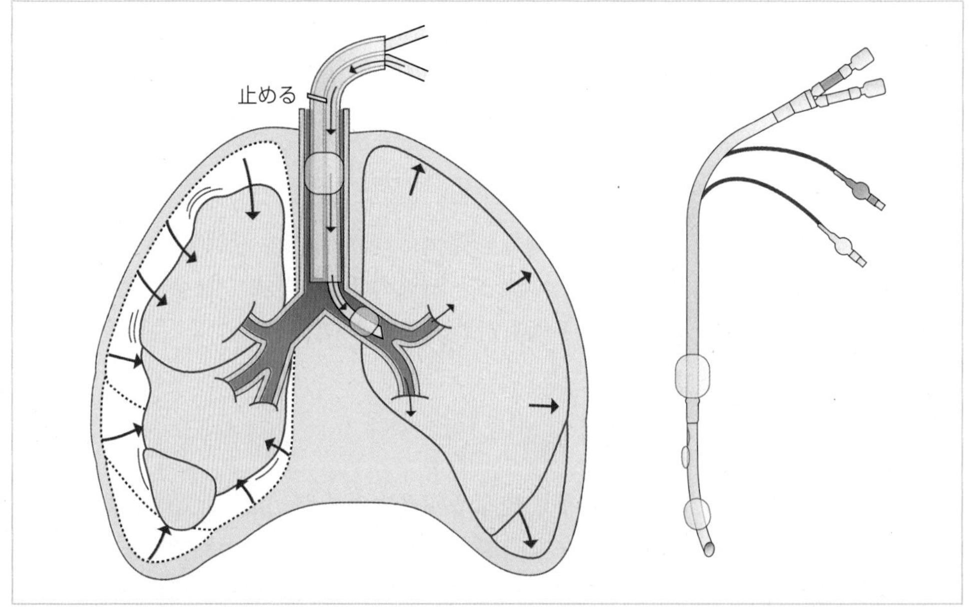

図 2-34 ● 分離肺換気法

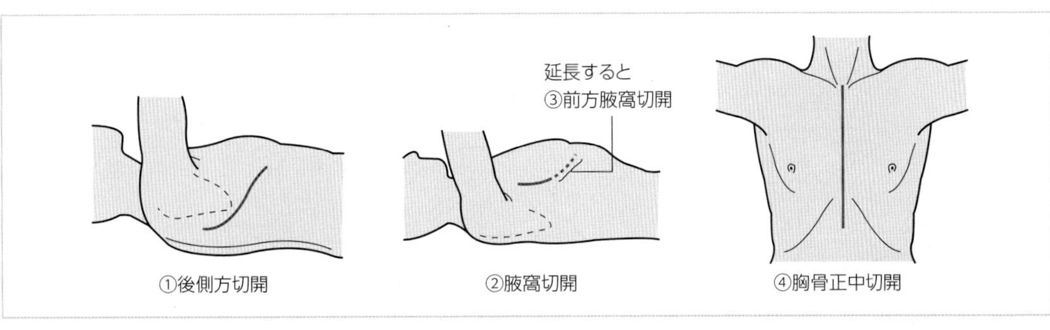

図 2-35 ● 切開法

1）皮膚切開

● **後側方切開**（図 2-35 ①）　最も一般的な切開法で，応用範囲も広い。背側で肩甲骨の背側を回るような 10～20cm の切開である。

● **腋窩切開**（図 2-35 ②）　背側の広背筋，腹側の大胸筋の間を縦に 10cm ほど切開する。部分切除等比較的簡単な手術を行う際に好まれる。

● **前方腋窩切開**（図 2-35 ③）　腋窩切開をさらに前尾側に切開を広げる形。後側方切開と同様に肺がん手術で用いられる代表的な切開法である。

● **胸骨正中切開**（図 2-35 ④）　胸骨切痕から心窩部の胸骨剣状突起下を結ぶ縦の切開である。主に前縦隔腫瘍の手術に用いられ，腫瘍が血管浸潤を伴う際の合併切除，再建に適した切開である。

体位は①～③は手術する側を上向きにした側臥位，④は仰臥位（仰向け）で行う。

2）胸腔への到達法

● **肋間開胸，肋骨床開胸**　肺切除は切除する位置に合わせて，皮膚切開を置くが，その直下の第 4 肋間（第 4 と第 5 肋骨の間）または第 5 肋間（第 5 肋骨と第 6 肋骨の間）で開胸する。開胸は肋骨下縁に肋間の血管や神経があるため，下位肋骨の直上で肋間筋を切離（肋間開胸）ないし肋骨筋を剝離（肋骨床開胸）する。肋間は狭いので，十分な視野が必要な際には下位肋骨を離断することもある。

● **胸骨離断**　胸骨正中切開では直下にある胸骨を縦に切開し，左右，別々に縦隔胸膜を切開して開胸する。

2 胸腔鏡

肋骨上縁に 5～12mm 程度の小切開を置き，ポートという筒を胸腔内に挿入して，そこから内視鏡を入れて胸の中をモニター画面で観察しながら手術を行う。ポートは 3～4 か所の置く場合が多いが，傷が 1 か所で行う単孔式手術を行う施設もある。胸腔鏡手術は皮膚切開や肋間筋の剝離範囲も小さくて済むため，開胸手術より患者の負担が少なく，日本で最も普及している方法である。

3 ロボット支援下手術（図 2-36）

内視鏡を挿入して行う胸腔鏡手術の一つである。2018（平成 30）年からロボット支援下手術が肺がん，縦隔腫瘍に対して保険適用となり，多くの施設で導入されている。術者はロボットを操作するサージョンコンソールに座り，3 次元でモニタ

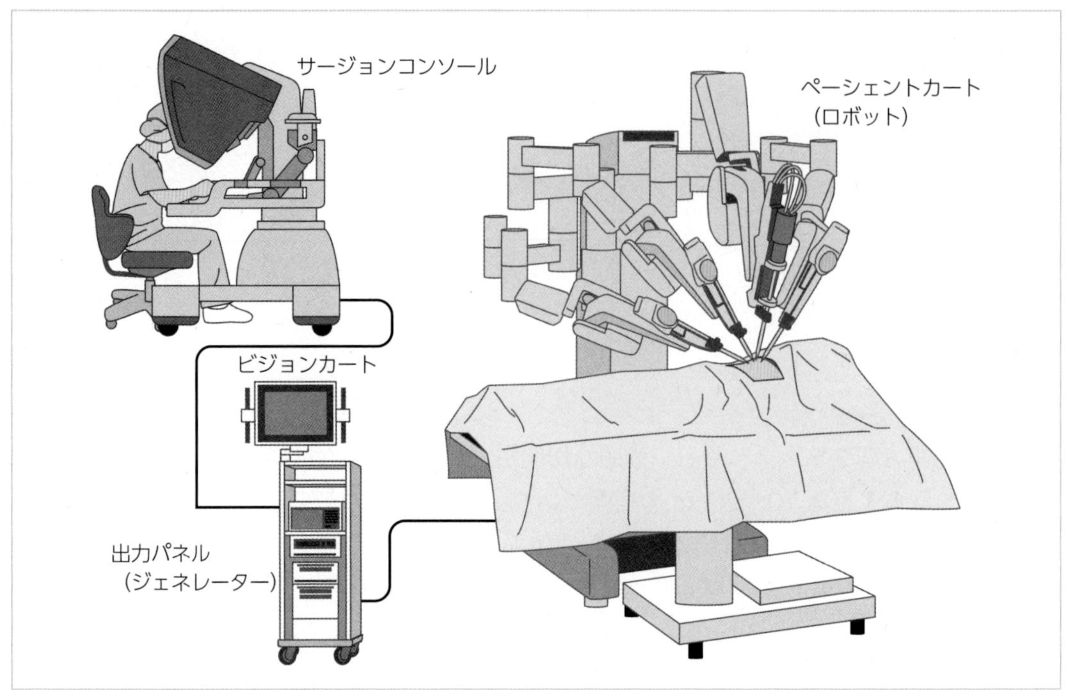

図 2-36 ● ロボット手術の模式図

ー視しながら手術操作を行う。術者の操作が電気的に患者側のロボットにつながり，4 本のアーム（手）を持ったロボットを操作する。アームに様々な道具を付け替えて，胸腔鏡手術と同様に設置したポートを介し，器械を出し入れして手術を行う。ポートは 4 つ，さらには助手用のポートが必要になる。

3. 術式

1 肺切除術

1）肺葉切除（図 2-37 ①②）

肺は左 2，右 3 の肺葉に分かれていて，右は上葉，中葉，下葉，左は上葉，下葉である。肺葉切除はそのブロックごとに切除する術式で，肺がんの標準的な切除法である。

2）区域切除（図 2-37 ③）

近年の CT 検診等で発見される 2cm 以下の小型肺がんが増加している。そのため標準的な肺葉切除を行わなくても，長期的に治療成績が悪くならず，かつ切除範囲が少なくて呼吸機能が温存できる区域切除が積極的に行われるようになった。区域とは肺葉の下のレベルで，左 8，右 10 の区域がある。区域切除は腫瘍（しゅよう）の存在する区域のみ切除する方法である。しかしながら原則それぞれの分け目はないため，分け目を作る必要がある。

区域間を作成する手段として，（1）病変のある区域を膨らませたり，萎ませたりすることで分け目を作る含気虚脱法，（2）切除する区域の血管を処理したのち，

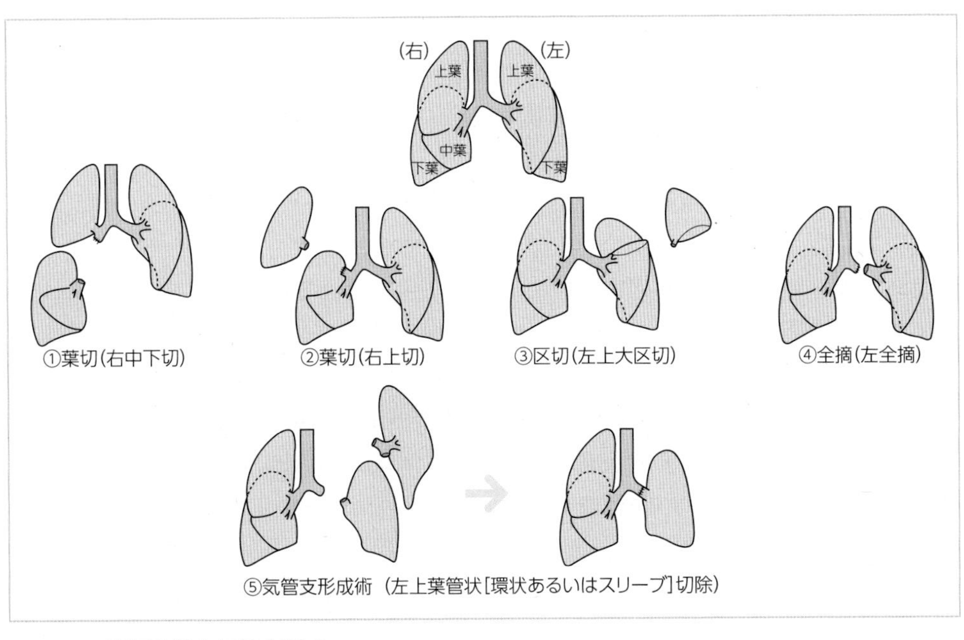

図 2-37 ● **肺切除術と気管支形成**

ICG(インドシアニングリーン)という色素を全身投与し，特殊な蛍光内視鏡で観察することで区域間を描出する赤外光観察システムを用いる方法がある。このような工夫をもとに胸腔鏡やロボット支援手術でも行われるようになり，適応は広がっている。

3) 部分切除(楔状切除)

腫瘍から十分距離を取って腫瘍を完全切除する方法で，肺の解剖を意識しない切除である。

対象としては部分切除が許容される早期肺がん，転移性肺腫瘍や良性肺腫瘍，気胸などの良性肺疾患である。肺気腫などで呼吸機能が悪く，ほかに病気があって肺葉切除が難しい場合にやむを得ず行うこともある。

4) 肺摘除(肺全摘)(図 2-37 ④)

片肺を全摘する術式で，進行肺がんで肺葉切除では完全に取り切れない場合に行う。切除量が多いため呼吸機能の低下を招き，手術後は動くと苦しくなるなど日常生活にも影響を及ぼす。後述する気管支や血管形成によるスリーブ肺切除で全摘を回避するため，現在肺全摘を行うことはまれである。

5) 気管支形成を伴う肺切除

腫瘍を完全切除しながら，肺全摘を回避することで呼吸機能の温存を図る手法で，気管支を一度切り離してつなぎ合わせる(再建する)気管支形成を行うことがある(図 2-37 ⑤)。スリーブ肺葉切除ともいう。

また解剖学的に気管支と肺動脈は伴走するため，腫瘍が気管支に浸潤している場合，肺動脈にも浸潤することがあり，その際は肺動脈も合併切除し再建することもある。

6） 胸膜肺全摘

悪性胸膜中皮腫は片側の胸膜全体に腫瘍が広がり，胸水貯留で発見されることが多い悪性胸膜腫瘍である。悪性胸膜中皮腫に行う術式であるが，ごくまれに慢性膿胸に行うこともある。胸膜肺全摘は病側の肺全摘に加えて，腫瘍が存在する胸壁内腔を覆っている壁側胸膜を一塊にして切除し，さらに心膜や横隔膜を合併切除し再建する必要がある。悪性胸膜中皮腫は術前化学療法後の切除になるが，手術侵襲が極めて大きいため手術適応については慎重に考慮されるべきである。

2 その他の術式

1） リンパ節郭清

肺がん手術の基本は肺葉切除に加えて，肺葉別に転移しやすいリンパ節を完全切除する系統的リンパ節郭清が必要である。通常は肺葉切除の際に切除される肺門リンパ節と同側縦隔リンパ節郭清（2 群リンパ節郭清）が原則である。

2） 縦隔腫瘍切除術

縦隔腫瘍は胸腺腫，嚢胞性腫瘍，胸腺がん，神経原性腫瘍などがある。胸腺は胎生期にはリンパ球（白血球）をつくる臓器であったが，その役割は骨髄にとって代わられ，胸腺は脂肪に代わる。胸腺腫の発生場所は胸骨裏の前縦隔であり，胸骨正中切開が直視下に切除できる標準的なアプローチである。現在は胸腔鏡やロボット支援手術で切除されるようになった。

3） 膿胸手術

膿胸とは胸腔内に細菌感染が広がり，膿が貯留する病態である。古くは結核後遺症としての慢性膿胸が問題であったため，（1）膿胸腔を埋めるため，筋肉などで埋める充塡術，（2）感染と炎症で硬くなった胸膜を切除し，つぶれた肺を再膨張させる剝皮術，（3）膿胸腔をなくすために肋骨を切除する胸郭成形などがある。最近は高齢化に伴い細菌性肺炎後の急性膿胸の患者が増え，胸腔鏡下に膿を掻き出して，洗浄ドレナージする膿胸腔掻把術を行う場合もある。

4．胸腔ドレナージ

肋骨に沿って小切開を加えて，壁側胸膜を貫通して 6～8mm 程度の太さの細くて長い管（胸腔ドレーン）を胸腔内に挿入する。胸腔内に貯留した空気，胸水や血液を体外に排出することを胸腔ドレナージという。胸腔ドレナージの必要な疾患は自然気胸，膿胸，がん性胸膜炎，外傷性血胸，呼吸器外科術後などである。貯まった空気や水を排出させ，圧迫されていた肺を膨らませる目的がある。肺切除の術後は必ず胸腔ドレナージが必要である。ドレーンを吸引器に接続して，術後出血の監視，手術操作で傷がついた部分での空気漏れ（エアーリーク）の管理を行う。

持続吸引器として現在のエアーリークの量と経過が確認できる Thopaz®（トパーズ）システムが開発され，呼吸器外科の多くの施設で用いられている（図 2-38）。

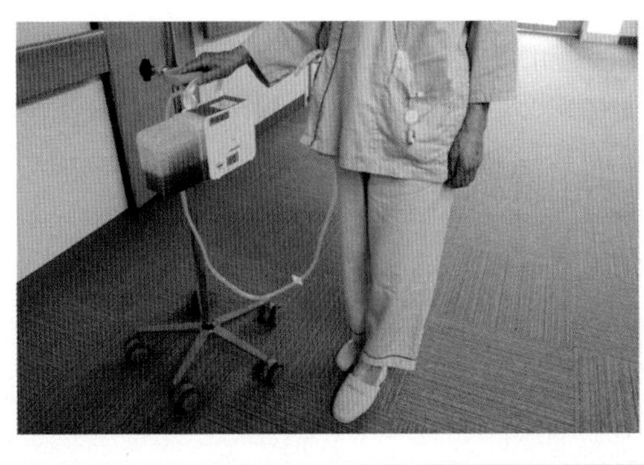

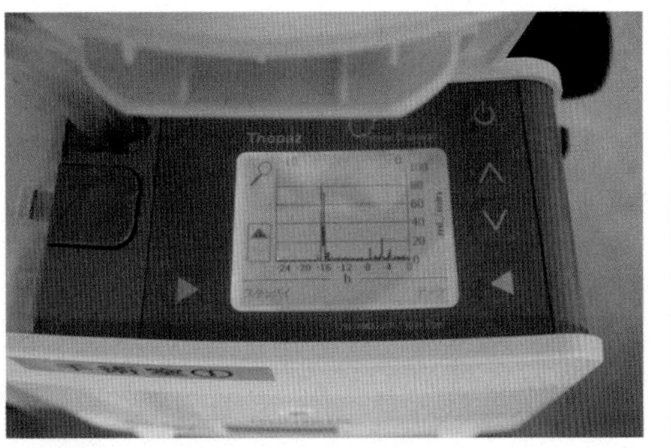

図 2-38 ● ドレーンの写真，トパーズのモニター画面（メデラ社）

D　脳神経

代表的な手術法として，**穿頭術**（せんとうじゅつ）と**開頭術**について述べる。

1．穿頭術

頭蓋骨に小さな孔を穿（うが）ち，それを通して種々の操作を行う場合である。側脳室持続ドレナージ，慢性硬膜下血腫洗浄術，頭蓋内圧測定のための圧モニター設置，神経内視鏡手術，囊胞性病変の囊胞液ドレナージなどが対象である。

1 術前準備

穿頭術（図 2-39）は，通常，局所麻酔で行われるが，緊急手術でない限り，術前数時間は禁食とする。万一の場合の循環状態の変化に備え，点滴を確保しておく。

患者の不安が著しいときは，ジアゼパム（セルシン®，ホリゾン®）やペンタゾシン塩酸塩（ソセゴン®）などを鎮静用に使用することもある。

あらかじめ，予定される術野に合わせ，長径 5cm 程度の除毛を行う。

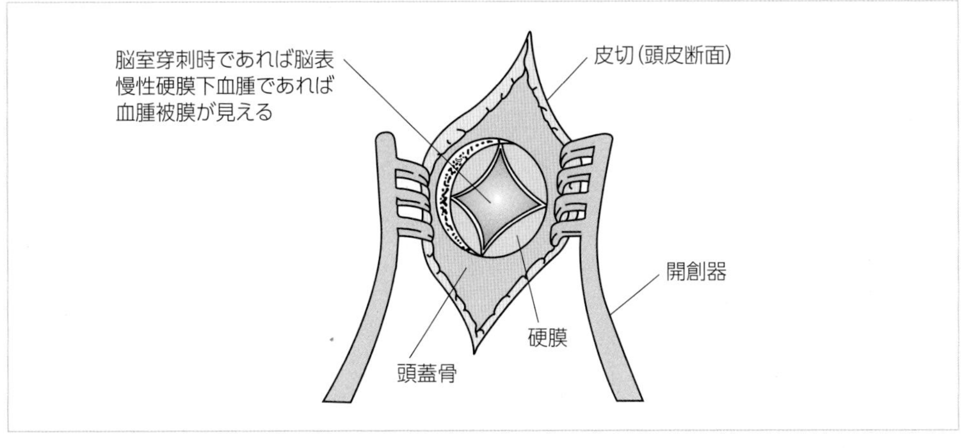

図 2-39 ● 穿頭術

通常は仰臥位で行う。最も一般的な側脳室穿刺の場合であれば，穿孔を設けるのは，右側，正中より外側約 3cm，冠状縫合より 1～2cm 前方である。このため患者の頭部は正面を向くか，やや左に向く。

慢性硬膜下血腫に対し血腫洗浄術を行うときは，血腫の部位に一致して頭部を横に向けることが多い。この場合，横に向きやすくするため，患側の肩の下に枕を入れる。

2 術中操作

術野を消毒後，局所麻酔を施す。術中は随時，患者に呼びかけて意識状態を確認するとともに，血圧，脈拍，呼吸などを定期的（5 分ごと）にチェックする。酸素飽和度（SaO_2）の持続モニターは行うべきである。術野以外は覆い布をかける。

約 3cm にわたり頭皮を線状に切開し頭蓋骨を露出する。開創器で術野を確保した後，穿頭錐（すい）を用いて頭蓋骨に直径 1.5cm の小孔を設ける。骨からの出血に対しては骨ロウで止血する。

硬膜は，表面の血管を電気凝固した後，十字に切開する。側脳室穿刺の場合は，前述の穿孔より横穴針を進める。針を進める方向は左右については患者の眉間，前後については患者の右外耳孔を基準にする。側脳室壁を貫くとき独特の抵抗がある。

慢性硬膜下血腫の場合は，硬膜を切開した下に血腫の被膜を見る。これを切開すると，チョコレート色の液状の血腫が流出する。シリコンチューブを血腫腔内へ入れ，体温程度に温めた生理食塩水で，排液が清澄になるまで洗浄を繰り返す。必要であればドレーンを留置する。

脳室ドレーンやチューブを留置した場合，2～3cm 皮下をくぐらせてから他端を外へ導き，三方活栓を用いて専用のバッグに連結する（図 2-40 ①）。

3 術後処置

原則として，手術当日は臥床とする。脳室チューブや血腫ドレーンは，その目的に応じて圧や高さを調節し，至適排液が得られるようにする。

留置した脳室ドレーンやチューブは感染のもとになりやすいため，厳重な管理が必要である。創部を覆ったガーゼに染み出しを見るときは，脳室ドレーンやチューブがうまく機能せず，内容が外へ流出している証拠である。特に脳室チューブを長く置くときは，いっそう厳重な管理が必要になる。

排液が悪いときなどは適宜，チューブをしごいてチューブが詰まっていないことを確認する。チューブ内に液面が見られるときは，心拍に一致して拍動のあることを確認する。

2．開頭術

脳神経外科の手術として最も一般的である。開頭術（図 2-41）は対象とする疾患により，部位や大きさが変わり，それに伴って体位も異なるが，原則として開頭術としての操作自体は共通である。

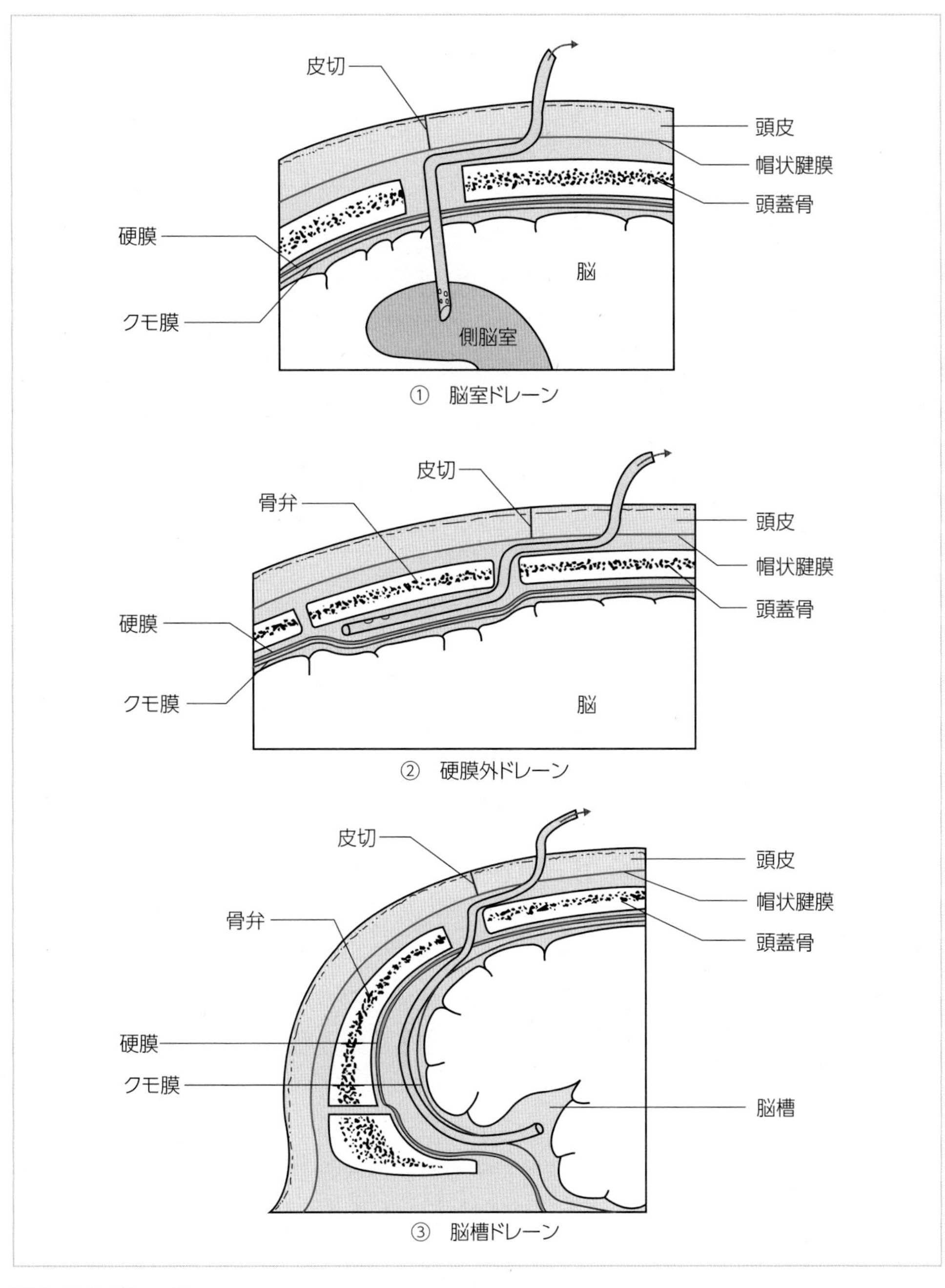

図 2-40 ● ドレーン

1 術前準備

開頭術は全身麻酔が原則であり，予定手術であれば，術当日は禁食とする。脳ヘルニアを誘発したり，脳動脈瘤の再破裂を招くことを避けるため，浣腸は必ずしも必須ではない。

予定される術野を除毛する。最近は，術野のみを部分除毛することが多く，この場合は，手術室で麻酔がかかった後で行えばよい。

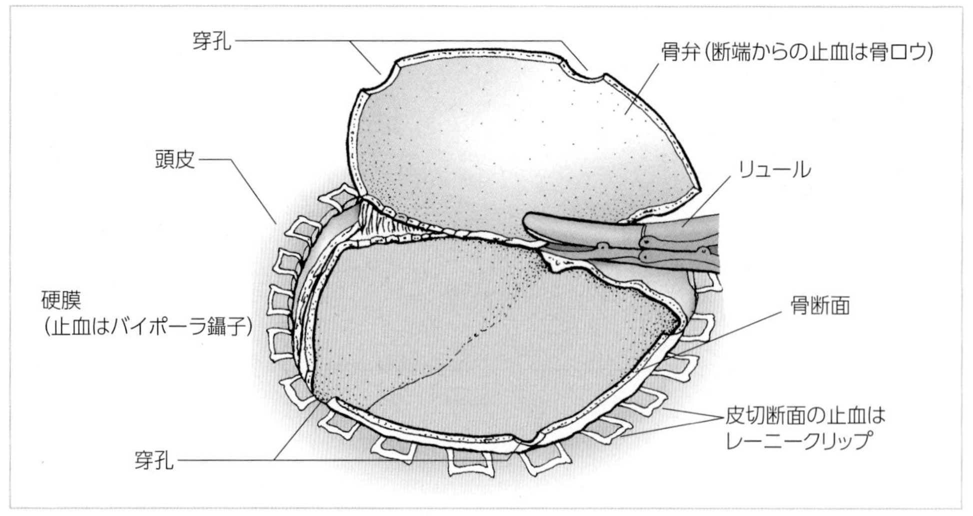

図 2-41 ● **開頭術**

その際，挿管（そうかん）による全身麻酔が原則である。

頭蓋内の減圧 脳神経外科手術，特に開頭術では，術中いかに頭蓋内圧を下げ，いかに脳を操作しやすい状態に保つかが，手術の成否を決めるカギとなる。その意味で，脳神経外科手術に果たす麻酔の役割は重大である。

脳は頭蓋腔（くう）という限られた容積の空間に，脳脊髄液とともに入っている。脳にはそれをうるおす血液が含まれる。したがって，頭蓋腔内の圧を下げるためには，脳実質の体積を減らすか，脳に流れる血液の量を減らすか，脳脊髄液の量を減らす必要がある。

脳実質の体積を減らすためには，D- マンニトールやグリセオール®のような高浸透圧利尿薬が使われる。脳実質から水分を搾（しぼ）り取る理屈である。脳の血液の量を減らすには，動脈血中の炭酸ガス濃度が下がると脳の血管が収縮する性質を利用する。術中やや過呼吸気味に保つわけである。つまり，術中頭蓋内圧を下げる３つの要素のうち２つまでが麻酔によっていることになる。

術中の体位 術中の体位をどのようにするか。このことも手術の成否を決めるもう一つの大きなカギとなる。最近は，麻酔後に３点ピンで頭部を固定するのが一般的である。

体位の原則は，①頭部の中では術野が最も高い位置になること，②術中に無用な脳の牽引（けんいん）を要しない位置であること，③脳は心臓より高い位置にあること，そして，④できることなら，術者にとっても操作が楽な姿勢がとれることである。

脳神経外科手術は長時間になることが多く，体位により，患者の身体に過度の屈曲や伸展，圧迫がかかっていないか十分に注意する。

予定手術では，あらかじめその日の体位は予想されるはずである。体位によって，術前の準備や固定のための器具も変わってくるので，手術を能率よく行うために，術前の緊密な連絡は欠かせない。

2 術中操作

開頭術として最も基本的な脳動脈瘤クリッピング術の**前頭・側頭開頭術（テリオナルアプローチ）**の場合を述べる。

●**頭蓋骨の切開**　頭部を対側へ30度ほど回転して固定する。頭皮を消毒したのち覆布をかける。彎曲した皮切を，正中近傍から外側へ耳の前方を通り頬骨弓の直上まで，被髪部の内側に置く。

皮切は骨膜まで一気に切って，側頭筋も含め，頭皮を一層に皮弁として頭蓋骨から剝離・翻転する場合と，帽状腱膜までの切開にとどめ，骨膜および側頭筋を残して翻転する場合がある。最近は前者が一般的である。頭皮は血行に富むため，断端から出血しやすく，これを防ぐ目的でレーニーの頭皮クリップを使用する。

頭蓋骨が露出したら，エアドリルを用いて穿孔を数個設ける。穿孔と穿孔の間をCraniotome™（クラニオトーム）で切り，骨弁とする。前方は眼窩上縁にぎりぎり接近させ，蝶形骨小翼に沿って深く削り込むのが，本アプローチのコツである。

頭蓋骨からの出血に対しては，骨ロウを擦り込むことで対処する。硬膜からの出血に対しては，バイポーラ鑷子で電気凝固する。開頭部辺縁の硬膜と頭蓋骨との間からの出血に対しては，硬膜を骨縁に縫いつける（硬膜吊り上げという）ことで対処する。この操作は，術後の硬膜外血腫を予防する意味もある。

●**硬膜の切開**　硬膜から感じる圧が低く，頭蓋内圧が十分コントロールされていれば直ちに硬膜を開く。いまだ圧が高いときは，麻酔医に高浸透圧利尿薬投与や過換気の措置がすでにとられていることを確認したうえで，硬膜上から脳側室を穿刺し，脳脊髄液の流出を図った後に硬膜を切開する。

●**脳底槽の開放**　以後の操作は，手術用顕微鏡下に行うのが一般的である。脳表面は乾燥したり，不要な操作で傷つけないように，綿片や専用のシートでカバーする。

シルビウス裂に沿ってクモ膜を切開し，徐々に視神経や内頸動脈のある脳底槽に至る。この間，操作に伴い出血を見たときは，低出力のバイポーラ鑷子で灼くか，ゼルフォーム®のような止血用素材を当てて圧迫止血する。

●**動脈瘤のクリップ**　脳底槽が開放されると，脳脊髄液が流出し頭蓋内圧は下がるのが一般的である。操作に伴い必要であれば脳ベラで脳を牽引固定する。術野には，終始，生理食塩水をかけ，乾燥を防ぐ。

目的とする動脈瘤近傍に達したら，いつ不意の破裂が生じても対処できるように，動脈瘤用クリップを用意するとともに，太い吸引管を準備するなど，万全の体制を整える。血圧をどの程度に保つか，麻酔医との連携も欠かせない。脳動脈瘤頸部を十分露出し，周囲の重要血管との関係が確認されたら，脳動脈瘤にクリップを施す。

●**閉頭**　十分，止血を確認したら閉頭操作に移る。硬膜を縫合後，骨弁を戻し固定する。

開頭術では，原則として，術後の硬膜外血腫予防のため，**硬膜外ドレーン**（図2-40②）が置かれる。脳動脈瘤破裂によるクモ膜下血腫が著しく，術後に脳血管攣縮の発生が予想されたり，頭蓋内圧モニターを必要とするときには脳槽にもドレーンが置かれる。持続的に脳脊髄液を流出させるため，脳室チューブを留置することもある。頭皮は筋膜，帽状腱膜，頭皮の順に層ごとに縫合する。

3 術後処置

神経症状，特に意識状態，バイタルサインの推移を厳密に観察し，術後出血や合併症の出現に注意する。

術後は，抜管とともに術前の状態まで速やかに回復するのが原則である。麻痺がある場合は，褥瘡（じょくそう）予防のための体位変換や関節の拘縮（こうしゅく）防止のための運動が早期から必要になる。意識が清明で嚥下（えんげ）障害がなければ，食事は翌日より開始してよい。近年は特に，廃用症候群予防のため，早期リハビリテーション開始の重要性が指摘されている。

手術の内容や疾患によっては，術後，痙攣（けいれん）発作を予防するため，抗痙攣薬の投与（多くは静脈内注射または筋肉注射による急速飽和を図る）が必要である。

硬膜外ドレーンは，原則として翌日に抜去する。ドレーンの取り扱いは穿頭術と同様である。

E 骨・関節・筋

1．骨折の手術

骨折部を治す（骨接合，図 2-42）か，骨折部の一部を人工物で置き換える（人工骨頭置換（図 2-43），人工関節置換）かの，どちらかを行う。

骨接合は，骨折部でひどく曲がっていたり，ずれていたら直して連続性を回復させ（整復），骨折部を安定させて強度を回復させ（固定），骨折部が治癒（ちゆ）（骨癒合）するのを待つ。手術を行うのは，骨癒合の間に骨折の周囲が固まらないようにし（拘縮予防），骨折の周囲の筋肉が衰えないようにする（早期運動）ためである。骨接

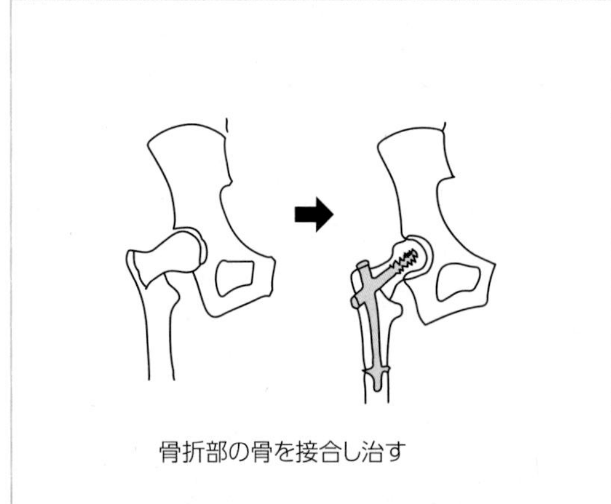

図 2-42 ● 大腿骨転子部骨折に対する骨接合術

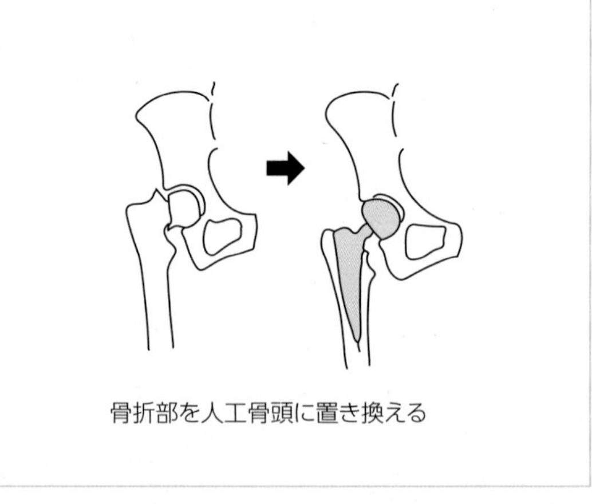

図 2-43 ● 大腿骨頸部骨折に対する人工骨頭置換術

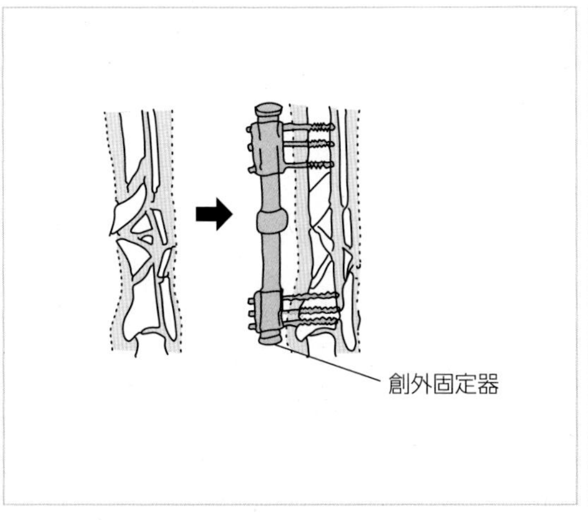

図 2-44 ● 下腿開放骨折に対する創外固定術

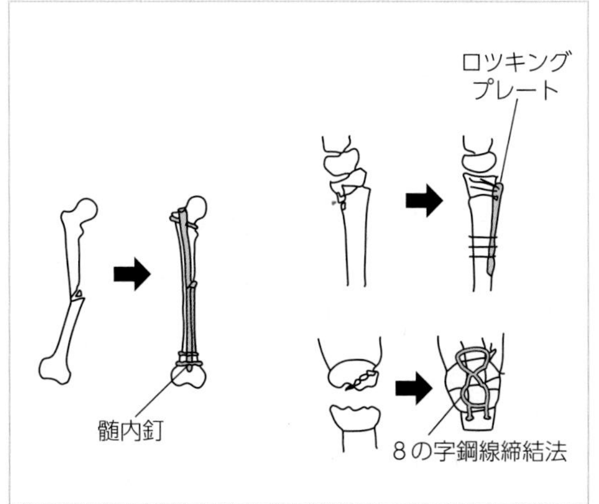

図 2-45 ● 種々の内固定器具

合の方法は，ほとんどが観血的整復内固定法（英語の頭文字をとって ORIF といわれる）が多いが，開放骨折など特別な場合には創外固定法（図 2-44）がとられる。

内固定するための器材は日々進歩しており，骨折の部位に応じた専用の器材が用いられる（図 2-45）。

骨折した一部が細かく砕けて骨接合できない場合や骨接合しても一部が壊死を起こす危険が高い場合には，はじめから骨接合をせず，人工物で置き換えることがある。高齢者に多い大腿骨頸部骨折に対する人工骨頭置換術（図 2-43）はその代表的な例である。

2．関節の手術

関節の軟骨がすり減って痛みが強い場合（変形性関節症），関節の全部または一部を取り換える人工関節置換術が行われる（図 2-46，47）。人工関節の部品のうちで人体の軟骨に相当するポリエチレンが改良され，人工関節の寿命が伸びたため，

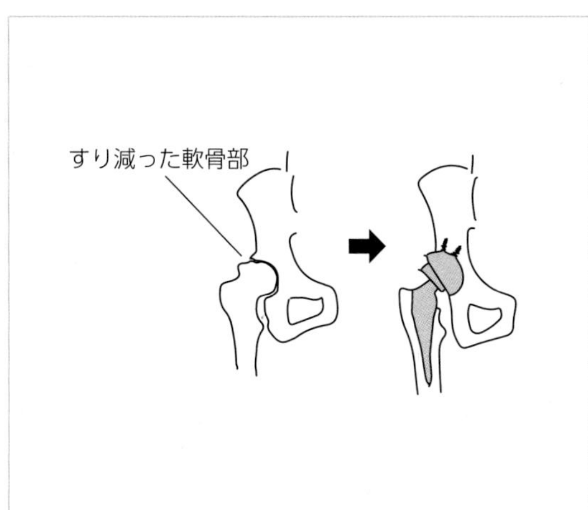

図 2-46 ● 変形性股関節症に対する人工関節置換術

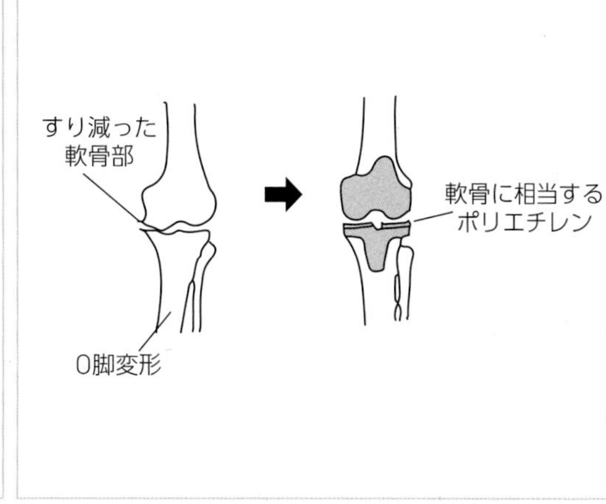

図 2-47 ● 変形性膝関節症に対する人工関節置換術

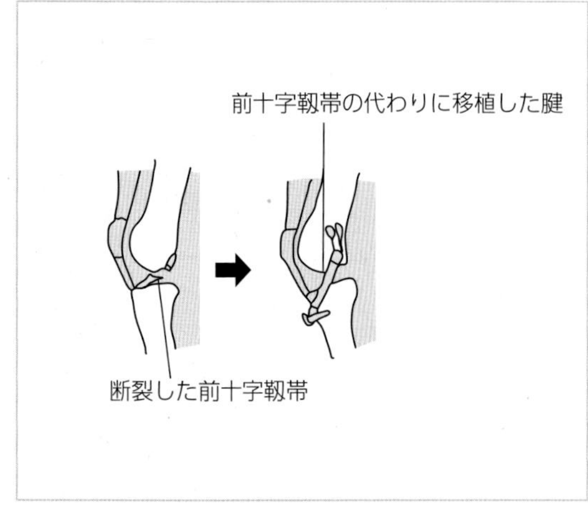

図 2-48 ● **前十字靱帯再建術**

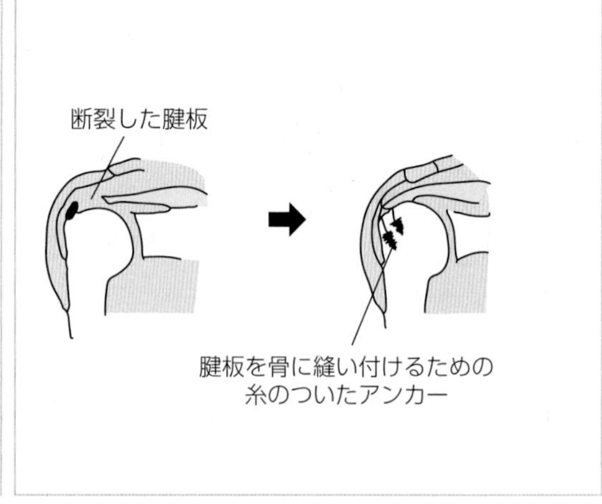

図 2-49 ● **肩の腱板縫合術**

今では 20 年以上にわたって問題なく使える場合が多い。

関節を安定させる靱帯が切れて，関節が不安定になった場合は，自分のからだの一部から靱帯（じんたい）の代わりとなるものを作って移植する靱帯再建術が行われる。膝関節の中にある十字靱帯は縫っても元のように治らないので，内視鏡（関節鏡）を使って靱帯再建術を行う（図 2-48）。

関節の中にある腱が切れて，縫えば治る場合は縫合する。肩関節の中の腱の集まりである腱板を縫う手術は内視鏡（関節鏡）で行われることが多くなっている（図 2-49）。膝関節の中にある半月板を取り除いたり，縫う場合も内視鏡（関節鏡）が使われる。

3．脊椎の手術

脊椎では，脊椎の骨折，脊椎の動く部分である椎間板の傷み（変形性脊椎症），脊椎の神経を通す部分である脊柱管が狭くなって神経の働きが悪くなったもの（脊柱管狭窄（きょうさく）症），脊椎の並びが悪くなった場合（脊柱変形）に手術が行われる。

脊椎の骨折では，骨折した脊椎の椎体の中に人工のセメントを入れて固定する（図 2-50）。椎間板の傷みによって脊椎にゆるみが起こった（脊椎すべり症）場合には，スクリューや人工骨で固定する。後側方椎体間固定術（英語の頭文字をとって PLIF といわれる）が多く行われている。脊柱管狭窄も合併している場合は，椎弓の一部をとる除圧術（図 2-51）が同時に行われる。狭窄した部分の脊柱管を広げる椎弓形成術は頸椎で多く行われている（図 2-52）。最近では脊椎を長い範囲にわたって固定して，姿勢を治す手術も行われるようになっている。

4．腱や腱鞘，末梢神経の手術

腱が切断されてそれを縫う場合，切れた腱どうしは癒合しなければならないが，周囲と癒着しては困るので，特殊な縫合法（図 2-53）と特殊なリハビリテーショ

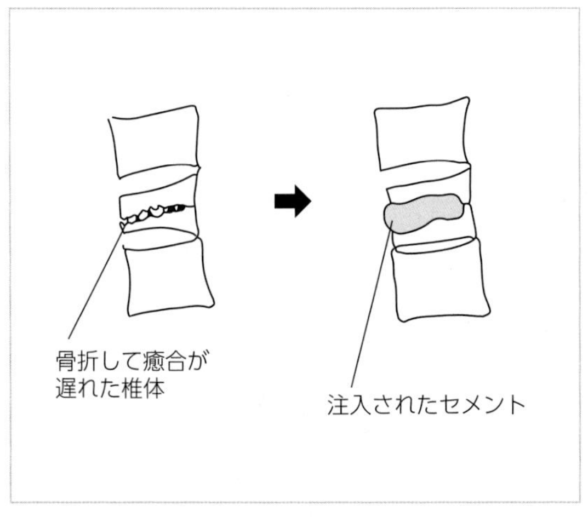

図 2-50 ● 脊椎椎体骨折に対するセメント固定術

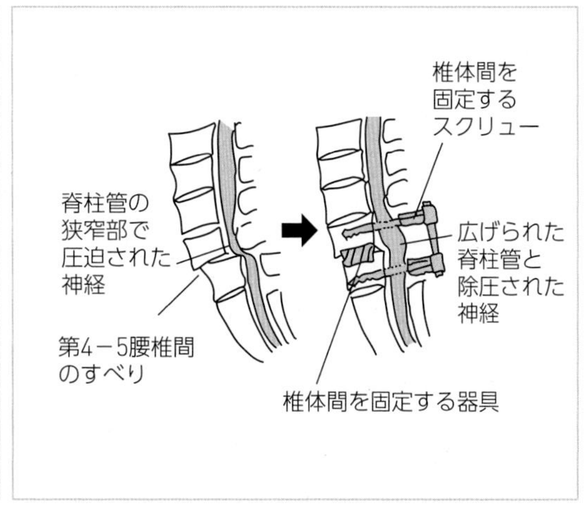

図 2-51 ● 腰椎すべり症による脊柱管狭窄症に対する後方除圧術と後側方椎体間固定術

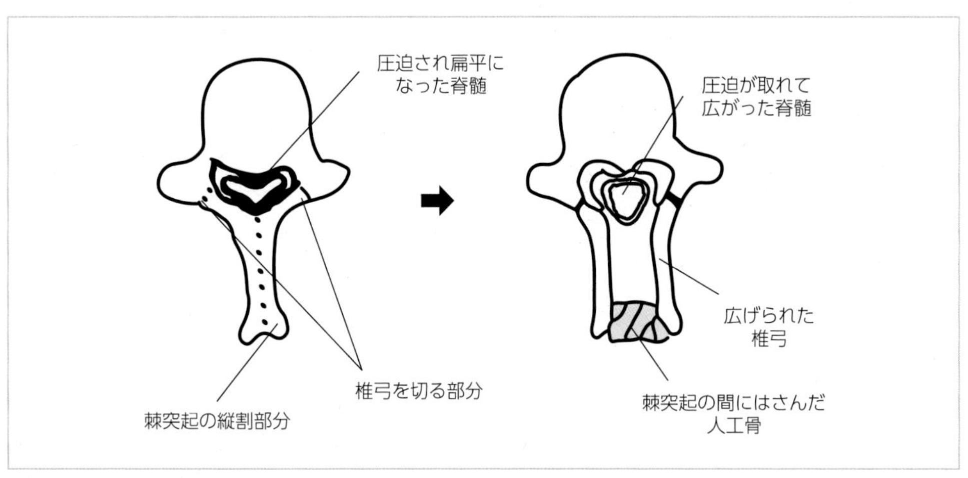

図 2-52 ● 頸椎症性脊髄症に対する棘突起縦割による椎弓形成術

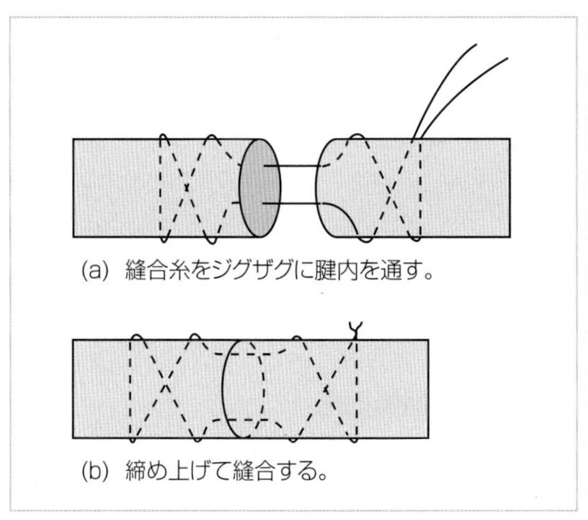

図 2-53 ● 腱断裂に対する腱縫合術

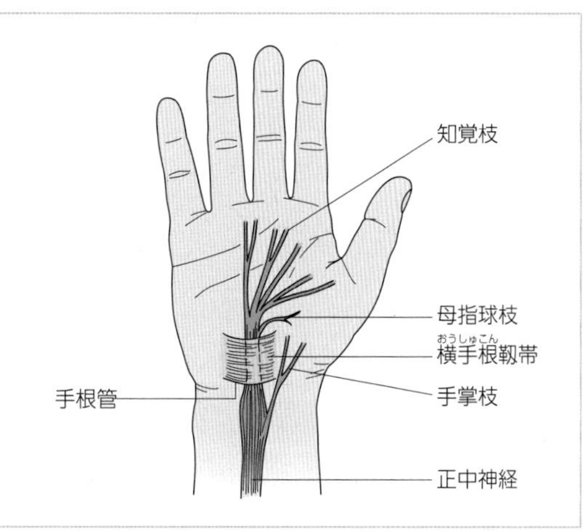

図 2-54 ● 手根管症候群

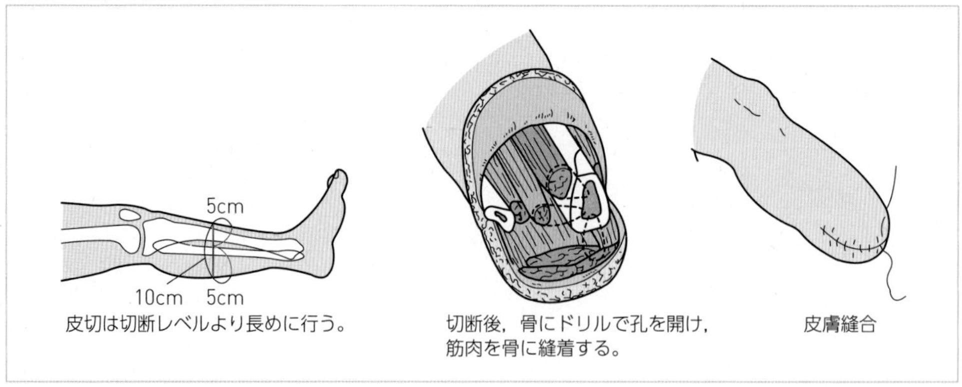

図 2-55 ● **下腿切断術**

ンが必要である。

腱を取り巻く腱鞘と腱の大きさに不均衡が起こって，腱の動きが制限されたり，痛みが出るものが腱鞘炎である。注射などの治療が効かない場合は腱鞘を切開する手術が行われる。

末梢神経が特定の部位で締め付けられることによって，筋力低下（麻痺）やシビレ，知覚の低下・脱失を生じる場合（絞扼性神経障害）では神経を締め付ける部分を切開する。手首で起こる手根管症候群（図 2-54）や肘で起こる肘部管症候群が多い。

5．切断

四肢の一部に悪性腫瘍ができたり，血流の障害による潰瘍，壊死ができたりして，その部分を温存できない場合は，腫瘍や壊死がある部分より近位部（心臓に近い部分）での切断術が行われる（図 2-55）。切断された断端に装具がはめられるような工夫が必要とされる。

F　女性生殖器

産婦人科手術には腟式手術，腹式手術，そして腹腔鏡下手術があり，さらにロボット支援手術も行われている。

1．腟式手術

産婦人科手術の特徴として，腟式手術があげられる。砕石位という下肢を挙上した手術体位で行われる。

1　子宮頸管拡張術と子宮内容除去術・子宮内膜全面掻把術

流産に対する手術としての子宮内容除去術，子宮体がんを疑う場合や子宮内腫瘤を摘出するための子宮内膜全面掻把術は，術式としてほぼ同様である。この手術を行うためには子宮口を開く必要があり，その手技が子宮頸管拡張術である。

2 腟式子宮全摘術

子宮を摘出する方法として一般的には開腹手術が行われるが，あまり大きくない子宮であり出産経験のある場合には腟式手術を行うこともある。手術手技の熟練を必要とするが，腹腔鏡補助下で行った時代を経て，現在はほぼすべてを腹腔鏡下で行う術式も盛んに行われている。

3 子宮腟部円錐切除術

子宮頸がんの初期，あるいは子宮頸部異形成に対する手術として行う。子宮腟部のみを摘出し子宮本体を残すことから，妊娠可能な状態のまま病変のみを摘出する妊孕能温存手術とよばれる。

4 頸管無力症の手術

妊娠中に早産徴候を認め，その原因が頸管無力症である場合に子宮頸管をしばる手術。シロッカー手術とマクドナルド手術があるが，早産の管理法が変化したことにより以前よりは行われることが少なくなった。

5 骨盤臓器脱の手術

腹腔内にある子宮が下降，あるいは体外に脱出した状態の子宮脱や，膀胱脱，直腸脱の手術は主に腟式で行われてきたが，最近は腹腔鏡でも行われている。子宮を摘出する方法と摘出しない方法に大別される。

6 外陰がんの手術

外陰を中心としたがんの切除を行い，広範囲の場合はほかの部位から皮膚とそれを栄養する血管ごと移植する皮弁手術を形成外科と合同手術で行う。

7 バルトリン腺手術

腟に分泌物を分泌しているバルトリン腺の開口部が，炎症などが原因でふさがることで粘液が溜まって腫瘤となったもので，痛みを感じることがある。感染すると激痛となることから，簡易的に外来において局所麻酔を用いて内容を吸引したり，開口部をつくる手術を行ったりすることもある。再発した場合は，入院して麻酔下に開窓術を行い，内容物を外に排出させることで腫脹をとり感染をコントロールする必要がある。

2．腹式手術

一般的な開腹手術は，臍下から恥骨上部までを直線に切開する下腹部正中切開を用いる。臍を迂回することでさらに上腹部にも切開を伸ばすことができ，広い視野を得ることもできるため，悪性腫瘍の手術や巨大腫瘤に対する手術で用いられる。

それに対して，下腹部横切開は，下着の中に創部が隠れることから美容的に優れるため，産婦人科ではよく用いられる方法である。視野がやや狭いものの，帝王切開などの産科手術，子宮筋腫などの良性手術では多く用いられる。

1 帝王切開術

様々な理由で，経腟的に分娩が難しいと判断された場合には，開腹して，子宮を切開し，胎児を取り出す手術を行う必要がある。妊娠高血圧症候群や児頭骨盤不均衡などの母体適応と，胎児の状態が悪化した場合や胎児奇形などの胎児適応とがある。

出血量の増加や，肺塞栓などの合併症が問題となっている。

2 卵巣腫瘍・嚢腫核出術，付属器切除術

良性腫瘍の場合に，腫瘍のみを摘出して卵巣を温存する術式が核出術である。閉経して卵巣を摘出しても特に変化がない場合や，悪性腫瘍が疑われる場合は，卵管と卵巣を含めた付属器を摘出する術式が付属器切除術である。

3 子宮筋腫核出術

月経過多や腹痛などの症状があったり，不妊症の原因と思われたりした場合には，妊孕能温存手術として子宮筋腫のみを摘出する術式。

4 子宮全摘術

子宮筋腫など良性腫瘍でも妊孕能を温存する必要がない場合，あるいは初期の子宮頸がん，子宮体がんなどの悪性腫瘍で子宮を温存することができない場合には子宮全体を摘出する術式。尿管や腸管の損傷などの合併症が問題となる。

5 悪性腫瘍手術

進行した子宮頸がん，子宮体がんに対して行う術式は，上記の子宮摘出の方法よりも，その周囲の組織をより広く摘出する広汎子宮全摘術が行われる。同時にリンパ節郭清を行うため術後に下肢の浮腫を認める場合があり，また膀胱周囲の神経を切断する必要がある場合は尿意が減弱することもある。

卵巣がんに対しては，良性手術と同様に子宮摘出術と付属器切除術を行うが，さらに骨盤および傍大動脈リンパ節郭清，そして大網と虫垂の切除も同時に行う。腹腔内に播種が広がっている場合でも，できるだけ腫瘍を摘出する減量手術を行ったことで予後が改善されると言われており，腸管の合併切除や，横隔膜の摘出など拡大手術を行うこともある。

3．腹腔鏡下手術とロボット支援下手術

腹腔鏡下手術では，臍周囲を 2cm 程度切開して内視鏡を挿入し，腹腔内に気体を注入して腹腔内を観察することが可能である。さらに左右に 1cm 程度の皮膚切開を入れて，ここから様々な形態の器具を挿入することで，子宮や付属器を把持したり，切開したり，縫合したりすることが可能である。子宮や付属器は骨盤内にあるため，小さい傷で開腹しても十分な視野が得られないことを考えると，同様に小さな傷でも腹腔鏡による上腹部からの視野は観察の点でも優れている。また傷が小さいため美容的にも好まれ，同時に術後の痛みが少ないため入院期間の短縮や早期の職場復帰などの効果も大きい。しかし，大きな腫瘤であったり腹腔内に癒着があったりした場合は，開腹手術に移行する必要があり，また他臓器を損傷するなどのリスクの上昇もあるなどのデメリットもある。

1 腹腔鏡下卵巣嚢腫核出術，腹腔鏡下付属器切除術

開腹手術で行っている手術を，腹腔鏡下に行う術式。小さい傷から腫瘍を摘出す

るために腫瘍内容を吸引して腫瘍を小さくする必要がある。そのため，硬い腫瘤の場合は専用の器具を使って小さく砕く必要がある。悪性腫瘍を疑う場合は，その内容が漏れることを避けるために，腹腔鏡下手術は行ってはならない。

2 腹腔鏡下子宮筋腫核出術

開腹手術と同様の手術を腹腔鏡下で行うが，子宮筋腫は硬いため小さく切断しないと摘出することができない。筋腫の大きさと個数により，施設ごとで手術を行うかどうか判断される。

3 腹腔鏡下異所性妊娠手術

卵管妊娠などの異所性妊娠の場合,まずは診断を行うための腹腔鏡下手術を行い,診断を確定する。そのまま卵管切除術，卵管開窓術などを行うことができるため,異所性妊娠の際に最も選択される術式である。しかし，すでに腹腔内に大量出血がある場合など緊急性が求められる場合は，最初から開腹手術を行うこともある。

4 腹腔鏡下腟式子宮全摘術

腹腔鏡下手術として，子宮とその周囲の臓器の切断，剝離を行い，子宮は腟式に摘出するというハイブリッド手術。開腹手術に比べて入院期間が短く，腟式手術では摘出できない卵巣の摘出も行うことができるなど，腟式手術の発展的な手術である。

5 腹腔鏡下子宮悪性腫瘍手術

初期の子宮頸がん，初期の子宮体がんに対して，リンパ節郭清を含む腟式子宮摘出術を行う術式。近年，初期のがんに対する低侵襲手術として行われているが，器具の発展によるところも大きい。

6 ロボット支援手術（ダヴィンチ手術）

腹腔鏡を挿入し，それを術者が操作する手術用ロボットとして，アメリカ製のDa Vinci（ダヴィンチ）が承認され，日本国内でも広く行われている。最初は泌尿器科から導入されたが，アメリカでの手術件数は婦人科領域が最多である。婦人科領域では，子宮全摘術と，子宮体がんに対する手術が保険承認されている。非常に高価なシステムであるため，導入施設は限られているが，傷の痛みが少ないなどメリットも多い。

G 腎・泌尿器

1．腎細胞がんの手術

腎実質から発生する悪性腫瘍である。血尿，疼痛（とうつう），腫瘤の古典的３徴候を呈するのは最近ではまれで，検診などで偶然発見されるケースが多い。このため 4cm 以下の早期発見が増え，腎臓全体を摘出する開腹根治的腎摘除術よりも，開腹腎部分切除や腹腔鏡手術，ロボット手術による部分切除が主流である。根治を望める放射線治療や抗がん剤がなく，手術が標準治療である。

1 根治的腎摘除術

腎臓は後腹膜腔という腹膜の後ろ側のスペースにある実質臓器であり，全摘除する場合，経腹膜アプローチ（開腹：正中切開，上腹部斜切開）と経後腹膜アプローチ（開腹：腰部斜切開）の２種類がある。そのアプローチで腹腔鏡手術（ラパロとよぶ），ロボット支援下手術*（機器名のダヴィンチとよぶ）を行う。ラパロ，ダヴィンチでは手術野確保が比較的広い，経腹膜アプローチが多い。

2 腎部分切除術

腫瘍径が 4cm 以下で発見される偶発腫瘍（しゅよう）が増え，腫瘍部分のみを切除する部分切除が盛んに行われるようになった。理由は，正常腎実質を極力温存したほうが，脳梗塞や脳出血，狭心症や心筋梗塞などのリスクを下げることが知られたからである。操作性と緻密性に優れたロボット手術の登場により，腹腔鏡下腎部分切除術よりもロボット支援下腎部分切除術が主流となった。7cm を超える大きな腫瘍は，現在でも開腹腎部分切除術が主流である。4～7cm で発見された腫瘍では，施設の力量に術式が任されているのが実情である。

2．腎盂・尿管がんの手術

高齢者，男性，喫煙者に多い疾患で，90％以上は尿路上皮がん，10％が扁平上皮がんである。扁平上皮がんは未治療の腎結石を長期間保有していた場合や腎盂腎炎を繰り返した場合に多いとされる。血尿，腰痛が主訴である。尿管，膀胱，尿道を含めたすべての尿路に再発しやすいため，尿管だけの腫瘍でも，腎臓・尿管を全摘する腎尿管全摘除術が標準術式である。残存尿管からの再発例も多く，膀胱内の尿管口までしっかり切除する必要があるため，一部，膀胱部分切除する形となる。この術式にも，開腹手術と腹腔鏡手術があるが，ロボット手術が最近保険適用となった。開腹手術の場合は経後腹膜アプローチが主流であり，腹腔鏡手術の場合は操作視野の関係で，経後腹膜アプローチよりも経腹膜アプローチのほうが行われる。下部尿管摘出は開腹手術へ移行する施設が多い。

3．膀胱がんの手術

60 歳代以上の男性，喫煙者に多い疾患で，血尿や排尿時痛が主訴である。表在性膀胱がんと浸潤性（しんじゅんせい）膀胱がんの大きく２種類に分けられる。

1 経尿道的膀胱腫瘍切除術（transurethral resection of bladder tumor ; TUR-Bt）

腫瘍深度が膀胱粘膜下層までにとどまる表在性膀胱がんか，筋層に達する浸潤性膀胱がんかを判定するため，膀胱筋層まで切除する必要がある。切除に際しては，穿孔（せんこう）による合併症や術後出血に注意を要する。すべての膀胱がんに対する第一段階の検査を兼ねた手術療法である。

---

* **ロボット支援下手術**：2022（令和 4）年にロボット支援下根治的腎摘除術が保険収載された。

2 膀胱全摘除術

筋層への浸潤を認める浸潤性膀胱がんに対して行う。尿路変向手術が同時に行われる。尿路変向手術の術式には，尿管皮膚瘻造設術，回腸導管造設術，自排尿型代用膀胱形成術がある。ロボット手術も保険適用となった。

①尿管皮膚瘻造設術

尿管断端を腹壁皮膚へ接合し，パウチを貼り付けて集尿する術式。

②回腸導管造設術

15cm ほどの遊離回腸に尿管を吻合（ふんごう）し，その遊離回腸断端を腹壁に出しパウチを貼り付けて集尿する術式。最も成績が安定した主流術式である。

③自排尿型代用膀胱形成術（新膀胱）

回腸もしくは結腸の一部を用いて腸管を脱管腔化し，膀胱状に形成し，尿管を吻合したのち，尿道とも吻合する術式。術後は腹圧をかけて排尿するが，尿漏れや排尿障害をきたすこともあり，術前と同じ完全な QOL が保てるわけではないことが注意点である。しかし，パウチを貼らなくて済むので，公衆浴場などでは整容的ではある。

4．前立腺肥大症の手術

精液の産生や射精にかかわる前立腺が加齢とともに肥大し，排尿障害を伴った疾患である。

手術療法は，開腹手術と経尿道的切除術の２種類があるが，開腹手術を行う施設はほとんどなくなったのが実情である。開腹手術は１L 以上の出血を伴うことが多く，低侵襲的な経尿道的切除術が主流である。

1 経尿道的前立腺切除術（transurethral resection of prostate；TUR-P）

尿道から内視鏡を挿入し，高周波電流で腺腫を切除し，尿道内腔を開大させる手術である。

2 ホルミウムレーザー前立腺核出術（holmium laser enucleation of prostate；HoLEP）

ホルミウムレーザーを用いて腺腫をくり抜き核出する術式で，膀胱内に落とし込んだ腺腫はモーセレーターという特殊な機器で裁断，吸引，回収する。

3 尿道ステント

患者が手術に耐えられない全身状態などの場合には金属製ステントを留置する。

5．前立腺がんの手術

高齢男性に最も多いがんである。高脂肪食，高エネルギー食，肉食などの食事因子や遺伝，人種が関係している。臨床病期 A，B などの早期前立腺がんでは根治的前立腺全摘除術が適応となる。前立腺（前立腺部尿道も含む）ならびに精嚢腺を一塊にして摘出する。勃起神経や尿道括約筋に切り込むため，術後の勃起不全や腹圧性・切迫性尿失禁が出現する。

臍下を10cm程度切開する開腹前立腺全摘除術は出血量が多く，侵襲的であり，前述の合併症をきたしやすいとされる。一方，最大3～4mm径の臍上切開と8～12mmまでのポートの計6か所の小さな傷を下腹部に切開し，気腹圧で出血を抑えながら，精密操作により勃起神経温存や括約筋へのダメージをより少なくして手術するロボット支援腹腔鏡下前立腺全摘除術が現在の主流手術である。

6．腎結石，尿管結石，膀胱結石の手術

肥満，偏食，ストレス，メタボリックシンドローム，代謝異常（高カルシム血症，高尿酸血症，高シュウ酸血症，腎尿細管性アシドーシスなど）が原因となる。腎結石・尿管結石，膀胱結石を総じて尿路結石症という。膀胱結石は尿管結石が落石して排出しないまま増大することが多いため，尿道狭窄や前立腺肥大，神経因性膀胱など排尿障害がベースにあることを念頭に置く必要がある。

1 体外衝撃波破砕術（extracorporeal shock wave lithotripsy；ESWL）

腎結石で通常10mm以上が対象となる。中部尿管で水腎症を伴う場合も適応となる。破砕片が尿管を閉塞し，術後疼痛や水腎症悪化をきたすことがあるため，最近では以下に述べる内視鏡手術で破砕片を同時に回収する方法が主流である。

2 経尿道的尿管砕石術（transurethral ureter lithotripsy；TUL）

尿道から細径尿管内視鏡（硬性／軟性）を挿入し，レーザーで砕石し，砕石片を体外へ確実に回収，排出する。

3 経皮的腎砕石術（percutaneous nephrolithotripsy；PNL）

患者を腹臥位にし，皮膚から腎臓へ特殊な機器で直ルートを作成し，そのルートに内視鏡を出し入れして，サンゴ状腎結石をレーザーで破砕する。経尿道的尿管砕石術と併用することもある。

4 経尿道的膀胱砕石術（transurethral bladder lithotripsy；TUL）

尿道から内視鏡（硬性）を挿入し，レーザーで砕石し，砕石片を体外へ確実に回収，排出する。尿道狭窄や前立腺肥大がある場合は同時に手術することがある。

7．精巣腫瘍の手術

若い男性に好発し，進行が早く，早期から転移しやすく，血痰や腹痛，腰痛など転移症状が初発症状となることが多い。複数の抗がん剤（化学療法）の組み合わせや放射線照射が標準治療である。原発巣を摘出し，病理結果次第で抗がん剤レジメンや治療法戦略，予後などが判定されるため，まずは高位精巣摘除術による腫瘍摘出が原則である。

1 高位精巣摘除術

鼠径部を皮膚切開し，鼠径管を開放し，内鼠径輪の高さで精索を結紮し，がん細胞を上流へ播種させないように血流，リンパ管を遮断する。陰嚢内から腫瘍精巣を摘出するが，肉様膜や陰嚢皮膚との癒着がひどい場合は合併切除することが肝要である。

8．包茎の手術

包皮が癒着し，亀頭部が露出できない状況をいう。放置すると亀頭包皮炎を繰り返し，射精がうまくできないため，不妊症の原因になるばかりか，成人では陰茎がんの発生につながるため，成人以上では施行しておいたほうがよい。亀頭包皮炎を繰り返す幼児では，背面切開術を行う。勃起時の痛みを伴う思春期以降の男性で，用手的露出が困難な仮性包茎や真性包茎では，環状切除術を行う。

9．陰囊水腫の手術

精巣固有鞘膜腔内に滲出液が貯留した状態をいう。先天性のものは腹膜鞘状突起が完全に閉鎖しないために腹水が流れ込み貯留するタイプで稀有である。後天性のものは外傷，炎症，腫瘍などに起因し，メインのタイプになる。貯留する固有鞘膜を切除し，術後癒合で完治させる。

10．精索静脈瘤の手術

精巣の蔓状静脈叢がうっ血して，静脈瘤を呈した状態である。精巣が温まりやすくなるため，精子成熟や活動性が低下し，不妊症の原因となったり，疼痛を伴ったりすることもあるため，治療することが多い。

1 高位結紮術

内鼠径輪よりも頭側で内精巣静脈を結紮する。最近では腹腔鏡手術で行うことが多い。

11．精管結紮術

避妊のために行う。局所麻酔下に陰囊皮膚を切開し，左右精管を結紮する。精管結紮（パイプカット）しても避妊率は100%ではないことに注意する。

H 耳鼻咽喉

耳鼻咽喉科疾患で治療を受ける患者の看護においてまず注意すべきは，難聴者や失声者のようなコミュニケーション手段に障害のある患者が一定数存在することである。このような患者の看護にあたっては，耳元で大きめの声でゆっくりはっきり問いかけるとか，筆談のための用具を準備するなどの工夫が必要である。また嚥下障害を有する患者には栄養状態や呼吸状態の監視，栄養の経路や形態に関する留意が必要となる。

悪性腫瘍の治療を目的に手術や放射線・化学療法などを行うために長期入院する患者がいる一方で，声の嗄れを治したいとか鼻閉を改善したいなど機能の改善を求めて短期入院する患者数が多いのも耳鼻咽喉科の特徴であろう。後者の集団では一般的に全身状態は良好に保たれることが多いが，術後の食事制限や発声制限，鼻か

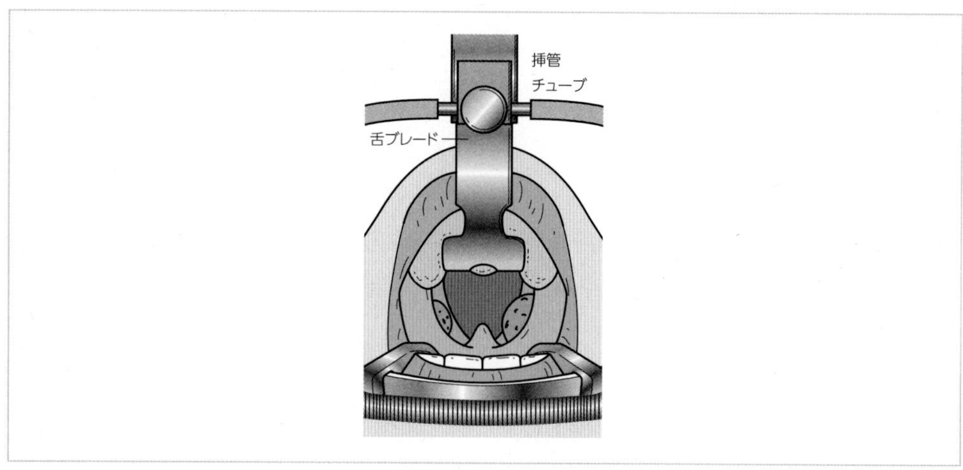

図 2-56 ● **口蓋扁桃摘出術**

み禁止など耳鼻咽喉科ならではの注意点がいくつかある。

以下，耳鼻咽喉科の代表的手術と周術期の注意点に関して記述する。

1. 口蓋扁桃摘出術

慢性扁桃炎や扁桃病巣感染症の患者に行われる口蓋扁桃摘出術は，耳鼻咽喉科で最も多く施行される術式のひとつである。小児例では滲出性中耳炎の合併も多く，アデノイド（咽頭扁桃）切除や鼓膜切開・チューブ留置術が併施されることも少なくない。手術は経口挿管（レイチューブなどを正中で固定）にて全身麻酔導入後に仰臥位・懸垂頭位で施行される（図 2-56）。術者はヘッドライトを装着し Crowe-Davis などの開口器を用いて術野を展開する。

● **術中**　扁桃摘出に用いる機器は施設や術者により異なるが，扁桃組織を把持しながら前口蓋弓頭側の粘膜を薄く切開して扁桃被膜を露出させ，これに沿って口蓋咽頭筋や咽頭収縮筋から口蓋扁桃を剝がし取るのが通法である。剝離操作には剝離子や，ペアンで把持した綿球などを用い，止血はバイポーラなどによる焼灼や結紮用鉗子を用いた結紮によって行う。術者は基本的に術野を見ながら操作を行うため，直接介助の看護師は機器の名称を覚えておいて，求められた機器を術者の手に正しい向きで渡すよう心がけるとよい。

● **術後**　一般に粘膜縫合などは行わず，したがって術後に創部が上皮化するまでの間，術後出血のリスクがある。通常は翌日には軟食の摂取が可能となるが，10 日間程度は疼痛管理と出血の可能性についての注意が必要である。

2. 喉頭微細手術

喉頭微細手術は，声帯ポリープなどによる嗄声の改善を目的とする。また咽頭・喉頭腫瘍の生検や切除を目的として施行される。

● **術中**　手術は通常経口挿管にて全身麻酔導入後に仰臥位で施行される。術者は直達

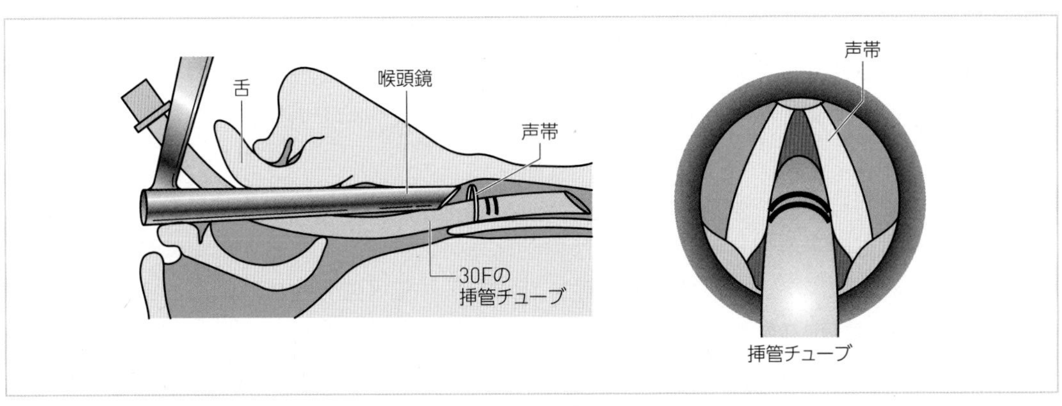

図 2-57 ● 喉頭微細手術

喉頭鏡を左手に保持し，右手で十分に開口させながら喉頭鏡を適切な深さまで挿入し，これを手術台に取り付けた固定具やメイヨー台に固定する。この際，喉頭鏡が歯に当たるため，歯牙を保護するプロテクターを装着しておくとよい。手術用顕微鏡を用いて視野を確保し，喉頭微細手術用の特殊な鉗子類やメス・剪刀・吸引管などを用いて目的の操作を行う（図 2-57）。

腫瘍(しゅよう)切除が目的である際には電気メスや炭酸ガスレーザーなどのエネルギーデバイスが使用されることもある。レーザーを使用する場合には，あらかじめレーザー用チューブを挿管に用い，その損傷を予防するため生理食塩水を含ませたガーゼなどでチューブをカバーする必要がある。挿管チューブ内には高濃度の酸素が流れており，レーザーの誤射によりチューブに穿孔を生ずると発火の危険性があるためである。患者の顔面全体をやはり水を含んだタオルなどで被覆するとともに，麻酔科医や看護師を含め部屋にいる全員が網膜防護の目的で眼鏡を装着する必要がある。

特に嗄声の改善を目的とした手術の場合，術後の声の安静が必要となる。1 週間程度の発声禁止とそれに続く 3 週間程度の発声制限が望ましいとされる。

3. 鼻内内視鏡手術

主に慢性副鼻腔炎を対象に施行される術式である。全身麻酔で行うことが多いが，局所麻酔下に施行されることもある。まず鼻内に 5000 倍希釈のアドレナリンを含ませたガーゼを挿入して鼻粘膜を可及的に収縮させたのち，硬性内視鏡（一般に 0 度，30 度，70 度の 3 種類が用いられる）を前鼻孔から挿入し，術者は患者の頭側に置かれたモニター画面を見ながら操作を行う。術者は左手に内視鏡を保持し，右手に粘膜や骨を掻把(そうは)するための機器を持つ。止血の目的で 20 万倍希釈のアドレナリンやリドカイン塩酸塩などを鼻粘膜に注射する。手術の目的は膿が貯留する，または粘膜が病的肥厚を示す副鼻腔を鼻内に開放することであり，そのために必要十分な操作を行う。よく使用される機器は，マイクロデブリッダーのほか，鼻用の鉗子類・吸引管・キュレット・バックワードパンチ・スタンツェなどである。

視野が限られるため術中の出血のコントロールが極めて重要であり，適宜 5000

倍希釈アドレナリン含有のガーゼやバイポーラを用いて止血を行いながら操作を進める。この手術を施行する際に注意すべき解剖は，頭蓋底と眼窩(がんか)内側壁である。前者の損傷は鼻性髄液漏や髄膜炎(ずいまくえん)，後者は複視や視力障害の原因となりうるためである。

こうした合併症を最小限にする目的で，ナビゲーションシステムを取り入れている施設も近年増加している。ナビゲーションシステムとは車の運転に用いられるシステム同様，プローブの先端位置を光学的もしくは磁気的に認識し，それを画像と同期させて現在術者が操作している解剖学的位置を術前に施行したCT画像上に表示してくれる方式である。内視鏡とは独立したシステムであるが，様々な鉗子(かんし)やマイクロデブリッダーへのプローブの装着が可能となり，また精度の向上も相まって汎用性が高まっている。もちろんこのシステムを利用するためには術前にナビゲーションのセッティングをしっかり行っておく必要がある。

術後は止血の目的で鼻内にガーゼやスポンジが3～5日程度留置されるため患者は鼻閉感を訴えることが多い。

4. 鼓室形成術

慢性中耳炎や真珠腫性中耳炎に対する標準的術式である。通常，手術は全身麻酔下に行われ，術者は患耳の側に座って手術を行う。患者の頭側には清潔なドレープで覆われた手術用顕微鏡が置かれ，直接介助の看護師は健耳側に，麻酔医はその足側に位置を取る。皮膚切開の方法は，耳後切開・耳内切開・耳前切開の3通りあり，手術の目的や外耳道の広さに応じて決定される。まずは鼓膜や耳小骨の再建材料として皮下の結合織や筋膜，耳介軟骨などが採取されるが，この操作は直視下に行われることが多い。

乳突削開が必要な場合にはここからドリルを用いた操作が必要となる。多くの場合外耳道後壁の皮膚を剥離，鼓膜輪を外して中耳腔に入り，必要に応じて炎症性肉芽組織や病的耳小骨を除去，真珠腫の場合にはそれを摘出する。中耳の操作は顕微鏡下に，鋭匙(えいひ)・耳用の針・耳用の鉗子類や吸引管などを用いて行われる。先に採取した再建材料を用いて耳小骨や外耳道・鼓膜の再建を行い，これらをフィブリン糊にて固定する。鼓膜を再建する際には鼓室内に吸収性ゼラチン製剤を支えとして置くことが多い。皮膚を縫合(ほうごう)し，外耳道にガーゼなどを留置して手術終了となる。術後は，麻酔からの覚醒時を含め頭部の安静が重要であり，また強く鼻をかむなどの行為も禁止事項となる。

5. 頸部郭清術

頭頸部悪性腫瘍の切除の際に頻繁に施行される術式である。全身麻酔にて術者および助手が患者の頭部を取り囲むように位置する。皮膚切開は疾患ごとに異なり，郭清(かくせい)範囲も内頸静脈鎖・顎下部・副神経領域・気管周囲など症例に応じて選択されるが，基本的な概念は大血管や神経・筋肉などの重要構造物をできるだけ温存し，頸部のリンパ節を脂肪組織にくるんだ状態で一塊に摘出することである。使用される機器はメスや電気メス，剝離操作や血管の結紮に用いるモスキートなどの鉗子類，筋鈎やスキンフックなど，また近年では様々なエナジーデバイスが使用されることもある。閉創の際には閉鎖式のドレーンが留置されることが多い。問題は人垣のため直接介助の看護師から術野が観察しにくいことであろう。スペースがあればメイヨー台などを用いて患者の足側に機械台を設置して術野を見下ろせるようなポジションから器械出しをするとよい。

術後，ドレーンは 3～5 術日に抜去，1 週間程度で抜糸となる。両側の頸部郭清を施行した場合には喉頭浮腫による気道狭窄の可能性に注意が必要である。内頸静脈鎖を郭清した場合には副神経の麻痺による肩や上肢の運動障害が発生することがあり，術後にリハビリテーション科などと連携して運動療法を行うことが推奨される。

頸部郭清が単独で行われることもあるが，原発巣の切除が同時に施行される場合，さらに切除後の欠損部を自家組織によって再建する場合もある。この場合の移植組織としては，前腕皮弁・腹直筋皮弁・前外側大腿皮弁・遊離空腸なども遊離組織が用いられる場合と，DP 皮弁や大胸筋皮弁といった有茎組織が用いられる場合がある。

I　眼

眼球に入った光は角膜，水晶体，硝子体を通って網膜に届き，ここで光や色を感じる（図 2-58）。これらのどこかに異常が生じると様々な程度の視力障害を生じる。

眼の手術には，こういった眼球内部の病気に対する手術と外部に対する手術があり，それぞれ内眼手術，外眼手術という。内眼手術には顕微鏡を用いる。外眼手術も多くは顕微鏡を使用する。このほかにレーザーを用いた様々な手術がある。

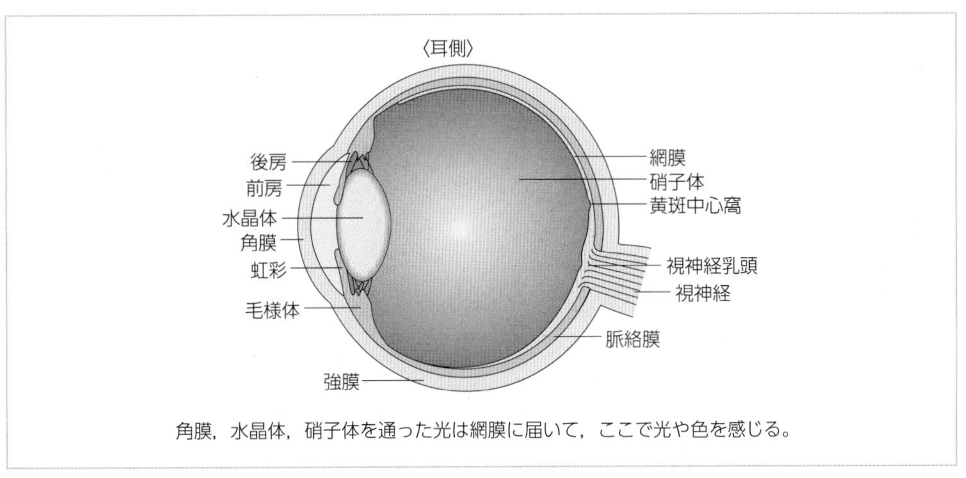

図 2-58 ● **眼の主な構造**

1．内眼手術

内眼手術の代表的なものには，白内障手術，角膜移植手術，硝子体手術，緑内障手術などがある。

1 白内障手術

網膜に光を集めるレンズの働きをするのが水晶体である。この水晶体が濁るのが白内障である（図 2-59）。白内障になると視力が落ちたり，まぶしく感じるようになる。手術では超音波チップを使って濁りを取り除く。この手術を PEA（phacoemulsification and aspiration；超音波水晶体乳化吸引術）という（図 2-60）。濁りを取った後に，眼内レンズとよばれる代わりのレンズを入れる（図 2-61）。

2 角膜移植手術

様々な疾患によって角膜が濁ると，白内障と同様に視力が低下する。濁った角膜を新しい角膜と取り換えるのが角膜移植手術である。以前は角膜全層を取り換える全層角膜移植術が行われていたが（図 2-62），最近は表層角膜移植術や角膜内皮移植術など，一部の層を取り換える手術が増えてきている。

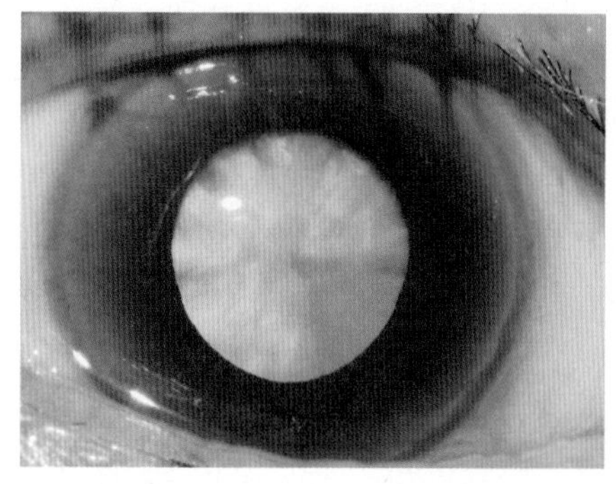

水晶体が真っ白に濁っている。視力は明かりがわかる程度に低下している。

図 2-59 ● 白内障

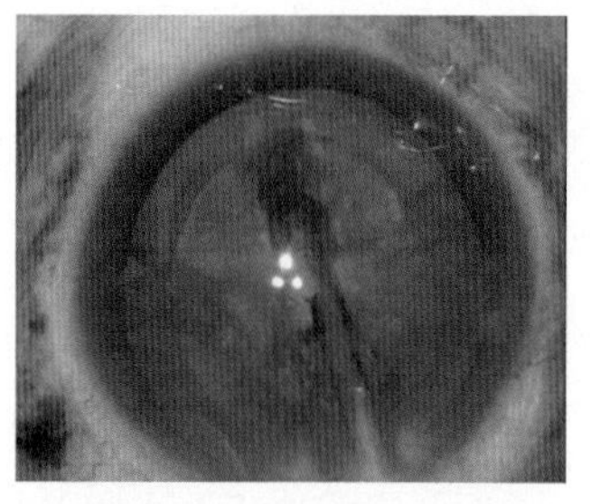

超音波チップを用いて，水晶体を削り取っている（PEA）。

図 2-60 ● 白内障手術

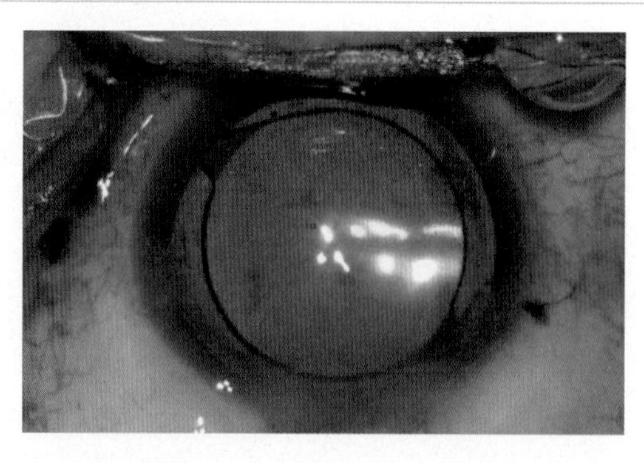

図 2-61 ● 眼内レンズ

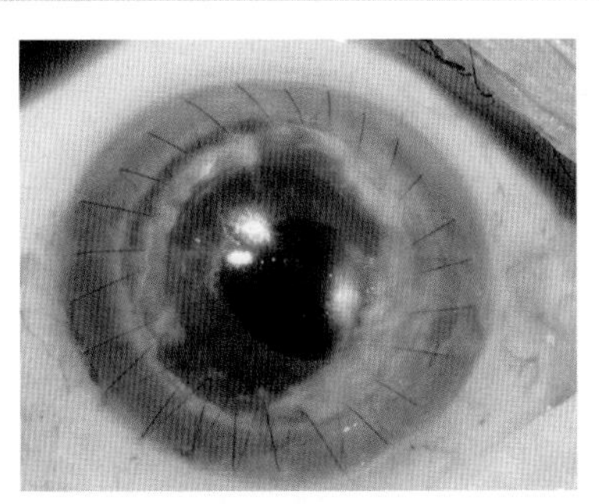
黒いのは角膜を縫った糸。

図 2-62 ● **全層角膜移植術後**

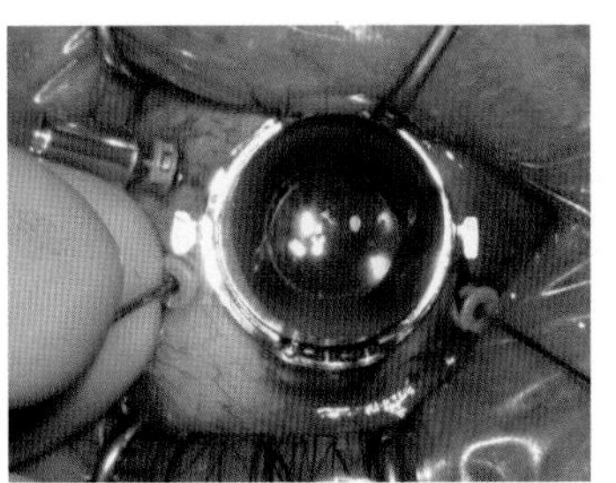
眼球に小さい穴をあけて，ライトと硝子体カッターを眼球に入れる。

図 2-63 ● **硝子体手術**

3 硝子体手術

網膜がはがれる網膜剥離や，硝子体の出血など，網膜や硝子体の病気に対して硝子体手術が行われる。眼球に小さい穴を開けて，そこからいろいろな器具を眼球の中に入れ，必要な処置を行う（図 2-63）。

4 緑内障手術

視神経が障害されて視野が欠けるのが緑内障である。緑内障の進行を抑えるためには，眼の硬さ（眼圧（がんあつ））を低くする必要がある。通常は点眼で治療するが，十分でない場合は手術を行って眼圧を低くする。手術には様々な方法があるが，代表的なものは，眼球壁（強膜）に穴を開けることで眼圧を下げる濾過（ろか）手術である。このほか，眼の中の房水の流れを良くする流出路再建術がある。

2．外眼手術

外眼手術には，眼球表面である角膜，結膜に対する手術，眼球周囲組織に対する手術，瞼に対する手術などがある。

1 翼状片（よくじょうへん）手術

結膜の異常組織が角膜に入り込む病気を翼状片という。紫外線などが原因となる。乱視が強くなるため，しだいに物を見にくくなる。外見を気にする人もいる。進行した場合は手術で翼状片組織を取り除く（図 2-64）。

2 斜視手術

眼球の周りには眼球を動かすための筋肉がある。通常はこの筋肉が左右の眼を同じように動かしているが，そのバランスが悪くなると左右の眼の位置がずれてしまう。これを斜視という。子どもの頃からあるものと大人になってから起こるものがある。斜視になると立体感がなくなったり，見た目が気になったりするので，場合により手術を行う。目の位置をまっすぐにするために，一方の筋肉を後ろ側に縫い付け，もう一方を短くする（図 2-65）。

3 眼瞼下垂手術

上瞼には瞼を持ち上げる筋肉がある。加齢などによりこの筋肉の力が弱まると瞼

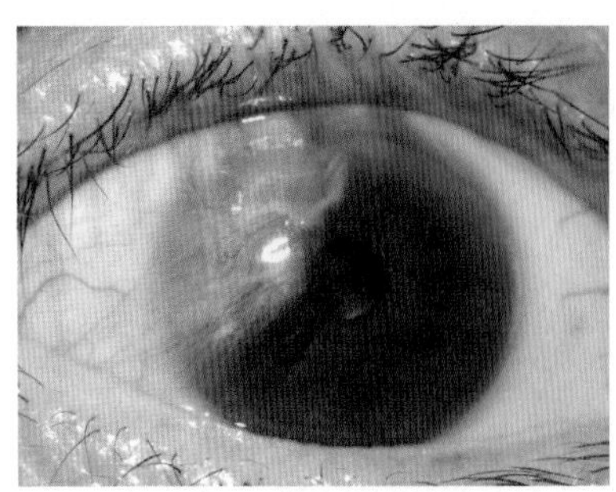
手術前　白目から角膜に翼状片が入り込んでいる。

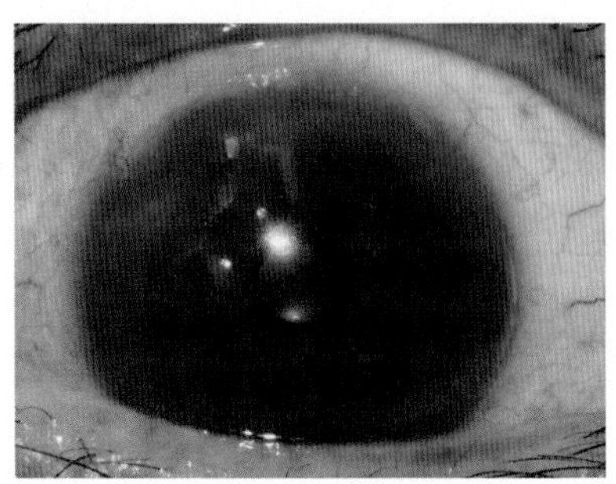
手術後

図 2-64 ● **翼状片**

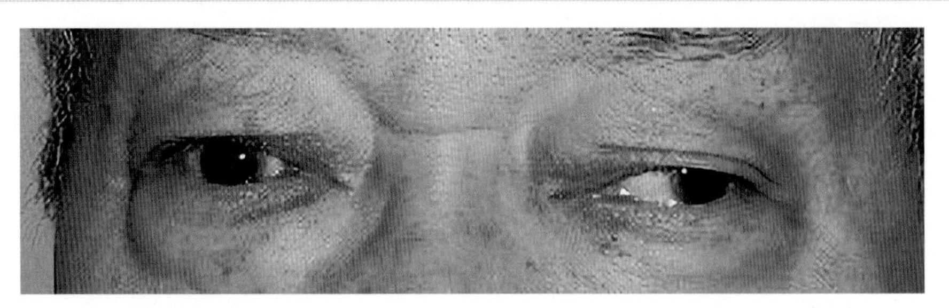

図 2-65 ● **斜視**

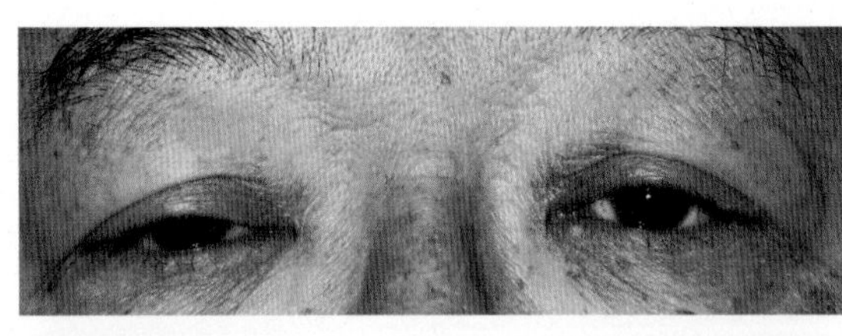
眼瞼下垂

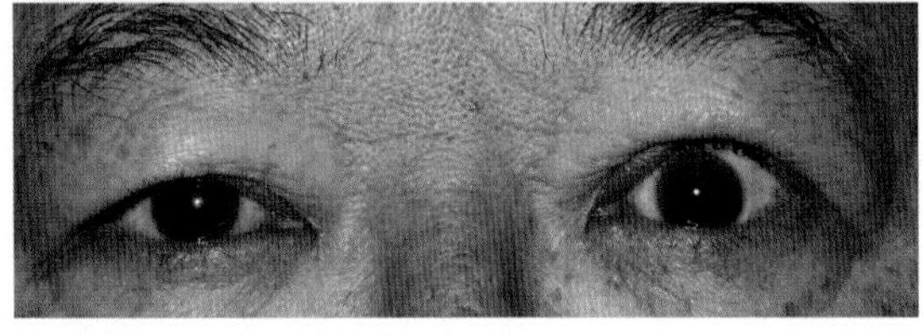
眼瞼下垂術後

図 2-66 ● **眼瞼下垂**

が下がってしまう。これを眼瞼下垂という。皮膚を切開して筋肉を縫い縮める手術を行う（図 2-66）。

3．眼科レーザー手術

1 網膜レーザー手術

網膜に穴が開くことがあり，これを網膜裂孔という。放置すると網膜剝離になる

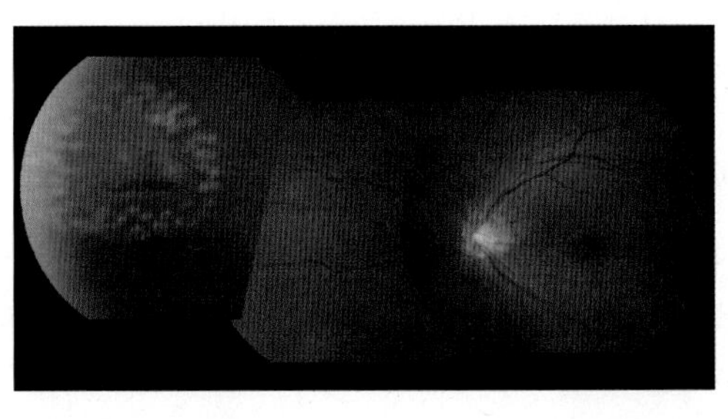

網膜裂孔の周りにレーザー照射を行った。白い部分がレーザーを照射した所。

図 2-67 ● 網膜レーザー術後

ことがあるので，それを防ぐために網膜レーザー手術を行う。レーザーで網膜裂孔の周りをのりづけする（図 2-67）。このほか，糖尿病の合併症である糖尿病網膜症に対するレーザー手術などがある。

2 緑内障に対するレーザー手術

急性の緑内障の治療や予防を目的に，レーザーを使って茶目（虹彩）に穴を開けて，眼の中の房水の流れを良くする。これをレーザー虹彩切開術という。

3 近視に対するレーザー手術

レーザーを使って角膜を薄く削ることで，近視を矯正することができる。代表的なものにレーシック（laser in situ keratomileusis；LASIK）がある。

J 口腔

口腔外科などで扱う口腔疾患は，口腔顎顔面領域に発生する良性・悪性腫瘍，先天奇形，顎変形症，歯性感染症，外傷，口腔粘膜疾患など多彩で，年齢も乳幼児から超高齢者まで広範囲にわたる。「口腔」という器官は，食べる，しゃべるといった社会生活への影響が非常に大きい機能を担うことから，口腔領域の手術は，こうした咀嚼，嚥下，発語機能などの口腔機能の管理が重要となり，整容面でも配慮が必要である。また，口腔は細菌数が最も多い環境にあり感染のリスクが高いため，術前からの口腔ケアを行い，細菌数を減らし口腔環境を改善することが必須である。

1. 智歯（親知らず）の抜歯

第 3 大臼歯は「智歯」「親知らず」とよばれ，歯列弓の最後方に位置し，18～20 歳頃に萌出する。萌出するスペースがないと埋伏した状態となり，十分な清掃ができず，炎症・う蝕の原因となるため抜歯対象となることが多い。埋伏智歯の抜歯は外来局所麻酔下で行われることが多いが，難症例では静脈内鎮静法併用や全身麻酔下に行われることもある。埋伏智歯は骨で覆われているため，歯肉の切開・剝離，骨の削除，歯の分割，歯根の脱臼，摘出，掻爬，歯肉の縫合といった手術操作が行われる。下顎埋伏智歯の抜歯で注意すべき解剖は，智歯近傍の骨内に位置する下顎管や，下顎骨の舌側に位置する舌神経である。下顎管は下歯槽動・静脈と下歯槽神

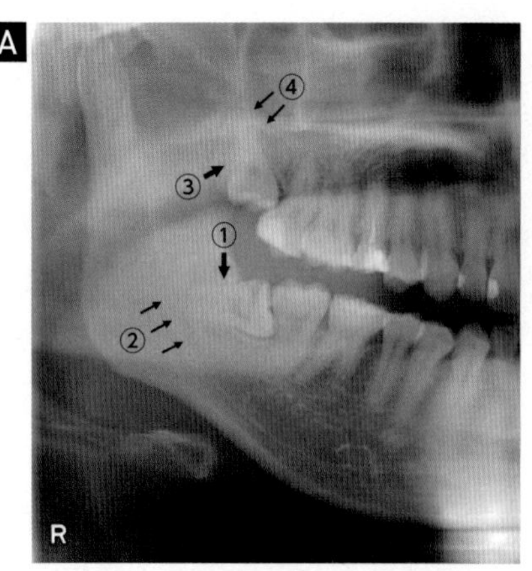

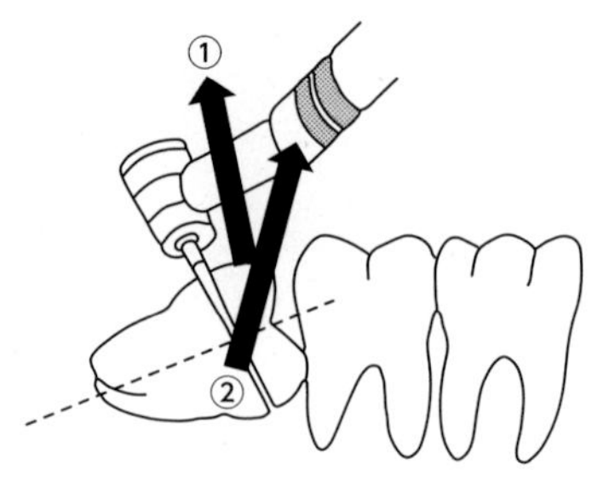

A 歯科パノラマX線画像：①下顎水平埋伏智歯，②下顎管，③上顎埋伏智歯，④上顎洞底

B 下顎水平埋伏智歯の抜歯：①歯冠を分割除去して，②歯根を脱臼して取り出す。

図 2-68 ● **智歯の抜歯**

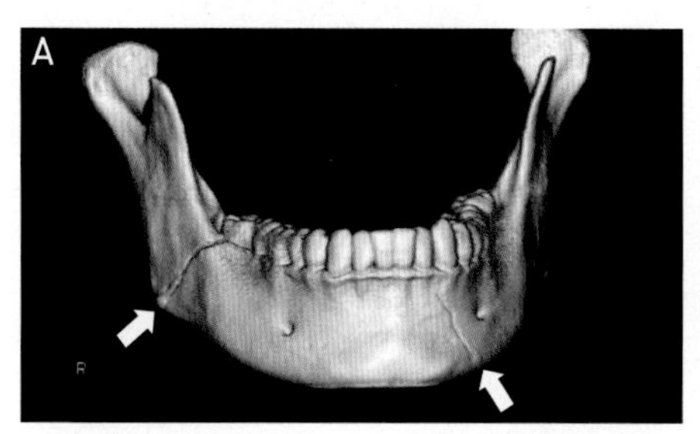

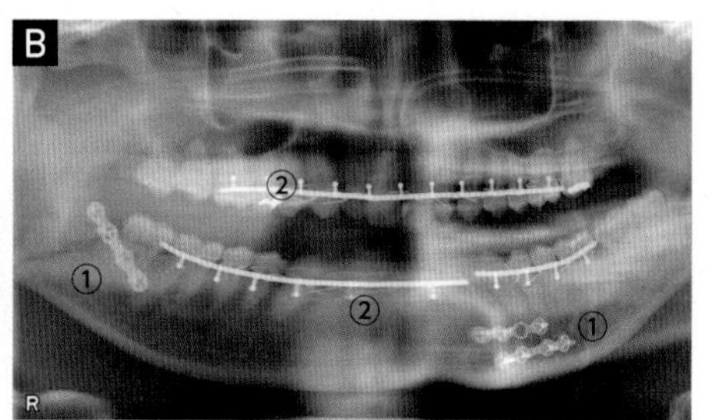

A 術前の3次元CT画像：右側下顎角部，左側骨体部に骨折線（矢印）を認める。

B 整復骨術後の歯科用パノラマ X 線画像：①チタン製ミニプレート，②三内式シーネ

図 2-69 ● **顎骨骨折の整復固定術**

経が走行し，損傷すると出血や下唇の知覚麻痺が起こる。また，舌神経を損傷すると，舌の知覚・味覚異常が生じる。上顎埋伏智歯の抜歯では位置関係によっては上顎洞への穿孔，上顎洞炎のリスクがある（図 2-68）。

2. 顎骨骨折の整復固定術

顎骨骨折の治療は，変位した骨片を戻す整復と固定が基本である。整復固定は，手術を伴わない保存的・非観血的な方法と，手術で観血的に行われることがあり，骨折部位，年齢により選択される。重要なことは，骨片を整復して咬合を回復する，すなわち元のかみ合わせに戻すことであり，このために上下の歯列に三内式シーネ，あるいは歯槽骨に IMF スクリューを装着する。観血的整復術では骨折部を露出した後，骨片を整復してプレートで固定する。術後に咬合関係を保持するため，上下顎の顎間固定，あるいは牽引を行う。長期の固定は顎運動に障害をきたすが，観血的にプレート固定を行った場合は期間の短縮がはかれる（図 2-69）。

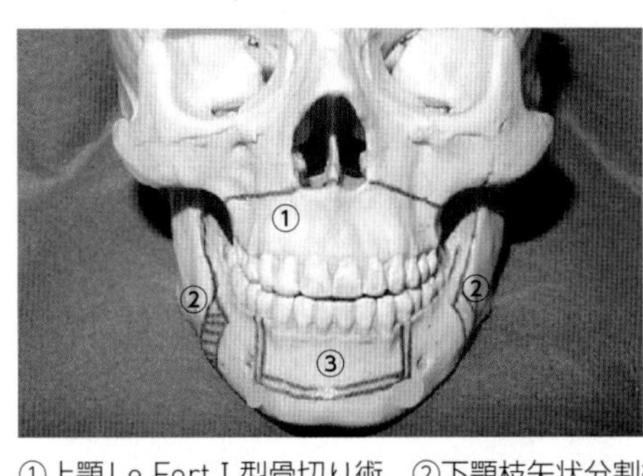

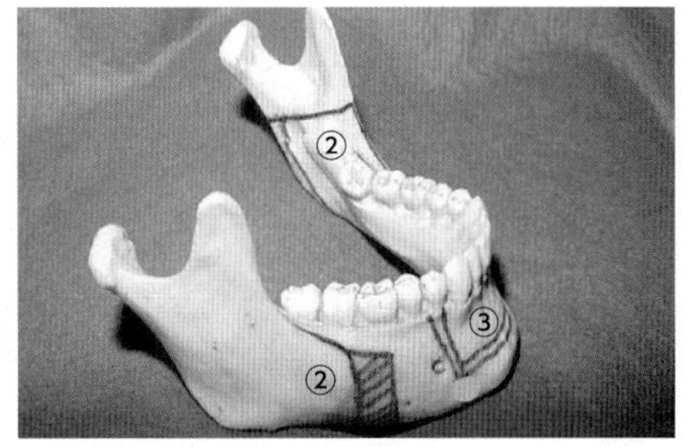

①上顎Le Fort Ⅰ型骨切り術，②下顎枝矢状分割術，③下顎前歯歯槽部骨切り術

図 2-70 ● **顎変形症の骨切り術**

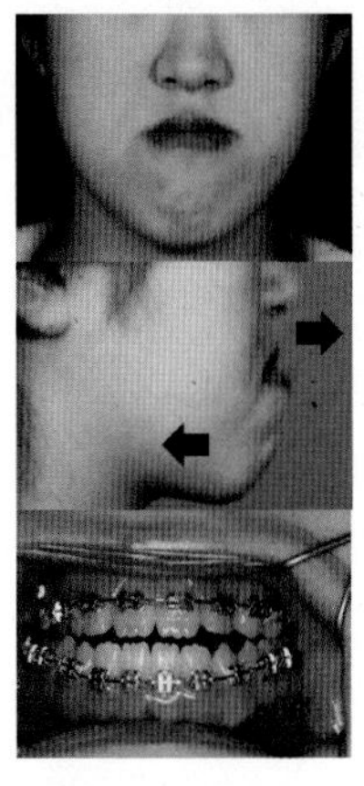

B

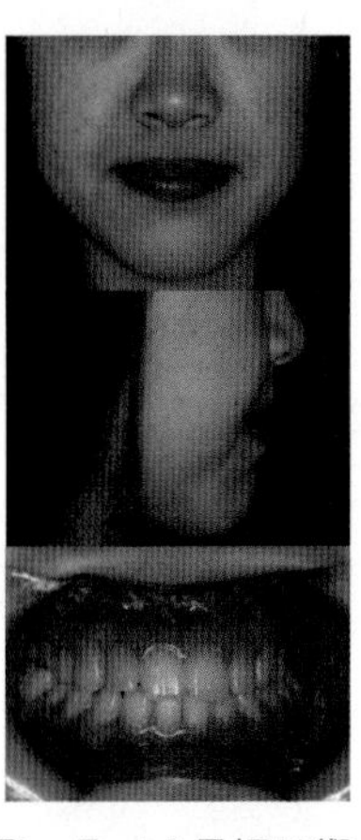

A　術前：上顎後退症，下顎前突症，反対咬合（受け口）を認める

B　術後：上顎Le Fort Ⅰ骨切り術，下顎枝矢状分割術後，顔貌，咬合状態は改善している。

図 2-71 ● **顎変形症の術前後の顔貌（正面・側面），口腔内写真**

3．顎変形症の骨切り術

顎変形症は顎骨の発育異常によって生じた顎骨の形態変形のことで，上顎前突症／後退症，下顎前突症／後退症，開咬症などがある。歯列矯正治療と種々の術式による顎矯正手術が行われ，上顎骨では Le Fort Ⅰ型骨切り術，下顎骨では下顎枝矢状分割術，下顎前歯歯槽部骨切り術などが行われている。骨格，咬合位から移動方向，距離をシミュレーションして，骨切りを行い，骨片の移動を行い固定する（図 2-70，71）。

4．口腔がんの切除・再建手術

口腔がんは，全臓器のがんの１％にすぎないが増加傾向にあり，わが国でも進行がんが多い。口腔がんの約半数は舌がんで，次いで上下顎歯肉がん，口底がん，頬粘膜がんの順である。早期がんは手術が第１選択で，治癒率も高く，機能障害も少ない。進行がんで，広範囲の切除による機能障害が生じる場合は組織移植（軟組織や骨）による再建手術，リハビリテーションが行われ，顎補綴（ほてつ）装置や歯科インプラントによる機能改善も有効である。頸部リンパ節へ転移したものでは頸部郭清（かくせい）術が行われ，放射線治療や薬物療法が併用されることもある（図 2-72，73，74）。

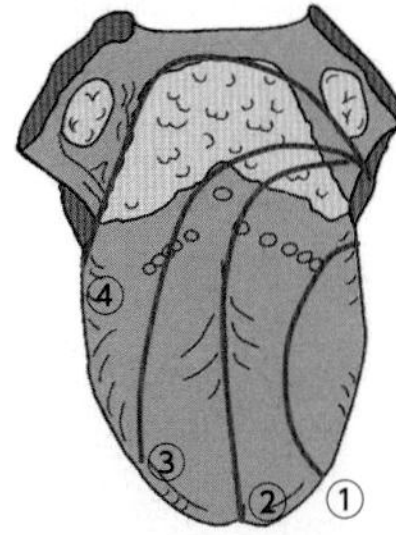

A 舌がんの切除術：①舌部分切除術，②舌半側切除術，③舌亜全摘術，④舌全摘術

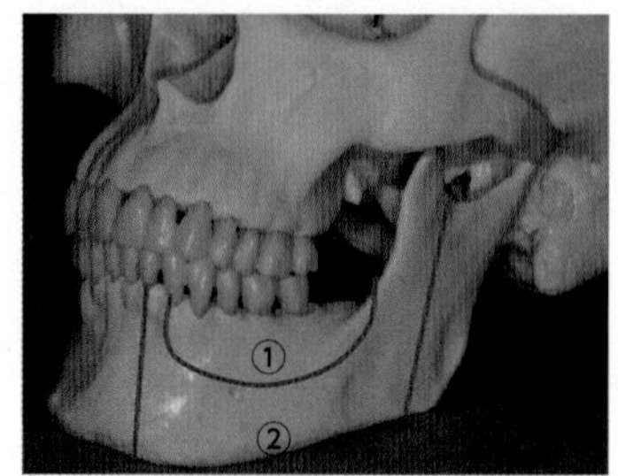

B 下顎歯肉がんの切除術：①下顎辺縁切除術，②下顎区域切除術

図 2-72 ● 口腔がんの切除術

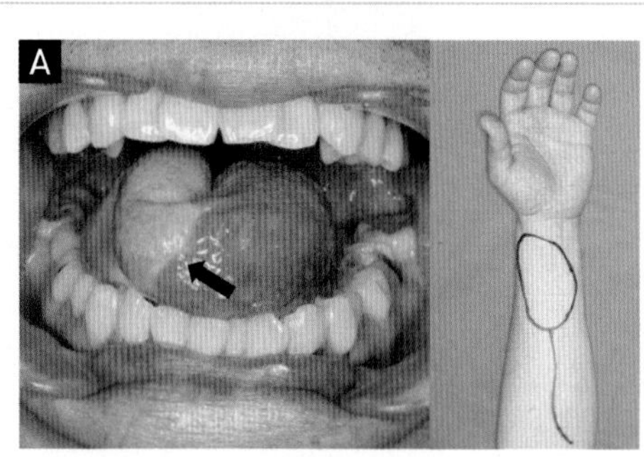

A 舌半側切除，前腕皮弁による舌再建術

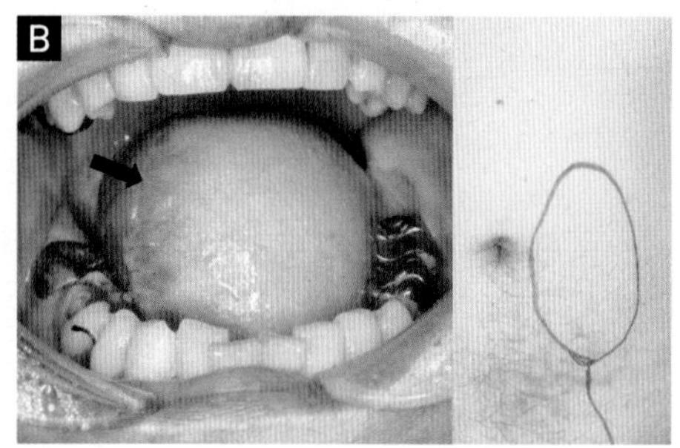

B 舌亜全摘術，腹直筋皮弁による舌再建術

図 2-73 ● 舌がん切除後の再建術

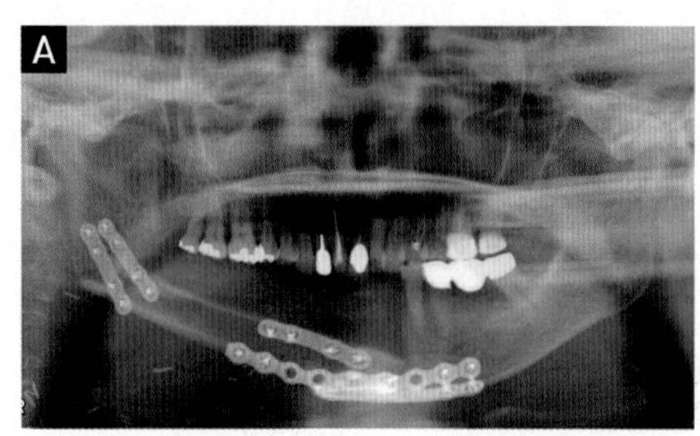

A 下顎区域切除術，腓骨による下顎再建術

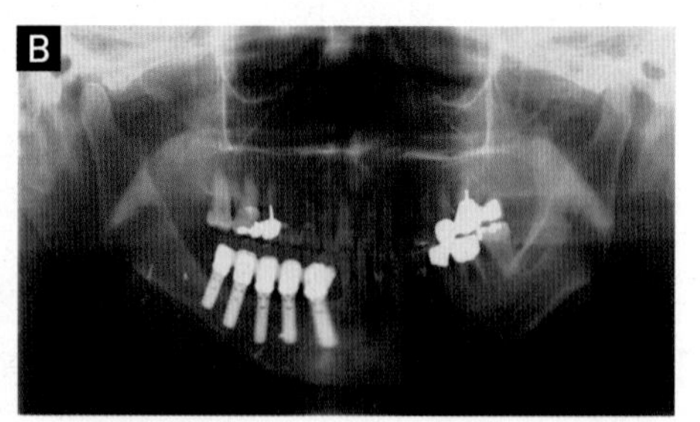

B 下顎区域切除術，肩甲骨＋歯科インプラントによる再建術

図 2-74 ● 下顎歯肉がん切除後の再建術

学習の手引き

1. 手術療法の目的，特徴とは何か理解しておこう。
2. 患者・家族は，手術を受けることに対してどのような気持ちや心理状態になりやすいか，話し合ってみよう。
3. 麻酔の種類，それぞれの特徴，注意すべき合併症についてまとめておこう。
4. 術後に起こりやすい合併症について，その予防法と症状を理解しておこう。
5. 食道がん，胃がんの手術では，術後合併症にはどのようなものがあるか整理しておこう。
6. 人工肛門造設術，尿路変向手術とはどのような手術か述べてみよう。
7. 体外循環・人工心肺とは何か説明してみよう。

第2章のふりかえりチェック

次の文章の空欄を埋めてみよう。

1 手術とは

手術は，疾病の治療を目的として人間の身体に［ 1 ］や［ 2 ］を使い，肉体を損傷させるため，苦痛を伴いつつも病から癒す治療法である。

2 麻酔の効果

全身麻酔では①［ 3 ］の消失（鎮痛，除痛），②［ 4 ］の消失，③有害な神経反射の抑制，④［ 5 ］の消失（筋弛緩）である。

3 麻酔の種類

麻酔は意識の消失を伴う［ 6 ］と，痛みの伝達を遮断することで鎮痛し，意識を残す［ 7 ］に大別される。

4 局所麻酔の分類

局所麻酔には，［ 8 ］，浸潤麻酔，［ 9 ］，経静脈内局所麻酔法（ビヤー・ブロック）がある。

5 消化器の手術

食道がんは深達度が浅くても早期にリンパ節転移を起こしやすいため，深達度に応じて十分な［ 10 ］を行う必要がある。

胃の手術では内視鏡により病巣を切除する［ 11 ］(endoscopic mucosal resection；EMR）や［ 12 ］(endoscopic submucosal dissection；ESD）と，手術により開腹し切除する方法がある。

虫垂炎は，炎症が軽度の場合は，［ 13 ］を投与し経過を観察する。症状が改善しない場合は［ 14 ］を行う。

6 心臓血管の手術

心臓大血管手術には［ 15 ］，右開胸，左開胸，［ 16 ］がある。このなかで［ 15 ］が選択されることが多い。

心臓手術と胸部大動脈瘤の手術では，多くの症例で［ 17 ］による補助手段が用いられる。

7 呼吸器の手術

呼吸器の手術を行うために胸腔内に到達するアプローチ法として 3 つ挙げられる。①［ 18 ］，②胸腔鏡，③［ 19 ］である。

胸腔ドレナージとは，胸腔内に貯留した空気，［ 20 ］や血液を体外に排出することをという。肋骨に沿って小切開を加えて，壁側胸膜を貫通して 6～8mm 程度の太さの細くて長い管（［ 21 ］）を胸腔内に挿入する。

8 脳神経の手術

脳神経の代表的な手術法として，［ 22 ］と開頭術がある。

［ 22 ］は，［ 23 ］に小さな孔を穿ち，それを通して種々の操作を行う場合に行われる。

開頭術の最も基本的な［ 24 ］は，前頭・側頭開頭術（テリオナルアプローチ）である。

9 骨・関節・筋の手術

骨折部を治す（［ 25 ］）か，骨折部の一部を人工物で置き換える［ 26 ］，人工関節置換のどちらかを行う。

関節の軟骨がすり減って痛みが強い場合（［ 27 ］），関節の全部または一部を取り換える人工関節置換術が行われる。

脊椎では，脊椎の骨折，脊椎の動く部分である椎間板の傷み（［ 28 ］），脊椎の神経を通す部分である脊柱管が狭くなって神経の働きが悪くなったもの（［ 29 ］），脊椎の並びが悪くなった場合（［ 30 ］）に手術が行われる。

10 女性生殖器の手術

産婦人科手術の特徴として，腟式手術があげられる。［ 31 ］という下肢を挙上した手術体位で行われる。

一般的な開腹手術は，臍下から恥骨上部までを直線に切開する［ 32 ］を用いる。

11 腎・泌尿器の手術

腎細胞がんの手術では，腎臓全体を摘出する開腹根治的腎摘除術よりも，［ 33 ］や腹腔鏡手術，［ 34 ］による部分切除が主流である。

前立腺肥大症の手術は，開腹手術と［ 35 ］の 2 種類があるが，開腹手術を行う施設はほとんどなくなったのが実情である。開腹手術は1L 以上の出血を伴うことが多く，低侵襲的な[36]が主流である。

早期前立腺がんでは，根治的[37]が適応となる。前立腺（前立腺部尿道も含む）ならびに[38]を一塊にして摘出する。

12 耳鼻咽喉の手術

慢性扁桃炎や扁桃病巣感染症の患者に行われる[39]は，耳鼻咽喉科で最も多く施行される術式のひとつである。

喉頭微細手術は，声帯ポリープなどによる[40]の改善を目的とする。また咽頭・喉頭腫瘍の[41]や切除を目的として施行される。

鼻内内視鏡手術は，主に[42]を対象に施行される術式である。全身麻酔で行うことが多いが，局所麻酔下に施行されることもある。

13 眼の手術

内眼手術の代表的なものには，[43]，角膜移植手術，[44]，緑内障手術などがある。

網膜レーザー手術とは，網膜裂孔を放置すると[45]になることがあるので，それを防ぐために行う。レーザーで網膜裂孔の周りをのりづけする。

14 口腔の手術

口腔外科などで扱う口腔疾患は，口腔顎顔面領域に発生する良性・悪性腫瘍，[46]，顎変形症，[47]，外傷，口腔粘膜疾患など多彩で，年齢も乳幼児から超高齢者まで広範囲にわたる。

■治療法概説

第3章 食事療法

▶学習の目標

- ●食事療法の目的について学ぶ。
- ●患者の状態に応じて適用される各種の食事療法について学ぶ。
- ●退院後の食事療法を継続するための援助について学ぶ。

I 食事療法の目的

食事療法は疾患をコントロールしていくうえで重要な位置を占める。糖尿病や脂質異常症，腎臓病など慢性疾患のコントロールには，食事療法は欠かせない。また，疾病(しっぺい)や手術侵襲からの回復には，十分な栄養の摂取が必要となる。さらに低栄養を予防するためにも食事療法は必要である。疾患や手術の影響で，入院中に低栄養に陥る患者は少なくない。低栄養は疾患からの回復を遅らせ，感染率や死亡率を高めるとされ，生活の質に大きく影響を与える。そのため入院患者にとって食事は治療を支える重要な柱である。入院中の食事は栄養量の基準値が設定されている。毎日の食事は決められた栄養基準量を満たすように調理し提供されている（図3-1）。

入院患者のなかには，入院の主目的とは別の疾患を合併している患者も少なくない。特に高齢者は多くの基礎疾患を有していることが多い。食事療法を行ううえで基礎疾患に配慮することが必要である。

食事療法の目的は，基礎疾患も含めた疾患をコントロールし，患者の栄養状態を

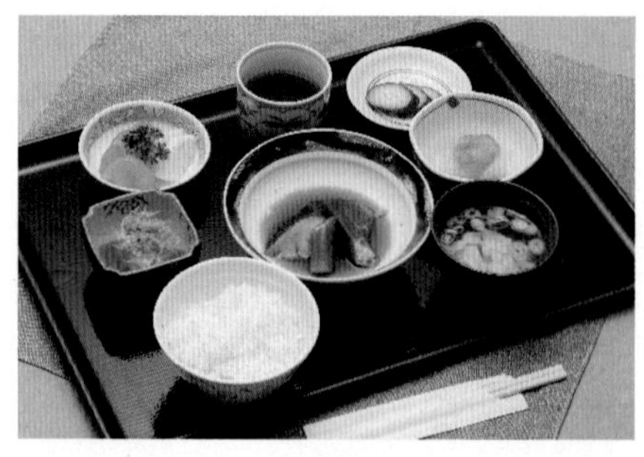

図3-1●病院食の例

良好に保ち，生活の質を維持することである。

Ⅱ　栄養アセスメント

食事療法を行ううえで栄養アセスメントは必須である。栄養アセスメントを基に食事療法を用いた栄養介入の内容を決定する。栄養介入は一律ではなく，患者個々に適した内容で実施されるべきである。特に基礎疾患の多い患者や，低栄養状態の患者では適切なアセスメントを行うことで，個別性の高い食事療法が実施できる。栄養アセスメントには，血液生化学・尿検査データのほかに，身長，体重，上腕周囲長，上腕三頭筋皮下脂肪厚，下腿周囲長測定などの身体測定，握力測定（図3-2），体脂肪や筋肉量，体水分測定などの体組成測定（図3-3），食事内容調査，服薬調査などが含まれる。管理栄養士はこれらアセスメントを継続的に行い食事療法の効果判定も行う。

Ⅲ　食事療法と食事指導

食事が疾患の治療や栄養状態に影響を与える場合には，医師は患者の症状を考慮した治療食を処方する。入院患者の場合には，提供された食事を全量摂取することが食事療法となる。しかし，食事療法は退院後も続ける必要のある場合がほとんどであり，それを可能にするための食事指導は，食事療法とは切り離すことのできないものである。したがって，食事指導は入院中だけでなく，外来通院時にも実施さ

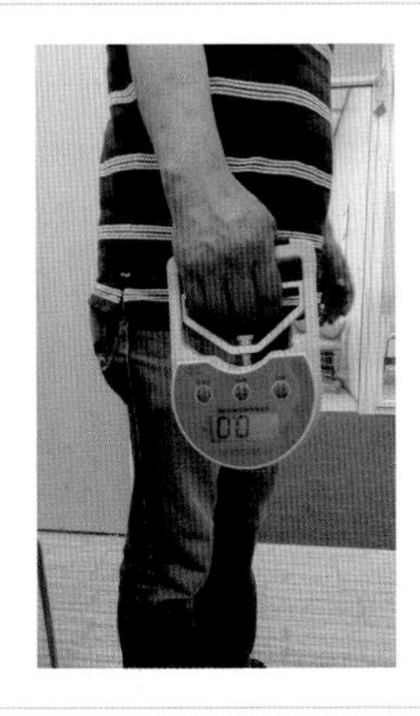

図 3-2 ● **握力測定**

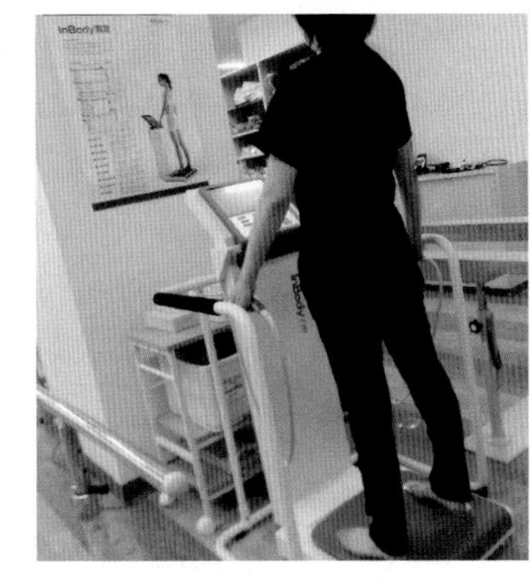

図 3-3 ● **体組成測定**

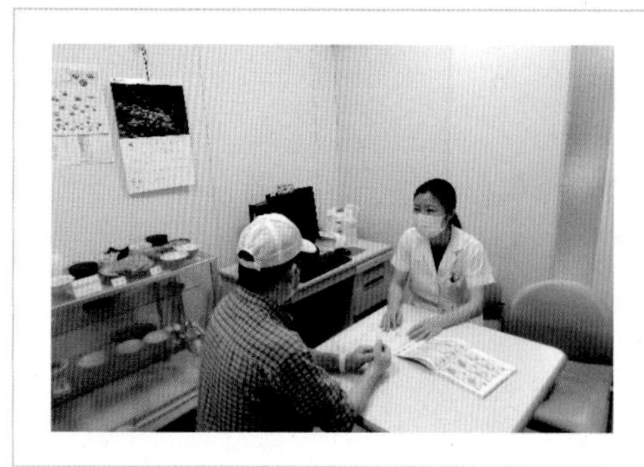

図 3-4 ● 栄養指導の様子

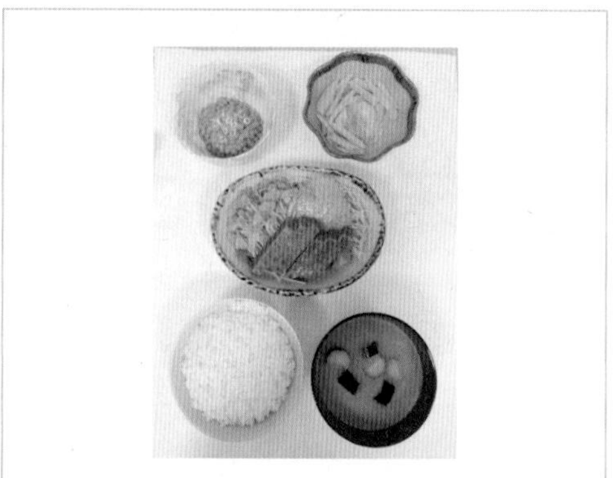

図 3-5 ● フードモデル

れる。食事療法を継続する場合は，医師は管理栄養士に食事指導を指示する。食事指導指示箋にはエネルギー量，たんぱく質量，脂質量，塩分量，水分量などについて，個々人に適した量が記載される。管理栄養士は食事指導指示箋をもとに，個人のライフスタイルに配慮した食事指導を実施する（図 3-4）。

食事指導の第一歩は，患者が日常どのような食生活を送っているのかを理解することである。この聞き取り調査によって，患者の食事内容を質的および量的な観点から評価する。フードモデル（図 3-5）を用いて，実際の食事の目安量を視覚的に把握することもある。また，先に述べた栄養アセスメントを実施し，さらに食事に関連する患者の個人的事情も考慮に入れて指導計画を立てる。

Ⅳ 食事療法の種類

食事療法の代表的なものを以下に記載する。

1. 必要栄養量の確保

何らかの原因で栄養不良に陥っている場合には，十分な栄養量を確保できるように，食事内容や摂取方法を工夫することが食事療法となる。これには胃切除後の段階的な食事計画なども含まれる。

疾患によっては，一定の栄養摂取が疾患の進行を防止するために必要になる場合がある。たとえば，肝硬変患者の必須アミノ酸（分枝鎖アミノ酸）の摂取割合の増加などである。各疾患に応じた必要栄養量の基準は各学会などからガイドラインとして提示されているため，それらを参照する。

2. エネルギー制限食

高度肥満がみられる患者や糖尿病患者ではエネルギー制限が必要となる。食事療法によって栄養バランスを崩すことなく摂取エネルギーを制限できれば，不足するエネルギーは体脂肪の燃焼によって補われ，過剰に蓄積した体脂肪を減らすことができる。なお，糖尿病診療ガイドライン 2019[1] では，低栄養が認められるサルコペニアやフレイルの高齢者では，エネルギー制限は必ずしも必要とせず，腎機能に配慮した十分量のたんぱく質とビタミンの補給が推奨されている。

3. たんぱく質制限食

慢性の腎疾患では，腎糸球体の濾過機能が低下している。これが進行すると慢性腎不全となり，透析療法が必要になる。たんぱく質制限食を続けることは腎機能の低下を防ぐうえで有効であり，食事中に含まれるたんぱく質を病状に応じて，体重 1 kg 当たり 0.6～1.0g 程度に制限する[2]。ただし，サルコペニアを合併する症例においては，たんぱく質制限を緩和することも考慮されるべきである[3]。

4. コレステロール制限食

虚血性心疾患の患者では，冠動脈の硬化がみられる。動脈硬化の進展には，血中の LDL コレステロールの代謝異常が大きくかかわっている。したがって，食事によるコレステロールの摂取量を制限して，血中 LDL コレステロールを低く抑えておくことが, 虚血性心疾患やその危険因子をもっている場合には極めて重要である。

5. 塩分制限食

塩分の過剰摂取は体液の貯留につながるため，浮腫を起こしやすい心疾患，腎疾患，肝疾患では塩分制限が必要になる。また，本態性高血圧症患者のなかには，塩分の摂取量と血圧上昇に密接な関連がみられるものがあり，血圧コントロールのために塩分制限が必要になる。

6. 嚥下調整食

食事を摂取・咀嚼したり，飲み込む機能に問題のある患者に対し，安全に摂取することができる食事の提供が必要となる。嚥下調整食（図 3-6）とよばれる，嚥下し

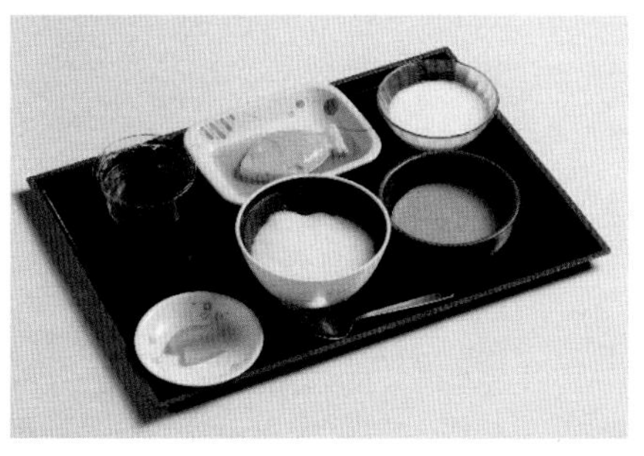

図 3-6 ● 嚥下調整食

やすいように食感を調整した食事について指導を行い，誤嚥性肺炎および窒息，低栄養の予防を行う。

7. 低残渣食

炎症性腸疾患の活動期などで，腸管を安静にする必要がある場合には，繊維などの少ない食事摂取が求められる。繊維の多い食品を控える指導を行う。

8. アレルギー食品の除去

食物アレルギーをもつ患者に対しては，除去すべき食品はどれか，それらに代えてどのような食品を摂れば栄養バランスを保つことができるかを指導する。

V 治療食と特別食加算

入院時食事療養の届出を行った医療機関において，患者の病状等に対応して医師の発行する食事箋に基づいて**特別食**（表 3-1）が提供された場合には，特別食加算が算定される。治療食の重要性が認識され，適切な献立を提供することに対する経済的な裏づけがなされている。

VI 食事療法の実施と継続

入院した患者の病状が順調に改善していくためには，治療計画に従った食事を摂ることが重要である。管理栄養士は入院患者の栄養管理を実施する際に，食事摂取量を把握し十分な量が摂取できているか評価を行っている。食事摂取量が不十分な患者には，食事療法の意味を十分に説明する一方で，患者の嗜好も加味した食事を提供している。

食事療法は，患者が日常生活のなかで実行し，継続していかなければ十分な治療効果は望めない。そのためには強い動機づけが必要であり，食事指導を含めた患者教育が行われなければならない。

表 3-1 ● 入院時食事療養として認められている特別食の一覧

食種名	特別食加算の対象となるもの
腎臓食	急性腎炎，慢性腎炎，腎不全，心臓病，妊娠高血圧症候群
肝臓食	急性肝炎，慢性肝炎，肝硬変，閉塞性黄疸
糖尿食	糖尿病
胃潰瘍食	胃潰瘍，十二指腸潰瘍，侵襲の大きな消化管手術術後
膵臓食	急性膵炎，慢性膵炎，閉塞性黄疸（胆石症，胆嚢炎による閉塞性黄疸も含む）
脂質異常症食	脂質異常症，高度肥満（肥満度＋ 70%以上または BMI35 以上）
痛風食	痛風
貧血食	血中ヘモグロビン濃度が 10g/dL 以下の鉄欠乏性貧血
てんかん食	難治性てんかん
低残渣食	クローン病，潰瘍性大腸炎等消化管機能低下
無菌食	無菌治療室管理加算を算定している患者
フェニルケトン尿症食	フェニルケトン尿症
楓糖尿症食	楓糖尿症（メープルシロップ尿症）
ホモシスチン尿症食	ホモシスチン尿症
ガラクトース血症食	ガラクトース血症
治療乳	栄養障害を認める乳児
検査食	便潜血検査用の食事，大腸 X 線検査，大腸内視鏡検査のための調理済食品

資料／厚生労働省：入院時食事療養費に係る食事療養及び入院時生活療養費に係る 生活療養の実施上の留意事項について，2020．改変．

文献

1）日本糖尿病学会編：糖尿病診療ガイドライン 2019，南江堂，2019，p.319-328.
2）日本腎臓学会編：慢性腎臓病に対する食事療法基準 2014 年版，東京医学社，2014，https://cdn.jsn.or.jp/guideline/pdf/CKD-Dietaryrecommendations2014.pdf（最終アクセス日：2020/6/30）
3）サルコペニア・フレイルを合併した CKD の食事療法検討 WG：日本腎臓学会，サルコペニア・フレイルを合併した保存期 CKD の食事療法の提言，日本腎臓学会誌，61（5）：525-556，2019.

学習の手引き

1. 食事療法の目的とは何か述べてみよう。
2. 食事療法が必要な疾患をあげてみよう。また，それぞれの食事療法の内容についてまとめてみよう。
3. 退院後も，患者が食事療法を継続できるためにはどのような援助や説明が必要か話し合ってみよう。

第３章のふりかえりチェック

次の文章の空欄を埋めてみよう。

1　食事療法の目的

糖尿病や[　1　]，腎臓病など[　2　]のコントロールには，食事療法は欠かせない。

疾病や手術侵襲からの回復には，十分な[　3　]の摂取が必要となる。

2　食事療法の種類

エネルギー制限食：高度肥満がみられる患者や[　4　]患者ではエネルギー制限が必要となる。

たんぱく質制限食：たんぱく質制限食を続けることは[　5　]の低下を防ぐうえで有効である。

塩分制限食：塩分の過剰摂取は体液の貯留につながるため，[　6　]を起こしやすい心疾患，腎疾患，肝疾患では塩分制限が必要になる。

■ 治療法概説

第4章 リハビリテーション

▶**学習の目標**

- ●リハビリテーションの概念と歴史を理解する。
- ●リハビリテーション医療に関連する職種の機能と役割について学ぶ。
- ●リハビリテーションの場や時期，さらにアプローチ方法についても学ぶ。
- ●障害のある人へ行われる理学療法，作業療法，言語聴覚療法などについて学ぶ。

I リハビリテーションの目的と特徴

A リハビリテーションの概念と歴史

英語のリハビリテーション rehabilitation は，ラテン語の「re -」(再び)，「habitare」(ふさわしい状態にする) が語源である[1)]。つまり，「人間を再び人間としてふさわしい状態に戻すこと」を意味し，全人間的復権を意味するとされている。中世ヨーロッパでは，キリスト教信者の教会からの破門の取り消し，貴族の身分の回復，騎士の名誉回復を意味してきた。近代になってからは無実の罪を負ったものが罪を取り消され，名誉，公民権を回復することを，20 世紀になってからは犯罪者の更生と社会復帰を意味するようになった。やがて何らかの外傷，疾病(しっぺい)で心身の障害を負い，健常時と同じ生活を送ることが困難な状態になった障害者がその障害や社会的孤立から回復し，人間としての尊厳を取り戻す医学的な意味も表すようになった。

こうして「リハビリテーション」は医療の意味合いをもつようになった。医療としてのリハビリテーションは，下肢の切断に対する義足の原型として 16～17 世紀に始まるが，本格的なリハビリテーションが芽生えたのは 18～19 世紀である。

リハビリテーションが注目されるようになったのは 1910 年代末で，第 1 次世界大戦で大量の戦傷者が生まれ，彼らに対する医療のなかではぐくまれた。今日のように定着してきたのは，1940 年代末のアメリカで，第 2 次世界大戦中の傷病兵の早期離床の経験を踏まえ，系統的な理論体系が発達してからである。さらに，1950 年代に北欧諸国からノーマリゼーションという理念が提唱された。これは，障害者も，健常者と同様の生活ができるように支援するべき，という考え方である。そこから発展して，障害者と健常者は互いが特別に区別されることなく，社会生活を共にするのが正常なことであり，本来の望ましい姿である，とする考え方が広まった。こうして医療としてのリハビリテーションは治療を含みながらそれを超える全人間的復権を目指す総合的なアプローチとして，医学だけでない広い分野を包括する概念として認識されるようになった。1981 年の WHO（世界保健機関）によるリハビリテーションの定義でも，「リハビリテーションは，能力低下やその状態を改善し，障害者の社会的統合を達成するためのあらゆる手段を含んでいる。リハビリテーションは障害者が環境に適応するための訓練を行うばかりでなく，障害者の社会的統合を促す全体として環境や社会に手を加えることも目的とする」とされた。

B　リハビリテーション医療の領域

1. 理学療法とリハビリテーション

医学としてのリハビリテーションは，物理医学（physical medicine）とリハビリテーションという 2 つの分野が統合されたものである。英文では physical and rehabilitation medicine と表記されることが多い。物理医学は古い歴史をもち，電気刺激，温熱療法，光線療法，装具療法などの物理的な方法により，主に運動障害をもつ患者の診断，治療を行う分野である。

一方，リハビリテーションは前述のように，障害をもつ患者に対して身体的，心理的，社会的に障害を負う以前のレベル，あるいはそれに最も近いレベルに到達させることを目指した分野である。こうしてリハビリテーション医学では障害をもつ患者に対して，必要に応じて理学療法を主体とする医学的手法によって診断，治療を行い，さらに身体的，精神的に生きがいのある社会生活を送れるように，総合的に援助する医学領域として確立されてきた。ちなみにわが国でのリハビリテーション医学の診療科としての名称は，「理学診療科」とされてきたが，1996（平成 8）年 9 月の医療法施行令の一部改正により，「リハビリテーション科」に改められた。

2. リハビリテーション医療の対象

わが国でのリハビリテーションは，1920～1930 年代のリハビリテーション医学の黎明（れいめい）期（戦前）にはポリオ後遺症，結核性関節炎（関節結核）などの肢体不自由児やリウマチなどの運動器疾患が主であり，戦中には戦傷による障害が，戦後は労働災害や自動車事故による障害が対象として増えた。いずれも物理療法を中心とした整形外科的なアプローチが主流であった。

その後，脳血管障害，脳性麻痺(まひ)などの慢性の中枢神経疾患が増加し，神経学的なアプローチが必要となり，中枢神経系の神経生理学的な知見が集積されるようになった。1960年代になると失語，失行，失認などの高次脳機能障害への関心が高まり，高次脳機能学的なアプローチも必要とされるようになった。さらに心臓血管系の疾患の治療の進歩や，結核，慢性呼吸器疾患などに対するリハビリテーションの効果の証明などが新たな対象を生み出している。こうして現在のわが国の医療保険制度上でも，脳血管疾患，運動器，心大血管，呼吸器，**廃用症候群***が疾患別リハビリテーションとして認められている。また，2007（平成19）年4月施行されたがん対策基本法を受けて，2010（平成22）年からはがんのリハビリテーションが診療報酬に新設された。これは，がんそのものによる障害のほか，がん治療中や治療後に生じる様々な合併症，廃用で生じる運動能力の低下，活動性低下といった，がん種によらない一般的な問題に，予防も含めて対応するリハビリテーションの必要性が認められたということである。

一方，歴史的にリハビリテーション医学は治療医学，予防医学に対して第3の医学といわれる。人口の高齢化，疾病構造の変化による慢性疾患の増加，複数の疾患をもつ患者の増加などの社会環境は，リハビリテーション医療の社会全体における必要性をいっそう大きいものにしている。近年提唱されてきたフレイルとは，主に高齢者が生理的予備能の低下などにより，種々のストレスに対する脆弱(ぜいじゃく)性が増大した状態とされる[2)]。健康な状態と要介護状態の中間ともされるが，適切な治療や予防を行うことで要介護状態に進まずにすむ可能性があり，新たなリハビリテーションの対象となっている。

3. リハビリテーション医療関連の職種とその役割

リハビリテーション医療の対象となる患者は，身体的な障害だけでなく，心理的，社会的にも様々な問題をもつことが多い。患者や家族のこうした状況に適切に対応し，効果的に援助するには，リハビリテーション医療に精通した多くの専門職種の関与が必要である。そして，これらの専門家がチームを組んで，急性期から終末期まで，患者の機能回復，家庭・社会復帰を支援することが期待される（図4-1）。

●**リハビリテーション科医**　リハビリテーション科医は，障害の原因となる疾患の診断，障害の評価を行い，対象患者の障害の特質に応じたリハビリテーションプログラムを考案・処方する。それに加えてリハビリテーションチームのリーダーとしてリハビリテーション専門職種全体をまとめ，さらには関連各科や地域の援助者との密接な連携を図り，患者が最も適切なリハビリテーションを達成できるように調整することが求められる。

●**看護師**　患者の最も身近にいる医療職である看護師には，一般的な看護に加えて病

＊**廃用症候群**：疾患・外傷などによる直接的な障害によらずに，これらに伴う安静臥床によって2次的に生じる障害で，関節拘縮，筋・骨萎縮，褥瘡，起立性低血圧，やせ，認知症（認知［機能］障害）など様々な症状をきたす。

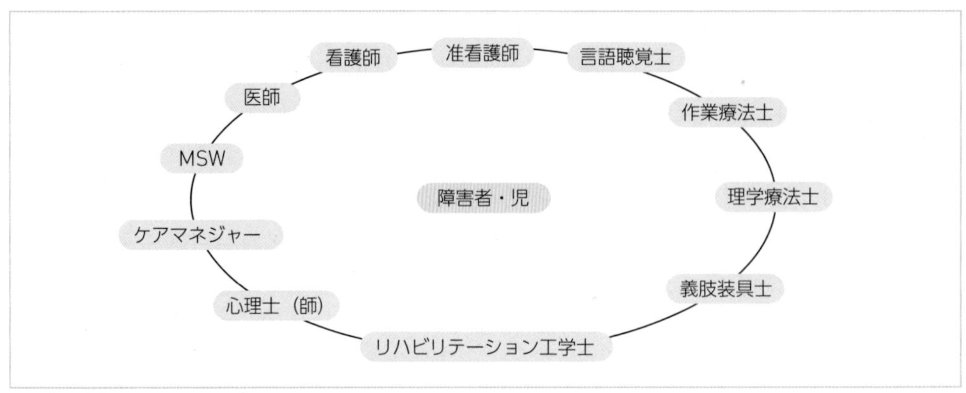

図 4-1 ● リハビリテーションチーム

棟内での移動動作，摂食，排泄，衣服の着脱などの日常生活活動・動作（ADL*）の評価・訓練など，リハビリテーションプログラムの実行に中心的な役割が求められる。そして，患者や家族の細かい心理的な問題を含めたニーズを把握し，必要かつ適切なリハビリテーションを達成できるよう，調整，コーディネートする役割も重要である。患者とのコミュニケーション，リハビリテーションへの動機づけに果たす役割も大きい。

● **理学療法士（physical therapist ; PT）** 運動障害をもつ患者の障害の評価と理学療法，すなわち治療体操・運動療法や物理療法を用いての訓練を行い，体位変換，移動動作，歩行などの主に基本動作の回復を担当する。さらに，杖，下肢装具，車椅子(いす)などの補助具の選択，調整とこれらの効果的な使用法の指導などを行う。

● **作業療法士（occupational therapist ; OT）** 運動障害，精神障害をもつ患者のADLを評価し，機能的作業療法を通じて手指の巧緻(こうち)性を向上させ，応用動作の改善，耐久性の向上，環境への適応性の改善，必要に応じて利(き)き手変換などの訓練や，ADL改善のための自助具や装具の製作，使用法の指導を行う。

さらに，失行，失認などの高次脳機能障害の評価や認知機能改善のための訓練，退院後の生活環境の整備と改造指導，家庭・職場復帰に向けて必要な作業能力を高めるための前職業訓練をする。精神機能障害をもつ患者には，人間関係の調整，精神的安定への援助なども行う。

● **言語聴覚士（speech therapist ; ST）** 言語発達遅滞や失語症などの言語障害，構音障害や吃音(きつおん)などの発声・発語障害，聴覚障害をもつ患者の言語機能，コミュニケーション能力の評価，その改善を図るための訓練を行う。最近の業務のなかでは，認知症，高次脳機能障害などの評価・訓練，摂食・嚥下(えんげ)障害の評価・訓練の占める割合が非常に大きくなっている。

● **医療ソーシャルワーカー（medical social worker ; MSW）** 保健医療機関にお

* ADL：activities of daily living の略。日常の家庭生活，社会生活に必要な食事，更衣，整容，入浴，排泄，移動，歩行などの最も基本的な動作。

いて，リハビリテーションを含め，患者や家族が直面する疾患，そこから派生する社会的・職業的・経済的な問題などに対し，社会資源，経済的資源についての情報を提供する。

また，患者とリハビリテーションスタッフとの調整，転院先の選定，退院後の環境整備などを通じ，在宅・社会復帰に至る一貫した医療・福祉サービスを調整する。この仕事に就くために絶対に必要とされる資格はないが，病院などでは国家資格である「社会福祉士」「精神保健福祉士」などの資格を求められることが多い。

●**介護支援専門員（ケアマネジャー）**　介護保険制度において，事業所や施設などのサービス提供者と患者・家族，医療関係者の間の調整を図り，介護サービスの給付計画（ケアプラン）の作成を行う。公的資格として都道府県で年に1回実施される試験があり，実務経験などの細かい受験資格がある。

●**臨床心理士／公認心理師**　臨床心理士は民間資格であったが，2017（平成29）年に公認心理師法が施行され，心理職においても国家資格として「公認心理師」が2019（令和元）年に誕生した。医療機関では，身体的だけでなく，精神的・心理的にも問題をもつことが多い患者に対し，知能評価，人格評価を通じてリハビリテーションプログラム作成に参加し，患者と家族の心理的な問題の解決に向けて援助を行う。現在は経過措置として，どちらの資格でも保険診療上ほぼ同一の業務が可能である。

●**義肢装具士**　四肢切断者の機能を代償するための義足，義手，装具の製作，調整を医学的・工学的観点から行う。1988（昭和63）年施行の義肢装具士法に基づく国家資格である。

●**リハビリテーション工学士**　機器工学，システム工学などを駆使して歩行機能，手指の巧緻（こうち）性の数量的な評価や，補助具，ベッド，介護用ロボット，環境制御装置の作製，調節などを行う。義肢装具学の知識も必要だが，特別な国家資格などはない。

＊　＊　＊

このほかに，歯科医師，歯科衛生士，薬剤師，管理栄養士などもチーム医療のメンバーとして加わることが多い。

4. リハビリテーション看護

リハビリテーションにおいて看護師の役割は大きい。近年，回復期リハビリテーション病棟の導入・普及，介護保険による在宅，施設でのリハビリテーションの必要性が認識されるのに伴い，看護師のリハビリテーション医療のなかで果たす役割がいっそう重要になっている。こうした変化を背景に，看護師にもリハビリテーションの知識，技術が求められるようになり，看護学のなかでリハビリテーション看護として重視されるようになってきた。

現在，わが国ではリハビリテーション関連の看護師として，老人看護専門看護師，脳卒中リハビリテーション看護認定看護師，摂食・嚥下障害看護認定看護師，認知症看護認定看護師，皮膚・排泄ケア認定看護師，回復期リハビリテーション看護師認定コース修了者などが認められ，リハビリテーションが必要とされている多様な場において活動している。

●リハビリテーション看護の定義 日本リハビリテーション看護学会では，「リハビリテーション看護とは，疾病・障害・加齢等による生活上の問題を有する個人や家族に対し，障害の経過や生活の場にかかわらず，可能な限り日常生活活動（ADL）の自立とQOL（生命・生活・人生の質）の向上を図る専門性の高い看護である」としている[3)]。

一方，リハビリテーション専門看護師の制度があるアメリカの看護協会（2000年）によれば，リハビリテーション専門看護の到達目標は障害，あるいは慢性疾患をもつ人々が，その人にとって最良の健康を回復し，維持し，増進することを助けることであり，新たな慢性疾患と障害を予防するものである」という。

C 生活機能と障害へのアプローチ

1. 従来の障害のとらえ方

従来の医学モデルにおける疾患の概念では，病因―病理―発現という現象としてとらえられていた。これに対してリハビリテーションの分野では障害を重視する立場から，WHOの国際障害分類（International Classification of Inpairments, Disabilities and Handicaps；ICIDH，1980年）で疾患（disease）―機能障害（impairment）―能力低下（disability）―社会的不利（handicap），という障害モデルが提唱された[4)]。

機能（機能・形態）障害とは，直接疾患から生じた臓器レベル，生物学的なレベルでの障害である。**能力低下**とは，人間個体レベルでとらえた障害で，機能障害によってもたらされた日常生活活動，社会生活を営むうえで支障となる障害である。**社会的不利**とは，社会的存在としての人間のレベルでとらえた障害で，障害者が社会で当然保障されるべき基本的人権の行使が妨(さまた)げられる状態であり，健常者と比べてどれだけの不利かという観点でみた障害である。障害は，3つの"LIFE"と考えるとわかりやすい。生命としての"LIFE"，生活としての"LIFE"，人生としての"LIFE"である。

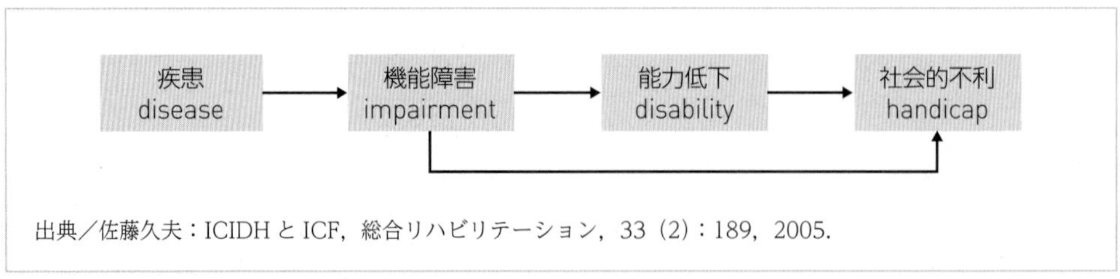

出典／佐藤久夫：ICIDHとICF，総合リハビリテーション，33（2）：189，2005.

図4-2●従来の障害のとらえ方（ICIDH）

たとえば，生命レベルとして交通事故による脊髄損傷，下半身麻痺（対麻痺）という機能障害が生じると，個人の生活レベルでは歩行困難，外出の制限などが生じる。そして社会レベル，すなわち人生としては，職業人として企業活動に参加する，あるいは趣味を通じて友人と交流することが難しくなるという制約を受けがちになる。この概念では，機能障害により能力低下が生じ，そのために，社会的不利をこうむるという一方向性の障害モデルでとらえられてきた（図 4-2）。

2. 国際生活機能分類による障害の考え方

ICF WHO は 2001 年に国際障害分類に代わって**国際生活機能分類**（International Classification of Functioning, Disability and Health；**ICF**）を採択した[5]。この概念では，基盤に疾患でなく健康状態，障害ではなく生活機能を据え，健康状態，生活機能が損なわれた状態を疾患（disease），変調（disorder）ととらえる考え方になった。生活機能を生物レベルでは**心身機能・構造**（**body functions & structures**），個人レベルでは能動的な活動性を重視して**活動**（**activity**），社会レベルでは社会参加の意義を重視して**参加**（**participation**）の各階層に位置づけた。それぞれの階層の障害を機能・構造障害，活動制限，参加制約ととらえ，それらに影響する因子として環境因子と個人因子をあげている。従来の障害モデルより社会的側面を重視しており，3 つの階層は双方向的に深く関連している，とした。つまり，職場で働く，あるいは趣味を楽しむといった社会参加に制約を受けると，よりいっそう新しい職場を得る，あるいは趣味を続けることが難しくなるという活動制限を受け，そのためさらに体力や筋力が低下し，コミュニケーションの機会が減って心身機能が低下しやすくなる，という関係である。

一方，ICF の特徴として，環境因子や個人因子の肯定的な側面も評価が行われるようになったことがあげられる。つまり，障害があっても周囲の環境が良ければ，患者は社会の一員として活動の可能性が広がるということである。通勤しやすい交

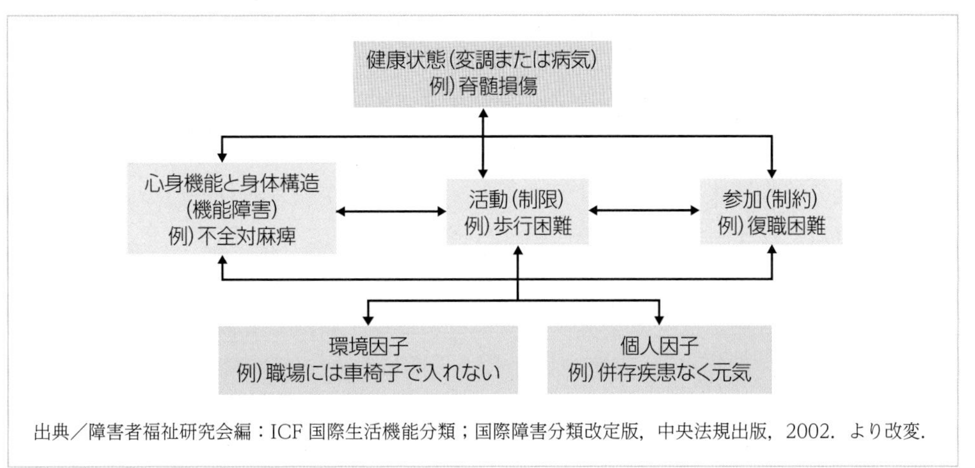

出典／障害者福祉研究会編：ICF 国際生活機能分類；国際障害分類改定版，中央法規出版，2002．より改変．

図 4-3 ● 国際生活機能分類（ICF）

通環境の整備，再雇用制度の充実など，障害者が生活する社会環境の状況もその例である（図 4-3）。

D リハビリテーションの場，時期とアプローチの方法

1. リハビリテーションの場と方法

リハビリテーションが行われる場として医学的リハビリテーション，職業的リハビリテーション，教育的リハビリテーション，社会的リハビリテーションとに分けて考えることができる。

●**医学的リハビリテーション** 医学的リハビリテーションは，障害を負った急性期に，上述のリハビリテーション医療の場でまず開始される。一般病院ではリハビリテーション専門職の存否を問わず，できるだけ早期から開始されるべきで，その後の回復を左右する重要な分野である。時期や障害により必要に応じて回復期リハビリテーション，維持期リハビリテーションへ引き継がれることが望ましい。

●**職業的リハビリテーション** 職業的リハビリテーションは，心身機能が労働，職業を目指せる段階になった人に対して職場復帰の機会を与え，社会的生活を援助するため，主に更生相談所，職業訓練校などで行う。

●**教育的リハビリテーション** 教育的リハビリテーションは，現在は主に障害児を対象に，特別支援学校（養護学校，盲学校，聾(ろう)学校）や病院，家庭で障害の程度に応じて養護・訓練をしながら学校教育が行われている。

本来は，社会人を対象とする社会教育や生涯教育なども含む，ライフサイクルを包含する幅広い教育活動である。

●**社会的リハビリテーション** 社会的リハビリテーションは，家庭，地域から広く世界規模で，障害者が経済的・社会的困難を克服して元の生活の場に復帰し，健常者と分(わ)け隔(へだ)てなく生活できるように環境を整備するものである。

2. リハビリテーションの時期とアプローチ

医学的リハビリテーションを障害が生じたときからの時間的経過の視点からみると，急性期，回復期，維持期と分けて考えることができる。さらに近年では，がんや心不全の終末期までリハビリテーションの必要性が唱えられている。

●**急性期リハビリテーション** 急性期リハビリテーションは，障害発生から主に急性期治療を担当する病院で行われ，早期離床，廃用(はいよう)症候群の予防を目的に主に病棟で行われる。障害発生後できるだけ早期から開始し，およそ 2 週間～1 か月の期間とされる。また，近年 ICU 入室中に生じ，長期にわたって持続する廃用や筋力低下が注目を集め，集中治療後症候群（post intensive care syndrome；PICS），ICU-AW（ICU acquired weakness）などの概念として提唱されている。これを受けて ICU 入室中からの離床を図る取り組みも積極的に行われている（図 4-4）。

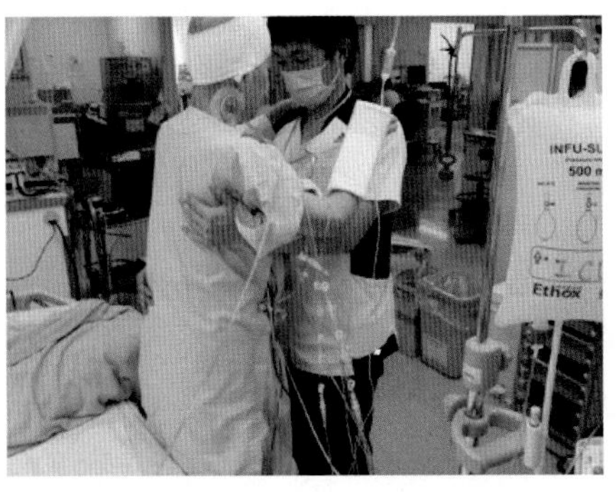

図 4-4 ● ICU における離床訓練

回復期リハビリテーション　機能の回復が最も得られやすい時期に，集中的に回復期リハビリテーション病棟や訓練室などで行われる。維持期までの間の移行期に要介護度を軽減させて家庭復帰を目指したり，職場復帰のための訓練が行われる。期間は障害発生からおよそ 1 ～6 か月とされる。

維持期リハビリテーション　維持期リハビリテーションは，回復期に続き，急性期および回復期のリハビリテーションによって獲得された運動機能，社会生活機能の改善を維持・継続する目的で在宅，あるいは施設で行われる。ADL の改善で獲得した活動性を維持し，寝たきりを予防して社会参加を促進することが大切で，在宅期，生活期リハビリテーションともいわれる。

終末期リハビリテーション　加齢や傷病および障害のため，身の保全が難しく，かつ生命の存続が危ぶまれる人々に対して，最期まで人間らしくあるように支え，尊厳ある最期を迎える権利を担保する包括的なリハビリテーション活動である[6)]。たとえば末期のがん患者でも，亡くなるおよそ 2 週間前までは離床可能なことが多いとされ，ADL 維持のリハビリテーションが有効である。

3. 介護保険とリハビリテーション看護

2000（平成 12）年に介護保険が導入された。この制度は介護を医療保険から切り離し，社会保険方式によって社会全体で支えるもので，税金などの公費と保険料とを財源としている。保険者は市区町村であり，被保険者は市区町村に申請を行い，介護認定審査会で要介護，あるいは要支援の認定を受けることで対象となる。

利用者はケアマネジャーなどとケアプランを作成し，その範囲内で比較的自由にサービスの内容を選択することができる。サービスには在宅で受けられるサービスと施設で受けられるサービスがあり，前者は訪問看護，訪問介護，訪問リハビリテーション，後者は通所介護（デイサービス），通所リハビリテーション（デイケア）などが利用できる。近年，医療機関でのリハビリテーションの対象疾患や期間に制限が設けられ，慢性疾患，維持期のリハビリテーションは介護保険で賄(まかな)うことが求められるようになってきている。

看護師は，こうした介護保険の利用者への専門的な看護の提供，特にリハビリテーション看護に重要な役割を果たすことが求められており，さらに家族やヘルパーへの介護指導などにリーダーシップをとることが必要とされる。

Ⅱ 理学療法

A 理学療法の目的と特徴

理学療法とは「身体に障害のある者に対し，主としてその基本的動作能力の回復を図るため，治療体操そのほかの運動を行なわせ，および電気刺激，マッサージ，温熱そのほかの物理的手段を加えること」と定義されている。リハビリテーション医学の創生期には物理的な治療方法による物理療法が中心であったが，リハビリテーション医学の広がりとともに運動療法が中心になってきている。

B 運動療法

1. 関節可動域（range of motion ; ROM）訓練

関節は日常の生活動作で可動範囲が保たれており，年齢と共に運動機能が低下し，活動範囲が狭くなっていくことによって徐々に柔軟性が失われていく。関節の可動制限が生じた状態を関節拘縮とよび，関節がまったく動かない状態を強直とよぶ。運動麻痺や意識障害によって自ら動かすことができない状態や，骨折後のギブス装着によって一定期間固定されたような場合に，不動の期間が続くと徐々に関節拘縮が進行していく。関節可動域訓練は基本的な運動療法の一つであり，理学療法を始める際によく用いられる。

●**訓練内容** 訓練は，術者が患者の関節を他動的に，可動範囲全体を動かす運動が基本である。適切な姿勢で関節の両側を固定し，与える力の強さ，動かす範囲を考慮してゆっくりとスムースに数回行う。痛みを起こさないように注意し，必要に応じて温熱を併用する。自ら行う方法（自動運動），徒手で行う方法（他動運動），自己受容性神経筋促進法（proprioceptive neuromuscular facilitation ; PNF）による方法，器械による方法がある。

関節可動域の増大に従って術者が行う他動運動から，患者自身の運動に術者が介助する自動介助運動，患者自身が行う自動運動へと進める。

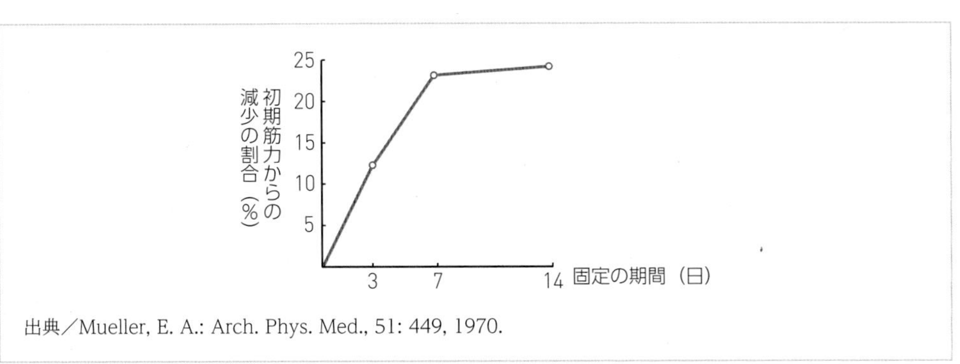

図 4-5 ●安静による筋力低下の割合（健常者の上腕二頭筋をギプス固定）

2. 筋力増強訓練

筋力は筋（筋群）がその収縮で発生する物理的な力であり，抵抗に抗して発揮する張力で，生理的な筋の断面積とこれを支配する神経性の因子によって決まる。筋力の低下は神経筋疾患や廃用症候群によって起き，日常生活動作に支障をきたす（図 4-5）。筋力増強訓練には他動運動，自動介助運動，自動運動，抵抗運動がある。

●訓練内容 自動介助運動は，筋力が弱い場合に行う。患者に自発的に筋収縮を行わせながら，術者が介助して関節運動を起こさせ，筋収縮の感覚を患者に覚えさせる訓練である。自動運動は，自重（上下肢自体の重み）に抗して運動ができるレベルで主に用いられる。術者の監督下で適切な運動の回数，速度を指示しながら，目的とする上下肢を重力に逆らうように運動を行わせる。

抵抗運動は，正常からやや減少している程度の筋力の場合に行う。患者の筋収縮に対して術者や器械によって抵抗を加え，いっそうの筋力の増強を図る運動である。筋力の評価には**徒手筋力テスト**（MMT，表 4-1）が用いられる。

3. 耐久性訓練

運動を実用的に行うには，その運動を一定の時間以上，持続させる必要がある。目的の筋（筋群），あるいは全身の耐久力を高めるために，筋力増強訓練と同様の手技で，最大筋力の 15～40%程度の中等度の負荷の運動強度で，回数，あるいは時間を設定して疲労するまで行う。

4. 巧緻性訓練，協調性訓練

巧緻（こうち）運動とは手作業など細かい動作のことであり，協調運動とはたとえば物をつかむ動作など，姿勢から指先の動作まで連携してスムースに行う運動のことである。麻痺によって粗大な筋力だけでなく，巧緻性や協調運動が障害されることがある。運動失調，随意運動のコントロール障害などの多くの病態があり，病態を正しく評価して適切に対応した訓練が必要である。固有感覚系，特に深部感覚からのフィードバックは重要で，これが障害されている場合は視覚・聴覚系からの情報も利用さ

表 4-1 ● 徒手筋力テスト

正常	normal	(N)	5	強い抵抗を加えても，なお重力に打ち勝って全可動域を完全に動かせる
優	good	(G)	4	いくらか抵抗を加えても，なお重力に打ち勝って全可動域を完全に動かせる
良	fair	(F)	3	抵抗を与えなければ，重力に打ち勝って全可動域を完全に動かせる
可	poor	(P)	2	重力を除けば全可動域を完全に動かせる
不可	trace	(T)	1	関節は動かないが，筋膜，腱の視診，触診によって筋の収縮は軽度に認められる
ゼロ	zero	(Z)	0	筋の収縮はまったく認められない

「プラス」「マイナス」表示

a．より大きいか，より少ない抵抗を加える。プラスを加えるかマイナスを加えるかは検者の主観的判断に基づく。

例；正常の筋肉に加える強さよりわずかに弱い抵抗の場合：N −

重力に抗しての運動域の終末にわずかに抵抗を加え得る場合：F ＋

b．運動範囲の1/2以下しか動かせないときには1段階下の表示にプラス符号をつける（P ＋）。1/2以上動かせるが最終までは動かせない場合には1段上の表示にマイナス符号をつける（F −）。

他動範囲が制限されているときの表示

例；可動域が0°から90°でその範囲で筋力が良の場合：0°～90°/F

れる。

●**訓練内容**　訓練は簡単な動作から複雑な動作へ，少ない筋・関節を用いる運動から多くの筋・関節を用いる運動へ，身体の中心（中枢）から末梢へと，正しい運動パターンを繰り返し行わせ，好ましくない運動を抑制して覚えるようにする。

神経生理学的アプローチであるPNF法，ブルンストローム法，ボバース法や，重錘（じゅうすい）負荷を用いる方法，圧迫包帯法，フレンケル体操などが用いられる。

5. 治療体操

特定の症状，疾患の治療として，複数の運動療法を組み合わせた体操が考案されている。腰痛の予防・治療には腰痛体操，脊髄性運動失調にはフレンケル体操，パーキンソン病にはパーキンソン体操などがある。

6. 基本動作訓練

長期臥床（がしょう）や重度運動障害の患者では，まず寝返り，起き上がり，座位保持などの起居（ききょ）動作をベッド上で訓練する必要がある。さらにベッドから離れて生活するためには移乗訓練が必要になる。こうしたベッド上訓練と移乗訓練は基本動作訓練と総称され，廃用症候群を予防し，筋力，持久力を高めてその後の訓練の基礎となる。ここでは，理学療法の実施機会の多い脳血管障害による片麻痺（へんまひ）患者を中心に述べる。

●**ポジショニング（姿勢保持）と体位変換**

ベッド上で臥位状態が続く患者は，体幹や四肢の障害に応じた姿勢を保つ必要がある（ポジショニング，図 4-6）。褥瘡予防のために少なくとも 2 時間ごとに体位変換する。片麻痺患者では背臥位と側臥位を交互にとり，側臥位では麻痺側を上にする。病状が許すかぎり早期にベッドやマットの上で寝返りの練習を行う（図 4-7）。さらに全身状態が安定すれば，座位の保持，臥位から座位への姿勢変換，座位での移動へと，病状をみながら進めていく。

●**座位訓練** 座位訓練は静的・動的なバランスの獲得，姿勢制御，体幹の筋力・持久力・柔軟性の強化に重要で，精神的にも患者に回復への自信をもつ契機を与え効果的である。患者の意識が清明となりバイタルサインや神経症状が安定したら開始する。

まずギャッチベッドで徐々に傾斜を上げ，安定したら端座位にする。さらに椅子での座位へ進み，しだいに時間を延長して持久力を強化する。端座位が安定したら，姿勢時の支持面積部分をできるだけ小さくし，しだいに前後左右への動的バランスを強化する（図 4-8）。

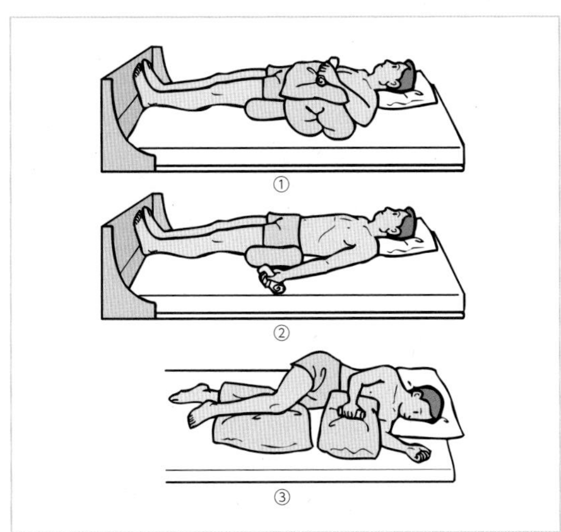

図 4-6 ● ポジショニング

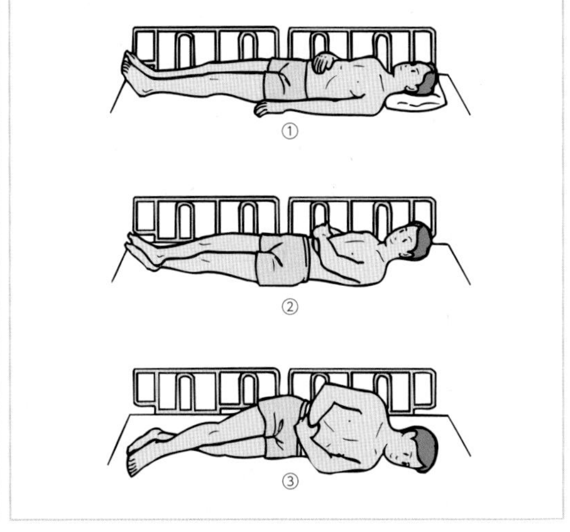

図 4-7 ● 片麻痺患者の寝返りの仕方

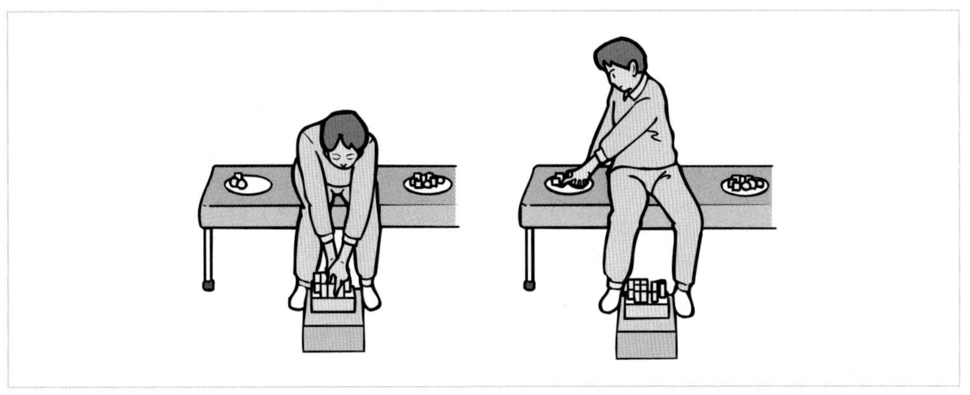

図 4-8 ● 座位におけるバランス強化訓練

移動動作 ベッド上の移動動作は，ベッドで横になっている時の身体位置の修正に重要な動作である。膝を立てた状態から殿部を浮かせるブリッヂ動作，横座りからのいざり動作，端座位での横移動が基本的な動作で，応用としてはマット上での両膝立ち，片膝立ち，膝歩きなどの動作を練習し，併せてバランス訓練を行う。

立位訓練 立位は歩行訓練に移行する前段階に必要な動作であり，また，移乗動作や更衣，洗面など，あらゆる場面で求められる動作である。ベッドサイドで行う場合には，ベッドで端座位または車椅子座位からの立ち上がり動作を適宜介助しながら行う。下肢の支持性が著明に低下している場合や，起立性低血圧が認められる場合には斜面台（起立台）を用いて角度を調整しながら実施する。バイタルが安定したら転倒や膝崩れに注意しながら平行棒での訓練を開始する。静止した立位が安定してきたら，徐々に前後左右への動的なバランスを強化して，掴まらずに立っていられることを目指し訓練を進める。

移乗訓練 基本的な移乗場面はベッドと車椅子間である（図 4-9）。車椅子の位置は座っているそばに 30～45 度の角度で設置する。身体の位置に応じてベッドの手すりや車椅子のアームレストを持つことでバランスを保持しながら，立ち上がり～方向転換～着座動作を行う。下肢の支持性が非常に弱い場合は，アームレストが跳ね上げるタイプの車椅子を使用したり，さらにはスライディングボードを用いて座位のまま横移動で移乗する方法もある。生活場面での動作獲得を目指し，車椅子からトイレ，浴槽との移乗訓練に拡大していく。その際は，手すりや滑り止めマットの使用など，環境調整も考慮する。

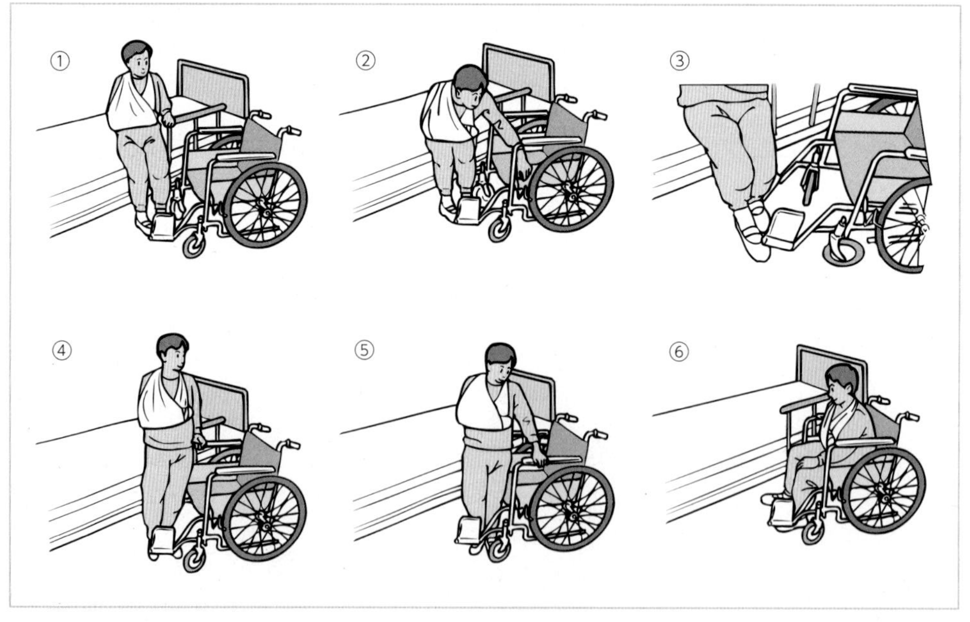

図 4-9 ● 移乗訓練

7. 歩行訓練

●歩行訓練の概要　歩行障害の原因，病態の評価が重要で，病態を考慮した訓練方法を工夫する。急性期を過ぎたらできるだけ早期に開始すべきであり，必要に応じて杖，歩行器などの歩行補助具や下肢装具を用いる。介助量が多い時期は平行棒内の訓練から開始し，機能の回復と共に病室～フロア～施設内へと活動範囲を広げていく。機能がどのあたりまで回復するかを予測し，早めに最終的な移動手段は何にすべきかを決めて効果的に訓練を進めるとともに，家屋改造，職場復帰への準備を行う。

●平行棒内訓練　平行棒内での歩行では，非麻痺側上肢でつかまり，必要に応じて術者が介助して行う。装具を使用する際は，膝の支えを必要とする場合は長下肢装具を，足首の踏ん張り補助や下肢を振り出す際につま先が引っかかることを予防する目的なら短下肢装具を装着する。歩行は「下肢の振り出し」と「下肢で踏ん張る」動作の繰り返しで，そのような歩行周期に合わせて，患者の動きを阻害しないように，かつ過剰な努力動作を誘発しないように骨盤や上下肢に補助的に手を添えながら介助を行う（図 4-10）。

●杖歩行　平行棒内の歩行が安定したら，杖を用いた歩行訓練を開始する。安定が悪い場合は 4 点支持杖を使うとよいが，安定していればロフストランド杖や T 字杖を用いて歩行練習をする。歩行レベルにより 3 動作歩行，2 動作歩行へと進めていく（図 4-11）。平地歩行が安定してきたら歩行速度を速めたり，距離を伸ばしていく。さらに応用歩行として段差のある場所での歩行・階段の昇降・エスカレーターの利用・公共交通機関の利用などを練習する。

●免荷式トレッドミル歩行　最近の治療法として脊髄損傷や脳卒中による麻痺患者を対象に免荷式トレッドミル歩行とよばれる歩行訓練がある。免荷装置によって身体を上方から吊るされた状態でベルトコンベアー上を歩くような環境になり，バランスと荷重量を調整しながら歩行練習が行える。ただし，設備に費用がかかるため，限られた施設で行われている。

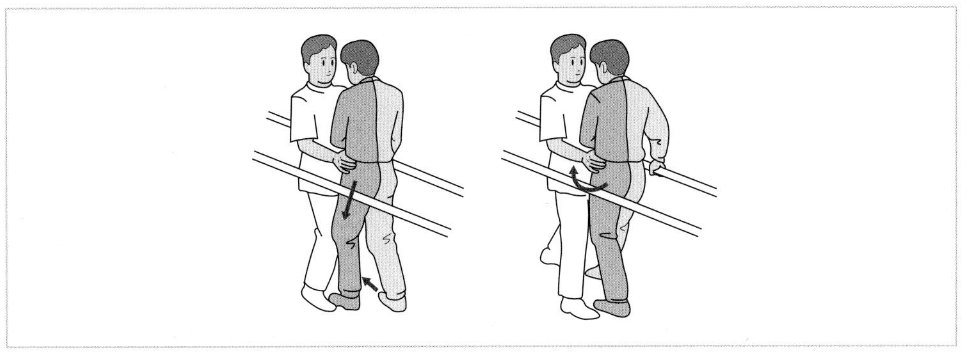

図 4-10 ● 平行棒内の歩行訓練

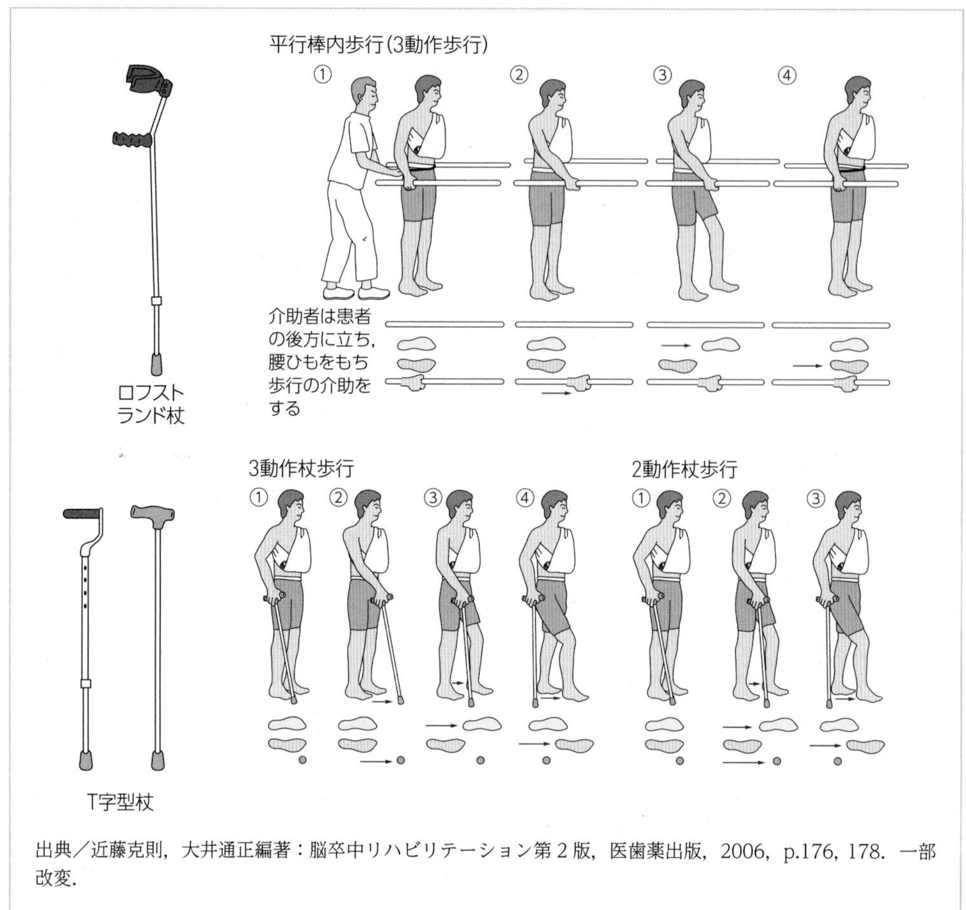

出典／近藤克則，大井通正編著：脳卒中リハビリテーション第2版，医歯薬出版，2006，p.176，178．一部改変．

図4-11●杖と杖歩行

C　物理療法

物理療法は熱，電気，磁気，光線，水などの物理的エネルギーを利用する治療法で，運動療法とともに理学療法で用いられる。物理療法の多くは古くから経験的にその効果がよく知られているが，科学的な実証に乏しいものもあり，一部の障害，疾患を除いては補助的な治療法となっている。

1．温熱療法

●局所作用と遠隔作用　温熱の作用には，局所作用と遠隔作用がある。直接熱エネルギーを皮膚に当てて局所を温めるとともに，血流を介して熱を遠隔部に送り，周囲の血流を増加させ，自律神経系を介して反射性の反応を起こす。これによって腱，関節包，瘢痕（はんこん）組織などの膠原（こうげん）線維を伸張させる作用，局所の血流を増加させる作用，直接，あるいは血流増加を介しての局所の除痛・鎮痛作用，筋組織の緊張を軽減させる作用，消炎作用，組織の代謝を促進させる作用，心理的快適感などを起こす。

温熱療法の適用 適用は，関節リウマチ，変形性関節症，変形性脊椎症，外傷後の疼痛，腰痛症，筋肉痛，関節拘縮などの主に慢性疾患や，運動療法の前処置である。全般的な禁忌として，意識障害がある患者や，局所の感覚障害や循環障害のある部位では熱傷を招く可能性があり，また，急性炎症や悪性腫瘍，出血傾向がある部位では，病態を悪化させるおそれがあるので避ける。

温熱療法の種類 温熱療法の種類は，熱伝達の相違により伝導熱，変換熱，放射熱，対流熱などに分けられる。伝導熱はホットパックや赤外線のように皮膚から熱を伝える。変換熱には超短波，極超短波（マイクロウェーブ），超音波などの高周波が用いられ，生体内で熱に変換されて温熱効果を発揮する。また，温熱療法は温熱効果の伝わる深さによって表在性温熱と深達性温熱に分けられる。前者にはホットパック・赤外線・水治療などが，後者には超短波・マイクロウェーブ・超音波などが含まれる。

①ホットパック：ホットパックには，湿熱式と乾熱式がある。湿熱式は，シリカゲルなどの吸湿性に富む素材に特殊な粘土を混ぜたものを木綿袋などに入れてパック状にし，65～80℃前後の恒温槽に入れて暖める（図 4-12）。これを数枚のタオルで包んで患部に 10～20 分当てる。低温やけどを起こさないように注意が必要である。乾熱式は上記のホットパックをビニール袋に入れてからタオルで包んで使用するか，電気式のホットパックを用いる。

②高周波治療：変換熱を用いる方法には主に高周波が用いられ，生体内で熱に変換されて温熱効果を発揮する。電磁波では 30～300MHz の超短波，300～3000MHz の極超短波（マイクロウェーブ）などが用いられる。超短波はあまり用いられなくなっているが，簡便で筋肉のような水分に富む組織では熱効果がよい。マイクロウェーブは，皮膚から 10cm ほど離して 20 分程度照射する。

③超音波治療：超音波は，1～3 MHz の音波による微細な振動が組織内で熱エネルギーに変換され，マッサージ効果・微少循環改善効果・温熱効果が得られる。

④赤外線療法：赤外線は太陽光放射熱であるが，変換熱でもある。可視光に近い波長帯の近赤外線と遠い波長帯の遠赤外線があり，前者がより深達度が高い。赤外線電球やセラミックスを患部から 60～100cm 離して 15～30 分照射する。

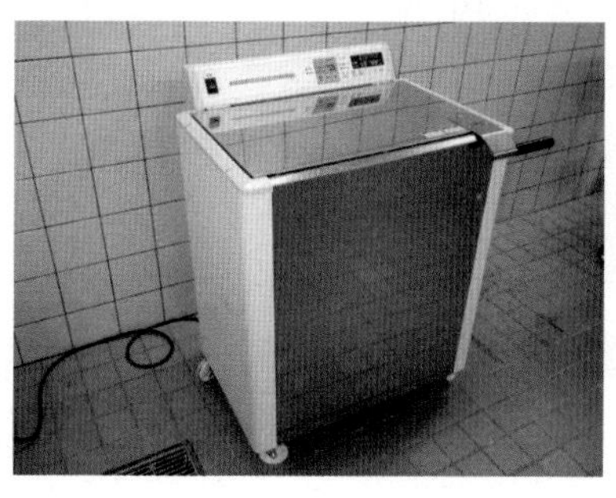

図 4-12 ● ホットパック用恒温槽

2. 寒冷療法

皮膚を冷却することで，末梢血管収縮とそれによる浮腫や炎症反応の抑制，2次的血管拡張による組織温度の上昇，血管運動神経の賦活，などの反応が生体に生じる。

アイスキューブをタオルで巻いたり，クリッカーに入れたもの，市販のアイスパック，冷却用のアイススプレー，時には温冷却交代浴などが用いられる。冷却の時間は局所の凍傷が起こらないよう，様子をみながら20～30分程度にする。

適用は，打撲，捻挫，骨折などの外傷，熱傷，関節炎などの主に急性期，関節の手術後，種々の原因による筋緊張亢進，スポーツ後などである。

3. 水治療

●水治療の効果　水治療は温熱効果，筋力増強，浮力による重力負荷の軽減，機械的刺激などに伴う効果がある。水の浮力によって重力が減殺され，下肢への負担が著しく軽減されるので，関節への負担を軽減させる。水は空気より著しく抵抗が大きく，水中の運動には大きな筋力が必要となるので，この水圧を利用して効率よく筋力増強訓練ができる。

水中で歩行すると最大酸素摂取量が大きくなり，心肺機能の改善が得られる。さらに精神的な爽快感，マッサージ効果が期待できる場合もある。

●水治療の方法　水治療には渦流浴，訓練用プール等がある。渦流浴は渦が出る装置を備えた小型の浴槽である（図4-13は上肢用，図4-14は下肢用）。温熱効果もあるように水温を37～40℃とし，20分程度患部を温めた後，手指，手関節，肘関節，足趾，足関節の関節運動を行うと効果的である。水中自動運動は筋力増強訓練に有用で，筋力に応じて運動を選択する。訓練用プールには用途によって様々な形のものがある。水中では浮力を利用して立位保持，歩行訓練や筋力増強訓練，バランス訓練，耐久性訓練がやりやすい。また，整形外科的手術後で免荷が必要な患者では，免荷の程度によって水位を調節して立位，歩行訓練ができる。

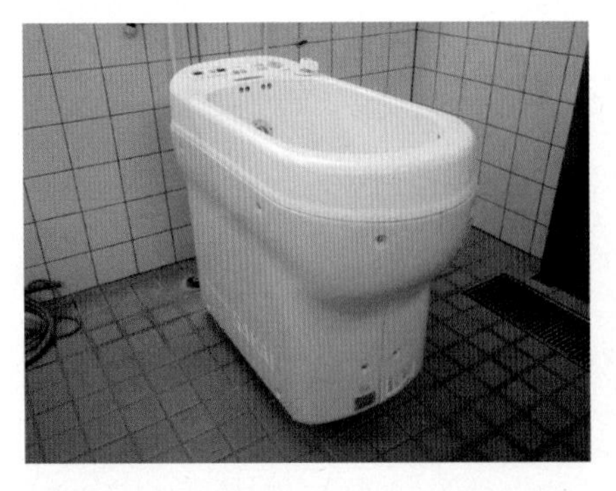

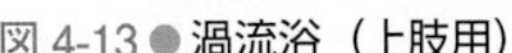

図4-13 ● 渦流浴（上肢用）

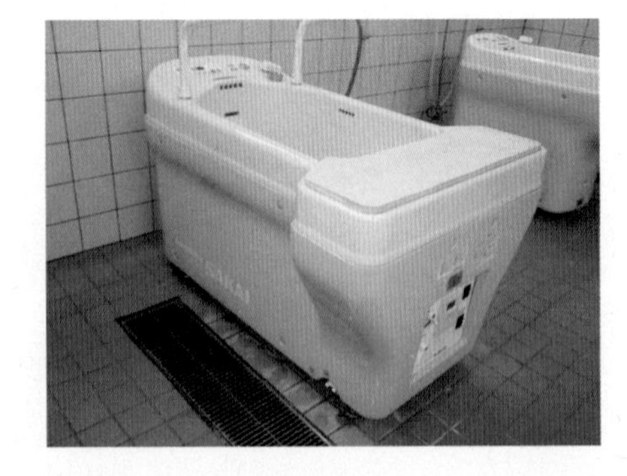

図4-14 ● 渦流浴（下肢用）

4. 光線療法

●**紫外線療法**　**紫外線**は可視光線より波長が短く，100～400nm の電磁波で，波長によって 320～400nm の UVA，280～320nm の UVB，100～280nm の UVC に分類される。紫外線は温熱効果が小さく，深達度も浅いが，皮膚では毛細血管を拡張，透過性を亢進させることから，現在では適用は主に皮膚科領域に限られている。

●**レーザー光線療法**　**レーザー**は人工的に作られた同一波長，同一位相の，高い指向性をもった光線で，狭い目標に高いエネルギーを照射することができる。故(ゆえ)えに，ほかの物理療法より治療時間が短い。レーザー光が血管や神経に作用し痛みの緩和目的に実施する。

5. 電気治療

人体は感覚としてとらえた情報を脳に伝えたり，逆に脳からの指令を末梢の器官に送る際には，神経を通じて電気的な作用で伝達している。電気治療は外部から電流を流すことで神経や細胞に刺激を与える治療法で，身体の動きを高めたり，痛みの緩和を目的に使用する。周波数やパルス幅を変えることで身体への働き方が変わってくる。

●**経皮的電気刺激療法（transcutaneous electrical nerve stimulation；TENS）**
知覚神経に刺激を与えることで痛みを緩和させる治療法で，1000Hz 以下の低周波とよばれる電気刺激を用いる。主に関節リウマチ，腰痛症，慢性疼痛などに対し行われる。

●**神経筋電気刺激療法（electrical muscle stimulation；EMS）**　筋肉や運動神経に刺激を与えることで筋肉収縮を促す治療法で，痛みの緩和だけでなく，運動療法の補助としても用いられる。スポーツの分野では競技者のトレーニングの一環として用いられることもある。また，機能的電気刺激（functional electrical stimulation；FES）とよばれる装置は，下肢に麻痺のある患者に装着することで，歩行のタイミングに合わせて刺激の切り替えが制御することができ，運動療法の補助として使われている。

●**微弱電流治療（マイクロカレント）**　マイクロアンペア（μA）とよばれる微弱な電流を用いて行われる電気治療であり，打撲・捻挫などの急性期の痛みや回復促進に用いられる。

●**干渉波治療**　2 組の導子からそれぞれ異なる周波数を発生させ，交差する部位で低周波を発生させる治療法で，主に筋の収縮によるポンピング作用で痛みの緩和を図っている。また，刺激が少なく，深い部位に作用することができる。

6. 牽引療法

●**脊椎介達牽引**　牽引(けんいん)療法は主に脊椎疾患，関節疾患に適用される。関節障害では脱

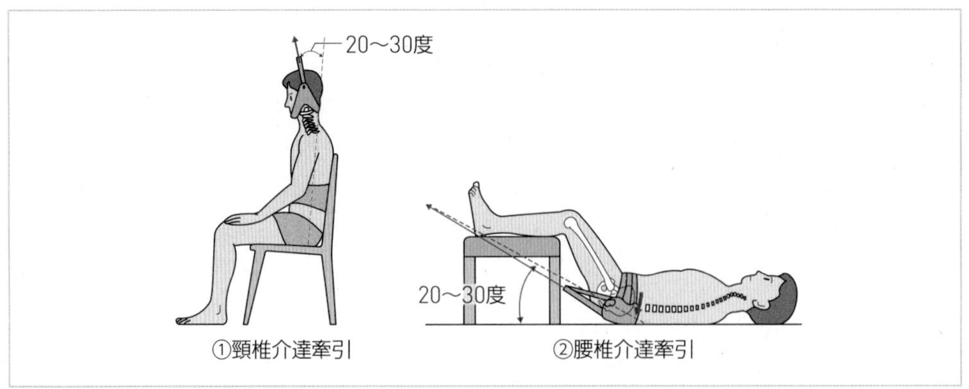

図 4-15 ● **頸椎・腰椎介達牽引**

臼や骨折などの矯正（きょうせい），安静維持に有用であるが，臨床上，最も用いられるのは脊椎疾患に対する**介達（かいたつ）牽引**であり，間欠牽引と持続牽引に分類される。脊椎の長軸方向に牽引すると椎体間，椎間孔（こう）が開き，骨棘（こつきょく）や椎間板髄核の逸脱による神経根への圧迫，循環障害が軽減され，しびれや痛みなどの神経根症状が改善する効果が期待できる。患部への温熱療法を牽引の前や同時に併用するといっそう効果的であるが，効果は限定的である。脊椎の牽引療法の適用は，慢性期の脊椎椎間板ヘルニア，変形性脊椎症などである。

● **頸椎・腰椎介達牽引**　頸椎介達牽引では通常，座位で体を 20〜30 度程度前傾させ，数秒の牽引と弛緩の間欠牽引を体重を考慮して，5〜20kg の範囲で 20〜30 分程度行う（図 4-15 ①）。臥位では滑車を用いる持続牽引が一般的で，安静維持を目的に 3〜4 kg の牽引力で長時間行う。

腰椎介達牽引は，臥位で脊椎の長軸方向に 20〜30 度程度前傾させ，牽引ベルトを骨盤後部（殿部）にかけ，股（こ）関節，膝（しつ）関節を曲げて，10 秒程度の牽引と弛緩の間欠牽引を，10〜40kg の範囲で 20〜30 分程度行う。安静維持を目的とした滑車による持続牽引では，6〜10kg の牽引力で行う（図 4-15 ②）。

7. マッサージ

マッサージの歴史は古く，現在に至るまで東洋医学の中心的な治療法である。その効果は経験的によく知られているが，科学的な実証が少なく，有効性の機序の解明は今後の課題である。

マッサージの効果として，機械的な刺激によって静脈，リンパの流れを改善して浮腫（ふしゅ）を軽減させ，皮膚温を上昇させて創傷の治癒を促進させる。さらに，心理的なリラクセーションが得られる。

マッサージの適用には，皮膚の損傷後の瘢痕（はんこん）や浮腫，変形性脊椎症，関節周囲炎，関節リウマチなどの種々の関節疾患による疼痛，腫脹や関節拘縮，筋肉痛などがある。

8. マニピュレーション

マニピュレーションは，マッサージとともに徒手(としゅ)医療といわれ，関節の徒手的他動伸張運動による医療として，古くから欧米で行われてきた。主に頸部や腰の疼痛に対して行われてきた脊椎マニピュレーションがよく知られている。

マニピュレーションの手技は他動的関節運動に準じ，特に徒手伸張運動とほぼ同様で，マッサージと同様，機械的な効果，身体的・心理的リラクセーション効果がある。腰痛症が最もよい適用となる。

9. バイオフィードバック

バイオフィードバックとは，通常は意識しない姿勢・運動などの生体活動を特殊な機器を用いて表示し，これをもとに生体活動を制御して回復に役立てる手法である。関節の角度，筋力，圧力などをセンサーでとらえ，モニターに視覚的に表示したり音声で知らせるなどリアルタイムに動作を修正する訓練に生かすことができる。

筋電図バイオフィードバック療法では様々な疾患が対象となる。末梢神経麻痺では筋活動の促通として用いられ，中枢神経麻痺では筋力増強だけでなく，力みを制御するための弛緩訓練に用いられる。また，骨盤底筋にセンサーを設置し，排尿・排便コントロール訓練に用いる例もある。

Ⅲ 作業療法

A 作業療法の概念と歴史

●作業療法の歴史 紀元前，ヒポクラテスの言葉「病気を癒すのは自然（ピュシス）である」にみられるように，人間が本来もつ「活動する性質」が病気の治療になることが昔から経験として知られていた。18 世紀になると，精神疾患の患者が閉じ込められているよりもふだんの生活と同じように身支度を整え，仕事や趣味活動を行って過ごした方が状態が良くなることから，20 世紀にかけて精神科を中心に作業療法が世界中に広まった。第 2 次世界大戦後，リハビリテーション医学の発達とともに，わが国でも 1965（昭和 40）年に「理学療法士及び作業療法士法」が制定され，作業療法士はリハビリテーションの専門職として確立していった。

●作業療法の目的と特徴 作業療法（occupational therapy；OT）の occupation とは日本語に適切な訳がないため，作業と訳される。本来，時間や空間を占有して従事する活動や，必ずしも雇用を意味しない恒常的な仕事のことを意味する。日本作業療法士協会の定義から抜粋すると「健康と幸福を促進するために（中略）行わ

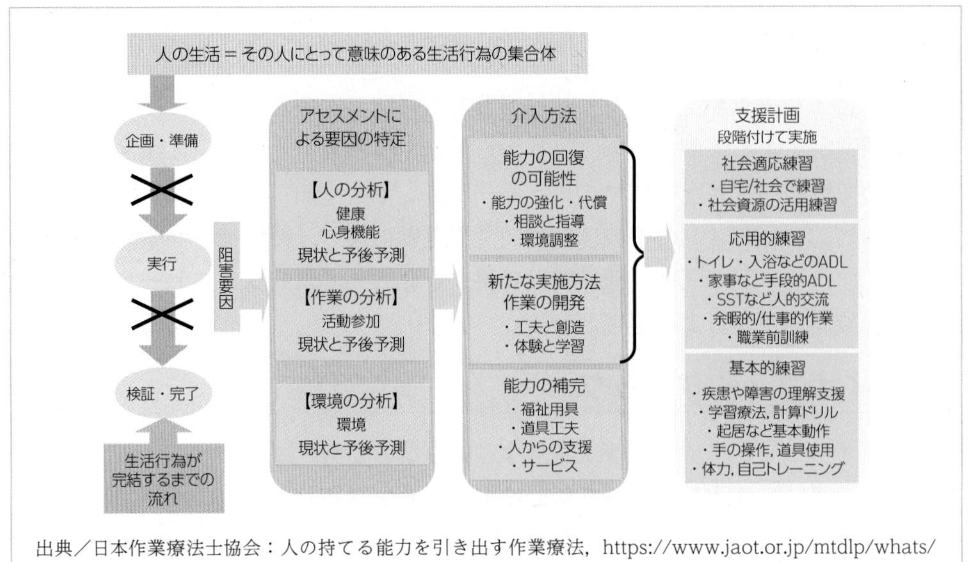

出典／日本作業療法士協会：人の持てる能力を引き出す作業療法，https://www.jaot.or.jp/mtdlp/whats/whats_cat_001/（最終アクセス日：2020/9/17）より一部改変．

図 4-16 ● 人のもてる能力を引き出す作業療法

れる，作業に焦点を当てた治療，指導，援助である」とある。つまり，理学療法との大きな違いは，身体機能や ADL の改善を含め，家庭生活や社会的な生活を行ううえで必要な家事や仕事，趣味活動，遊び，対人交流，休養など，人が営む生活行為を精神機能や環境調整を含め，患者中心にしたいこと，する必要があることなど，患者個人の目的や，患者個人にとって価値をもつ生活行為に焦点をあてて，治療，指導，援助することにある（図 4-16）。

B　作業療法の進め方

1. 機能的作業療法

機能的作業療法では「輪入れ」などの道具を用いた作業をとおして，関節可動域や筋力，感覚機能，バランス能力，手の巧緻性など様々な身体機能面の改善に取り組む。たとえば脳卒中により座位・立位での姿勢が崩れると，ばらばらな動作となりやすい。道具を用いる作業では，目的や動作の方法を明確化させることでばらばらな動作を整理し，より大きく，かつより協調的な動作を促す。そしてその活動に伴った，関節可動域や筋力，バランス能力などの身体機能面の改善につなげる。また，高次脳機能障害患者や，精神疾患患者には趣味的な作業活動を媒介として，集中力を保つ訓練や落ち着きを取り戻すための訓練，人と間接的にかかわる訓練を行う。

●機能的作業療法の器具　機能的作業療法では実際に訓練を行う際に，どの程度手の

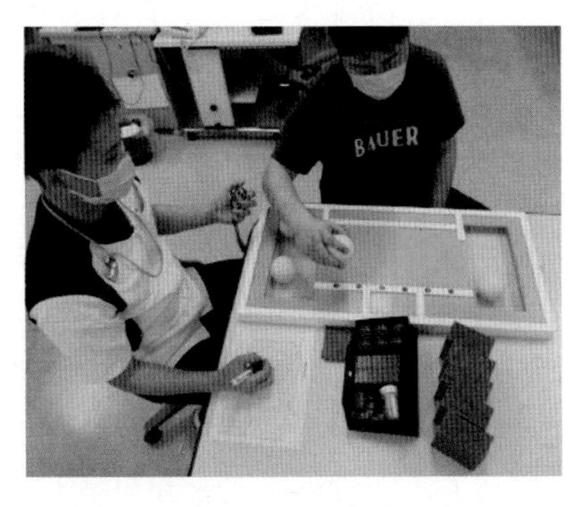

図 4-17 ● **簡易上肢機能検査の様子**

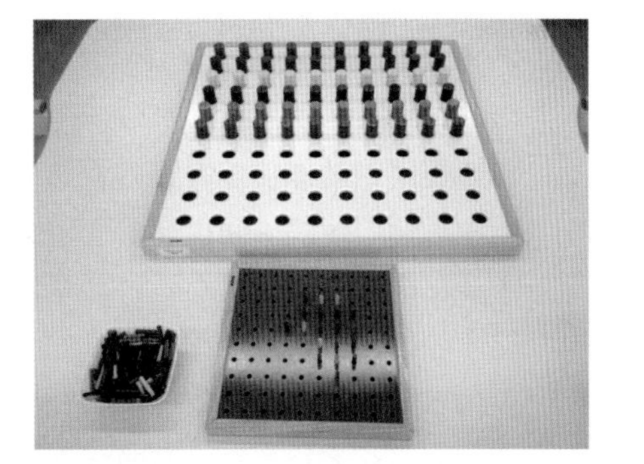

図 4-18 ● **ペグボード**

機能が残存しているのか，どのように手を使用するのかといった上肢機能を評価するために簡易上肢機能検査（simple test for evaluating hand function；STEF）などを使用する（図 4-17）。結果に合わせて訓練を実施するが，実際に使用する物品を用いて作業活動に取り入れることも多い。また機能的に特化した器具も用いられる。手の機能訓練には箸やペン，新聞，ゴム，洗濯ばさみなど様々な物品が使用されるが，基本的な摘み動作の訓練としてペグボードがよく用いられる（図 4-18）。障害側の手指でペグを差し換える動作を繰り返し行うことで巧緻（こうち）運動を改善し，併せて筋力を増強し，感覚刺激に対する応答を促進する。

2. 心理支持的作業療法

心理支持的作業療法では入院中の患者の置かれた状況を把握し，身体機能面だけでなく心理的サポートを行う。たとえば長期入院の患者では料理や掃除，仕事などのふだん行っていた活動ができず，病室のベッドで横になっていることが多く不活動となりやすい。それに付随して認知機能の低下が進行する。突発的に受傷をした後は，目が覚めるとベッドに臥床しており，その状況を受け入れられずに混乱し，一時的なせん妄状態に陥ることも多い。また心理的な落ち込みが強く，うつ的になることも多く，障害の受け入れが難しい。さらにがんなどの生命予後にかかわる病気を発症すると，心理的ショックや不安が大きく，病気を受け入れることが難しい。そこで生活に必要な動作や趣味などの，その人らしい活動を利用し，認知機能の低下や不活動を防止する。患者一人ひとりの置かれた状況を多職種で評価したうえで，患者の話に耳を傾け，患者自身が障害や病気を受け入れられなくても，現実的な課題として今後の生活に臨めるように支援する。

3. 日常生活活動・動作（ADL）訓練

ADL 訓練では，患者の身体的・認知的機能，家族や自宅などの生活環境を把握したうえで，いかに今後の生活動作の実践につなげるか検討する。対象となる動作は，トイレや食事動作などの基本的生活動作，いわゆる日常生活動作（activity of

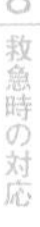

daily living；ADL）から，家事動作（調理や掃除，洗濯など）や社会的スキルである応用的生活動作，いわゆる手段的日常生活動作（instrumental activity of daily living；IADL）である。訓練で生活動作を実践することにより，動作の方法の提案や動作自体の質の習熟が見込める。

急性期の病院や回復期の病院でよく行われるのが，トイレ動作の訓練である。トイレに行けるようになると，早期に自発的に離床する機会が増え，廃用症候群を予防することも可能となる。また，早期にADLの自立が進むことで，思うように活動・動作ができなくなった患者の喪失感が改善し，自分のできることをさらに積極的に探していくといった，前向きな気持ちのスパイラルへと向かうことが可能となる。

一人での実践が困難な場合，どの程度の介助であれば家族の受け入れが可能かを聴取する必要がある。手すりなどの物理的環境の設定や，訪問看護，訪問ヘルパーなどの人的環境への配慮がどの程度必要か，退院後の生活を想定しやすくするために入院中に家屋調査などを行うことで，退院後にかかわるスタッフとの情報共有も行いやすくなる。身寄りのない患者の場合には，近所の知人や民生委員など，地域のコミュニティーとのつながりを調整する必要もある。

ADLの評価にはBarthel Index＊，FIM＊などがよく用いられるが，これらはスタッフ間の情報共有に使用するツールとして開発されたものである。したがって，実際の訓練の場面でADLの評価を行う際には，障害の内容や癖といった個人因子

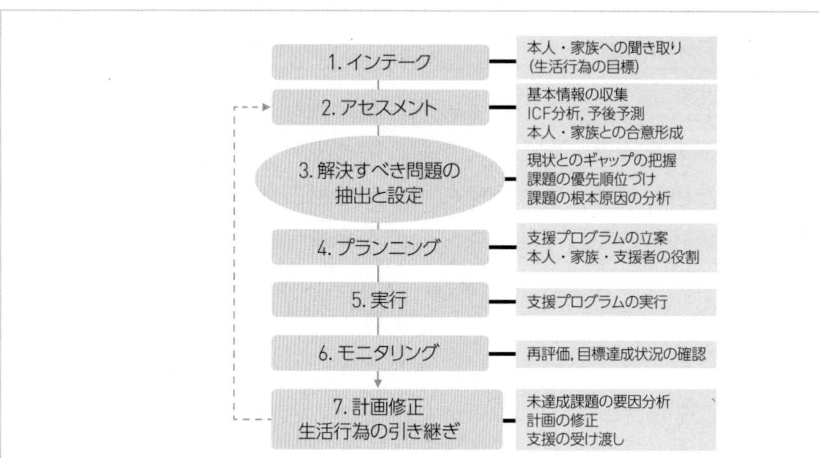

出典／日本作業療法士協会：生活行為向上マネジメントのプロセスとシート，https://www.jaot.or.jp/files/page/wp-content/uploads/2018/12/47eaa4414503bbecac950015d55e0e21.jpg（最終アクセス日：2020/9/17）より一部改変．

図4-19 ● 生活行為向上マネジメントのプロセス

＊ Barthel Index：わが国で最も普及しているADL評価法で，ADLの10項目について2～4段階，全体で20段階，100点満点，最低0点として評価する。「できるADL」の評価法である。

＊ FIM：functional independence measureの略。1983年アメリカで考案され，わが国でも普及している。運動領域，認知領域に大別し，合計6つの小項目について7段階で採点し，評価する。患者が実際に「しているADL」の評価法である。

や，患者の今までの動作，家族の介助方法などの家庭背景を考慮し，多方面・多職種で詳細に行う必要がある。また，医療職や介護職からの一方的な押し付けにならないように注意することが重要である。

●**生活行為向上マネジメント**　生活行為向上マネジメントは，対象者が毎日営む生活行為における目標や目的を達成するために必要な課題を分析・解決するための計画作成ツールである。介護が必要な状態となっても，住み慣れた地域で，自分らしい暮らしを人生の最後まで続けられるよう，日本作業療法士協会が開発した。作業療法の役割をわかりやすく「見える化」したツールといえる。主に地域包括ケアや介護保険制度のなかで使用されることが多い。生活行為の阻害因子を明確にし，医療保険の適用となる入院初期から在宅生活まで情報を共有することで，継続性のある治療プランの作成が可能となる（図 4-19）。

4. 自助具，装具の作製

作業療法では様々な自助具，装具が役立つ。多くの自助具，装具が市販されている（図 4-20）が，作業療法士自身が個々の患者の障害，病態に応じて市販の自助具，装具を調整することが多い。特に関節リウマチなどの関節疾患では，関節の支持や拘縮・変形の予防のために作業療法士が作製することも多い。近年では可塑性の高い素材が多く，安価に市販されている障害者向けではない製品を改造・調整することも容易となった。また安価となった 3D プリンターを使用して，個人に合わせて作業療法士が作製する（図 4-21，22）ことも増えてきている。

5. 義手の訓練

上肢切断の患者に対しては，義手の着脱，操作を介助なしでも患者自身が行えるように作業療法の場で訓練する。作業療法士は義手と断端との適合性，機能性をチェックし，調整する。

ADL 訓練では両手の動作として練習し，それぞれの動作で左右の手をどのように使うかを決めて訓練する。

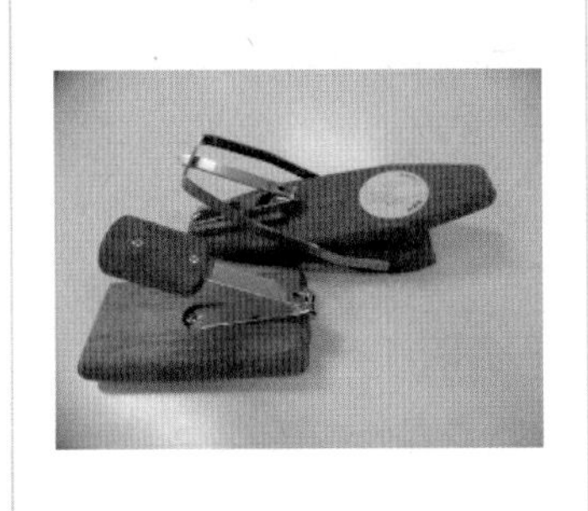

図 4-20 ● 市販されている自助具（片手用爪切り）

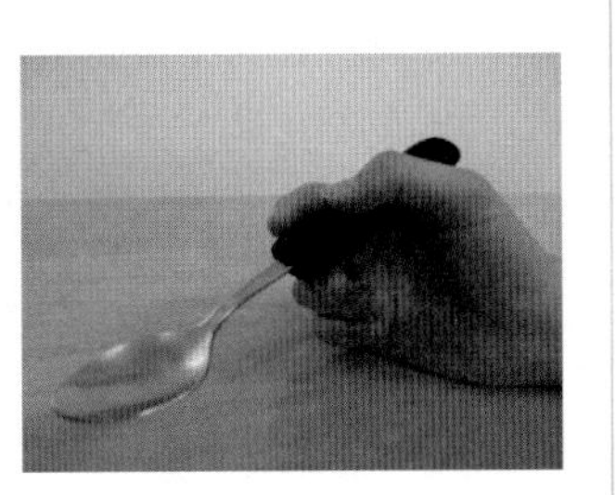

図 4-21 ● スプーン用グリップ

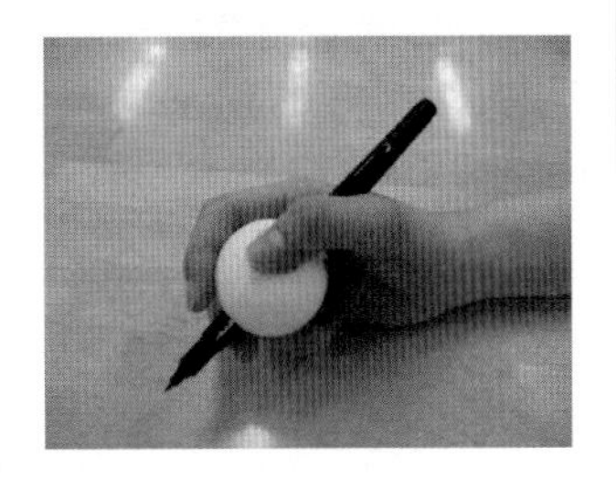

図 4-22 ● ペンホルダー

近年では急激なデジタル化が進み，多くのベンチャー企業が出現したことで，筋電義手も著しく進歩している。2013（平成25）年に労働者災害補償保険の支給制度が改正されたことで，筋電義手も処方される場面が増加した。今までは極めて高額なものが多く，手が届かない患者も多かった筋電義手であるが，価格が大幅に抑制されたことで労災現場だけではなく，小児の発達分野での活用も増えてきている。

6. 職業訓練および自動車運転

職業訓練では，仕事を実践する際に必要な内容を聴取し，類似した環境や課題を設定し，評価する。近年では患者本人だけではなく，必要であれば会社の同僚や上司，人事部等との話し合いを行い，患者のもつ障害の内容や特徴を職場に伝え，働き方や仕事内容など職場の受け入れ状況をより良くするといった包括的な介入も実践されてきている。また，インターネットの普及によりテレワークや在宅勤務が以前よりも実施されるようになり，車椅子（いす）での移動を余儀なくされる脊髄損傷患者などの在宅勤務への移行が容易となる環境が整い始めた。しかし，脳卒中後の患者や高次脳機能障害をもつ患者などは，障害が多岐にわたるため，具体的な支援策を提示する必要がある。職場における障害の理解が進んでいないことも影響し，復職後の離職率も高い。

自動車運転に関しては，これまで支援の格差がみられたが，自動運転技術の進歩や運転に必要な能力を評価する病院が増えてきたことにより，徐々に支援を行いやすくなり，今まで自動車運転をあきらめざるを得なかった高次脳機能障害をもつ患者も自動車運転が可能となってきている。

Ⅳ 言語聴覚療法

A 言語聴覚療法の目的と特徴

言語聴覚療法は，コミュニケーションや摂食・嚥下機能の障害に対するリハビリテーションである。言葉によるコミュニケーションには，言語や聴覚，発声，発音，認知などが関係しているが，脳卒中などの病気，事故などでの怪我，発達の遅れなどの問題で，コミュニケーションの機能が損なわれることがある。言語聴覚療法では，言葉によるコミュニケーションに問題がある小児から高齢者までが対象となり，その症状の評価やリハビリテーションを行う。記憶力や注意力などの高次脳機能や摂食・嚥下機能の評価とリハビリテーションにも対応する。ここでは言語聴覚療法の主な対象となる失語症，構音障害，高次脳機能障害，摂食・嚥下障害に対するリハビリテーションについて述べる。

B 言語聴覚療法の進め方

1. 失語症

失語症は，脳の損傷によって言語機能が障害され，“聴く・話す・読む・書く”といった言葉の機能が低下した症状である。脳損傷の原因には，脳梗塞や脳出血，頭部外傷，脳腫瘍，脳炎などがある。

失語症のタイプと特徴 失語症にはいくつかのタイプがあり，それぞれのタイプに適したリハビリテーションやコミュニケーションの取り方がある。ブローカ失語（運動性失語）は，話すことが困難だが，相手の言っていることはある程度理解できるタイプである。ウェルニッケ失語（感覚性失語）は，流暢（りゅうちょう）に話すが言い間違い（錯語）や言葉になっていない音が並んだような発話（ジャルゴン）で，話の内容が伝わらないことが多く，さらに相手の言っていることを理解するのが難しいタイプである。

言語聴覚療法では，それぞれのタイプに応じたリハビリテーション（聴く練習，話す練習，読む練習，書く練習など）を行う。

失語症患者へのかかわり方 失語症は，程度の違いはあるが，“聴くこと・話すこと・読むこと・書くこと”のすべてに障害があるため，その症状を理解した，寄り添ったかかわり方が必要である。

失語症の患者に話しかけるときは，**短い文でゆっくり話しかける，質問は「はい/いいえ」で答えられるような聞き方をする**ことが大切である。たとえば，ナースコールが鳴ったとき，「何かご用ですか？」ではなく，具体的に「トイレですか？」「お水が飲みたいですか？」とジェスチャーを交えて質問し，患者に答えを選んでもらうような配慮が必要である。

文字をある程度理解できる患者であれば，文字単語を見せたほうが理解を得やすいことがある。文字の理解が難しい患者であれば，絵を見せたり，場所を指さしたり，身振りで表現して伝えると理解を得やすい場合もある。

しかし，**五十音表を見せて，患者が言いたいことを指さしさせようとしたり，こちらが指さしして言葉を伝えようとするのは，不適切な対応**である。患者は言葉が浮かんでいないのに，平仮名の並んだ五十音表を見せられても，より難しく感じて混乱してしまうからである。

2. 構音障害

構音とは，息を吐くことで出された声を，口の形によって五十音に発音し分けることである。構音障害とは，この発音をするための口唇や舌の動きに問題が起こることで言葉を正確に発音できなくなった状態である。脳血管障害による麻痺や，がんの手術による舌の欠損などによって起こる。

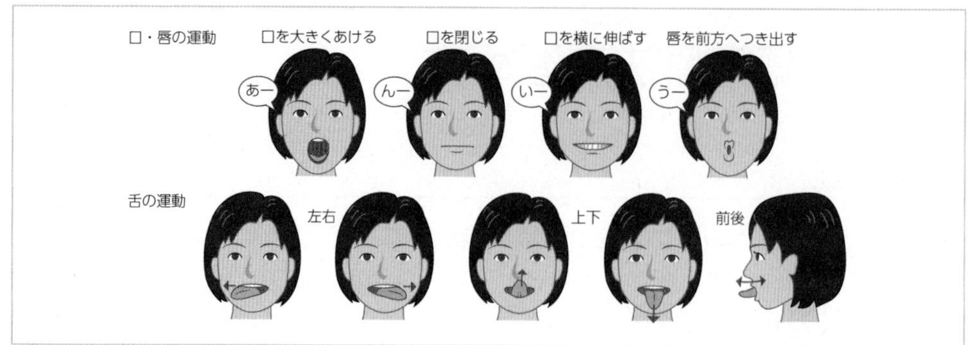

図 4-23 ● 口や舌の体操

● **構音障害の評価** 口や舌などの動きや話し方で，構音の評価を行う。話の聞き取りやすさ（発話明瞭度）は，聴覚的評価（話を聞いて判断する）によって行い，1～5段階で表す。数字が大きくなるほど重度になる。

「パタカラ」をはっきり発音できるかどうかによって，口や舌のどの部分が動かしづらくなっていて発音が不明瞭になっているのか，推測することができる。「パ」は口唇を使う音，「タ」は舌の前方を使う音，「カ」は舌の後方を使う音，「ラ」は舌の先を丸めて出す音である。

構音障害があると，口唇や舌の動かしづらさによって発話明瞭度が低下するが，話す速さが速くなったり遅くなったりすることもある。

● **構音障害のリハビリテーション** 口や舌の体操，発音方法の練習，話す速さの調節の練習などを行う。

①口や舌の体操（図 4-23）

②発音方法の練習：一つ一つの音に関して口や舌がどのように動くかを確認する。

発音の練習は，1つの音から始め，単語，短文，長文，会話と進めていく。

③話す速さの調節

ゆっくり話してもらうために1文字ずつ指を折りながら話してもらう。1文字ずつ指で机を叩きながら話してもらうことも良い。

● **構音障害患者へのかかわり方** 「はい／いいえ」で答えられるように質問する，筆談・五十音表・コミュニケーションボードを使う，意思伝達装置などの機器を使う，などの方法がある。

3. 高次脳機能障害

脳卒中（脳梗塞・脳出血・クモ膜下出血などの脳血管障害）や交通事故などにより脳がダメージを受けることで生じる，言語・記憶・注意・行動・学習などの認知機能や精神機能の障害を指す。現れる症状や重症度には個人差があり，複数の症状が同時に出現していることがほとんどである。

高次脳機能障害は外見からはわかりにくいため，病院では気付かれずに，実際の生活や社会に戻って初めて問題が見つかることが少なくなく，「見えない障害，隠れた障害」などと言われている。

高次脳機能障害の原因 発症の原因は，8割が脳卒中，1割が交通事故などの脳外傷によるものである。そのほかにも脳炎，低酸素脳症，脳腫瘍（しゅよう），症候性てんかん，正常圧水頭症，パーキンソン病などによる脳の損傷で発症することもある。

高次脳機能障害の診断 高次脳機能障害は，症状の確認，それを説明できる頭部MRIやCTなどの画像所見，障害を裏付ける高次脳機能検査の結果などによって診断される。

生活場面で観察される症状と対応 高次脳機能に障害がある人は生活の様々な場面に支障が出る。その状態を理解したうえでかかわる必要がある（表4-2）。

表4-2 ● 生活場面で観察される症状と対応

障害名	観察される症状	対応
記憶障害	・新しいことを覚えたり，少し前の出来事を思い出すのが難しい ・予定を忘れる，何度も同じことを話したり，質問したりする	・メモを取る ・カレンダーに予定を書くように促す
注意障害	・集中できずキョロキョロしている ・ぼんやりして話を聞いていない ・2つのことを同時に作業できない	・集中できる静かな環境にする ・声かけをして注意を向かせる ・1つずつミスがないか確認しながら行う
遂行機能障害	・1日のスケジュールを立てられない ・物事の優先順位がつけられない ・臨機応変に対応できない	・1日の流れを書いて確認する ・順序立てて掲示する
社会的行動障害	・子供っぽい言動，怒りっぽい，やる気がない ・1つのことにこだわる，不適切な発言をする	・落ち着く環境を設定する ・本人の意志や役割を尊重する
失語症	・相手の話を理解できない，なめらかに喋れない ・読み書きができない	・短文で伝える，ゆっくり待つ ・ジェスチャーや絵を使う
失行症	・道具（箸・歯ブラシなど）がうまく使えない ・服をうまく着られない	・動作を視覚的に確認する ・手や足を通す位置を言葉で伝える
失認症	・見えているのに目の前にあるものが何かわからない ・顔を見ても誰かわからないが声を聞くとわかる	・見てもわからない時は音を聞く，触る ・目の前のものを言葉で伝える ・顔と名前が書かれたもので確認する
半側空間無視	・脳損傷の反対側（右脳損傷で左側空間）を見落としやすい ・左側にある皿に気付かず食べ残す ・見落す側の障害物にぶつかりやすい	・見落としていることを伝えて見るように促す ・食器を1つにまとめる（ワンプレート皿）

4. 摂食・嚥下障害

嚥下（えんげ）とは食物や水分などを飲み込み，胃に送り込む運動である。

摂食・嚥下障害とは，食物を認知し胃へ送り込む嚥下の過程での障害を指す。唾液や食べ物が胃に送られず，気管に誤って侵入してしまうことを**誤嚥**（ごえん）という（図4-24）。

摂食・嚥下障害になると，口から栄養を摂取できないだけではなく，口から食べる楽しみなどが奪われ，本人や周囲の家族の生活の質（QOL）に大きな影響を及ぼす。

摂食・嚥下障害の原因は様々である。摂食・嚥下障害は，5つの期（過程）に分かれている（表4-3）。

●**摂食・嚥下障害が疑われる症状**　摂食・嚥下障害が疑われる症状としては，むせる，食事時に喉ががらがらする，痰が増える，発熱するなどがある。食欲がなくなった，食事時間が長くなったなども，飲み込みにくくなっているサインであることが多い。

●**摂食・嚥下障害のリハビリテーション**　摂食・嚥下障害のリハビリテーションには大きく分けて，食べ物を用いない**間接的嚥下訓練**と，食べ物を用いる**直接的嚥下訓練**がある（表4-4）。

リハビリテーションを十分に実施しても口から食べられない時は，中心静脈栄養

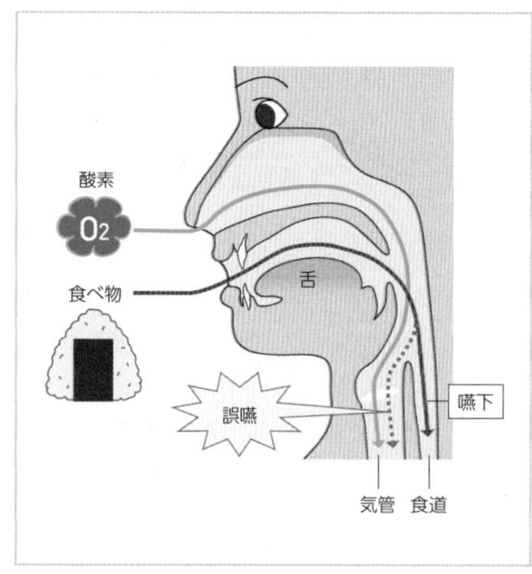

図4-24 ● 嚥下と誤嚥

表4-3 ● 嚥下の5つの過程

先行期（認知期）	目で見て食物を認知する過程。意識の問題や，食物の味やにおい・温度も大きくかかわる。
準備期	飲み込む準備として，食物を歯や舌で噛み砕いたり，押しつぶして飲み込みやすくまとめる"食塊形成"が行われる過程。
口腔期	食物を口腔から咽頭へ送る過程。
咽頭期	食物を咽頭から食道へ送る過程。嚥下反射が起こる。 ここに障害があると誤嚥が起こる。
食道期	食道の蠕動運動で胃へ送る過程。

表4-4 ● 嚥下リハビリテーションの1例

間接的嚥下訓練	口腔機能や喉の筋力を鍛え，飲み込みやすくする。 ・口腔機能練習 ・のどのアイスマッサージなど
直接的嚥下訓練	とろみ水やゼリーなど，飲み込みやすい形のものから始め，段階的に食事形態を変えていく練習方法。 姿勢・一口量・食事形態などを考えて，食べる練習をする。

(total parenteral nutrition；TPN)，経鼻経管栄養もしくは胃瘻などの経腸栄養など，代替栄養が選択される。口から食べるためには，口腔ケアや口腔機能練習など早期からの介入が重要である。

文献

1）Vocabulary.com：rehabilitation，https://www.vocabulary.com/dictionary/rehabilitation（最終アクセス日：2020/6/29）
2）日本老年医学会：フレイルに関する日本老年医学会からのステートメント，https://www.jpn-geriat-soc.or.jp/info/topics/pdf/20140513_01_01.pdf（最終アクセス日：2020/6/29）
3）日本リハビリテーション看護学会：https://www.jrna.or.jp（最終アクセス日：2020/6/29）
4）佐藤久夫：ICIDH と ICF，総合リハビリテーション，33（2）：189，2005.
5）障害者福祉研究会編：ICF 国際生活機能分類；国際障害分類改定版，中央法規出版，2002.
6）全国介護・終末期リハ・ケア研究会：http://n-cerc.org/node/40（最終アクセス日：2020/6/29）

参考文献

・塩川芳昭監：脳卒中看護とリハビリテーション；急性期から在宅医療までのケアのすべて〈ナーシングケア Q&A　第 47 号〉，総合医学社，2013，p.180-181.
・落合慈之監：リハビリテーションビジュアルブック第 2 版，Gakken，2011，p.402-412.
・東京都心身障害者福祉センター：高次脳機能障害地域支援ハンドブック，2019.
・藤島一郎：脳卒中の摂食・嚥下障害，第 2 版，医歯薬出版株式会社，2007.

学習の手引き

1. リハビリテーションの語源，その意味について説明してみよう
2. リハビリテーションに関連する専門職にはどのような種類があるのか，それぞれの役割をまとめておこう
3. 関節可動域とは何か説明してみよう
4. 物理療法とはどのような治療か，どのような方法があるかまとめておこう
5. ADL とは何か説明してみよう

第 4 章のふりかえりチェック

次の文章の空欄を埋めてみよう。

1　リハビリテーションの概念

リハビリテーションの語源は，「人間を再び人間として［ 1 ］に戻すこと」である。

2　国際生活機能分類

WHO は 2001 年に［ 2 ］に代わって国際生活機能分類（International Classification of Functioning, Disability and Health；［ 3 ］）を採択した。

3　リハビリテーションの場

リハビリテーションが行われる場として［ 4 ］，職業的リハビリテーション，教育的リハビリテーション，［ 5 ］とに分けて考えることができる。

4 理学療法

理学療法とは「身体に障害のある者に対し，主としてその基本的動作能力の回復を図るため，[6]そのほかの運動を行なわせ，および[7]，マッサージ，[8]そのほかの物理的手段を加えること」と定義されている。

5 作業療法

日本作業療法士協会は，作業療法を「健康と幸福を促進するために（中略）行われる，作業に焦点を当てた[9]，指導，[10]である（抜粋）」と定義している。

6 言語聴覚療法

言語聴覚療法は，コミュニケーションや[11]の障害に対するリハビリテーションである。

■治療法概説

第5章 輸液療法

▶学習の目標
●輸液療法の目的を理解し，その適用について学ぶ。
●水電解質の知識を整理し，これらのバランスについて学ぶ。
●輸液製剤による末梢静脈栄養の適用について理解する。
●腎疾患や肝疾患の輸液，術後の輸液などの目的と適用について学ぶ。

I 輸液療法の目的と特徴

A 輸液療法とは

水や電解質は人体にとって必要不可欠であり，人は経口での摂取，もしくは腎臓，肺，内分泌系の調整により水や電解質を一定に維持している。しかし，嘔吐(おうと)や発熱などによる体液の喪失や臓器障害などが生じた際には，体液量の不足や電解質異常，栄養障害が起こる。この状態に対して，体内の水分量や組成を正常に保つために，水や電解質，糖分などを直接静脈内に補充する方法が輸液療法である。輸液療法を行う主な目的は，①水や電解質の補給，②栄養の補給，③薬剤の投与，④血管の確保であり，外来や一般病棟での輸液療法といった場合は，主に体液管理としての水や電解質の補給を意味することが多い。用いられる輸液製剤は組成によって分類することができる。一般的に使われている輸液製剤の組成を表5-1に示す。

表5-1●主な輸液製剤

	生理食塩水	乳酸リンゲル液	1号液(開始液)	3号液(維持液)	5%ブドウ糖液
Na (mEq/L)	154	130	77	35	−
K (mEq/L)	−	4	−	20	−
Cl (mEq/L)	154	109	77	35	−
Ca (mEq/L)	−	3	−	−	−
ブドウ糖(g/L)	−	−	26	43	50
乳酸 (mEq/L)	−	28	−	20	−

※製品により組成は若干異なる。

輸液療法を水や電解質の補給の観点から見ると，体液バランスの改善を目的とした「**補充輸液**」と，体液バランスの維持を目的とした「**維持輸液**」の大きく2つに分けられる。さらに，「補充輸液」のうちショック状態などの循環不全に対して有効循環血漿量を補充して循環不全を改善する目的の輸液を「**初期輸液**」とよぶ。目的に応じた輸液療法の特徴を以下に示す。

1. 初期輸液

有効循環血漿量を確保し，循環を維持する目的で投与するのが初期輸液である。出来るだけ多く血管内にとどまる輸液製剤として，主に**生理食塩水**や**乳酸リンゲル液**，**酢酸リンゲル液**などの細胞外液を用いる。脱水が軽度で循環動態が安定している場合には，欠乏体液や電解質をゆっくり補充するために，生理食塩水よりもNa濃度が低い輸液製剤から治療を開始することもある。

2. 補充輸液

補充輸液は不足分の水や電解質を補充し，体液バランスを正常化させるための輸液である。初期輸液を必要とするほど重症ではない脱水患者，電解質異常に対する輸液療法がこれに該当する。

3. 維持輸液

現在の体液バランスをそのままの状態で維持するために，からだから失われる量と同量の水分，電解質を投与する。特に**3号液**は維持液とよばれ，1日に必要な水分量と同じ量を投与することで必要な水分・電解質が補給できるように調整された輸液であり，維持輸液として医療施設で最も使用されている。

B 体液と栄養

1. 体液

体液とは人のからだに含まれる水分のことであり，人体の構成成分のうち約50～70%が水分である。体液は細胞内液と細胞外液に分かれ，さらに間質液と血液に分かれる（図5-1）。体液は主に，水と電解質のほか，非電解質であるブドウ糖，たんぱく質，尿素などからできており，体液の役割は，①酸素，栄養，老廃物を溶かす溶媒，②溶質の全身への運搬，③体温の維持や調整である。からだの水分の出入りのことを水分出納バランス，またはIN-OUTバランスとよび，からだに異常がない場合，入ってくる水分量（摂取量）と出て行く水分量（排泄量）がほぼ同じに保たれている。飲食による水分摂取（2000～2400mL/日），栄養素の代謝の結果生じる代謝水（200～300mL/日）などが入ってくる水分であり，尿（1500mL/日）や便（100～200mL/日），汗などの不感蒸泄（成人で約800mL/日）が出て

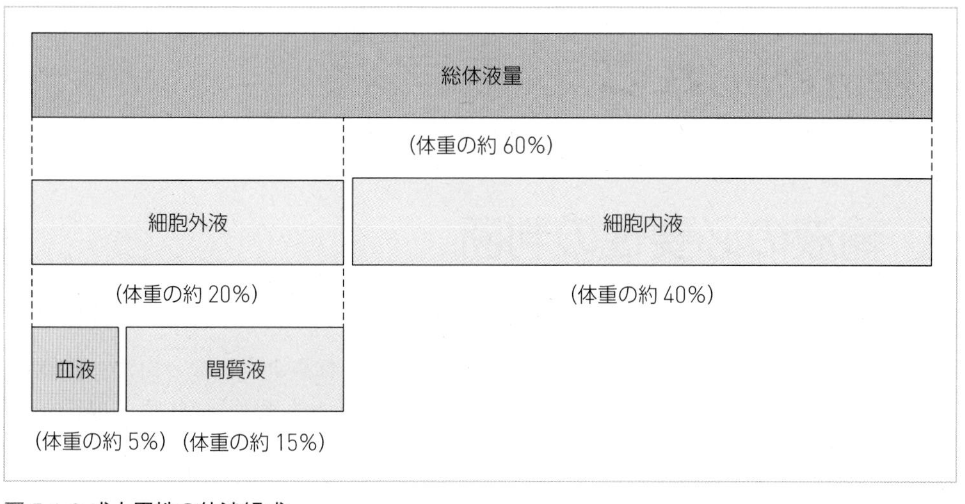

図 5-1 ● **成人男性の体液組成**

行く水分にあたる。しかし，下痢や嘔吐，発熱，発汗，出血，心不全，肝不全，腎機能障害などの原因により体液の水分出納バランスが崩れると溢水（いっすい）や脱水となる。

2. 栄養

人は必要なエネルギーを 3 大栄養素，すなわち炭水化物（糖質），たんぱく質，脂質の代謝によって得ている。通常の状態であれば 1 日のエネルギー消費量は 30kcal/kg/ 日であり，これに相当するエネルギーを食事から摂取する。何らかの理由により，食事から栄養素が摂取できない人に対して栄養補給を目的に使う輸液は，栄養輸液とよばれる。栄養輸液の投与方法として，心臓に近い太い静脈から投与する**中心静脈栄養**（total parenteral nutrition；TPN）と，腕や足などの末梢静脈から投与する**末梢静脈栄養**（peripheral parenteral nutrition:；PPN）の 2 種類がある。末梢静脈から投与する輸液は血管痛や静脈炎を起こしやすく，投与できるエネルギー量も最大 1000kcal 程度までと限られる。そのため，投与期間が長期になる場合や，高カロリー輸液を投与する場合は中心静脈栄養を選択する。栄養輸液では水や電解質調整に加え，カロリー調整にブドウ糖，アミノ酸製剤，脂肪製剤を用い，さらにビタミンや微量元素を組み合わせる。ブドウ糖，アミノ酸は 1g 当たり 4kcal，脂肪製剤は 1g 当たり 9kcal に相当し，体重当たりで糖質（ブドウ糖）10g/kg，脂質 0.5g/kg，たんぱく質 1g/kg（アミノ酸で 1.2g/kg）程度を総カロリーとして用いるが，投与量は患者の全身状態に応じて調整する。

Ⅱ 輸液療法と患者管理

A 輸液の必要性の判断

1 病歴

発熱，嘔吐・下痢などの症状がいつごろからみられるようになったか，飲水はできていたか，基礎疾患の有無，治療歴（サプリメントも含め），体重，血圧，意識状態などを詳細に聴取する。聴取の対象は本人，家族である。

2 理学的所見

意識状態，体重，血圧の低下，脈拍数，不整脈の有無，呼吸数，体温（発熱なら何日持続しているのか），浮腫の有無，皮膚の所見，頸静脈の怒張などに注意する。

3 検査所見

尿検査（量や電解質，浸透圧も含め），血算，生化学的検査（電解質や腎・肝機能など），動脈血液ガス，X線検査，心電図など一般的な検査を行う。さらに，中心静脈圧測定やスワン－ガンツカテーテルによる血行動態の評価は，心疾患や腎疾患患者において有用である。

B 輸液療法各論

1．体液異常

1 脱水

脱水は，主に水分とナトリウムの欠乏により，**低張性脱水**と**高張性脱水**に分けられる。嘔吐や下痢を原因として細胞外液を喪失すると低張性脱水となる。熱中症や水の摂取不足では高張性脱水となる。水とナトリウムが同じように失われたとき**等張性脱水**となる。それぞれ輸液内容が異なり，鑑別が重要であるが，判断は難しい。そのため，輸液開始直後，それ以降も常に観察を怠らず，変化に注意する必要がある。

高張性脱水の場合は，血漿浸透圧が上昇するため，水が細胞内液から細胞外液へと移動し，比較的末期まで循環動態への影響が小さい。しかし口渇感など中枢神経症状が強く現れる。低張性脱水の場合はその逆である。それぞれ重症度を判定し，それに応じた輸液を行う（表 5-2）。

①軽症（体重減少：成人で 3%，小児で 5%）：尿量減少程度。

②中等症（成人で 6%，小児で 10%）：血圧の低下，頻脈，乏尿など。

③重症（成人で 9%，小児で 15%）：ショック症状を伴う。

表 5-2 ● 水の欠乏量の算定法

1　体重の変化
2　ヘマトクリット（Ht）あるいは総たんぱく（TP）で算出
　健常時の体重× 0.6 ×（現在の Ht もしくは TP －健常時の Ht もしくは TP）/ 現在の Ht もしくは TP
3　血漿ナトリウムより算出
　健常時の体重× 0.6 ×（現在のナトリウム－ 140）/ 現在のナトリウムの欠乏量
　現在の体重× 0.6 ×（140 －現在のナトリウム）

2 ショック

循環血液量減少性ショック，心原性ショック，心外閉塞・拘束性ショック，血液分布異常性ショックに分けられる。出血が明らかな場合は，輸血や輸血漿などを行い，循環動態を保持する。原因不明のときには，細胞外液と組成が近い乳酸リンゲル液を輸液する。輸液だけでは循環動態が維持できない場合には，カテコールアミンやステロイド薬などが用いられることもある。

2. 電解質異常

1 カリウムの異常

1） 低カリウム血症（3.5mEq/L 以下）

血清カリウム濃度は神経細胞膜電位と関係があるため，神経・筋・心に影響が出る。すなわち四肢の知覚異常，麻痺性イレウス，弛緩性麻痺などの神経筋症状や，心電図で ST 低下・T 波の減高・U 波の出現，不整脈などの循環器症状が出現する。

●**原因**　①カリウムの摂取量の低下（脱水や飢餓），②カリウムの細胞内への移行（アルカローシス，インスリンの投与など），③排泄量の増加（利尿薬，代謝性アルカローシス，アルドステロン分泌亢進などによる腎からの喪失，嘔吐，下痢などによる消化管からの喪失，熱傷による皮膚からの喪失）

●**輸液のポイント**　補正はできるだけ経口投与とする。経静脈的に投与する場合はカリウム濃度が 40～80mEq/L を超えず，1 時間当たり 20mEq/L 以下としなければならない。また，代謝性アルカローシスが存在することが多いが，乳酸が添加された輸液はアルカローシスを助長する。

2） 高カリウム血症（5.0mEq/L 以上）

高カリウム血症は，筋力低下や麻痺などの神経筋症状がみられるが，影響が大きいのは心臓である。心電図でテント状 T 波・PQ 延長・QRS 拡大・P 波の消失・心室細動などが現れる。

●**原因**　腎からの排泄障害（腎不全や副腎不全など），細胞内からの流出（細胞の崩壊，アシドーシスなど），薬剤（ジギタリスや β 遮断薬など）が原因となる。また，採血後の赤血球の崩壊により，見かけ上の高カリウム血症となる偽性高カリウム血症にも注意が必要である。

●**輸液のポイント**　原疾患の治療が最も大切であるが，6mEq/L 以上への急な上昇や心電図変化が起こったような緊急性のある状態であれば，カルシウム薬の投与により細胞膜の興奮閾値を上昇させるとともに，利尿薬やイオン交換レジンの経口あるいは注腸などにより，カリウムの体外への排泄を図る。腎機能によっては血液透析を考慮する。

2 カルシウムの異常

1）高カルシウム血症（11.0mg/dL 以上）

高カルシウム血症は，12.5mg/dL 以上になると症状が出現する。意識障害や易疲労感などの精神神経症状，悪心・嘔吐，多飲・多尿の症状がみられる。心電図上 QT の短縮が起こる。12mg/dL 以上であれば輸液療法の適応となる。

●**原因**　カルシウムの過剰摂取，腸管からの吸収亢進（ビタミンD中毒），尿中への排泄低下（副腎不全）骨転移など骨の局所における骨吸収が促進，副甲状腺ホルモン関連たんぱく（PTHrP）の腫瘍からの分泌，副甲状腺機能亢進症などを原因とする骨吸収の亢進，薬剤（エストロゲン，サイアザイド系利尿薬，ビタミンDなど），が原因となる。90％以上は副甲状腺機能亢進症か悪性腫瘍に伴う高カルシウム血症である。

●**輸液のポイント**　生理食塩水負荷，フロセミド，カルシトニン，プレドニゾロンなどの投与が有効である。

2）低カルシウム血症（8.5mg/dL 以下）

低カルシウム血症では，7.5mg/dL 以下になると，筋肉の興奮性亢進によるテタニーが出現する。通常発作の前には口唇周囲・指尖のしびれや異常知覚を訴える。さらに痙攣や不穏，興奮，せん妄，幻覚などの精神神経症状に加え，心電図上 QT の延長が起こり，心収縮力の低下や血管の拡張のため，血圧が低下する。また，気管・気管支の攣縮のため呼吸困難をきたす。

●**原因**　カルシウムの摂取不足，腸管からの吸収低下（ビタミンD欠乏や腎不全），尿中への排泄増加（副甲状腺機能低下，利尿薬），骨吸収の抑制・骨形成促進（副甲状腺機能低下，骨形成性腫瘍など），薬剤（抗てんかん薬，抗がん剤）が原因となる。

●**輸液のポイント**　テタニー発作に対してはグルコン酸カルシウム 10～20mL を 10mL/5 分でゆっくり静注する。引き続き 50～100mL を 5％ブドウ糖液 500～1000mL に加えて，4 時間程度で点滴を行う。

3. 低栄養

1 末梢静脈からの輸液

静脈炎を起こすので，高濃度の輸液すなわち高浸透圧の輸液製剤が使用できないため，1 週間以内の短期間に限る必要がある。末梢静脈からは完全栄養にはなりえない。したがって，1 日最低ブドウ糖 100g（すなわち，5％ブドウ糖液にして 2000mL）および水分・電解質の補充を行う。経口摂取が 1 週間以上不可能であったり，異化の亢進がある場合は高エネルギー輸液を行う。

2 高エネルギー輸液（total parenteral nutrition；TPN, または intravenous hyperalimentation；IVH）

消化管閉塞あるいは通過障害のため，経口摂取が不可能で消化管出血や急性膵炎，潰瘍性大腸炎急性期などで腸管を安静にする必要がある場合，短腸症候群などで経口摂取が不十分な場合に高エネルギー輸液が適応となる。また，術前の栄養状態を改善する目的でも適応となることがある。目安としては，1 日に 30～40kcal/kg，エネルギーは糖質と脂質で与える。

- **たんぱく質**　アミノ酸として投与し，非たんぱく質熱量と窒素の配合比が 150～200 になるようにする（1.0～1.5g/kg/ 日）。
- **糖質**　糖質は一般的に 30～50％液が用いられる。ブドウ糖は 1g 当たり 4kcal で，100～200g/ 日から開始し，400g/ 日まで増量する。
- **脂質**　脂質は 1g 当たり 9.4kcal で，投与エネルギーを高められる利点がある。2g/kg/ 日を投与する。糖およびアミノ酸のみで栄養を補給した場合，成人では 4 週間以内に必須脂肪酸欠乏症が出現するといわれている。日本静脈経腸栄養学会によるガイドラインでは，「静脈栄養施行時には，必須脂肪酸欠乏症予防のため，脂肪乳剤を投与しなければならない」とされている。ただし，TPN 製剤と混合すると脂肪粒子が粗大化するため，肺塞栓など重篤な合併症のおそれがあり，注意が必要である。また，脂肪乳剤中では細菌が繁殖しやすく，輸液ラインの交換は，24 時間で行う必要がある。
- **ビタミンと微量元素**　代謝を正しく行うために必要である。しかし，生体内では合成できないため，外部からの補給が必要である。

4. 各種疾患

1 腎疾患

急性腎不全は腎前性・腎性・腎後性に分類できる。このうち腎前性腎不全は輸液によって回復する可能性が大きい。脱水や出血により腎血流量が減少して起こるため，輸液が必須である。しかし，腎性・腎後性腎不全では過剰な輸液は心不全や肺水腫の原因となるため，注意が必要である。

2 肝疾患

肝硬変非代償期には，意識障害を引き起こす肝性脳症がみられる。分枝アミノ酸製薬を投与する。低カリウム血症やアルカローシスは肝性脳症を悪化させるため，カリウムを補う必要があるが，生理食塩水は肝硬変では腹水貯留をきたしやすいため，ブドウ糖を中心に輸液する。

3 手術

- **術前**　手術の前夜から絶食・絶飲となるため，1 時間に 2mL/kg の体液喪失があると考えられる。
- **術中**　開腹手術では 5～15mL/kg/ 時間，開胸手術では 3～8mL/kg/ 時間，脳手術では 2～5mL/kg/ 時間の体液喪失が考えられる。さらに，絶食による喪失，開腹時の不感蒸泄（1mL/kg/ 時間），出血が加わる。また手術中は体液が細胞内でも血管内でもない場所（third space）へ移動するため，開始直後は点滴速度を 10～25mL/kg/ 時間として，維持輸液速度へ移行する。

●**術後**　ドレーンや胃管などから体液の喪失が起こり，発熱による不感蒸泄の増加などにより体液喪失が増加する。一方，third space へ移動した体液が戻ってくるため，輸液の量は尿量をみながら調節する必要がある。長期にわたって経口摂取ができないときは高エネルギー輸液が必要である。

学習の手引き

1. 輸液療法の目的，方法を理解しておこう
2. 人体の水分出納についてまとめてみよう
3. 電解質の異常とは何か述べてみよう。その原因，輸液による補正のポイントについてまとめておこう
4. 輸液療法を受ける患者の観察のポイント，輸液ルートの管理について，話し合ってみよう

第5章のふりかえりチェック

次の文章の空欄を埋めてみよう。

1　輸液療法の目的

輸液療法を行う主な目的は，①水や［ 1 ］の補給，②［ 2 ］の補給，③薬剤の投与，④［ 3 ］の確保である。

2　初期輸液

有効循環［ 4 ］を確保し，［ 5 ］を維持する目的で投与するのが初期輸液である。

3　補充輸液

補充輸液は不足分の水や電解質を補充し，［ 6 ］を正常化させるための輸液である。

4　維持輸液

現在の［ 7 ］をそのままの状態で維持するために，体から失われる量と同量の水分，［ 8 ］を投与する。

■治療法概説

第6章 放射線療法

▶学習の目標

- ●がん治療に力を発揮する放射線治療について学ぶ。
- ●放射線治療の特徴・有害事象について理解する。
- ●放射線治療の根治的適応と緩和的適応について学ぶ。
- ●各臓器への放射線治療の実際を学ぶ。

I 放射線治療の目的と特徴

A がん治療と放射線治療

がん患者およびがん死は，平均寿命の延びに合わせるように増加し続け，様々な治療法の発展にもかかわらず，わが国における死亡原因の第1位を占めている。また，食事を含めたライフスタイルの変化により，がんの発生頻度にも大きな変化が起きている。がんの各種治療法のなかでも，病巣（病気の部分）に放射線を当てることにより治療を行う放射線療法（放射線治療）は，外科手術と同様に局所療法ではあるが，侵襲（しんしゅう）（生体に外部から影響を与えるような刺激全般）が少なく，根治（病気を治す）療法としても緩和（病気による症状を和らげる）療法としても非常に有用である。

放射線治療は，がんと周囲の正常組織の放射線感受性と回復力に差があることを利用して，なるべくがん組織に放射線を集中させることにより，より高い効果を得ようとする治療である。全がん患者の3人に1人は何らかの放射線治療の恩恵（おんけい）を受けているといわれている。

B 放射線治療の特徴

1．放射線の生物学的効果

放射線は細胞の染色体のDNAに作用して，これにダメージを与える。このダメージは染色体が不安定となる細胞分裂時に，より顕著に現れる。細胞分裂の盛んながん細胞では，放射線によるダメージがより大きいことになる。このように，いわば正常細胞との我慢比べが放射線治療の本質である。分裂の盛んな細胞ほど放射線による殺細胞効果は強い。正常細胞に比べ，がん細胞は分裂が激しいので，照射（治療のために放射線などを当てること）により相対的に多くのがん細胞が死滅する。しかし，細胞分裂の激しい正常細胞ではがん細胞以上に正常細胞の死滅が生じる。このような分裂の激しい正常細胞としては，生殖腺や小腸粘膜などがある。したがって，このような部位では照射による有害事象（治療により生じたあらゆる好ましくない症状などのことで，治療との因果関係の有無は問わない）も強い。

2. 放射線治療の特徴

化学療法*のような全身療法とは違い，照射野（放射線が当たる部位）にのみ限局して効果を発揮する放射線治療は，外科手術と似た点がある。照射野外に腫瘍細胞があるときには根治的治療とはならない。腫瘍細胞が周囲組織に浸潤している場合，外科的には根治手術の対象とはならないが，放射線治療では腫瘍を物理的に取り去る必要がないため，根治し得る可能性がある。

●**低い侵襲性** 通常の外部照射（体外からの放射線照射）では，急性の放射線障害が起きなければ，患者に対する侵襲はほとんどない。組織内照射（標的組織内に直接針を刺入して線源を留置する放射線照射）でも手術療法に比べればはるかに侵襲性は低い。また，化学療法に比し，有害事象も軽度であることが多い。

●**機能・形態の保持** 組織に対する侵襲が少なく，機能や形態を保ったまま治療することができる。喉頭がんでは手術を行うと声を失ったり，美容上大きな問題を残したりするので，放射線治療が第 1 選択となっている。病巣部のみを摘出して，照射を行う乳房温存療法も形態保存療法の好例である。

3. 放射線治療の有害事象

●**急性期有害事象と晩期有害事象** 放射線障害は，照射開始から照射後 3 か月以内に発生する急性期有害事象と，6 か月以降に発生する晩期有害事象に大別される。急性期有害事象には皮膚炎，食道炎，下痢などがあるが，一般に可逆性である。一方，晩期有害事象には粘膜潰瘍や骨壊死，放射線肺臓炎，放射線脊髄炎などがあり，難治性である。

●**発がん** 放射線によりがんが誘発されることがあり，被曝に伴う発がんのリスクは，線量とともに大きくなる。放射線治療による二次がん発生のリスクは 5 年生存例の約 1%である。放射線治療により発がんのリスクを伴うことは否定できないが，治療によって得られる利益に比べれば極めて小さい。化学療法による発がんのリスクも同時に知られている。がんの治療成績の向上とともに，治療による発がんが問

＊**化学療法**：抗がん剤を用いてがん細胞を死滅させる，あるいは増殖を抑える治療法。

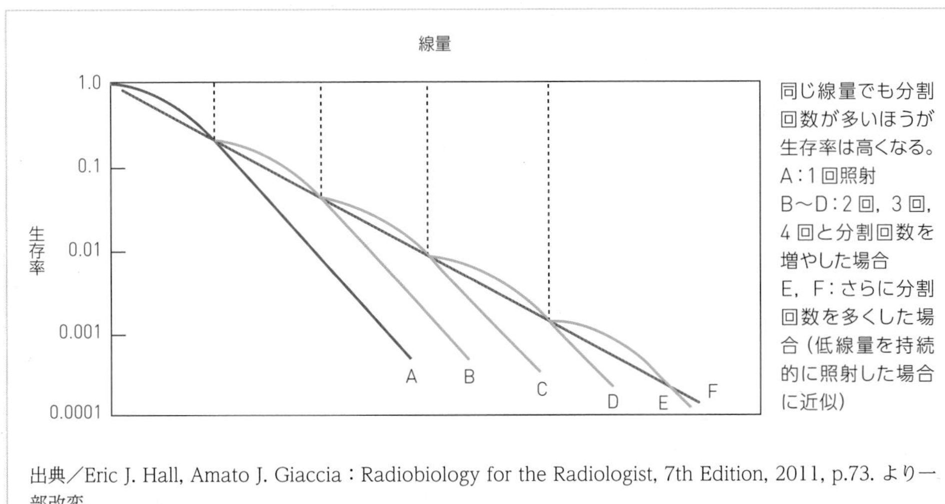

出典／Eric J. Hall, Amato J. Giaccia：Radiobiology for the Radiologist, 7th Edition, 2011, p.73. より一部改変.

図 6-1 ● 1 回照射と分割照射の生存率の違い

題視され，特に良性疾患の治療に際しては，十分な検討が必要である。

4. 分割照射

通常，照射は分割(ぶんかつ)照射の形で行われる。分割照射が優れる理由は次のとおりである。

腫瘍細胞は一般に正常組織に比べ照射後の回復が乏しい。一方，正常組織は照射後にある程度の回復が見られ，分割照射を行うことにより 1 回照射に比べ障害が少なくなる。図 6-1 の同一線量における分割照射（赤線）と 1 回照射（青線）の生存率の差が分割照射の生物学的効果である。したがって分割照射によって，腫瘍(しゅよう)への反応を落とすことなく，晩期有害事象を減らすことができる。

C 放射線治療の適応

1. 適応疾患と適応の決定

●適応疾患　基本的にはすべてのがんが放射線治療の適応となり得る。しかし，良性疾患でも例外的に放射線治療の適応となる疾患がある。甲状腺眼症，翼状片(よくじょうへん)*，ケロイド*，血管腫，脳動静脈奇形などである。

●適応の決定　放射線治療の適応の決定には，病理組織学的検査と腫瘍の進行度の診

＊**翼状片**：結膜（白目の部分）の下の細胞が異常に増殖して，角膜（黒目の部分）に入り込む疾患で，紫外線が関係しているといわれており，充血や異物感，乱視の原因となり得る。

＊**ケロイド**：外傷や手術などによる皮膚の傷が治る際に，組織が過剰に増殖して赤く盛り上がってミミズ腫れのようになった状態をいう。

断が必須である。このためには腫瘍に対する生検＊と画像診断を利用した検索が重要である。緊急照射（腫瘍による気道閉塞や上大静脈閉塞，脊髄（せきずい）圧迫など）のように，腫瘍の病理学的検索が行われずに照射されることもある。

放射線治療はその適応の意義から根治的・緩和的適応に分けて考えることができる。

2. 根治的適応

腫瘍が限局して存在し，しかも病理組織学的に放射線治療による効果が期待できる場合に選択される。子宮頸（けい）がんや頭頸部がんなどでは放射線治療単独による治癒（ちゆ）が期待できる。乳房温存手術後の放射線治療は，乳房内再発を有意に減少させ，生存率も向上させることが知られている。また，全身状態から手術が困難な例，機能的・美容的理由から根治手術が困難な例，患者が手術を拒否した場合なども放射線治療の適応となる。

3. 緩和的適応

根治が期待できない場合でも，直接的に腫瘍を縮小させる効果を有する放射線治療は，腫瘍の随伴症状を軽減させる目的で選択され施行されることが多い。上大静脈圧迫や気道閉塞，脊髄圧迫を改善するための照射などが適応となる。また，腫瘍からの出血に対する止血を目的とした照射も，緩和的適応の一例である。しかし，最も頻繁（ひんぱん）に行われるのは疼痛（とうつう）（痛み）に対する照射であり，多くは骨転移に対する照射である。

II 放射線治療の実際

A 放射線治療の流れ

放射線治療は手術と同様に局所療法であり，全身的治療である化学療法とは大きく異なる。放射線治療の流れは，適応の決定，照射の準備（シミュレーション），照射，経過観察へと進む。

1. 照射の適応決定

●**データ収集** まず患者のデータ収集を行う必要がある。がんの病理組織，がんの進行度，これまでの治療，患者の全身状態などを，各診療科の主治医と相談すること

＊**生検**：生体検査の略で，患部の一部を切り取って，顕微鏡などで調べる検査。

で放射線腫瘍医が正確に把握し，照射の適応かどうかを判断する。また，放射線治療を行う場合でも，根治的照射か緩和的照射かを選択する。

●**照射線量**　治療方針が決まったら照射線量を決定する。線量は主として腫瘍の種類と病期により決定される。放射線腫瘍医は治療方針を主治医に連絡すると同時に，患者にも説明して同意を得なければならない。これは病名の告知と密接にかかわる問題である。

2. 照射の準備

●**照射範囲と照射法**　患部を含む治療計画 CT を撮影する。撮影前には，患者の動きを最小限として，治療時の体位を同じにするための固定具（マスクなど）を作成し，さらに患者の皮膚上にマークをつける。CT 上で照射範囲（照射野）の大きさや治療方向を変えながら線量分布を計算し，最適な照射条件を見つけるためにコンピューターシミュレーションを行う（図 6-2）。

線量分布は体内に吸収されるエネルギーの分布を表している。治療計画の後に照射処方を作成する。

3. 実際の照射

●**治療計画の検証**　照射法を決定した後，実際の照射を行う前に，さらに治療で使用するビームが計算どおりに当てられるかどうかの検証を行う。照射は超高圧 X 線を発生する治療装置（**リニアック**，日本語で直線加速器，図 6-3）を用いて行われることが多い。

●**照射の開始**　固定具を用いて治療計画 CT と同じ体位となるように患者を寝台に寝かせ，照射野が計画どおり設定されていることを確認し，照射が開始される。放射線治療は通常約 1 か月続くが，この期間中には急性放射線障害が最も問題となる。照射期間中には少なくとも週 1 回は診察することが必要である。

4. 経過観察

がん治療において経過観察は極めて重要である。一般に 5 年，乳がんでは 10 年以上の経過観察が必要である。がんの再発・転移の検索に加え，放射線照射による

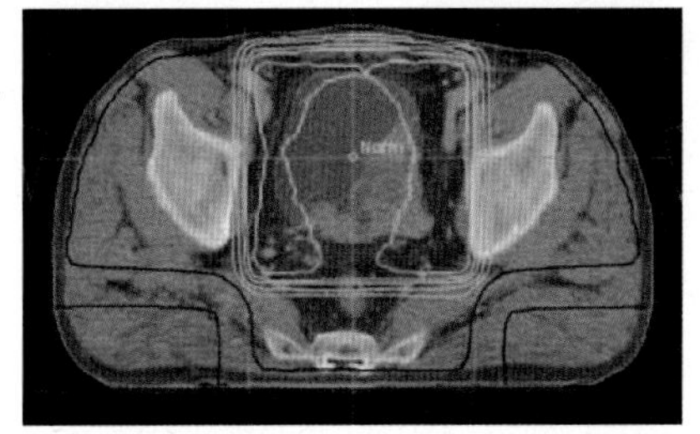

図 6-2 ● CT シミュレーション（膀胱がん例）

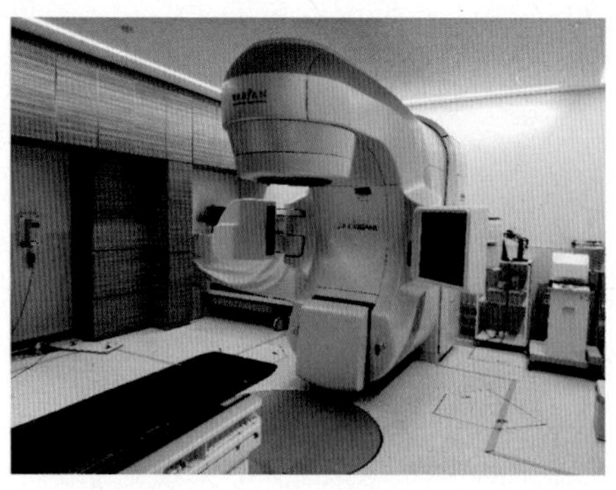

図 6-3 ● リニアックの外観（バリアン社 TrueBeam®）

晩期有害事象と，発がんの可能性に留意し，経過観察を行う必要がある。

B 放射線治療各論

1. 脳

脳腫瘍の放射線治療は，従来は脳全体に均等に照射する全脳照射が行われていた。しかし，全脳照射の晩期有害事象により認知機能低下などの高次脳機能障害が生じることが知られてきたことや，CT や MRI などの画像診断の進歩により，よりターゲットを絞った照射が行われるようになった。正常脳の耐用線量以上の照射が必要な場合が多いので，正常脳への線量を減少させた照射が有用である（図 6-4）。胚細胞腫＊や髄芽腫＊では放射線感受性が高いが，正常脳への障害を極力減らすためには三次元的治療が望ましい。また，髄液播種＊を生じやすい腫瘍では，髄液腔

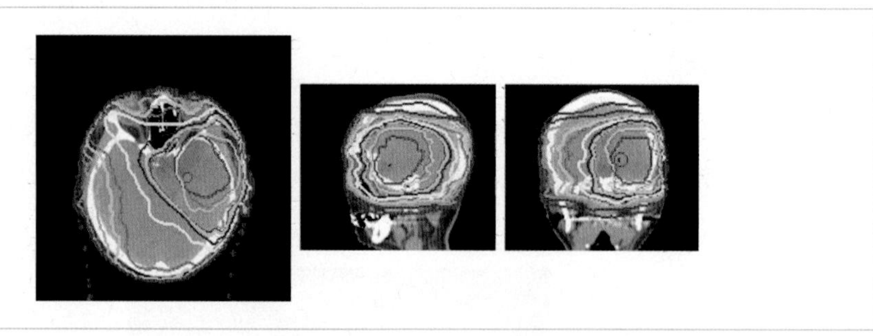

図 6-4 ● 膠芽腫＊に対する治療計画：リニアックによる強度変調放射線治療（IMRT）

＊**胚細胞腫**：生殖細胞になる前の未熟な細胞から発生する悪性腫瘍で，頭蓋内に発生する胚細胞腫は小児に多く，下垂体，視床下部，松果体に発生する。

＊**髄芽腫**：小児の小脳虫部に好発する原発性脳腫瘍で，小児悪性脳腫瘍の最も代表的なものである。

＊**髄液播種**：脳腫瘍の転移経路の一つで，髄液の流れに沿って腫瘍が転移することをいう。

＊**膠芽腫**：神経膠細胞から発生する神経膠腫（グリオーマ）のなかでも最も悪性度が高く，中高年男性の大脳半球に好発する。画像で見えている範囲以外にも腫瘍細胞が広がっていることが多い。

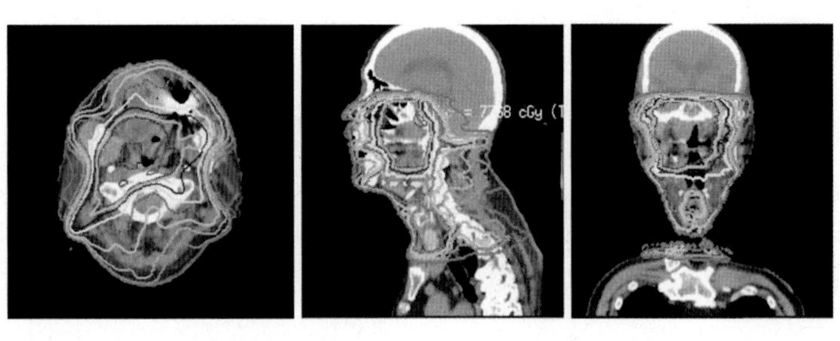

図 6-5 ● 上咽頭がんに対する治療計画：リニアックによる強度変調放射線治療（IMRT）

をすべて含めた照射が腫瘍の制御のために必要である。

2. 頭頸部

頭頸部がんは，一般的に放射線感受性が比較的高く，放射線単独で治療可能な場合には，機能温存に優れた照射が第 1 選択となる。悪性度が高くリンパ節転移の多い上咽頭がんでは広い照射野を必要とし（図 6-5），声門がんのように悪性度が比較的低くリンパ節転移の少ないものでは，狭い照射野を設定する。

3. 食道

漿膜のような強固な組織に覆われていない食道は，人体の深部にあることもあって，手術で十分に切除することが難しい。また，血流豊富なために転移も起こりやすい。食道がんの局所・領域進行例では，術前化学療法および手術が標準治療とされているが，術前照射が必要と判断されて行われることがある。手術困難例では放射線治療単独，あるいは化学療法併用の放射線治療が行われる。縦隔，鎖骨上窩を含めた予防的リンパ節領域も照射野として設定されることが多い。

4. 肺

肺がんは，非小細胞肺がんと小細胞肺がんとに分けて考える。非小細胞肺がんでは化学療法と放射線治療を合わせた集学的治療が行われる（図 6-6）。小細胞肺がんは早期から転移をきたすため，化学療法が中心となる。照射野は腫瘍の局在に応じるが，腫瘍の大きさが 5 cm 以内で，リンパ節転移や遠隔転移がないもの，手術不能または手術拒否例が体幹部定位照射の適応となる。

5. 乳腺

乳がんの治療としては，乳房温存手術と術後照射が行われる。術後照射は，局所領域再発を予防するとともに生存率の向上を目的とする。乳房温存手術では周囲組織も含め腫瘍を摘出し，創部を乳腺外科的手法できれいにふさぐ。温存乳房全体にその後放射線治療（図 6-7）を行うが，化学療法を併用することもある。放射線治療により乳房内再発が有意に減少して生存率も向上することが，複数の研究を統合

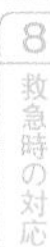

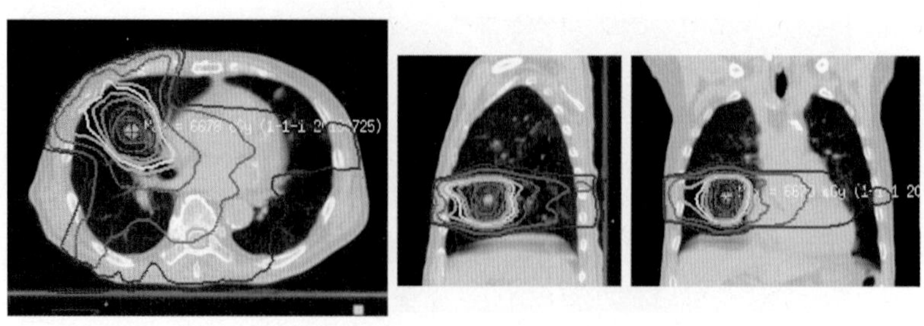

図 6-6 ●肺がんの治療計画：リニアックによる体幹部定位照射

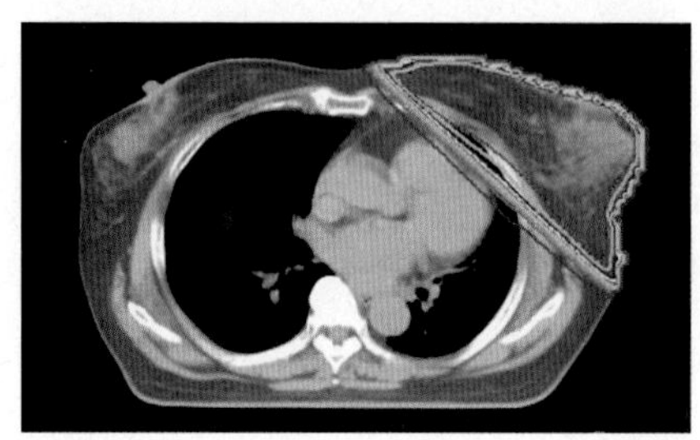

図 6-7 ●乳がんの治療計画：リニアックによる術後乳房への接線照射

した分析の結果で示されている。

6. 子宮

子宮がんは，子宮頸部から発生する子宮頸がんと，子宮体部から発生する子宮体がんに大別される。

子宮頸がんは，ステージⅠ，Ⅱでは手術と放射線治療（根治照射）との生存率に差がないことが示されており，並列した選択肢となるが，手術非適応となるステージⅢ，Ⅳでは放射線治療と化学療法の同時併用が推奨されている。根治照射では経腟的に ^{192}Ir（イリジウム）小線源を挿入して行う腔内照射（remote after loading system；RALS，遠隔操作密封小線源治療）を追加する。

7. 膀胱

浸潤性膀胱がんの標準治療は，代用膀胱形成術などの膀胱再建術を含めた根治的膀胱全摘出術であるが，腫瘍数が少なく腫瘍径も小さな症例では，経尿道的膀胱腫瘍切除術，化学療法，放射線治療の三者併用による集学的な治療が可能となる。放射線治療により膀胱の機能を温存することができれば，患者の生活の質を保つうえで意義が大きい。非浸潤性膀胱がんの治療では，経尿道的膀胱腫瘍切除術と抗がん剤やBCG（結核に対する生ワクチン）などの膀胱内注入が標準治療として確立されており，放射線治療は初期治療としては行わない。

8. 前立腺

前立腺がんは腺がんであり，ホルモン依存性があるが，ホルモン療法単独では十分でなく，放射線治療あるいは手術が併用される。前立腺がんに対する放射線治療は近年発展し，後述の強度変調放射線治療（IMRT），画像誘導放射線治療（IGRT），^{125}I（ヨウ素）小線源を前立腺に埋め込むことで内部から放射線を当てる小線源治療，さらに粒子線治療などの技術が普及し，手術と同等の治療成績が報告されている。早期では放射線治療または手術が行われるが，中リスク，高リスクの場合はホルモン療法の併用が推奨されている。

C 放射線治療の進歩

1. 三次元的治療

放射線治療の理想は，病巣部のみに十分な線量を与え，周辺正常組織への照射線量を極力減らすことである。以前はX線透視画像をもとに計画された二次元的治療が行われていたが，対向2門照射などからだの前後から挟み撃ちに照射していたため，病巣の前後の正常組織にも高い線量が当たらざるを得なかった。現在はCT画像をもとに計画し，X線を使って病巣への線量集中を図る方法として**三次元的治療**が一般化している。主な手順は以下のとおりである。

①治療計画CTの撮影，②治療計画（標的容積，回転角度，回転中心，開度，線量分布の決定），③照射。

三次元的治療では二次元的治療に比べて周囲への線量が減少する。

2. 定位放射線治療（SRT）

定位放射線治療（stereotactic radiotherapy；SRT）とは，小さな標的に対して三次元的に多方向から細い放射線を照射し，線量を標的に正確に集中させる手法である。

定位放射線治療はもともと脳腫瘍に対するガンマナイフから始まった。ガンマナイフ（図6-8）は線源として^{60}Co（コバルト）小線源を用い，それらを一点に集中させて病巣を破壊する方法である。周囲正常組織の放射線感受性を考慮することなく，病巣に大線量を照射するもので，1回照射の場合は特に定位手術（stereotactic radiosurgery；SRS）ともよばれる。**転移性脳腫瘍**に対する治療計画（図6-9）を示す。現在はリニアックでも同等の治療が可能である。

体幹部定位放射線治療（stereotactic body radiotherapy；SBRT）は上記の考え方を体幹部腫瘍に応用したもので，リニアックを用いて行う。病変を中心とした狭い領域に多方向から放射線を照射することによって，病変に高い線量を与えながら周辺正常組織への被曝（ひばく）を抑える。病変を中心にX線発生装置を扇形に回転させ，

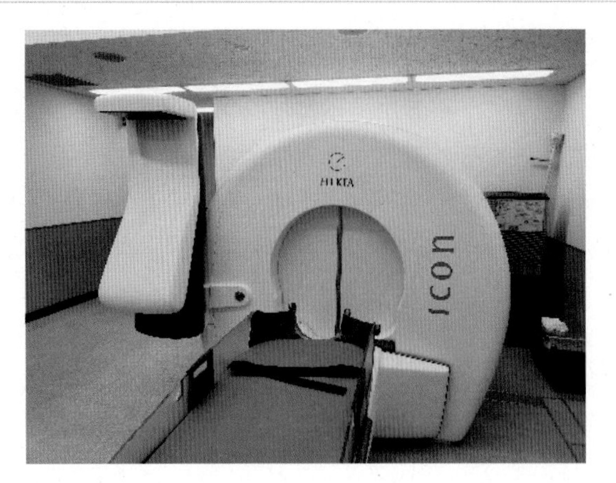

図 6-8 ● ガンマナイフの外観（エレクタ社 Leksell Gamma Knife Icon™）

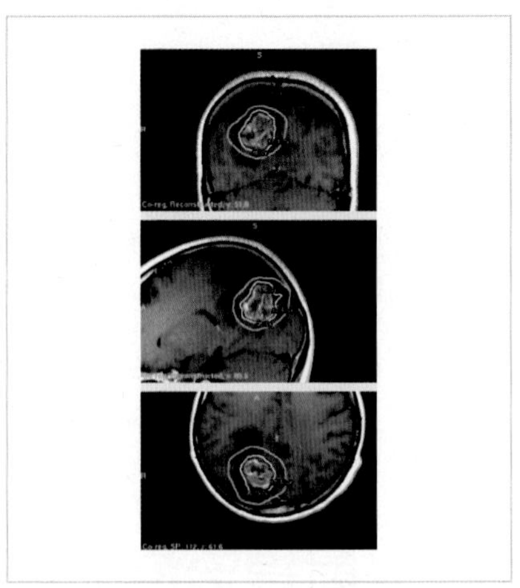

図 6-9 ● ガンマナイフによる転移性脳腫瘍の治療計画

さらに患者寝台の角度を何通りにも変えることによって多方向からの照射を行う。原発性あるいは転移性肺がんを対象として根治を目的に行われることが多い。肝がんなどにも応用されている。従来の放射線照射法に比べ，病変に対して正確に放射線を集中することができるため，多くの場合は大線量を短期間で照射することが行われる。

体幹部の腫瘍では，体動による位置のずれや呼吸，心拍動などによる位置のずれが起こるため，術中の位置照合と体動の管理が重要である。

3. 強度変調放射線治療（IMRT）

強度変調放射線治療（intensity modulated radiation therapy；IMRT）とは，三次元的治療を発展させたもので，コンピューターの制御のもとに時間的空間的に不均一な強度の放射線を多方向から照射する技術で，正常臓器を避け，複雑な形状の病巣に最適な線量分布を得ることができる。従来の照射では各ビームの強度が均一であるため，照射野内の線量も均一になり，複雑な形をした腫瘍に十分な放射線を照射するためには，周囲の正常組織を避けることは基本的に不可能であった。IMRT は，コンピューターによる逆解計算法を用いた治療計画（インバースプラン）とその計算結果どおりの照射を可能とするコンピューター制御の特殊照射法に特徴がある。インバースプランは，コンピューターが何千・何万通りの照射法の中から最適な方法を算出する方法であり，その複雑な照射方法が，コンピューターによって制御される治療装置により実施される（図 6-10）。

4. 画像誘導放射線治療（IGRT）

体幹部腫瘍はどうしても周囲臓器の変化や呼吸による影響を受けて，三次元的にその位置が変動する。この動きの影響は肺，腹部臓器，前立腺などにより顕著（けんちょ）に現れ，体幹部腫

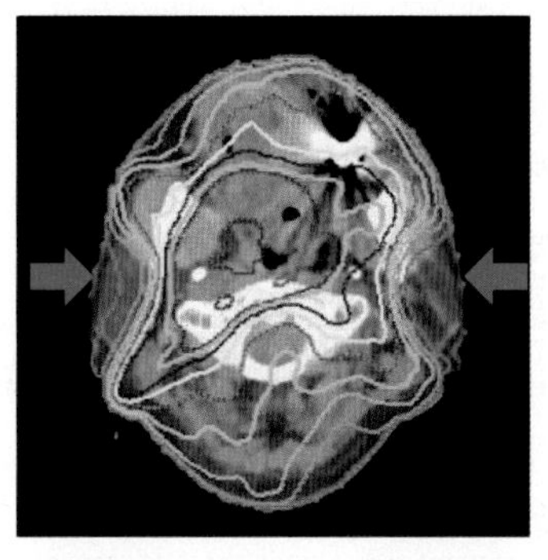

図 6-10 ● 強度変調放射線治療の治療計画（上咽頭がん症例＝図 6-5 と同一），正常の耳下腺（青矢印）を避けて計画されている

瘍に IMRT を行う場合に特に問題となる。画像誘導放射線治療（image guided radiotherapy；IGRT）とは，治療時に取得する 2 方向以上の二次元照合画像，または三次元照合画像を用いて，治療計画時の基準位置からの位置の変化を三次元的に計測し位置補正することで，治療計画で決定した照射位置をなるべく再現する照射技術である。IGRT では，治療計画 CT，治療計画装置，リニアック，位置照合装置，位置照合ソフトウェアなど多岐にわたる総合的な機器の精度管理のもとに，治療計画時と照射直前時の照射中心位置の三次元的な空間的再現性が 5 mm 以内であることを確認，記録して，照射を行う。

5. 粒子線治療

陽子線，重粒子線（質量が陽子の 12 倍ある炭素線など）による放射線治療のことをいう。これらの粒子線による治療には，必要なエネルギーにまで加速するための大規模な加速装置が必要である。粒子線は従来の光子や電子にはない線量分布と生物学的効果を有するため放射線治療装置として臨床応用されている。陽子線や炭素線の特徴は，ある一定の深さのところで高い線量域をつくることにある。この高い線量域をブラッグピークとよぶ。粒子線治療ではこのピークを腫瘍部に合わせることで，高い治療効果を得るとともに周囲正常組織の障害を減らすことができる。前立腺がん，頭頸部腫瘍，骨軟部腫瘍に対する陽子線・重粒子線治療は保険診療として行われ，ほかに肺がん，直腸がん局所再発などへの治療が先進医療として行われている。

6. 内用療法

放射性同位元素の医薬品（アイソトープ，radioisotope；RI）を体内に投与し，その特異的な病巣への集積により体内から放射線照射を行う治療法を内用療法（内照射療法，アイソトープ治療）という。国内では甲状腺がんに対する放射性ヨウ素（^{131}I）内用療法，褐色細胞腫・神経芽細胞腫などの悪性神経内分泌腫瘍に対する ^{131}I-MIBG（メタヨードベンジルグアニジン）内用療法，悪性リンパ腫に対する ^{90}Y（イットリウム）標識抗 CD20

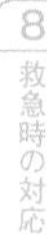

抗体放射免疫療法（ゼヴァリン®），去勢抵抗性前立腺がん骨転移に対する ^{223}Ra（ラジウム）内用療法（ゾーフィゴ®）が行われている。

Ⅲ 放射線治療の今後

1. 新たな放射線治療

ホウ素中性子捕捉療法（boron neutron capture therapy；BNCT）は，質量数10のホウ素原子核（^{10}B）が中性子と反応した際に放出される α 線を用いた放射線治療である。従来は原子炉がないと行えなかったが，近年は加速器によるBNCT装置が開発されたことで病院に設置可能となり，一部の施設で治験が開始されつつある。α 線はX線と比べてエネルギー（線エネルギー付与）が高く，放射線感受性が低い腫瘍に対しても高い治療効果が期待できる。また α 線が飛ぶ距離は0.1mm未満とされるため，がん細胞に特異的に集まるホウ素化合物があれば，理論的には正常組織をほとんど傷つけることなく，腫瘍への集中した放射線治療が可能となる。このため，X線による放射線治療後の局所再発症例についても応用できること，また30～60分程度の1回の中性子照射で治療が完了することなどからも，より効率的なホウ素化合物の開発を含め今後の展開が期待されている。

2. チーム医療としての放射線治療

がん治療においては患者中心のコミュニケーションが重要であり，放射線治療においても放射線腫瘍医だけでは，患者の人格を尊重しつつ平易な用語で医療情報の詳細を伝えることは困難である。医療安全の向上を含め，看護師や診療放射線技師をはじめとした多職種によるチーム医療の重要度がますます高くなっている。

がん放射線療法看護認定看護師は，日本看護協会が定めたがん放射線治療および看護に関する教育を受け認定審査に合格した看護師で，全国の放射線治療施設への配置が進んでいる。放射線治療に関する専門的知識を有し，治療経過を把握して有害事象の予防や緩和，日々の変化に合わせたケアの提供や指導などを行っている。

学習の手引き

1. 放射線療法はがん治療においてどんな効果があるのか，理解しておこう
2. 放射線療法の利点をまとめてみよう
3. 放射線障害とは何か説明してみよう
4. 放射線療法の適応となる疾患にはどんなものがあるかまとめておこう
5. 放射線療法にかかわる医療者は，どのようなことに注意しなければならないか，話し合ってみよう

第6章のふりかえりチェック

次の文章の空欄を埋めてみよう。

1 放射線治療とは

放射線治療は，がんと周囲の[1]の放射線感受性と回復力に差があることを利用して，なるべく[2]に放射線を集中させることにより，より高い効果を得ようとする治療である。

2 放射線障害

放射線障害は，照射開始から照射後 3 か月以内に発生する[3]と，6 か月以降に発生する[4]に大別される。

3 放射線治療の流れ

放射線治療の流れは，適応の決定，[5](シミュレーション)，照射，[6]へと進む。

4 放射線の照射

照射は超高圧 X 線を発生する治療装置（[7]，日本語で直線加速器）を用いて行われることが多い。

■治療法概説

第7章 透析療法

▶学習の目標
- ●透析療法の種類，およびその適用について学ぶ。
- ●透析療法の原理を理解する。
- ●血液浄化法の実際と事故や合併症について学ぶ。
- ●腹膜透析の実際と合併症について学ぶ。

I 透析療法の目的と特徴

血液透析はわが国では1967（昭和42）年に臨床応用され，長い歴史のなかで技術が確立された。2022（令和4）年度の日本透析医学会の調査によるわが国の慢性透析患者数は約35万人であり，新規透析導入患者数は約4万人で，近年は増減を繰り返している。性別では男性が女性の約2.0倍と圧倒的に男性の割合が高い。主要な導入原因となる疾患は，糖尿病性腎症38.7%，腎硬化症18.7%，慢性糸球

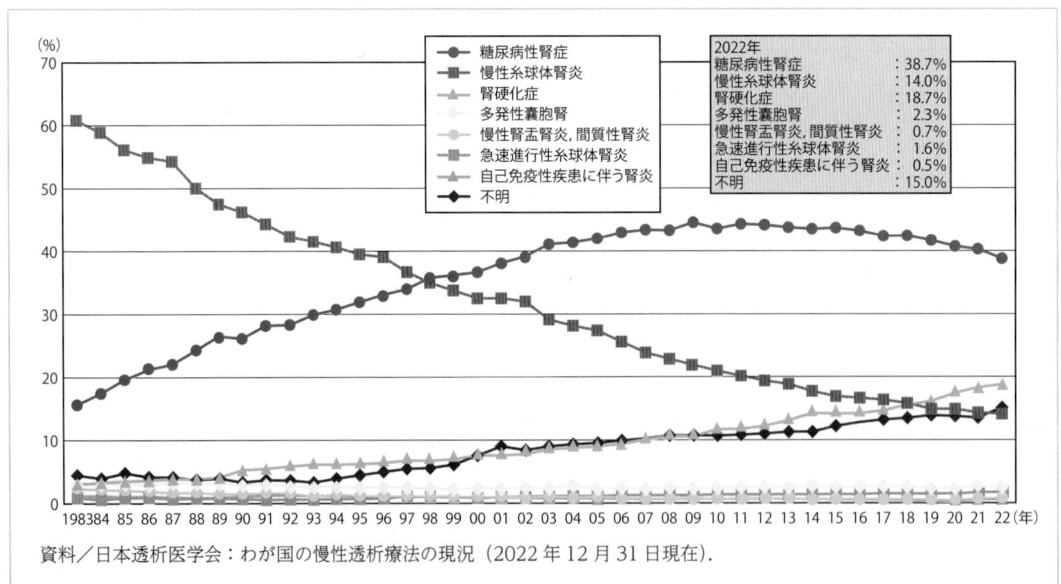

図7-1●血液透析導入患者 - 原疾患割合の推移（1983〜2022年）

体腎炎 14.0% で（図 7-1），導入患者全体の平均年齢は約 71 歳と導入時の高齢化が認められている。また，透析にかかる医療費は年間 1 兆 6000 億円に上ると推計され，総医療費の約 4% に達し，身体障害者としての社会保障費と合わせると一人当たり約 400 万 ~600 万円程度かかると推計されている。血液透析は血液浄化法の一分野であり，透析の技術と原理を応用し，腎疾患のみならず他領域疾患の治療法としても用いられている。

A 血液浄化法

血液浄化法とは，体外循環（血液を体外に取り出し，再び体内に戻す）技術を用い，血液中の有害物質や病因に関連する物質，過剰な水・電解質を除去する治療法の全体を指す。連続的に行わず，一定間隔をあけて治療する間欠法と長時間かけて

表 7-1 ● 血液浄化法の種類

原理	方法
透析	・血液透析（hemodialysis；HD）：透析（拡散）は主に小分子量物質の除去に優れ，酸塩基平衡異常，電解質異常の是正，過剰水の除去などを行うことで体液の恒常性を維持する。目的により透析液の種類や透析膜を変更する最も一般的な維持透析方法であり，間欠的に行われる。 ・腹膜透析（peritoneal dialysis；PD）：①持続携行式腹膜透析（continuous ambulatory peritoneal dialysis；CAPD），②自動腹膜透析（automated peritoneal dialysis；APD），の 2 つがある。
濾過	・血液濾過（hemofiltration；HF）：限外濾過によって水と溶質を除去し，同時に置換液を輸液し血液を浄化する方法。HD と比較して中分子量から高分子量の溶質除去能が高いが，尿素などの小分子量物質の除去能が劣る。 ①間欠的 HDF：維持透析患者が対象。 ②持続的 HDF：循環動態が不安定な状態や，持続的に水・電解質管理が必要な時に施行する。治療に用いる血液ルートにより持続的静静脈 HF（CVVHF）などとよぶ。
濾過透析	・血液濾過透析（hemodiafiltration；HDF）：透析と血液濾過の長所を生かし，小分子量から中分子量までの物質の除去を行う治療法。 ①間欠的 HDF：維持透析患者が対象。 ②持続的 HDF：循環動態が不安定な状態や，持続的に水・電解質管理が必要で小分子量の物質の除去が必要な時に施行する。
限外濾過	・限外濾過（Extracorporeal ultrafiltration method；ECUM）：透析液や置換液を用いず，限外濾過のみ施行する。水分を除去することが容易だが，老廃物の除去や電解質補正の効果はない。
吸着	・血液吸着（hemoadsorption）：吸着材を使用して，血漿中の病因となるたんぱくあるいはたんぱくと結合した物質を吸着し，病因物質を除去する。 ①直接血液吸着：全血成分を直接的に吸着材に灌流させる。 ②血漿吸着：分離した血漿成分を吸着材に灌流させる。
血漿交換	・遠心分離法：血液を遠心分離し一定の分子量の物質のみを除去する。 ・膜分離法：血漿成分と血球成分を膜で分離し，血漿成分を処理する。 ①単純血漿分離 ②二重濾過膜分離 ③冷却濾過

継続して行う持続法がある。血液浄化法は機器の進歩により病態に応じた選択が可能で，治療対象疾患が多様化している（表 7-1）。

間欠的透析療法 血行動態の安定した末期腎不全患者が行う維持透析の方法である。患者の状態に応じて，血液透析，血液濾過（ろか），血液濾過透析などが選択される。十分な透析効率を得るためには，週 12 時間以上の透析時間が必要である。

持続的透析療法 敗血症などの血行動態の不良となる疾患により間欠的透析療法が困難な患者を対象に用いられることが多い。小さい透析膜を使用し，長時間かけて必要な除水や電解質補正を緩徐に行う方法である。限外濾過で除去された体液量に見合う補充液を補充することで，血液浸透圧の変動も少なく，循環動態に大きな悪影響を及ぼすこともなく水・電解質管理が可能となる。バスキュラーアクセス（脱血・返血を行うために造設したルート）用に穿刺（せんし）する部位により，動脈 - 静脈（continuous arterio-venous hemofiltration；CAVHF，continuous arterio-venous hemodiafiltration；CAVHDF）と静脈 - 静脈（continuous veno-venous hemofiltration；CVVHF，continuous veno-venous hemodiafiltration；CVVHDF）の方法がある。

1．透析療法

透析療法は血液浄化法のなかで最も一般的に行われている治療法である。透析療法の目的は機能が低下した腎臓に代わり，腎機能の一部であるクレアチニン，尿酸，尿素といった尿毒素の溶質除去と過剰な水分の除去や電解質補正などを代行すること（腎代替療法）である。末期腎不全や急性腎不全の治療に用いられる血液浄化法には，血液の体外循環による血液透析，血液濾過，血液濾過透析と腹膜の半透膜機能を用いる腹膜透析がある。

1 透析方法

血液透析（hemodialysis；HD） 血液透析はダイアライザー（透析器）という人工の半透膜に血液と透析液を流し入れて，拡散現象によって半透膜を介した物質交換を行うことで，老廃物の除去，電解質補正を行う。このダイアライザーを介して血液と透析液が接触し，濃度勾配により濃度が高い方から低い方へ物質の移動が生じることを拡散現象という。膜の孔の大きさにより移動できる物質が規定され，ダイアライザーはクレアチニン，尿素，尿酸，リンといった小分子量の物質（分子量 500Da 未満）の除去に優れている（図 7-2）。

血液濾過（hemofiltration；HF） 透析膜の内外の圧較差（限外濾過作用）により水分と物質が除去されるしくみで，β_2 ミクログロブリン，副甲状腺ホルモン，FGF23（Fibroblast growth factor 23），サイトカインといった中分子物質（分子量 500Da 以上 32000Da 未満）の除去効率が良い。喪失する水分・電解質を補うために補充液が必要である。

血液濾過透析（hemodiafiltration；HDF） 血液透析と血液濾過の長所を生かす方法で，小分子から中分子量の物質まで効率良く除去する。喪失する体液量を補充

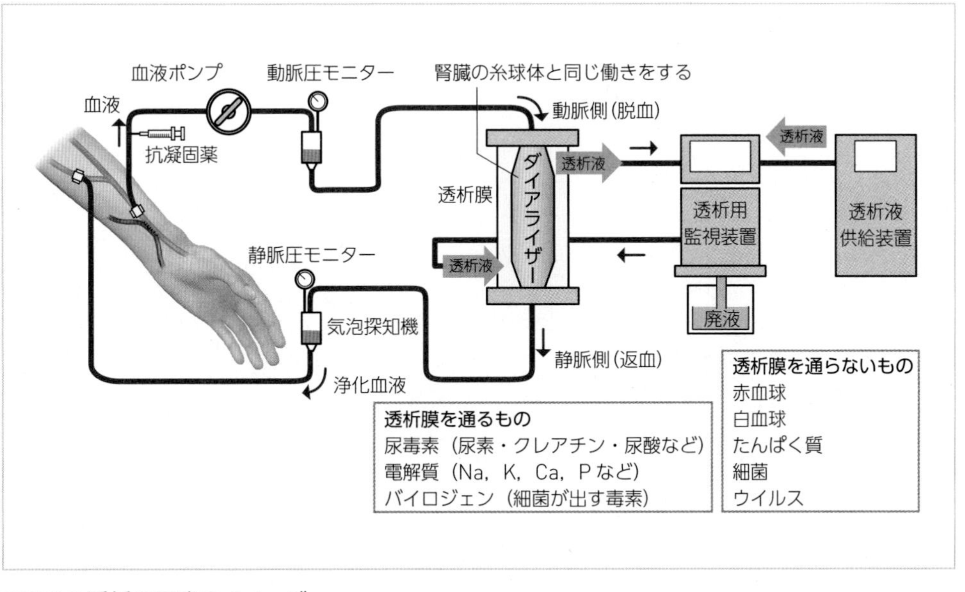

図 7-2 ● **透析の回路のイメージ**

液で補う必要がある。

● **限外濾過（Extracorporeal ultrafiltration method；ECUM）**　体外循環を行い，限外濾過により除水のみを行う治療法である。透析液や置換液を使用せず主に水分のみを除去する。HD に比べて循環動態が良く保たれることから，血圧低下などの理由で HD では十分除水できない時に施行する。

2 維持透析療法への導入基準

透析導入時期の判断は，十分な保存的治療を行っても進行性に腎機能の悪化を認め，糸球体濾過量（GFR）が 15mL/ 分 /1.73m^2 以下になった時点で必要性が生じてくるといわれている。しかし，実際の透析導入は，腎不全症候，日常生活の活動性，栄養状態を総合的に判断し，それらが透析療法以外に回避できないときに決定する。

維持透析療法への導入基準（1991［平成 3］年度厚生科学研究・腎不全医療研究班作成）では，臨床症状，腎機能，日常生活障害度の 3 項目の点数を合計し，60 点以上である場合に「客観的にみて透析導入が妥当である」と判断できるとしている（表 7-2）。この基準は単に血清クレアチニン（Cr）濃度などの検査値のみにとらわれるのではなく，患者の病態を総合的に評価することが重要であることを示している。この基準に基づいて導入された患者の追跡調査によると，導入時の総合点が 90～100 点の重症患者は導入後に高い死亡率と有病率を示し，80 点以下の症例は高い社会復帰率を示した。これらの事実は，遅すぎる透析導入は生命予後を悪化させるだけでなく，社会復帰をも妨げることを示唆している。

3 透析機器の種類とバスキュラーアクセス（ブラッドアクセス）の方法

● **透析液**　腎不全に特有の体液・電解質異常を是正するため，透析液は生体に不足す

表 7-2 ● 慢性腎不全透析導入基準

項目	内容	点数
A. 臨床症状		
	1. 体液貯溜（全身性浮腫，高度の低蛋白血症，肺水腫）	これら1～7小項目のうち ● 3個以上：高度（30点） ● 2個：中等度（20点） ● 1個：軽度（10点）
	2. 体液異常（管理不能の電解質・酸塩基平衡異常）	
	3. 消化器症状（悪心，嘔吐，食欲不振，下痢など）	
	4. 循環器症状（重篤な高血圧，心不全，心包炎）	
	5. 神経症状（中枢・末梢神経障害，精神障害）	
	6. 血液異常（高度の貧血症状，出血傾向）	
	7. 視力障害（尿毒症性網膜症，糖尿病性網膜症）	
B. 腎機能		
	血清クレアチニン（mg/dL）	（Ccr）
	8以上（10mL/分未満）	30点
	5～8未満（20～30mL/分未満）	20点
	3～5未満（20～30mL/分未満）	10点
C. 日常生活障害度		
	尿毒症症状のため起床できない：高度（30点）	
	日常生活が著しく制限される：中等度（20点）	
	通勤，通学あるいは家庭内労働が困難：軽度（10点）	

A（臨床症状）＋B（腎機能）＋C（日常生活障害度）：60点を透析導入とする

10点を加算：年少者（10歳未満），高齢者（65歳以上），全身性血管合併症のあるもの

資料／厚生労働省：慢性腎不全における透析導入基準，1992.

るカルシウムなどの濃度を生体より高めに，生体に蓄積する電解質（リン酸，カリウム，マグネシウム等）の濃度をより低めに，そのほかナトリウムなどの電解質，グルコースを生体とほぼ等しい濃度で含む。さらに酸塩基平衡異常を是正するためにアルカリ剤として重曹と少量の酢酸を含んでいる。

●**ダイアライザー**（図7-3） 透析膜を介して血液と透析液の間で溶質，水分が移動するように工夫された器具。透析膜にはセルロース膜，セルロース・アセテート膜，セルロース合成膜などがある。

●**バスキュラーアクセス（ブラッドアクセス）** 血液透析では約200mL/分の血液を透析機器に循環させる必要があるためバスキュラーアクセスが必須である。バスキュラーアクセスには内シャント，グラフト（人工血管）使用内シャント，動脈表在化，一時的カテーテル留置法などがある。

①内シャント（自己血管使用皮下動静脈瘻（どうじょうみゃくろう））：最も標準的なバスキュラーアクセスで外科的に作製した動静脈瘻である。通常利き腕と反対側に作製し，手関節近位部での橈骨（とうこつ）動脈と橈側皮（とうそくひ）静脈の吻合（ふんごう）が一般的である（図7-4）。時期は透析を開始する2週間ぐらい前までに作製する。合併症には心不全（静脈環流増加による），感染，末梢血行不良，静脈高血圧，狭窄（きょうさく）・閉塞などがある。グラフト（人工血管）使用時では感染，狭窄・閉塞の発症頻度が高い。

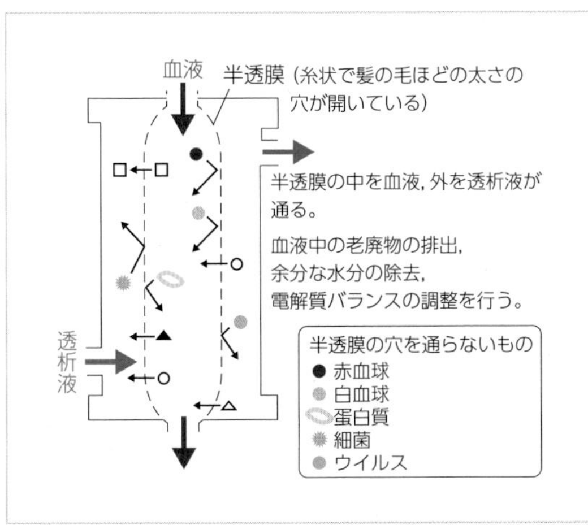

図 7-3 ● ダイアライザー

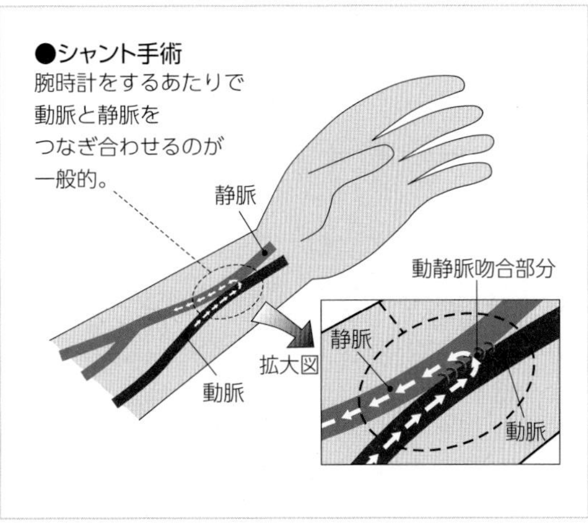

●シャント手術
腕時計をするあたりで
動脈と静脈を
つなぎ合わせるのが
一般的。
静脈
動脈
拡大図
動静脈吻合部分
静脈
動脈

図 7-4 ● 内シャント

②動脈表在化：血管が荒廃して内シャントを作れない場合や重症心機能低下のため，内シャントが心不全を増悪させる場合に行う。上腕動脈などを遊離して皮下に移し，表在化した動脈を直接穿刺し血液を得る。合併症には末梢組織の虚血・壊死や動脈瘤形成の可能性がある。また，静脈の拡張が得られないので，返血静脈の確保に難渋することがある。

一時的カテーテル留置法　内シャントや動脈表在化などのバスキュラーアクセスがなく，緊急に透析が必要な場合，血管内にダブルルーメンカテーテルを留置しバスキュラーアクセスとする。内頸静脈，大腿静脈が頻用される。合併症はカテーテル感染症や血栓症，動脈誤穿刺などである。

4 血液透析効率を決定する因子

通常，血液透析効率は尿素クリアランスで示される。尿素クリアランスを決定する因子は，血流量，透析液流量およびダイアライザーの性能により決定される。

適正血液透析の条件　適正血液透析の定義は「血液透析に関連する特別な症状や合併症をきたすことなく，腎機能が正常な場合に可能な限り近い生体内環境が得られ，かつ死亡のリスクを可能な限り低下させ得る透析」となる。適正血液透析であるか否かは，Kt/V（標準化透析量），透析時間，標準化たんぱく質異化率（nPCR），体重増加率などの指標を総合的に評価して判断する。

Kt/V はダイアライザーの尿素クリアランス（K），透析時間（t）および体内水分量（V）からなる数式である（図 7-5）。Kt は尿素除去からみた血液透析量を表す。これを身体の大きさの指標としての体内水分量（V）で割ると，血液透析量の指標となる。日本透析医学会の報告によると，Kt/V が高いほど死亡のリスクは低く，逆に Kt/V が低下するにつれて，死亡のリスクは増大していく。このため，Kt/V が 1.4 以上となるように血液透析の治療条件を設定するのが望ましい。Kt/V が 1.0 を下回って低くなると，死亡のリスクは著しく増大するため，最低 1.0 の Kt/V は確保すべきである。

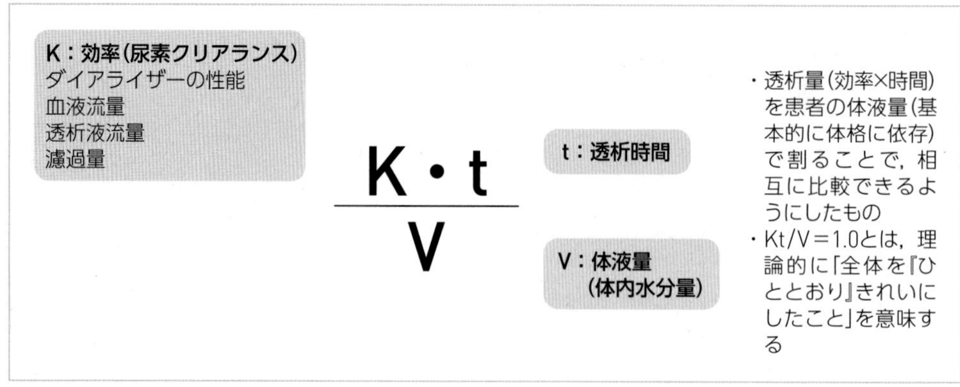

図 7-5 ● Kt/V（標準化透析量）

標準化たんぱく質異化率（nPCR）はたんぱく質摂取量の指標として用いられる。体たんぱく質の異化速度は体たんぱく質の合成速度に等しく，たんぱく質摂取量に等しい。nPCR が 0.9g/kg/ 日を下回って低くなると死亡のリスクが増大する。したがって，nPCR の適正水準は 0.9g/kg/ 日以上となる。

体重増加率は透析中の体重減少量 / 透析終了時体重に対する百分率である。体重増加率が 4～6% の群で死亡のリスクが最も低く，これが 6% を超えて高くなると死亡のリスクが増大していく。

ドライウェイトは透析による除水の指標として用いられ「適正体重」ともよばれる。透析患者は腎機能の廃絶のため水分の排泄が不十分となり，循環血液量が過多になる。過大な体液量は高心拍出量による高血圧や肺水腫，心不全を引き起こす。このため，透析患者の体液量の管理が重要で，浮腫・高血圧・心不全等を示さない基準の体重をドライウェイトといい，それを目標として透析による除水が行われる。ドライウェイトを決定する算出式はなく，具体的には透析終了時に，

①顔や手足の浮腫および胸部X線により肺うっ血や胸水の貯留が認められない。
②血圧は正常。
③心胸比は 50% 以下。
④これ以上除水すると血圧が低下する。

の４項目を目安に決定される。

血液透析で得られる尿素窒素などの物質の除去効率は，eGFR（推算糸球体濾過量）に換算すると約 10mL/ 分 /1.73m^2 程度と考えられている。生命予後にかかわる因子として尿毒素やリンの値を下げること，血圧管理などが重要であるが，それぞれの目標値を保つためには透析療法のみでは不十分なことが多く，減塩，たんぱく制限といった食事療法遵守とリン吸着薬やそのほか内服薬で補う必要がある。

5 血液透析の合併症

10 年程度の長期間，透析を継続している場合に新たに出現する合併症について述べる。これらの合併症には，透析導入に至る原疾患やその治療，透析療法，尿毒

症の持続，加齢変化などが影響する。

2022（令和 4）年末では，わが国における透析歴 10 年以上の患者数は透析患者全体の約 28% を占め，長期透析患者の割合も増えてきた。このうち多くが何らかの合併症をもつ。

●**腎性貧血**　主因はエリスロポエチンの相対的欠乏，尿毒症物質による造血阻害と赤血球寿命の短縮の影響である。

●**二次性副甲状腺機能亢進症**　長期透析に伴い顕在化し，骨・関節障害，異所性石灰化，貧血，かゆみなどを引き起こす。

●**透析アミロイドーシス**　長期透析患者に多くみられ，骨・関節部位を中心とした β_2- ミクログロブリンを主要構成たんぱくとしたアミロイドの沈着をいう。沈着部位の慢性的な炎症を起こし，骨・関節障害をきたす。内臓諸臓器にも沈着し，生命予後にも関与する。

●**悪性腫瘍**　透析患者の悪性腫瘍の発見時期には特徴がみられ，導入後 1 年以内の早期が 30～40% と高く，また導入 10 年以降にもピークがあり二峰性を示す。臓器別では胃がん，腎がん，肝がん，大腸がんの順に多く，重複がんも多い。

●**循環器合併症**　透析患者における主要な死因は，心不全，心筋梗塞，脳血管障害であり，これら 3 つの心血管系異常が死因の約半数を占める。これらは日本人非透析者に比べ，約 10 倍といわれる。原因は体液過剰，貧血，電解質異常，尿毒素の蓄積，動脈硬化の促進などが長期にわたり継続しているためである。

●**多嚢胞化萎縮腎**　透析導入後に多数の嚢胞（のうほう）が出現して，腎臓が腫大することがしばしばみられる。4～5% 程度に腎がんの合併がみられる。

2. アフェレーシス

アフェレーシス（apheresis）とは，血液の体外循環を用いて血液中から疾患原因となる物質を分離し除去する治療法である。アフェレーシスにより除去できる物質として，血漿（けっしょう）中の液性因子（抗体，免疫複合体，毒性物質，中毒薬物，炎症性サイトカインなど）と細胞成分（白血球，活性化血小板など）がある。アフェレーシスには，血液吸着療法と血漿交換療法がある。

1 血液吸着療法

●**血液吸着療法（hemoadsorption；HA）**　血液を吸着材が充填（じゅうてん）されているカラムに通し，病因物質を除去する方法。血液中の病因となる液性因子を除去する直接血液灌流（かんりゅう）吸着法と病因となる血球成分を除去する吸着式血球成分除去療法に分類される。直接血液灌流吸着法は，急性薬物中毒の中毒薬物や敗血症性ショックの要因となるエンドトキシンの除去を目的として施行される。急性薬物中毒では活性炭，エンドトキシン吸着にはポリミキシン B を吸着材として使用する。吸着式血球成分除去療法で除去される血球成分には，白血球分画，活性化血小板があげられ，特に炎症性腸疾患に対して顆粒球除去療法（granulocytapheresis；GCAP）がよく用いられている。

- **血漿吸着療法（plasma adsorptio；PA）** 血液を血漿分離用の中空糸膜（血球成分以外はすべて通過する膜）に通し，まず血球成分と血漿成分に分離する。そのうえで血漿成分のみを吸着材を含むカラムに通過させ，病因物質を除去後に再び血球成分と一緒にして体内へ戻す治療法である。吸着材は疾患により選択されるが，自己免疫疾患，劇症肝炎，慢性閉塞性動脈硬化症，家族性高コレステロール血症，重症筋無力症などが本治療法の対象疾患である。

2 血漿交換療法

血漿中の液性因子による疾患を対象に，患者の血漿成分中に含まれる有害物質や病因物質を除去し，新たに置換液で補充する治療法である。血漿分離する方法には，遠心分離装置を用いる遠心分離法と血漿分画器とよばれる半透膜を用いる膜分離法がある。除去した血漿成分量に見合う血漿または置換液を補う必要がある。血漿交換療法は病因物質を効率的に除去することができるが，置換液として新鮮凍結血漿を用いる場合には低カルシウム血症や感染症のリスクに留意する必要がある。

- **遠心分離法** 血液を連続的に遠心分離することにより，一定のたんぱく成分のみを除去する方法。
- **膜分離法** 1次膜により血球と血漿に分離後，血漿成分を2次膜で処理する方法。2次膜で，たんぱく成分のアルブミンと高分子量のものとに分離したうえで除去し，アルブミンと血球を体内に戻す方法。補充にはアルブミン製剤や新鮮凍結血漿が使用される。1回の置換量は血漿量で2～4L，回数は臨床経過で決める。対象疾患として急速進行性糸球体腎炎，巣状糸球体硬化症，自己免疫疾患，血栓性血小板減少性紫斑病，肝不全，ギラン-バレー症候群などがあげられる。

II 透析療法の進め方

A 慢性血液浄化療法（HD，HF，HDF）

1．患者側の準備

血液浄化療法は，血液中に存在する有害物質や病因物質，過剰なカリウムなどの電解質や水分を取り除く治療法である。この際，血液をからだの外に取り出してダイアライザーを通し，再び血管内に戻す体外循環という技術を用いるが，血液浄化療法を行うためには，1分間に100mL以上（通常，血液透析では150～200mL/分）の血液をからだの外に取り出す必要がある。末梢の表在静脈からはこの血液量を確保することが困難なため，血液を取り出す経路となるバスキュラーアクセスを作製する必要がある。作製時期は，日本透析医学会の『慢性血液透析用バスキュラーア

表 7-3 ● バスキュラーアクセスの種類

シャント	・外シャント ・内シャント：自己血管，人工血管
非シャント	・直接穿刺：上腕動脈，大腿静脈 ・動脈表在化 ・カテーテル挿入

クセスの作製および修復に関するガイドライン』によると，自己血管使用皮下動静脈瘻（通称：内シャント）については透析導入の 2～4 週間前，人工血管を用いた場合は 3～4 週間前には作製しておくのが望ましいとされている。

バスキュラーアクセスにはいくつかの種類がある（表 7-3）。主に用いられるバスキュラーアクセスについて以下に説明する。

●**自己血管使用皮下動静脈瘻**　内シャント（図 7-4 参照）が一般的に用いられる方法で，自身の動脈と静脈を皮下でつなぎ合わせる方法である。多くは利き手と反対側の，前腕の橈骨動脈と橈側皮静脈での作製が第一選択となる。第一選択となる理由には，この部位で作製すると，穿刺部位を長く確保でき，将来の再作製においても静脈をより多く確保できること，合併症が少ないことなどがあげられる（内シャントは永久的なものではなく，使用を続けていくなかで血管が狭窄したり，閉塞したりすることがあり，その場合には再手術が必要となる）。また，橈側の血管の発達が不良の場合は，尺側の尺骨動脈と尺側皮静脈での吻合を検討してもよい。前腕での作製が困難な場合は，肘部や上腕でも作製可能であるが，穿刺部位の検討や術後の過剰血流などに注意する必要がある（スチール症候群*）。

●**人工血管**　自己血管による内シャントを作製する表在静脈がない場合や，内シャントを作製したが血管の穿刺が困難な場合に，人工血管を用いたシャントを作製する。ePTFE（expanded-polytetrafluoroethylene）グラフトまたはポリウレタン製グ

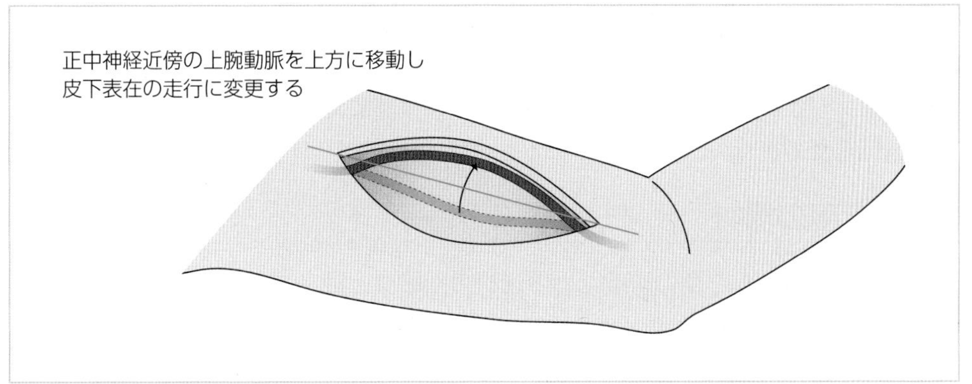

図 7-6 ● 動脈表在化と選択理由

＊**スチール症候群**：シャントへの血流が過剰となり，本来流れるべき指側への血流が低下し，指が壊死してしまう現象。

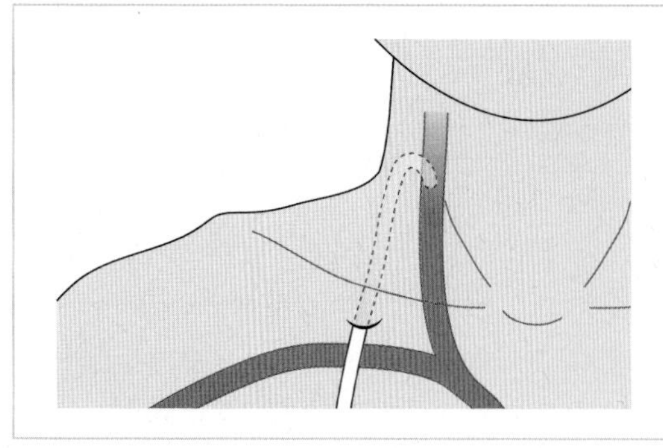

図 7-7 ● 長期留置用カテーテル

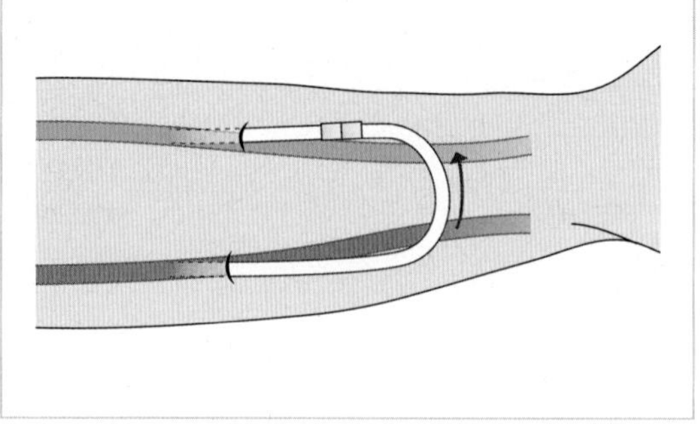

図 7-8 ● 外シャント

ラフト，PEP（polyolefin-elastomerpolyester）グラフトが用いられる。自己血管の内シャントと比較して，シャントの開存率が低く，感染リスクが高いといわれている。

● **動脈表在化**（図 7-6） 動脈を深部から皮下まで持ち上げて，そこで固定する。内シャントによる心負荷に耐えられないと予想される症例，自己血管または人工血管による内シャント作製ができない症例で選択される。作製の第一選択は上腕動脈で，そこでの作製が困難な場合は大腿（だいたい）動脈を検討する。

● **長期留置用カテーテル**（図 7-7） 長期の血液浄化目的に用いられる場合は，カフ型カテーテルを使用する。適応は，内シャント造設不能症例，高度の心不全症例，四肢拘縮・認知症などによる穿刺困難症例や，透析中の自己抜針リスクの高い症例，小児の血液透析症例などがあげられる。右内頸（ないけい）静脈が第一選択となる。挿入時の合併症としては，動脈穿刺（せんし）による出血，気胸，血胸などがある。術後にはカテーテル感染やカテーテル屈曲による脱血不良などが生じることがあり，場合によってはカテーテルの入れ替えが必要となることもある。

● **外シャント**（図 7-8） 1960 年頃にスクリブナーによって開発された方法で，透析療法が行われるようになった当初，動脈と静脈をチューブでつなぎ，皮膚の外にそのチューブが露出している外シャントが作成された。透析を行う際は，コネクターをはずして透析の器械とつなぐ。いったん留置すると透析ごとの穿刺は必要ないが，チューブがからだの外に出ているため，閉塞や感染リスクが高く，現在ではほとんど用いられていない。

2. 透析用の機材

取り出した血液を浄化するための透析の回路は，図 7-2 を参照。

● **ダイアライザー**（図 7-9） 血液透析は半透膜を介した物質の交換を行う治療法であるが，その半透膜部分の役割を担うのがダイアライザーである。このダイアライザーの中で，患者の血液と透析液が半透膜を介して接することで，濃度勾配による溶質の移動と，圧格差による水，溶質の移動を行う。溶質除去の効率を高めるため，血液と透析液は逆方向に流している。このダイアライザーには様々な種類があり，

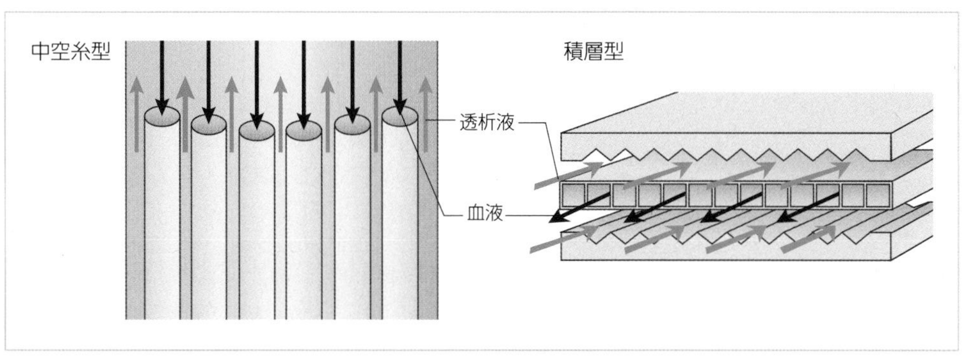

図 7-9 ● ダイアライザー

細長いストロー状の管が約 1 万本固定された中空糸型や，透析膜が何枚も重なっている積層型がある。半透膜の素材も，セルロース系や合成高分子系があり，それぞれ病態により適宜使い分ける。

● **抗凝固薬**　血液は異物に接すると凝固する性質があり，体外循環中に透析回路内で血液が凝固しないようにする必要がある。そのため，体外循環中には抗凝固薬が必要となる。一般的に使用されるのは，ヘパリンナトリウムである。手術後や出血性病変を有しヘパリンナトリウムを使用しづらい場合は，半減期の短いメシル酸ナファモスタットなどを用いる。

● **透析液供給システム**　血液透析では，1 人当たり 1 回の透析で約 120L の透析液が必要となるため，大量の透析液を作成する必要がある。そのために必要なのが透析液供給システムである。

透析液は水道水をもとに作成されるが，水道水をそのまま使用することはできないため，様々な処理が必要になる。まず，軟水装置に通して水道水中のカルシウムやマグネシウムなどの二価イオンや残留塩素などを除去する。次に RO（reverse osmosis）装置を通してナトリウムなどのイオンも除去し，純水（RO 水）を作る。RO 装置で作成された RO 水は細菌が繁殖しやすいため，紫外線を用いて殺菌し，その水を用いて透析液を作成する。作成された透析液は，エンドトキシン捕捉フィルターを通過したのち，透析液として患者のもとに供給される。

● **透析液**　前項目で説明したように，水道水を利用して透析液が作成されるため，厳密な基準が決められている。血液透析では，透析液は半透膜を介して血液と接するのみだが，オンライン HDF の場合は直接透析液が患者の体内に入るため，より厳密な基準が決められている（表 7-4）。

体液組成を正常化することが目的であるため，透析液は正常の体液組成に近いものが基本となり，透析で除去したい物質の濃度は低く，不足している物質の濃度は高めに設定されている。たとえば，カリウムは低めに設定されている。また腎不全患者はからだが酸性に傾いている（代謝性アシドーシス）ことが多く，補正のためアルカリ化剤が含まれている。このアルカリ化剤に，以前は pH が安定し長期保存が可能な酢酸が使用されていたが，酢酸不耐症（血圧低下，頭痛，悪心など）がみ

表 7-4 ● 血液透析液の種類

透析用水	生菌数 100 CFU/mL 未満 ET 0.050 EU/mL 未満
標準透析液（standard dialysis fluid）	生菌数 100 CFU/mL 未満 ET 0.050 EU/mL 未満
超純水透析液（ultra-pure dialysis fluid）	生菌数 0.1 CFU/mL 未満 ET 0.001 EU/mL 未満（測定感度未満）
オンライン補充液	生菌数 10^{-6} CFU/mL 未満 ET 0.001 EU/mL 未満（測定感度未満）

表 7-5 ● 血液透析液の組成

ナトリウム (Na) (mEq/L)	カリウム (K) (mEq/L)	クロール (Cl) (mEq/L)	カルシウム (Ca) (mEq/L)	マグネシウム (Mg) (mEq/L)	重炭酸 (mEq/L)	ブドウ糖 (g/L)
135-143	2	106.5-114.5	2.5-3.5	1.0-1.5	25-35	1-1.5

られることがあり，現在は重炭酸を用いた透析液が主流となっている。表 7-5 に透析液の組成を示す。

●**患者監視装置（コンソール）** 透析が安全に施行されるのを監視する装置で，多人数用の透析液供給装置から透析液が配管を通り，各患者ベッド用の患者監視装置に送られる。患者監視装置では，透析液を人の体温に近い温度まで加温する温度制御，透析中の血流量，静脈圧，透析液圧のモニター，除水量，抗凝固薬の注入量などの調整，監視を行う。

3. 血液浄化療法の合併症と事故の対策

1 合併症

血液浄化療法では様々な合併症の可能性があるが，代表的なものについて以下に述べる。

●**不均衡症候群** 透析導入期に起こりやすいもので，透析を開始すると血液中の尿毒素は取り除かれるが，脳には血液脳関門が存在するため物質により除去されるスピードが異なる。それにより，濃度差が生じることで脳内の水分量が増加し，頭痛や悪心を生じる。予防には，低効率での透析開始や，短時間頻回透析などを考慮する。

●**血圧低下** 水分や塩分の急激な除去により血圧低下が起こることがある。定期的に血圧を測定し，下がり過ぎを予防するとともに，患者への体重管理を指導する。

●**筋痙攣** 血圧低下や末梢循環血液量の低下により，筋肉への酸素供給の低下や電解質のバランス変化が生じることにより起こる。マッサージや除水量の調整，漢方薬の投与などを行う。

●**不整脈** 透析により電解質や体液量が急激に変化するため，不整脈が出現することがある。胸部不快感などがみられる場合は，適宜心電図を確認し，透析量や除水量の調整，場合によっては抗不整脈薬の投与を検討する。

●アレルギー（血液分布異常性ショックを含む） 透析では，血液がダイアライザーや透析回路などの異物と接したり，様々な薬剤を使用するため，瘙痒（そうよう）やじんましんなどのアレルギー症状が出現することがある。また，急激な血圧低下や呼吸困難を伴う血液分布異常性ショックを起こすこともある。ショックの場合は透析を停止するとともに，アドレナリンの投与や補液など適切な対応を行う。またその原因を検索し，ダイアライザーや薬剤の変更を行う。

2 事故

透析には様々な職種や装置が介在しており，医療事故が生じやすい状況にある。主な事故について以下に述べる。

●空気の誤入 空気の誤入とは体外循環回路内に空気が吸い込まれ，体内に空気が注入されることで起こるトラブルである。以前はエアー返血の操作ミスや，回路の接続不良部分からの吸い込みで事故が散見されたが，現在は生理食塩水での返血，ルアーロック式の器材の使用で事故が減少した。もし,体内に空気が誤入した場合は,血液ポンプを停止し静脈側の回路を遮断，頭を低くした左側臥位にする（右心系に空気を集め，脳塞栓を防ぐ)。

●失血 患者監視装置に血液回路からの出血を検知する安全機構はなく，スタッフの注意深い観察によってのみ発見できる。回路接続部の緩み・はずれ，留置針の抜けなどによって生じる。対策としては，接続箇所をルアーロック式にし，留置針を十分に固定，穿刺部を覆わず見えるようにし，頻回の観察を行う。もし，出血がみられた場合は，血液ポンプを停止してバイタルサインを確認するとともに，出血の部位を確認して止血処置を行い，失血量を推定して急速補液や輸血などを行う。

●血液凝固 透析時には抗凝固薬を使用するが，透析中に脱血不良を繰り返したり，十分な量の抗凝固薬が使用されていない場合，透析回路内で凝固してしまうことがある。透析回路内には約 300mL の血液があり，凝固してしまうと血液を体内に返すことができなくなる。回路圧の変化や凝血塊ができていないか，適宜確認する必要がある。

●透析液の異常 透析液の汚染や透析液濃度，温度の異常などが考えられる。器材の定期的な保守点検や透析液の作成手順の確認などが必要である。

●装置の故障 部品の劣化や整備不良などで起こる。定期的な部品の交換や点検，修理が重要である。

●除水関連 人為的なものと，装置の故障などで起こる場合がある。体重測定時に患者のポケットに余分なものが入っていないかなどを確認し，正しく体重を測定する必要がある。除水量計算のミスや患者監視装置への入力ミスがないかダブルチェックを行うことが重要である。

B 腹膜透析（PD）

腹膜透析（peritoneal dialysis；PD）は，自身の腹膜を透析膜として用いて透析を行う方法である（図 7-10）。腹腔内に透析液を注入し，腹膜を介して毛細血管内の血液と腹腔内の透析液で溶質と水の交換を行う。血液透析と異なって緩徐な透析であり，心血管系への負荷も少ない。

腹膜透析の方法としては，手動で 1 日に複数回（通常は 1 日 4 回）透析液を出し入れする CAPD（continuous ambulatory peritoneal dialysis：持続携行式腹膜透析）（図 7-11），日中に交換を行わず夜間に自動腹膜透析還流装置という機械を使って行う APD（automated peritoneal dialysis：自動腹膜透析）がある。

残腎機能があり，十分な自己管理能力がある患者，社会復帰を希望する患者，小児などが積極的な適応と考えられる。また，終末期を迎えた高齢者も緩徐に透析を行え，身体的負担の少ない腹膜透析を PD ラストとして選択することもある。逆に自己管理が困難な患者，腹膜癒着などで十分な腹腔内の容積を確保できない患者，人工肛門を有する患者などは適さないと考えられる。

1. 患者側の準備

透析液を出し入れする腹膜透析用のカテーテルを手術で腹腔内に留置する必要がある。カテーテル挿入時期は，カテーテルを植え込んだ後にそのまま腹膜透析療法を開始する標準法と，計画的にカテーテルを腹腔内に埋め込み，4 週間以上たって安定した時期にカテーテルを取り出して腹膜透析を開始する SMAP（Stepwise initiation of PD using Moncrief And Popovich）法がある。

2. 透析用の機材

●**腹膜透析用のカテーテル**　腹膜透析用のカテーテルには様々な形やサイズがある。腹腔内に留置されるカテーテルの先端部の形状には，ストレート型とコイル型があ

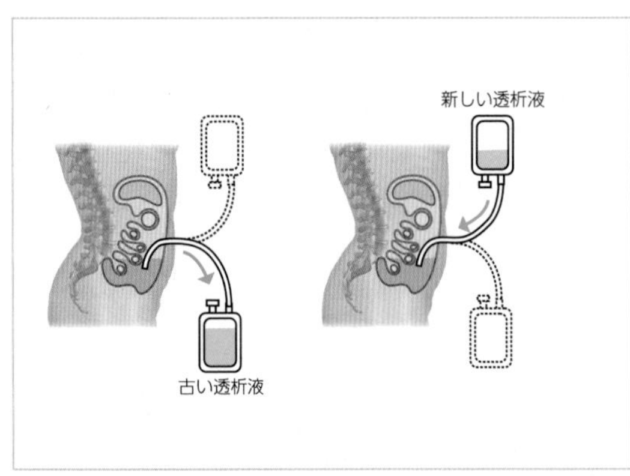

図 7-10 ● 腹膜透析

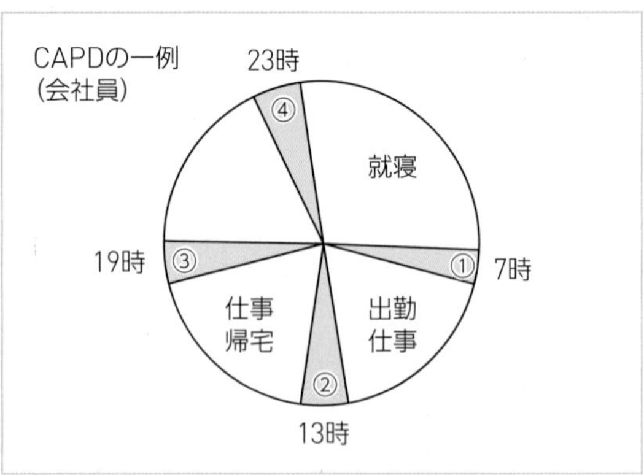

図 7-11 ● 1 日の流れ（①②③④が交換）

表 7-6 ● 腹膜透析液の組成

ナトリウム (Na) (mEq/L)	カリウム (K) (mEq/L)	クロール (Cl) (mEq/L)	カルシウム (Ca) (mEq/L)	マグネシウム (Mg) (mEq/L)	乳酸 (mEq/L)	ブドウ糖 (g/L)
132-135	0	95-105.5	2.3-4.0	0.5-1.5	35-40	1.35-4.00

＊イコデキストリンの場合は，ブドウ糖は含まれない。
＊透析液の主体は中性液で，pH は 6.3～7.5 が多い。

る。カテーテルには 2 か所カフがついており，その部分が組織と癒着することでカテーテルが固定される。皮下カフと腹膜カフとのカフ間の形状にはストレート型やスワンネック型とよばれるものがある。

● **腹膜透析液**　通常の体格の成人では，1 回に 1500～2000mL の透析液を腹腔内に注入する。様々な腹膜透析液があり，ブドウ糖やナトリウム，カルシウムなどのミネラルを含む透析液が一般的に用いられる（表 7-6）。ナトリウムやカルシウムなどの電解質は，除去したい物質の濃度を低く，補充したい物質の濃度を高くするなどして調整されている。カリウムは透析液には含まれていない。また，ブドウ糖の濃度により浸透圧勾配を作り，限外濾過（ろか）（いわゆる除水）を行う。腹腔内に長く貯留していると，徐々にブドウ糖が体内に吸収されるため，しだいに浸透圧勾配が少なくなることで限外濾過量が減少する。高濃度のブドウ糖が含まれた透析液を使用するとより多くの限外濾過が可能となるが，腹膜の劣化にもつながるため注意が必要である。ブドウ糖液以外に，トウモロコシでんぷんから作られたイコデキストリンを浸透圧物質として用いた透析液があり，長時間腹腔内にとどまるため限外濾過に優れる。

腹膜の機能評価のため，腹膜平衡試験（peritoneal equilibration test；PET），もしくは簡易版の fast PET を行う。採血と排液を利用して行う検査で，クレアチニンの除去率とブドウ糖の吸収率で腹膜の機能を評価する。通常，半年～1 年ごとに検査を行うのが望ましい。

3. 合併症と対策

腹膜透析の主な合併症を以下に述べる。

● **感染症**　カテーテル出口部感染・皮下トンネル感染，腹膜炎を起こすことがある。多くは不適切な手技を行ったことが原因である。バッグ交換前にはしっかり手を洗い，マスクを着用，窓を閉め閉鎖空間にするなど，適切な手技を患者に十分指導することが大切である。感染症を起こした場合は，原因菌に対する抗菌薬投与などを行う。感染症を繰り返す場合にはカテーテルの抜去が必要となることもある。

● **カテーテル機能不全**　腹腔内のカテーテルの先端は通常ダグラス窩（か）に留置されるが腹腔内では固定されているわけではないため，カテーテルの位置異常を起こすことがある。原因としては便秘や消化管の蠕動（ぜんどう）などが考えられ，透析液の注入や排液に遅延を起こすことがあるため，適切な排便コントロールを行うことが大切である。カテーテルの位置異常が改善しない場合は，ガイドワイヤーを用いた修復を検討する場合もある。

また,大網がカテーテルに巻絡（かんらく）してしまうことで注排液不良を起こすこともある。その際は生理食塩水などを用いてカテーテルのフラッシュ（勢いよく注入して押し流す）を行う。ほかにも,フィブリンによるカテーテルの閉塞を起こすことがあり,その場合はヘパリンの注入を行い，フィブリンを除去することが必要である。

●**被囊性腹膜硬化症** 腹膜が硬化して癒着することにより，腸閉塞症状を起こす疾患で，生命予後にかかわる重篤な合併症である。腹膜の劣化が原因と考えられ，劣化の要因としては長期にわたる腹膜透析（8年以上でリスク増加），腹膜炎，高濃度のブドウ糖液の使用などがあげられる。定期的に腹膜機能検査を行い，腹膜機能の低下がないかを確認する。劣化が認められた場合や，腹膜炎を繰り返す場合は，透析期間が8年に満たなくてもほかの血液浄化療法への変更を検討する必要がある。

本章の参考文献

・落合慈之監：腎・泌尿器疾患ビジュアルブック，第2版，学研メディカル秀潤社，2017.
・木村健二郎，他監訳：PD ハンドブック，東京医学社，2012.
・渋谷祐子編：はじめてでもやさしい透析看護：透析療法の知識・技術と患者マネジメント，学研メディカル秀潤社，2015.
・透析療法合同専門委員会編：血液浄化療法ハンドブック 2019，協同医書出版社，2019.
・日本透析医学会：慢性血液透析用バスキュラーアクセスの作製および修復に関するガイドライン，日本透析医学会雑誌，44(9)：855～937，2011.
・峰島三千男，他：2016 年版透析液水質基準，日本透析医学会雑誌， 49（11)：697～725，2016.

学習の手引き

1. 血液浄化法の種類をまとめておこう。
2. 慢性腎不全では，なぜ透析療法が必要となるのか説明してみよう。
3. バスキュラーアクセス，シャントとは何か説明してみよう。
4. 血液透析療法中に注意すべき事故には何があるか，まとめておこう。

第7章のふりかえりチェック

次の文章の空欄を埋めてみよう。

1 血液透析とは

血液透析は血液浄化法の一分野であり，透析の技術と原理を応用し，［ 1 ］のみならず他領域疾患の治療法としても用いられている。

2 血液浄化法とは

血液浄化法とは，[2]（血液を体外に取り出し，再び体内に戻す）技術を用い，血液中の[3]や病因に関連する物質，過剰な水・電解質を除去する治療法の全体を指す。

3 透析療法の目的

透析療法の目的は機能が低下した腎臓に代わり，腎機能の一部である[4]，尿酸，[5]といった尿毒素の溶質除去と過剰な水分の除去や[6]補正などを代行すること（腎代替療法）である。

4 アフェレーシス

アフェレーシス（apheresis）とは，血液の[7]を用いて血液中から疾患原因となる物質を分離し除去する治療法である。

5 腹膜透析

腹膜透析（peritoneal dialysis；[8]）は，自身の腹膜を[9]として用いて透析を行う方法である。腹腔内に透析液を注入し，腹膜を介して毛細血管内の血液と腹腔内の透析液で溶質と水の交換を行う。

■治療法概説

第8章 救急時の対応

▶学習の目標

- ●救急時に行われる心肺蘇生法について整理する。
- ●1次救命処置について理解し，その実際を学ぶ。
- ●2次救命処置について理解し，その実際を学ぶ。
- ●ショックの分類を整理し，その徴候と関連病態を学ぶ。

救急医療の対象疾患は，軽症の外傷から重症の呼吸・循環・脳神経障害まで広範囲にわたる。特に救命を必要とする患者は，初期治療が迅速かつ適切であるかにより，生命が左右される。重症の救急患者に接した場合，まず次の4つのバイタルサイン（vital sign）を短時間で確認する必要がある。方法としては，患者に呼びかけ，①応答（**意識**）があるか，②**呼吸**があるか，③**脈拍**が触れるか，④脈拍の緊張度から**血圧**はどのくらいか，を確認して必要な初期治療を開始する。

救急蘇生を必要とする患者には，直ちに心肺蘇生法（cardio pulmonary resuscitation；**CPR**）を開始する。

I 心肺蘇生法

心肺蘇生法（CPR）は心肺機能の低下，または停止したときに行われる救命救急処置である。CPR には，特殊な医療器具や薬品を用いないで行う**1次救命処置**（**BLS**）（本書 - 臨床看護概論の図 5-26 参照）と，医師または医師の指導下で医療器具や薬品を用いて行う**2次救命処置**（**ALS**）（本書 - 臨床看護概論の図 5-33 参照）がある。

A 1次救命処置における ABC

1. A（airway）：気道確保

救命処置のなかで最も重要な基本手技であり，意識のない患者に必須となる。気道閉塞と呼吸の有無を観察し，用手的に気道の確保を行う。

1 異物除去

気道閉塞の多くは，意識低下に伴う舌根沈下が原因となる。乳幼児や高齢者では，異物による閉塞もある。異物・分泌物が原因の場合は，指拭法，背部叩打法により原因を除去する。

●**指拭法**　患者の顔を横に向け，口を開き，術者の指にガーゼを巻きつけて，口内の異物を除去する方法。

●**背部叩打法**　患者を前かがみ，または側臥位にし，背部を手根部で3～4回叩き，気道に振動を起こし，異物を除去する方法。乳児では足首を持って逆さまに，幼児ではうつ伏せに抱きかかえる。

2 気道確保

意識低下に伴う舌根沈下に対する気道確保には，頭部後屈あご先挙上法，下顎挙上法がある。

●**頭部後屈あご先挙上法**　片手の手指であご先を持ち上げ，もう一方の手を額に当て，頭部を後屈させる方法。ただし，外傷などで頸椎損傷が疑われるときには行われない（本書 - 臨床看護概論の図 5-27 参照）。

●**下顎挙上法**　患者の頭側にひざまずき，頭部を後屈させながら，下顎を両手で前方に引き上げる方法（本書 - 臨床看護概論の図 5-27 参照）。

2. B（breathing）：呼吸＝人工呼吸

気道確保を行っても，呼吸運動が停止あるいは不十分な場合，直ちに呼気吹き込み人工呼吸法を行う。人口呼吸には，口対口人工呼吸法，口対鼻人工呼吸法，口対口鼻人工呼吸法の方法がある（表 8-1）。

表 8-1 ● 呼気吹き込み人工呼吸法

- **口対口人工呼吸法**（図 8-1）
  ①術者は患者の頭の横にひざまずく。
  ②頭部後屈と下顎挙上で気道を確保する。
  ③額を押さえている手の母指と示指で患者の鼻をつまむ。
  ④術者は深く息を吸い込み，自分の口で患者の口を覆って，息をゆっくり吹き込む。このとき，患者の胸が膨らむのを確認する。
  ⑤口を離すと，自然に呼気が出る。患者の胸が沈むのを確認する。
  ⑥1分間に 10 ～ 15 回の割合で行う。
- **口対鼻人工呼吸法**
  ①下顎挙上で気道を確保し，患者の口を閉じる。
  ②術者の口で患者の鼻孔を覆い，呼気を吹き込む。
  以下は，口対口人工呼吸法⑤と⑥に同じ。
- **口対口鼻人工呼吸法**
  乳幼児に用いる。患者の口と鼻を覆って行う。

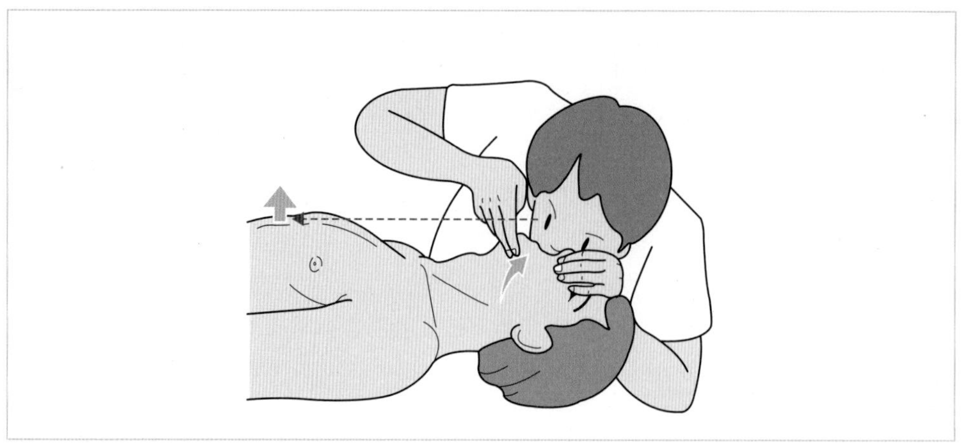

図 8-1 ● 口対口人工呼吸法

3. C（circulation）：循環＝胸骨圧迫

患者に意識がなく，無呼吸で，頸動脈や大腿動脈の拍動を触れない場合は，心停止の状態であり，直ちに人工呼吸と同時に胸骨圧迫を行う（本書 - 臨床看護概論の図 5-28 参照）。

1 心臓マッサージの方法

心臓マッサージには，胸骨圧迫と開胸式心臓マッサージがある。1 次救命処置では胸骨圧迫を行う。脳の障害を残さないためには，心停止後 3 分以内に胸骨圧迫を開始する必要がある。

2 胸骨圧迫の手順

①患者がベッドなど柔らかいものの上に臥床している場合は，背中に硬い板を敷くか，床の上に仰向けに寝かせる。

②患者の胸骨の下半分を目安とした位置に術者の両手掌を重ねてのせる。

③術者の両肘をまっすぐに伸ばしたまま，上半身の体重をかけて，胸骨が約 5 cm（6 cm を超えない）へこむように圧迫する。

④かけていた力を抜くと胸郭は自然に戻る。

⑤上記③と④を毎分 100～120 回繰り返す。

1 次救命処置として，以上の，A（気道確保），B（人工呼吸），C（胸骨圧迫）を直ちに行う。人工呼吸 2 回に胸骨圧迫 30 回を行う方法が推奨されている。

病院内において救急蘇生を必要とする事態が発生した場合は，1 次救命処置を行うと同時に，ナースコールや大声で速やかに応援を求め，2 次救命処置を行う。

B　2 次救命処置

2 次救命処置（ALS）は，医師または医師の指導下に，医療器具や薬品を用いて行う心肺蘇生法である。その手順は次の A ～ I となっている。

1. A（airway）：気道確保

●**異物除去**　喉頭鏡を用いて，異物鉗子（マギール鉗子，ケリー鉗子など）で除去する（図 8-2）。

●**エアウェイ**　エアウェイ（図 8-3）には経口挿入法と経鼻挿入法がある。経鼻挿入法のほうが容易で，気道確保が確実である。

●**気管挿管**　気管挿管チューブ（図 8-4）を，経口的または経鼻的に気管内に挿入，留置する。緊急に気道確保する場合は経口的に行う。気管挿管は，最も確実な気道確保の方法である。

●**気管切開**　患者を仰臥位で，前頸部を伸展させ，皮膚切開する。気管に到達した後，気管を切開し，気管カニューレ（図 8-5）を挿入，留置する。咽頭や喉頭の腫瘍や損傷による閉塞のように，気管挿管ができない場合を除くと，緊急処置として行われることは少ない。

2. B（breathing）：呼吸＝人工呼吸

1 アンビューバッグを用いる方法

救急セットにはマスクやバッグ，挿管用具など（図 8-6）が入っているので，まず，

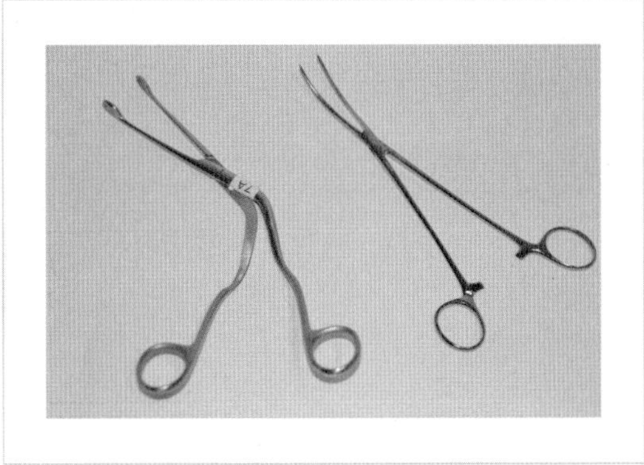

図 8-2●異物鉗子（左：マギール鉗子，右：ケリー鉗子）

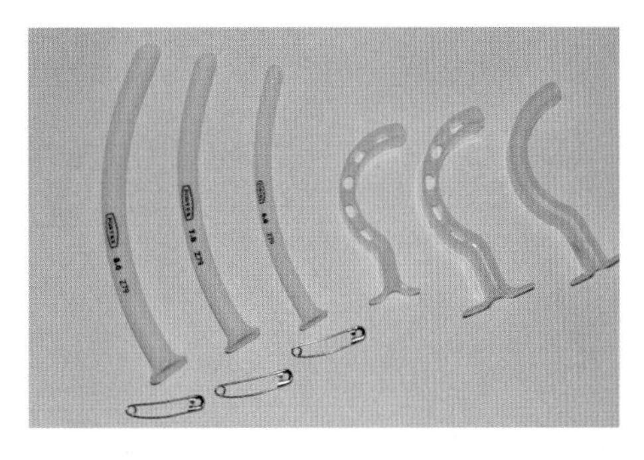

図 8-3●エアウェイ（左：経鼻挿入用，右：経口挿入用）

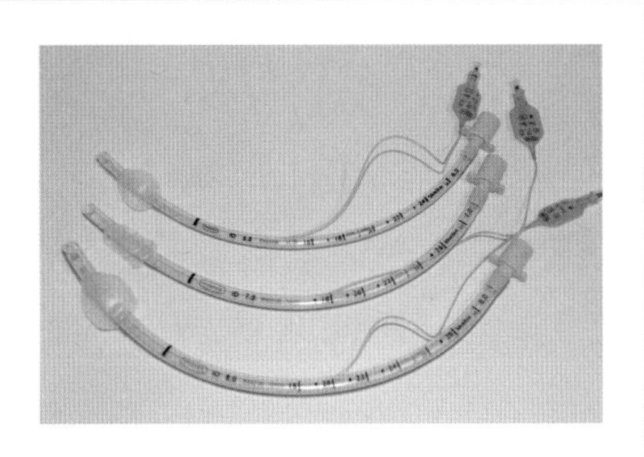

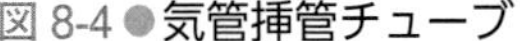

図 8-4●気管挿管チューブ

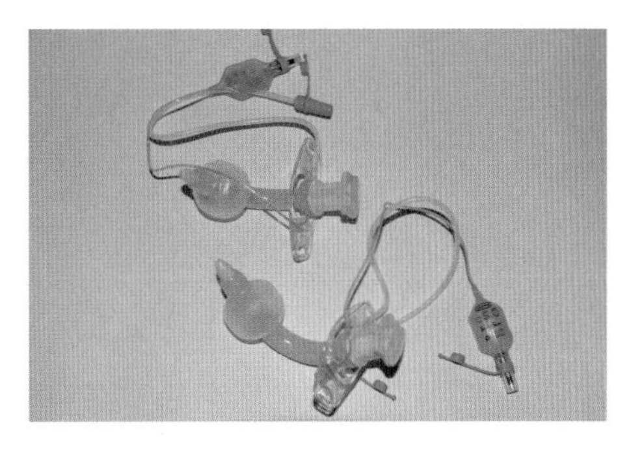

図 8-5●気管カニューレ

アンビューバッグなどの蘇生用バッグを用いた用手的人工呼吸が行われる。これは酸素を送り込むこともできる。

2 人工呼吸器による方法

呼吸の回復が遅延する場合は，気管挿管を行い，人工呼吸器（レスピレータ，図8-7）に接続し，呼吸管理する。

3. C（circulation）：循環＝胸骨圧迫

●**胸骨圧迫**　胸骨圧迫の手順は，本節 - A「1 次救命処置における ABC」を参照。

●**開胸式心臓マッサージ**　胸骨圧迫が無効な場合や胸部外傷などで禁忌の場合などには, 開胸式心臓マッサージが行われることがある。左第 4 または第 5 肋間で開胸し，右手を心室の後方に挿入して，前方の左手または胸骨後面に向かって，心室を圧迫して，心臓マッサージを行う。

4. D（drugs and I.V. lifeline）：薬物投与と静脈路の確保

●**静脈路の確保**　人工呼吸，胸骨圧迫と並行して，一刻も早く静脈路を確保する。ショックや心停止で末梢静脈の収縮により静脈確保が困難なときは，中心静脈（内頸静脈，鎖骨下静脈または大腿静脈）の穿刺，カテーテルの留置を行う。しかし，原則的には末梢静脈路をまず確保する。

●**薬物投与**　輸液・輸血および救急処置に必要な薬品（強心薬，昇圧薬，副腎皮質ホルモン薬，アルカリ化薬，利尿薬，抗不整脈薬，血管拡張薬など）を使用する。

5. E（electrocardiogram; ECG）：心電図モニター

心肺蘇生を開始すると同時に，心電図をモニターする。胸骨圧迫の効果，不整脈

①噴霧式麻酔薬（キシロカインスプレー®）
②気管挿管チューブ
③スタイレット
④ゼリー状麻酔薬（キシロカインゼリー®）
⑤喉頭鏡（マッキントッシュ）
⑥バイトブロック（2 種類）
⑦マギール鉗子
⑧注射器
⑨アンビューバッグ
⑩絆創膏
（②，③，⑤，⑥は各種の大きさのものが必要）

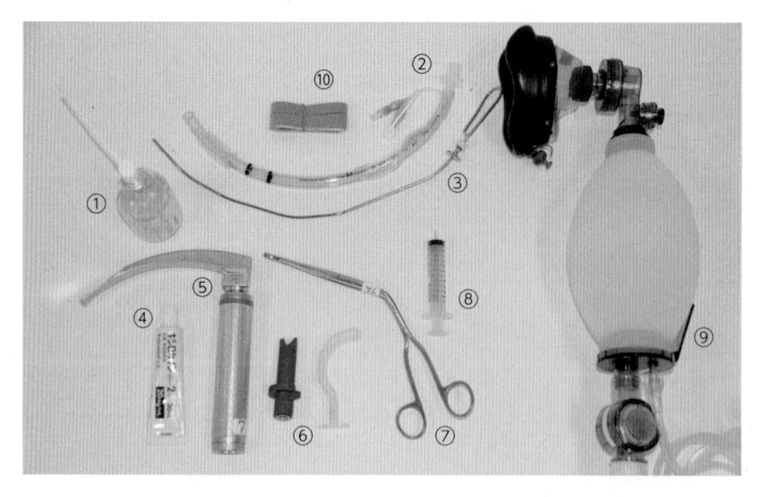

図 8-6 ● 救急セット

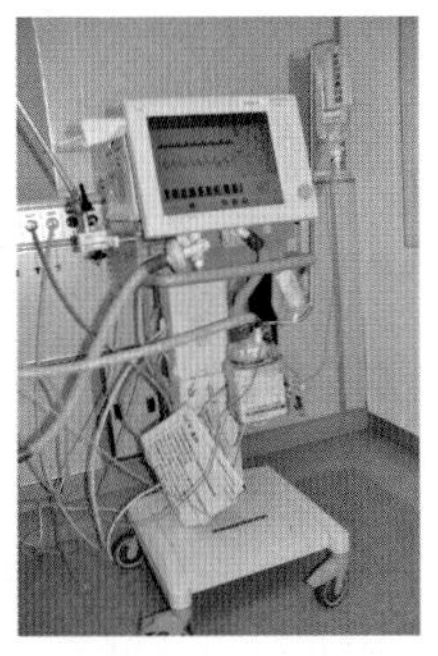

図 8-7 ● 人工呼吸器（レスピレータ）

の発生の有無，治療効果などを知るために，心電図のモニターは不可欠である。

6. F（fibrillation treatment）：除細動

胸骨圧迫中に，心電図のモニターで心室細動となった場合，心臓に一過性に強い電流を流すと，正常な心収縮に戻ることがある。この方法を除細動または反撃通電（カウンターショック）といい，除細動器（図 8-8）を用いて施行する。

7. G（gauge）：計測

動脈や中心静脈にカニューレを留置して，観血的動脈圧，中心静脈圧，動脈血液ガス分析などの計測をする。

8. H (hypothermia or human mentation)：低体温または脳蘇生

体表面冷却による低体温は，脳の酸素消費量を減少させることにより脳を保護する作用がある。脳蘇生法の手段として用いられる。

9. I（intensive care）：集中治療

心肺蘇生に成功したら，バイタルサインの測定，各種検査，治療などを効果的に

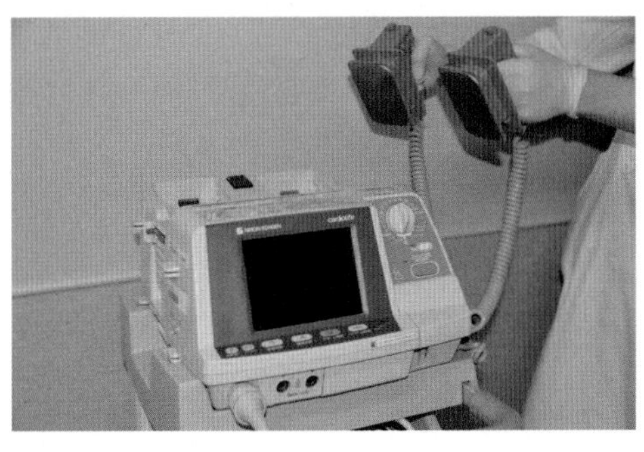

図 8-8 ● 除細動器

行うために，患者を集中治療できる場所に収容し，管理する。

Ⅱ ショックへの対応

ショックとは，急性に発症した重要臓器への有効血流量ないし酸素供給量の減少により，臓器の機能が障害されている状態を示す急性症候群である。急性に生じかつ進行性であるため，病態を速やかにとらえて，適切に処置をすることが救命に不可欠である。

1. ショックの分類

ショックは従来，その原因別（心原性，出血性，神経原性，細菌性，アナフィラキシーなど）と，状態別（1 次性・2 次性や，可逆性・不可逆性など）に様々な分類がなされてきた。しかし，循環動態からショックを分類するほうが，治療を考えるうえで合理的であることから，最近では表 8-2 のように，循環血液量減少性，心原性，心外閉塞(へいそく)・拘束性，血液分布異常性に分類するのが一般的になっている。

1 循環血液量減少性ショック

循環血液量が減少することで心臓へ戻る静脈血液量が減少するため，心臓からの血液の拍出量が減り，ショックとなる。体外または体内への出血によって起こる出血性ショックが，その典型例である。出血を伴わなくても，広範囲熱傷のように体液が大量に失われると，この型のショックとなる（熱傷性ショック）。

体外への出血を伴った出血性ショックの場合には，診断もつきやすい。しかし，骨盤骨折による骨盤腔内への出血や，後腹膜・消化管出血などの体内への出血によるショックの場合は診断がつきにくい。

2 心原性ショック

心臓のポンプ機能が急激に障害されることで，心拍出量が減少して起こるショックである。心筋梗塞(こうそく)，心臓弁の失調，重症不整脈など心臓自体に起因する。

3 心外閉塞・拘束性ショック

心臓以外の 1 次的原因により，心臓のポンプ機能が低下して起こるショックである。肺動脈塞栓(そくせん)症や大静脈の閉塞，緊張性気胸，心タンポナーデなどにより，心臓への静脈還流が減少し，心拍出量が著明に減少する場合に起こる。

4 血液分布異常性ショック

循環血液量は減少せず，末梢血管が過度に拡張し，増大した血管床に対して，相対的に循環血液量が不足して起こるショックである。敗血症性ショックや，グラム陰性菌が産生するエンドトキシンによるショック（エンドトキシンショック）などが代表的である。また，薬剤や食物，血液製剤などに対する抗原抗体反応が原因となるアナフィラキシーショックや，脊髄(せきずい)損傷により交感神経系が破綻(はたん)し，血管の緊

表 8-2 ● ショックの分類

ショックの分類	機序	主な原因
循環血液量減少性ショック	出血や体液減少	出血，嘔吐，下痢，腸閉塞，熱傷，多尿
心原性ショック	心臓自体のポンプ作用の低下	心筋梗塞，心筋症，重症不整脈，心不全
心外閉塞・拘束性ショック	心臓への静脈還流の減少	肺動脈塞栓症，大静脈閉塞，緊張性気胸
血液分布異常性ショック	全身性血管抵抗の低下	敗血症，アナフィラキシー，脊髄損傷

張が保てずショックになるのも，この型のショックである。

2. ショックの徴候と関連した病態

1 ショックの徴候

ショックの初期症状は，循環不全により引き起こされる①血圧低下（収縮期圧80mmHg 以下），②頻脈，③顔面蒼白・四肢冷感，④冷汗，⑤虚脱などである。さらに重症になると，乏尿・無尿（腎不全），呼吸促迫（呼吸不全），意識障害などの重要臓器の循環不全の徴候が出現する。

これらのショックの徴候のうち，皮膚が冷たい，蒼白，冷汗などは，ほとんどのショックにあてはまる（**コールドショック**［冷たいショック］とよばれる）。しかし，敗血症性ショックの初期や，脊髄損傷，脳幹損傷などによる神経性ショックでは皮膚は温かい（**ウォームショック**［暖かいショック］とよばれる）。

2 ショックに関連した病態

●多臓器不全（MOF）と播種性血管内凝固症候群（DIC） ショックが進行すると，血圧の低下や末梢血管抵抗の上昇に，低酸素血症とアシドーシスも加わる。そのため，重要臓器の微小血管に広範な血栓を生じて，肺，肝，腎などの重要臓器の機能不全をきたす。2つ以上の重要臓器が同時に機能不全となった状態を，多臓器不全（MOF）といい，死亡率が高い。

また，血管内に広範な血栓・凝固が起これば，血小板や凝固因子は消費されて，出血傾向が現れてくる。このようにして，血小板減少や出血傾向などを生じる病態を播種性血管内凝固症候群（DIC）という。

●急性呼吸窮迫症候群 ショック時には，肺うっ血，肺間質浮腫，肺胞虚脱や，動脈血酸素分圧の低下と胸部 X 線上，スリガラス状陰影所見を呈する。このように，ショック時に特徴的な呼吸不全状態を急性呼吸窮迫症候群（ARDS）という。

●全身性炎症反応症候群（SIRS） ショックや DIC，MOF となる前の早期診断，治療の意味から，全身性炎症反応症候群という考えが提唱された。SIRS とは，外傷，熱傷，感染などの侵襲が生体に加わり，産生された炎症性サイトカイン*が血中に吸収され，全身的な炎症反応を引き起こしている状態である。体温，脈拍数，呼吸数，白血球数の4つのうち，2つ以上が異常であればSIRSと診断し，重症化する前に治療しようとする考えである。

3. 治療

1 治療の基本

ショックの治療は，呼吸（換気），循環血液量（輸液･輸血），心機能（心拍出量）の確保が基本である。

●**呼吸**　必要に応じて気道確保を行い，動脈血ガス分析値の確認しつつ，酸素吸入，人工呼吸を行う。必要であれば，人工呼吸器を使用する。

●**循環血液量**　静脈を確保し，まず電解質液の輸液を開始し，必要に応じて輸血・血漿製剤を使用して，循環血液量と血圧の回復を図る。輸液や輸血の必要量については，バイタルサイン，中心静脈圧，ヘマトクリット値，尿量（時間尿を30mL以上に保つ）などを参考にする。

●**止血**　これらの治療と並行して，出血部位を診断し，止血のための処置を講じなければならない。

2 原因別の治療

心原性ショックなどにより，心臓のポンプ機能が障害されることで，心拍出量が減少している場合には，心筋の収縮力を増強させ，末梢血管を適度に拡張させる強心薬が用いられる。

抗原抗体反応によるアナフィラキシーショックには，アドレナリンや副腎皮質ホルモンを用いる。DICには抗凝固薬などを用いて，血栓の進行による臓器不全を防止する。

また，ショック，出血，心筋梗塞，肺塞栓，敗血症などの原因疾患に対する適切な治療が重要である。

＊**サイトカイン**：リンパ球やマクロファージなどから産生・放出される生理活性を有する液性因子の総称。例；インターロイキン，リンホカイン，TNF（腫瘍壊死因子）など。

学習の手引き

1. 1次救命処置の ABC をあげてみよう。
2. 人工呼吸法の実技を行って，手順や注意点を復習しておこう。
3. 2 次救命処置の手順を説明してみよう。
4. ショックの種類とその原因を整理しておこう。
5. ショックに対する治療を3つの基本に沿って説明してみよう。

第 8 章のふりかえりチェック

次の文章の空欄を埋めてみよう。

1 バイタルサインの確認

重症の救急患者に接した場合，まず次の 4 つのバイタルサインを短時間で確認する必要がある。方法としては，患者に呼びかけ，①応答（［ 1 ］）があるか，②［ 2 ］があるか，③［ 3 ］が触れるか，④脈拍の緊張度から［ 4 ］はどのくらいか，を確認して必要な初期治療を開始する。

2 心肺蘇生法

心肺蘇生法（CPR）は［ 5 ］の低下，または停止したときに行われる救命救急処置である。CPR には，特殊な医療器具や薬品を用いないで行う 1 次救命処置（［ 6 ］）と，医師または医師の指導下で医療器具や薬品を用いて行う 2 次救命処置（［ 7 ］）がある。

3 ショックの初期症状

ショックの初期症状は，循環不全により引き起こされる①［ 8 ］，②頻脈，③顔面蒼白・［ 9 ］，④冷汗，⑤虚脱などである。さらに重症になると，乏尿・無尿（腎不全），［ 10 ］（呼吸不全），［ 11 ］などの重要臓器の循環不全の徴候が出現する。

巻末付録 准看護師試験問題・解答

学習の総仕上げに，実際の試験で出題された問題を解いてみよう。

問題 1 経過別看護について，誤っているのはどれか。

1 急性期は，生命維持のために医療処置を優先しつつ基本的な日常生活を援助する。
2 慢性期は，患者自身が主体的に生活改善し，セルフケアできるように援助する。
3 回復期・リハビリテーション期は，日常生活動作の自立を目指して援助する。
4 終末期は，疾病の根治のために援助する。

問題 2 リハビリテーション期の患者の特徴・心理・看護で誤っているのはどれか。

1 国際生活機能分類（ICF）を活用する。
2 患者は葛藤で揺れ動く時期を脱している。
3 日常生活動作（ADL）の獲得が目標になる。
4 患者が新しい自分の価値を獲得するのを支援する。

問題 3 全身麻酔の種類について，正しいのはどれか。

1 吸入麻酔
2 表面麻酔
3 脊髄クモ膜下麻酔
4 硬膜外麻酔

解答 1 4
4：終末期はターミナル期ともいわれ，人生のまとめとしてQOLを高めて，その人らしい一生を全うでき安らかな死に向けた援助をする時期である

解答 2 2
2：患者は障害に対して期待と不安，希望と絶望の葛藤のなかで揺れ動いている，1：ICFモデルは障害にアプローチする手がかり，3：ADL獲得は目標の一過程であり，最終的には社会的役割の遂行を目指す，4：障害を克服し，新しいやり方を学び生活を再構築できるよう支援する

解答 3 1
2，3，4：表面麻酔・脊髄クモ膜下麻酔・硬膜外麻酔は局所麻酔

問題　4　放射線防護の３原則に含まれないのはどれか。

1　時間
2　密閉
3　距離
4　遮蔽

問題　5　透析療法を受ける患者の看護について，正しいものを一つ選べ。

1　血液透析の場合は，シャント部の拍動を確認する。
2　血液透析中の頭痛や吐き気は，よくある症状なので心配しなくてもよいことを説明する。
3　腹膜透析は，週に３回程度行うよう，説明する。
4　腹膜透析は，医療機関で行うよう，説明する。

問題　6　脱水について正しいのはどれか。

1　低張性脱水は水分が欠乏して起こる。
2　低張性脱水は下痢や嘔吐が原因となる。
3　高張性脱水はカルシウムが欠乏して起こる。
4　高張性脱水は口渇や皮膚の乾燥が現れにくい。

解答 4　2
２：放射線防護の３原則は，時間・距離・遮蔽である。

解答 5　1
１：血液透析は内シャント使用のため拍動確認が必要，２：終了後12時間内の頭痛，悪心・嘔吐を不均衡症候群といい，受診が必要，３：腹膜透析は浄化能力が弱く毎日実施する，４：自宅で可能

解答 6　2
２：低張（Na 欠乏）性脱水は多量の嘔吐や下痢が原因で体液中の Na が欠乏して生じる。高張（水欠乏）性脱水は主に血液や組織液から水分が欠乏し，口渇や皮膚乾燥がある。

問題 7 循環血液量減少性（出血性）ショック状態の患者の特徴について，正しいのはどれか。

1 徐脈
2 尿量増加
3 血圧低下
4 顔面紅潮

問題 8 呼吸困難のある患者の看護について，適切でないのはどれか。

1 息苦しさの自覚があるか，観察する。
2 酸素療法は，医師の指示を受け実施する。
3 頭低位は，呼吸が楽になると説明する。
4 患者が楽に呼吸できる体位を確認し，調整する。

問題 9 継続看護について，誤っているのはどれか。

1 国際看護協会（ICN）で定義されている。
2 健康レベルが低下したときに限り必要となる。
3 個人だけでなく集団にも対応する。
4 医療機関内だけでなく，地域や保健機関と行う。

解答 7 3
3：ショックに陥った患者の状態は，血圧低下，呼吸促拍，脈拍微弱・触知不能，頻脈，末梢チアノーゼ，皮膚・顔面蒼白，冷汗などである。血圧低下に伴い，尿量は減少する

解答 8 3
3：呼吸が楽になるのは，横隔膜を下げることができるファーラー位や起座位である

解答 9 2
2：ICN の定義では「その人にとって必要なケアを，必要な時に，必要なところで，適切な人によって受けるシステム」とされる。健康レベルの低下時には限定しない

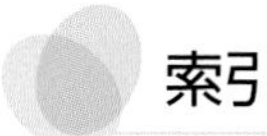

索引

[欧文]

[和文]

あ

い

う

え

お

か

き

く

け

こ

す

せ

そ

た

ち

つ

て

と

な

に

ね

の

は

ひ

ふ

へ

ほ

ま

み

む

め

も

や

ゆ

よ

ら

り

れ

ろ

看護学入門　7巻　基礎看護Ⅲ

2009年11月25日　第1版第1刷発行
2012年11月26日　第2版第1刷発行
2014年11月25日　第3版第1刷発行
2021年11月26日　第4版第1刷発行
2024年11月25日　第4版第4刷発行

定価（本体3,300円＋税）

著　著　代表　中村　惠子 ©

<検印省略>

発行者　亀井　淳

発行所　株式会社 メヂカルフレンド社

https://www.medical-friend.jp
〒102-0073　東京都千代田区九段北3丁目2番4号　麹町郵便局私書箱48号　電話 (03) 3264-6611　振替00100-0-114708

Printed in Japan　落丁・乱丁本はお取り替えいたします　　印刷／㈱太平印刷社　製本／㈱村上製本所
ISBN978-4-8392-2279-6　C3347　　001007－063

看護学入門 シリーズ一覧

第 1 巻	人体のしくみと働き
第 2 巻	栄養／薬理
第 3 巻	疾病の成り立ち
第 4 巻	保健医療福祉のしくみ／看護と法律
第 5 巻	基礎看護Ⅰ（看護概論）
第 6 巻	基礎看護Ⅱ（基礎看護技術）
第 7 巻	基礎看護Ⅲ（臨床看護概論）　特論：治療法概説
第 8 巻	成人看護Ⅰ （成人看護概論，呼吸器疾患患者の看護，循環器疾患患者の看護，消化器疾患患者の看護，血液・造血器疾患患者の看護）
第 9 巻	成人看護Ⅱ （内分泌・代謝疾患患者の看護，腎・泌尿器疾患患者の看護，脳神経疾患患者の看護，アレルギー疾患・膠原病患者の看護，感染症・結核患者の看護，女性生殖器疾患患者の看護）
第 10 巻	成人看護Ⅲ （骨・関節・筋疾患患者の看護，皮膚疾患患者の看護，眼疾患患者の看護，耳鼻咽喉疾患患者の看護，歯・口腔疾患患者の看護
第 11 巻	老年看護
第 12 巻	母子看護（母性の看護，小児の看護）
第 13 巻	精神看護

新刊 基礎分野

- 人間と生活・社会
- 論理的思考の基盤